儿童与青少年足踝外科学

Foot and Ankle Surgery in Children and Adolescents

国外经典医学名著译丛

儿童与青少年足踝外科学

Foot and Ankle Surgery in Children and Adolescents

原　著　Johannes Hamel
主　译　马　昕
　　　　王　旭

北京大学医学出版社

ERTONG YU QINGSHAONIAN ZUHUAI WAIKEXUE

图书在版编目（CIP）数据

儿童与青少年足踝外科学 /（德）约翰尼斯·哈默尔（Johannes Hamel）原著；马昕，王旭主译. —北京：北京大学医学出版社，2025.2

书名原文：Foot and Ankle Surgery in Children and Adolescents

ISBN 978-7-5659-2882-6

Ⅰ. ①儿⋯ Ⅱ. ①约⋯ ②马⋯ ③王⋯ Ⅲ. ①足－外科手术－图谱 ②踝关节－外科手术－图谱
Ⅳ. ① R658.3-64

中国国家版本馆 CIP 数据核字（2023）第 059537 号

北京市版权局著作权合同登记号：图字：01-2023-0870

First published in English under the title
Foot and Ankle Surgery in Children and Adolescents
by Johannes Hamel
Copyright © Springer Nature Switzerland AG, 2021
This edition has been translated and published under licence from
Springer Nature Switzerland AG.
Simplified Chinese translation Copyright © 2025 by Peking University Medical Press.
All Rights Reserved.

儿童与青少年足踝外科学

主　　译：马　昕　王　旭
出版发行：北京大学医学出版社
地　　址：（100191）北京市海淀区学院路 38 号　北京大学医学部院内
电　　话：发行部 010-82802230；图书邮购 010-82802495
网　　址：http://www.pumpress.com.cn
E-mail：booksale@bjmu.edu.cn
印　　刷：北京金康利印刷有限公司
经　　销：新华书店
责任编辑：陶佳琦　　责任校对：靳新强　　责任印制：李　啸
开　　本：889 mm×1194 mm　1/16　印张：16　字数：510 千字
版　　次：2025 年 2 月第 1 版　2025 年 2 月第 1 次印刷
书　　号：ISBN 978-7-5659-2882-6
定　　价：198.00 元
版权所有，违者必究
（凡属质量问题请与本社发行部联系退换）

译校者名单

主　译　马　昕　上海市第六人民医院
　　　　王　旭　复旦大学附属华山医院

审校者（按姓名汉语拼音排序）
　　　　陈　立　复旦大学附属华山医院
　　　　耿　翔　复旦大学附属华山医院
　　　　黄加张　复旦大学附属华山医院
　　　　王　晨　复旦大学附属华山医院
　　　　张　超　复旦大学附属华山医院

译　者（按姓名汉语拼音排序）
　　　　曹圣轩　复旦大学附属华山医院
　　　　陈昀谷　复旦大学附属华山医院
　　　　麦麦提热夏提·合力力　复旦大学附属华山医院
　　　　石家齐　复旦大学附属华山医院
　　　　宋佳峰　复旦大学附属华山医院
　　　　滕兆麟　复旦大学附属华山医院
　　　　王　硕　复旦大学附属华山医院
　　　　王之枫　复旦大学附属华山医院
　　　　谢焕光　复旦大学附属华山医院
　　　　熊　怒　复旦大学附属华山医院
　　　　杨雄刚　复旦大学附属华山医院
　　　　喻　健　上海市第六人民医院
　　　　袁承杰　复旦大学附属华山医院
　　　　张朕铭　上海市第六人民医院

秘　书　王唯典　复旦大学附属华山医院

策　划　赵　楠

统　筹　黄大海

译者前言

很荣幸能够为大家介绍这本《儿童与青少年足踝外科学》（ Foot and Ankle Surgery in Children and Adolescents ），本书包括了儿童和青少年足踝外科手术的各个方面，是该领域的一本重要的参考书。

本书详细介绍了各种儿童与青少年足踝疾病的诊断和治疗方法，包括足外翻、扁平足、马蹄内翻足等。此外，还详细讲解了手术前的评估、手术技巧和手术后的护理，帮助读者更好地理解手术过程和后续治疗。

儿童和青少年的足踝疾病非常复杂，需要高度专业的医生和医疗团队来处理。本书的目的就是为读者提供一个全面且易于理解的参考书，以帮助医生更好地了解这一领域的最新知识和技术，同时也为患者和患者家属提供简单易懂的指南，以便他们更好地了解孩子和自己的情况，更好地配合医生的治疗。

本书不仅包含了丰富的文献和案例，还配有大量的插图，借助这些，读者能够更好地理解和应用其中的知识。此外，书中还包含很多实用的技巧和建议，例如，如何处理手术后的疼痛和康复，如何预防和避免手术的并发症等。

本书的作者 Johannes Hamel 拥有丰富的临床经验和专业技能，是该领域的顶级专家。他曾在多家知名医院和医疗机构承担临床和教学工作，参与了大量的足踝手术，并获得了众多专业的荣誉和奖项。他的经验和知识是本书的核心和灵魂，也是读者们可以学习的宝贵财富。

最后，我要感谢出版社和所有参与翻译本书的医生同道，他们付出了巨大的努力和心血，使这本书得以完成并提供给中文读者。希望这本书能够对广大读者有所帮助，为儿童和青少年的足踝健康贡献一份力量。

马　昕　王　旭

2025 年 2 月

原著前言

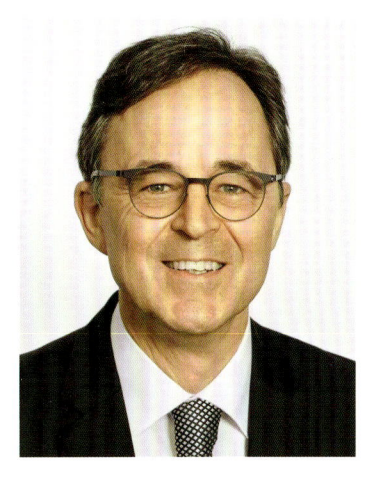

本书是原德语版的扩展版本。它试图填补——近几十年来期刊中繁杂庞大的文献库；更早的，在某种意义上已经非常全面的著作，如 Colema 或 Tachdjian 的著作；以及 Mosca 最近出版的一本严格依据原则的著作——三者之间的空白。在过去的 20 年中，治疗青少年和神经源性足踝畸形的方法已经发生了很大的变化，因此，试图对它们进行总结是有意义的。

本书涉及基础知识的介绍，但仅限于对治疗有直接影响的方面。本书主要的侧重点是手术治疗，保守治疗仅在先天性挛缩畸形方面有详细的论述。本书主要描述手术技巧，并不是手术指南，有很多知识点是推定的。本书在适应证和鉴别适应证方面进行了部分的详细讨论（正如 Mercer Rang 所说，"决定比切口更重要"）。本书包括迄今为止鲜有在儿童和青少年的足部畸形诊疗中使用的影像学诊断和足底压力功能诊断方法。本书详细讨论了特发性马蹄内翻足的所有后遗症，欠发达国家及地区被忽视的马蹄内翻足的处理，在可复性和僵硬性平足畸形中使用关节制动和截骨术，以及治疗神经源性特别是高弓内翻足畸形的原则。本书纳入的文献，没有完整性的要求，只考虑是否有助于理解。特别需要指出的是，为了表述更清楚，本书引用了许多病例研究和治疗经过，因为治疗过程的持续监控是必不可少的，特别是在生长发育过程中。

本书反映了作者个人的经验，虽难免有局限性，但是也历经了多年的讨论和与众多专业同道的交流。仅举几例，我想感谢自 1999 年以来一直定期举办的儿童足部研讨会，德国足踝协会（D. A. F.）足外科证书认证项目的长期共同讲师——Erica Lamprecht 博士、Eberhardt 讲师、Döderlein 博士、de Pellegrin 博士、Helmers 博士和 Raab 教授，以及维也纳医院儿童骨科的同事们和其他同行。我要特别感谢与我进行诸多讨论的 V. Mosca 教授，坦桑尼亚 Feuerkinder 项目的 Schraml 博士，以及 M.Walther 教授和他在慕尼黑的团队。2017 年以来，我在慕尼黑贡献的一些经验也在书中被提到。

Kühn 先生为之前的德语版本、Himmelmann 先生为此版本（图 1.99a，b；图 3.26；图 4.43a，b；图 4.52；图 4.56；图 5.53a～d；图 7.24；图 10.2a，b；图 10.16a～c）提供了大量高质量的插画。我还要感谢 Springer Nature 出版社的工作人员对本书出版工作的悉心帮助，以及 B. Stefan 女士的翻译工作。Novel 公司的 Kalpen 博士对足底压力分析诊断及处理提供了有力支持。

Johannes Hamel
于德国慕尼黑

目　　录

1 特发性马蹄内翻足 ⋯⋯⋯⋯⋯⋯⋯⋯⋯⋯ 1
  1.1 引言 ⋯⋯⋯⋯⋯⋯⋯⋯⋯⋯⋯⋯⋯⋯ 1
  1.2 治疗相关的病理形态学 / 病理生理学 ⋯⋯ 1
      1.2.1 距舟区域 ⋯⋯⋯⋯⋯⋯⋯⋯⋯⋯ 2
      1.2.2 跟骰区域 ⋯⋯⋯⋯⋯⋯⋯⋯⋯⋯ 2
      1.2.3 胫距关节及小腿远端 ⋯⋯⋯⋯⋯ 2
      1.2.4 肌力平衡 ⋯⋯⋯⋯⋯⋯⋯⋯⋯⋯ 4
  1.3 临床诊断和随访 ⋯⋯⋯⋯⋯⋯⋯⋯⋯⋯ 5
      1.3.1 婴儿期检查 ⋯⋯⋯⋯⋯⋯⋯⋯⋯ 5
      1.3.2 婴儿期后儿童的检查 ⋯⋯⋯⋯⋯ 6
  1.4 影像学诊断和步态分析 ⋯⋯⋯⋯⋯⋯⋯ 7
      1.4.1 X 线诊断 ⋯⋯⋯⋯⋯⋯⋯⋯⋯⋯ 7
      1.4.2 跗骨–跖骨对线的超声评估 ⋯⋯ 10
      1.4.3 足底压力分析 ⋯⋯⋯⋯⋯⋯⋯ 12
  1.5 马蹄内翻足的早期治疗理念 ⋯⋯⋯⋯⋯ 14
      1.5.1 过去数十年的治疗进展 ⋯⋯⋯ 14
      1.5.2 Ponseti 理念下的早期治疗 ⋯⋯ 14
      1.5.3 治疗案例（过程）⋯⋯⋯⋯⋯⋯ 17
      1.5.4 Ponseti 早期治疗可能出现的
　　　　错误和并发症 ⋯⋯⋯⋯⋯⋯⋯⋯ 21
      1.5.5 家长配合 ⋯⋯⋯⋯⋯⋯⋯⋯⋯ 22
      1.5.6 Ponseti 早期治疗效果 ⋯⋯⋯⋯ 23
      1.5.7 特殊形式的先天性马蹄内翻足（非
　　　　典型马蹄内翻足、关节挛缩、脑脊
　　　　膜膨出）⋯⋯⋯⋯⋯⋯⋯⋯⋯⋯ 25
      1.5.8 外科早期治疗 ⋯⋯⋯⋯⋯⋯⋯ 27
  1.6 早期矫形后的手术治疗 ⋯⋯⋯⋯⋯⋯⋯ 31
      1.6.1 婴儿期复发治疗：软组织干预 ⋯ 31
      1.6.2 学龄儿童和青少年的复发治疗：
　　　　骨性矫正 ⋯⋯⋯⋯⋯⋯⋯⋯⋯⋯ 37
      1.6.3 马蹄高弓内翻足的过度矫正 ⋯ 46
  1.7 发展中国家的马蹄足治疗 ⋯⋯⋯⋯⋯⋯ 53
      1.7.1 初次治疗 ⋯⋯⋯⋯⋯⋯⋯⋯⋯ 53
      1.7.2 晚期初级矫正（"被忽视的马蹄内
　　　　翻足"）和复发 ⋯⋯⋯⋯⋯⋯⋯ 55
  1.8 胫距关节对长期预后的重要性 ⋯⋯⋯⋯ 63
  参考文献和推荐文献 ⋯⋯⋯⋯⋯⋯⋯⋯⋯ 67

2 偏斜足 / 蛇形扭转足畸形 ⋯⋯⋯⋯⋯⋯⋯ 70
  2.1 治疗相关的病理形态学 ⋯⋯⋯⋯⋯⋯⋯ 70
  2.2 临床诊断 ⋯⋯⋯⋯⋯⋯⋯⋯⋯⋯⋯⋯ 70
  2.3 影像学 ⋯⋯⋯⋯⋯⋯⋯⋯⋯⋯⋯⋯⋯ 71
  2.4 自然病程及治疗指征 ⋯⋯⋯⋯⋯⋯⋯⋯ 72
  2.5 畸形矫正和力线维持 ⋯⋯⋯⋯⋯⋯⋯⋯ 73
  2.6 软组织矫正：中足内侧松解 ⋯⋯⋯⋯⋯ 74
  2.7 截骨术 ⋯⋯⋯⋯⋯⋯⋯⋯⋯⋯⋯⋯⋯ 75
  2.8 蛇形扭转足 ⋯⋯⋯⋯⋯⋯⋯⋯⋯⋯⋯ 77
  参考文献 ⋯⋯⋯⋯⋯⋯⋯⋯⋯⋯⋯⋯⋯ 79

3 垂直距骨 ⋯⋯⋯⋯⋯⋯⋯⋯⋯⋯⋯⋯⋯ 80
  3.1 治疗相关的病理形态学 ⋯⋯⋯⋯⋯⋯⋯ 80
  3.2 临床诊断 ⋯⋯⋯⋯⋯⋯⋯⋯⋯⋯⋯⋯ 80
  3.3 影像学 ⋯⋯⋯⋯⋯⋯⋯⋯⋯⋯⋯⋯⋯ 80
  3.4 畸形矫正和力线维持 ⋯⋯⋯⋯⋯⋯⋯⋯ 81
  3.5 手术松解和复位 ⋯⋯⋯⋯⋯⋯⋯⋯⋯⋯ 82
  3.6 治疗结果及典型病例 ⋯⋯⋯⋯⋯⋯⋯⋯ 83
  参考文献 ⋯⋯⋯⋯⋯⋯⋯⋯⋯⋯⋯⋯⋯ 85

4 可复性平足畸形 ⋯⋯⋯⋯⋯⋯⋯⋯⋯⋯ 86
  4.1 发育阶段：自然病程 ⋯⋯⋯⋯⋯⋯⋯⋯ 86
  4.2 长期预后 ⋯⋯⋯⋯⋯⋯⋯⋯⋯⋯⋯⋯ 87
  4.3 手术相关的平足畸形病理形态学 ⋯⋯⋯ 87
      4.3.1 过度的后足外翻 ⋯⋯⋯⋯⋯⋯ 88
      4.3.2 内侧跖列不稳定 ⋯⋯⋯⋯⋯⋯ 89
      4.3.3 单纯后足外翻畸形 ⋯⋯⋯⋯⋯ 89
  4.4 病史和临床体格检查 ⋯⋯⋯⋯⋯⋯⋯⋯ 90
  4.5 X 线诊断 ⋯⋯⋯⋯⋯⋯⋯⋯⋯⋯⋯⋯ 90
  4.6 足底压力分析 ⋯⋯⋯⋯⋯⋯⋯⋯⋯⋯⋯ 92
  4.7 手术指征 ⋯⋯⋯⋯⋯⋯⋯⋯⋯⋯⋯⋯ 92
  4.8 婴幼儿的软组织矫正 ⋯⋯⋯⋯⋯⋯⋯⋯ 94

4.9 学龄期儿童的矫形原则 …………… 94
4.10 通过距下关节制动在生长发育中动态矫形 …………… 95
　　4.10.1 距下关节制动的指征 …………… 95
　　4.10.2 跟骨阻挡距下关节制动 …………… 95
　　4.10.3 跗骨窦制动器 …………… 102
　　4.10.4 距下关节制动术式汇总评估 … 106
4.11 大龄儿童及青少年的截骨矫形术和联合手术方案 …………… 108
　　4.11.1 跟骨滑移截骨术 …………… 108
　　4.11.2 跗骨三联截骨术 …………… 109
　　4.11.3 距下关节制动联合截骨术 …… 119
4.12 跗骨融合矫形术 …………… 121
4.13 治疗指征的差异 …………… 125
参考文献 …………… 126

5 跗骨联合和僵硬性平足畸形 …… 128
5.1 距跟联合 …………… 128
　　5.1.1 治疗相关的病理形态学和病理生理学 …………… 128
　　5.1.2 临床表现 …………… 129
　　5.1.3 影像学 …………… 130
　　5.1.4 手术指征 …………… 133
　　5.1.5 联合切除术 …………… 136
　　5.1.6 联合切除术和（或）僵硬性平足畸形矫形术 …………… 140
　　5.1.7 一期距跟融合术 …………… 143
　　5.1.8 联合切除术后的二期干预 …… 146
　　5.1.9 小结：笔者的治疗经验 ……… 148
5.2 跟舟联合 …………… 150
　　5.2.1 治疗相关的病理形态学和病理生理学 …………… 150
　　5.2.2 临床表现 …………… 150
　　5.2.3 影像学 …………… 150
　　5.2.4 手术指征 …………… 151
　　5.2.5 联合切除与肌腱转位 …………… 151
　　5.2.6 结局 …………… 154
　　5.2.7 纠正力线的联合切除术 ………… 154
5.3 非典型联合 …………… 157
参考文献 …………… 159

6 神经源性畸形（除高弓内翻足畸形） …… 161
6.1 神经运动功能障碍的青少年患者 …… 161

6.2 手术矫正原则 …………… 162
　　6.2.1 肌肉-肌腱延长及软组织松解 … 162
　　6.2.2 骨骼矫形步骤 …………… 163
　　6.2.3 肌腱转位使肌力重新平衡 …… 164
　　6.2.4 矫形支具和物理治疗在手术矫正中的重要性 …………… 164
6.3 神经源性畸形矫正病例 …………… 164
　　6.3.1 马蹄足畸形 …………… 164
　　6.3.2 神经源性马蹄内翻足畸形 …… 166
　　6.3.3 神经源性马蹄外翻扁平足畸形 … 167
　　6.3.4 小腿肌肉无力：（部分）瘫痪 … 173
参考文献 …………… 174

7 高弓内翻畸形 …… 175
7.1 治疗相关的病因学与发病机制 …… 175
　　7.1.1 肌肉动力学现象 …………… 175
　　7.1.2 肌肉的力学因素 …………… 176
　　7.1.3 跗骨间关节的力学耦联 ……… 176
7.2 临床检查 …………… 177
7.3 影像学 …………… 178
7.4 足底压力分析 …………… 180
7.5 手术指征 …………… 181
7.6 矫形原则 …………… 181
7.7 软组织手术 …………… 182
　　7.7.1 足底松解（Steindler术） ……… 183
　　7.7.2 跖内侧软组织松解 …………… 183
　　7.7.3 小腿肌延长 …………… 183
7.8 保留关节的跖跗关节骨性矫形 …… 184
　　7.8.1 中前足旋前畸形的矫形 ……… 184
　　7.8.2 后足内翻畸形矫形 …………… 185
7.9 跗骨（部分）融合术 …………… 187
　　7.9.1 舟楔关节矫形融合术（Cole术）… 187
　　7.9.2 Chopart关节复位融合术 …… 187
　　7.9.3 Lambrinudi关节融合术 ……… 190
7.10 踝上矫形和踝关节退行性病变 …… 192
　　7.10.1 胫骨远端外旋 …………… 192
　　7.10.2 距骨水平位导致的踝关节前方撞击 …………… 194
　　7.10.3 踝关节前外侧不稳 …………… 194
7.11 消除肌力失衡 …………… 195
　　7.11.1 腓骨长肌转位 …………… 195
　　7.11.2 胫后（和胫前）肌腱转位 …… 195
7.12 爪形趾 …………… 197

7.13 流程图 ………………………………… 198
7.14 结果 …………………………………… 198
参考文献 ……………………………………… 199

8 胫骨远端畸形 …………………………… **201**
8.1 下肢远端的生理发育 …………………… 201
8.2 临床及影像学检查 ……………………… 201
8.3 非创伤性胫骨远端外翻畸形 …………… 202
  8.3.1 发病机制 ………………………… 202
  8.3.2 半骨骺固定引导性生长 ………… 203
  8.3.3 踝上截骨术治疗外翻畸形 ……… 203
8.4 创伤后胫骨远端畸形 …………………… 208
8.5 胫骨远端旋转畸形 ……………………… 213
参考文献 ……………………………………… 214

9 距骨软骨损伤 …………………………… **215**
9.1 临床表现 ………………………………… 215
9.2 手术治疗 ………………………………… 215
9.3 带胶原蛋白膜的松质骨移植 …………… 216
9.4 结果 ……………………………………… 219

参考文献 ……………………………………… 221

10 儿童中足和前足畸形 ………………… **222**
10.1 生长发育期第一跖列的常见畸形 …… 222
  10.1.1 青少年拇外翻 ………………… 222
  10.1.2 拇指趾间关节外翻 …………… 226
  10.1.3 拇内翻 ………………………… 226
  10.1.4 先天性拇内翻 ………………… 228
10.2 第二至第五趾常见畸形 ……………… 230
  10.2.1 小趾屈曲挛缩:"卷曲趾" … 230
  10.2.2 小趾滑囊炎(裁缝趾) ……… 230
  10.2.3 小趾重叠畸形 ………………… 230
  10.2.4 Morbus Köhler Ⅱ ……………… 231
10.3 儿童前足生长发育障碍 ……………… 232
  10.3.1 多趾症 ………………………… 232
  10.3.2 巨趾症 ………………………… 235
  10.3.3 短跖畸形 ……………………… 236
  10.3.4 跖骨联合畸形 ………………… 237
参考文献 ……………………………………… 239

1 特发性马蹄内翻足

（石家齐 译 马昕 陈立 审校）

1.1 引言

特发性马蹄内翻足（图1.1）是中欧最常见的先天性挛缩畸形，患病率约为 1/1000 ~ 2/1000，在男性中更常见。通常情况下，畸形可以通过超声检查在产前检测到（Pullinger et al., 2014），因此孕妇的第一次骨科咨询通常在此时进行。如果没有合并其他畸形或综合征，准父母可以并且应该被告知现阶段的必要治疗和大多数情况下非常良好的预后，从而可以放心。在大多数情况下，准父母更希望早期得到相关信息。与过去不同的是，治疗在患儿生命的前2周内不需要立即开始。关于特发性马蹄内翻足的海量文献难以全部掌握。2000年以前发表的大部分内容已经失去了对现阶段治疗的指导意义，因为随着Ponseti方法的推广，治疗理念已经发生了很大的变化。除了文中选择的参考文献外，还建议阅读以下著作来获取更多基本信息。

关于特发性马蹄内翻足的推荐专著和手册
- Döderlein L et al（1999）. Der Klumpfuß—Extensive, lexical work with a broad representation of history as well（German language）.
- Ponseti IV（1996）. Congenital clubfoot—fundamentals of treatment—Presentation of the Ponseti concept with all its propaedeutics.
- Mosca V（2014）. Principles and management of pediatric foot and ankle deformities—Describes not the clinical entity in a comprehensive form, but principles of indication and treatment.
- Ricco AI, Richards BS, Herring JA（2014）. Disorders of the foot（Chapter 23）. In：Tachdjian's pediatric orthopaedics. Elsevier Saunders, Philadelphia—Comprehensive description.

1.2 治疗相关的病理形态学/病理生理学

关于特发性马蹄内翻足的病理形态学的文献数量甚广（一些重要文献见参考书目，例如：Ippolito, 1995；Shapiro 和 Glimcher, 1979, Ippolito 和 Ponseti, 1980；Mc Kay, 1982），研究证明几乎所有的解剖结构与正常足比较均有改变（详见"结构性病变"栏）。对于所有的病理形态学改变，需要考虑的问题是，这些改变是原发还是继发畸形，是否可以通过适当的治疗方式达到至少部分纠正。

特发性马蹄内翻足的结构性病变
- 骨骼（尤其是距骨）发育异常
- 内侧、跖侧和背侧关节囊挛缩
- 屈肌和内翻肌短缩
- 外翻肌过度拉伸和肌无力
- 肌纤维发育异常
- 皮肤褶皱和压痕
- 部分血管异常
- 部分神经畸变

在一系列的病理形态学改变开始时，**距骨内侧区域在宫内发育过程中可能存在纤维化过程**（图1.2），并伴有距骨周围复合体的内翻挛缩（图1.3）。特别

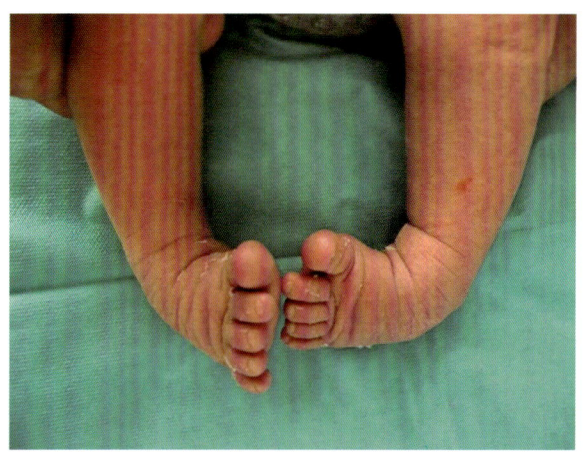

- 图1.1　未治疗的新生儿双侧马蹄内翻足

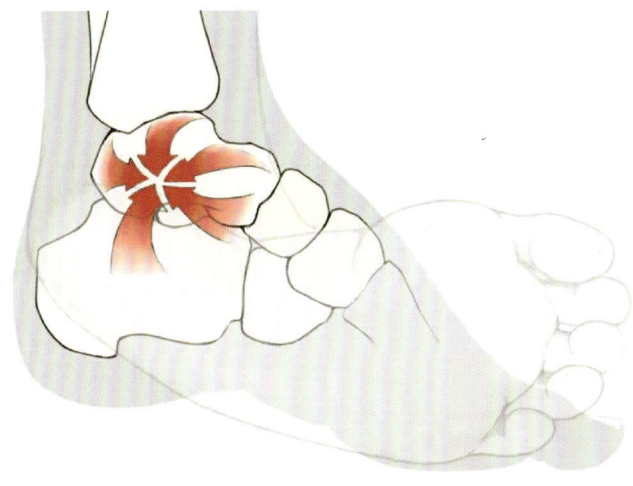

• 图 1.2　有假说认为纤维化过程是特发性马蹄内翻足的发生起点

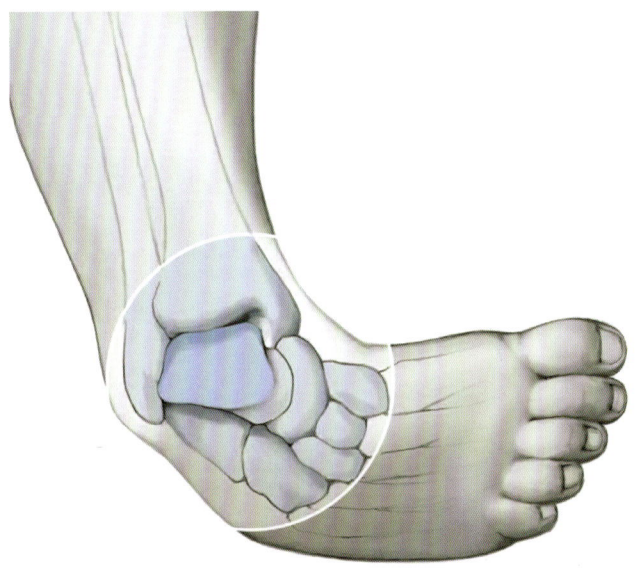

• 图 1.3　距周复合体的内翻挛缩

是距骨和跟骨（见下文）和其他骨骼的变形可能是继发的，并且在成功治疗挛缩后部分可逆。软组织挛缩也存在于跖侧和背侧。此外，先天性马蹄内翻足存在相当程度的肌力不平衡，而孰主孰次也有待研究（见"主要病理形态学现象"栏）。

特发性马蹄内翻足的主要病理形态学现象
- 距周复合体内翻挛缩
  • 距舟区 / 跟骰关节 / 胫距关节
- 肌力失衡
  • 屈肌和内翻肌的挛缩
  • 外翻肌过度拉伸和肌无力
  • 对位不良导致肌肉力学改变

在整个跗骨区域都可以发现解剖学改变，包括骨骼和关节面的形状和大小异常。这里将更详细地讨论对治疗更重要的"重点关注区域"，以及新生儿马蹄内翻足的首诊医师如何识别这些改变。超声检查可以评估婴幼儿这些尚为软骨的重点区域的骨骼状况。

1.2.1　距舟区域

在内侧的距舟区域，距周复合体的内翻挛缩有很明显的解剖学变化（图 1.4 和图 1.54a），包括（假说的）宫内纤维化过程（图 1.2）：

- 距骨头 / 颈区域的畸形与距骨的缩短（图 1.4c、图 1.4d 和图 1.15）。
- 软组织挛缩，内侧距舟关节囊和胫舟韧带结缔组织明显增厚。
- 舟骨向内侧脱位，其内侧靠近内踝（图 1.4b、图 1.5 和图 1.54），距骨下跟骨前部分移位，这些都是环距骨旋转对线不良的表现。
- 胫后肌腱短缩。

1.2.2　跟骰区域

在跟骰区域显示跟骨前方成角，关节面向内侧偏斜（Simons，1993；Grayhack et al.，1995；Pirani et al.，2001）（图 1.6 和图 1.54b）。只有在非常严重的情况下，才可以观察到具有阶梯状对线的半脱位，影像学可早期诊断（图 1.7b）。这对于治疗至关重要：真正的半脱位可能需要手术松解以达到复位，而跟骨前方的畸形可以通过施加矫正力手法复位。因此，可以通过石膏固定来实现新生儿发育时的软骨组织的形态学演变。

1.2.3　胫距关节及小腿远端

踝关节上部处于挛缩的跖屈状态，背侧关节囊和其他软组织结构明显短缩，纤维化增厚程度不同（小腿肌肉及跟腱、腓骨肌腱鞘、三角韧带后部、跟腓韧带纤维束和趾长屈肌）。在 Ponseti 技术被广泛应用之前，新生儿马蹄内翻足背侧关节囊结构的挛缩被认为会或多或少地影响矫正，因此手术松解是必需的。但是，根据 Ponseti 技术的经验，这种观点不再成立，因为经皮跟腱延长术在大多数情况下是足够的。马蹄挛缩伴随着距骨轻度前移，后踝靠近跟骨（图 1.8 和图 1.9）。Mitchell 等（2018）通过 MRI 研究发现前踝区域也存在异常，他们发现距骨颈深度减小，并指出其是后方软组织松解后马蹄畸形持续存在的主要原因。

1 特发性马蹄内翻足

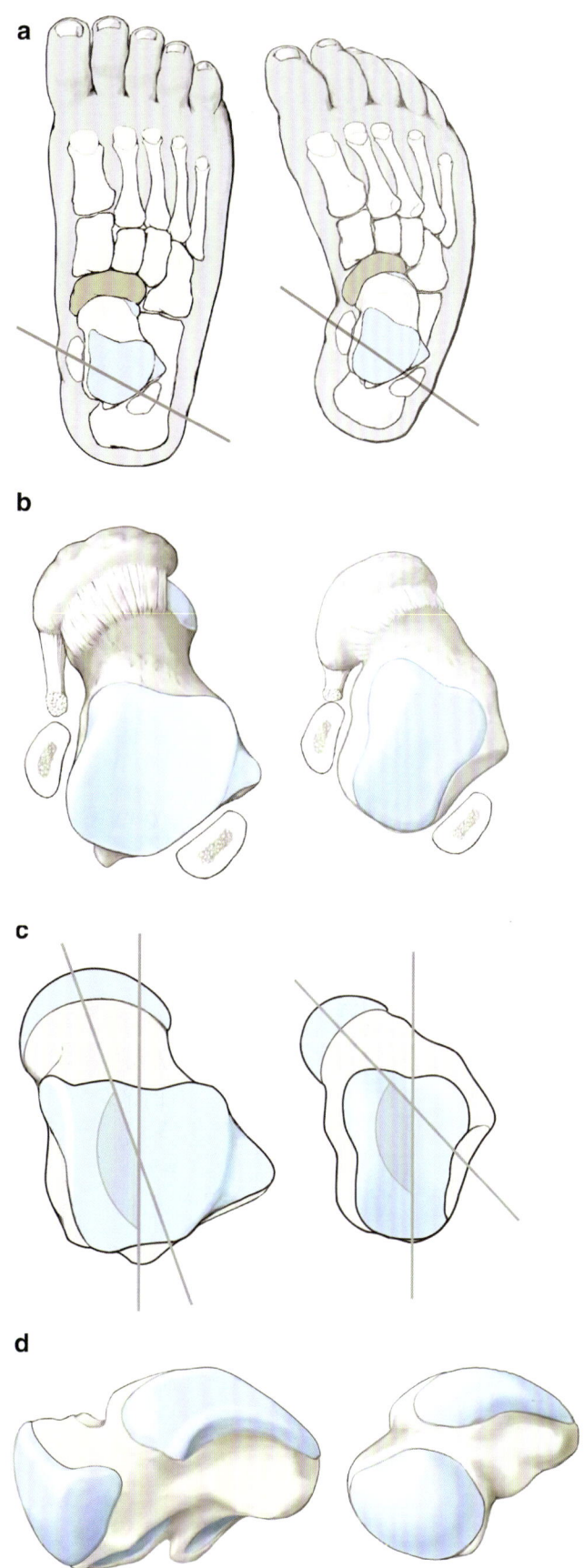

- 图1.4 插图显示了足横截面中与正常脚相比的典型马蹄内翻足表现。整个足可见距骨周围的内翻和踝关节区域的外旋（a），距舟关节中距骨向内侧明显脱位（b），距骨本身具有头颈部的畸形并且俯视（c）和内侧观（d）均短缩

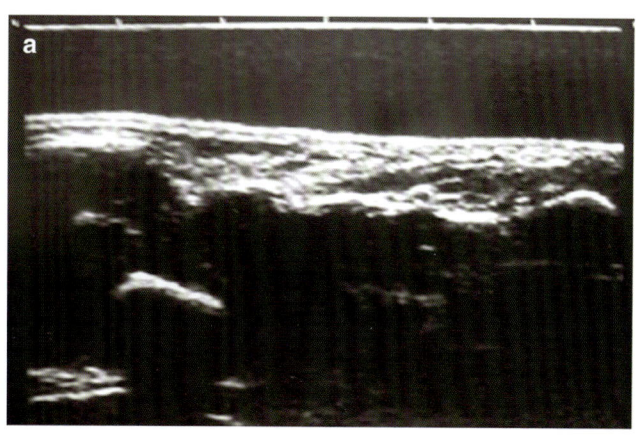

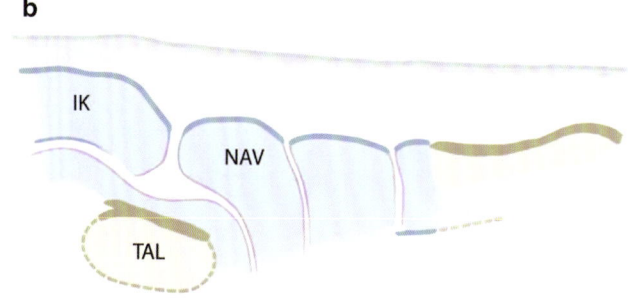

- 图1.5 5月龄儿童未充分治疗的马蹄内翻足的内侧距舟区域的超声横切面（a）及注释插图（b）。距舟对位不良可提示后足仍然完全内翻。舟骨内侧极（NAV）与内踝（IK）直接相邻；距骨骨化中心（TAL）的骨轮廓位于足部深处

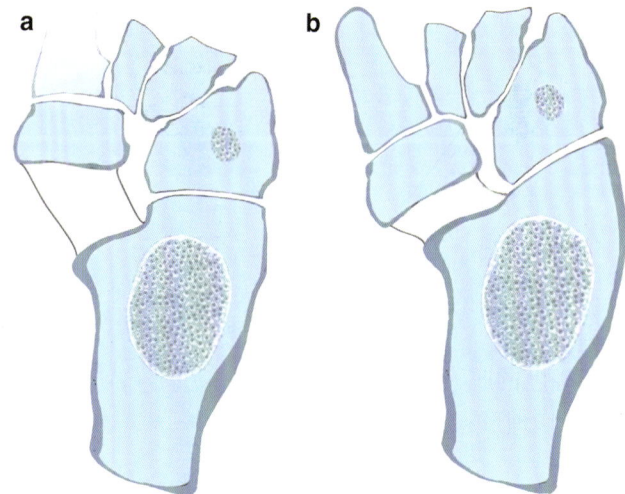

- 图1.6 跟骰区域的新生儿正常足部横切面（a）和特发性马蹄内翻足横切面，可见跟骨前关节突软骨部分向内侧成角（b）

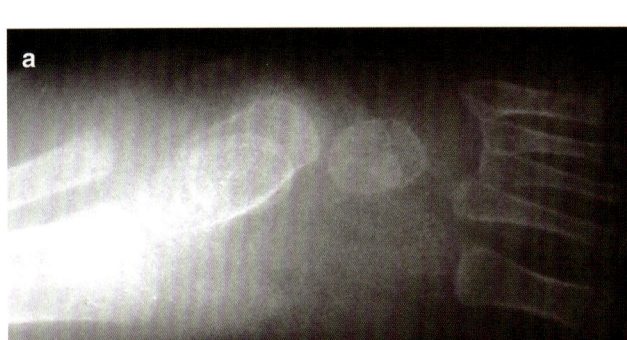

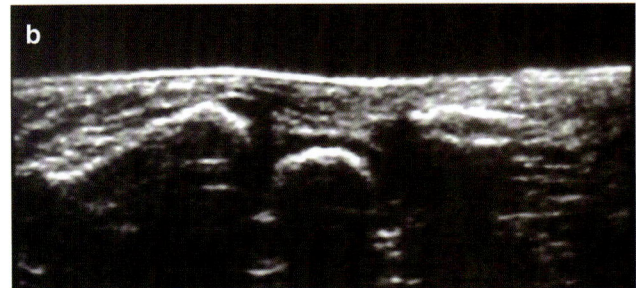

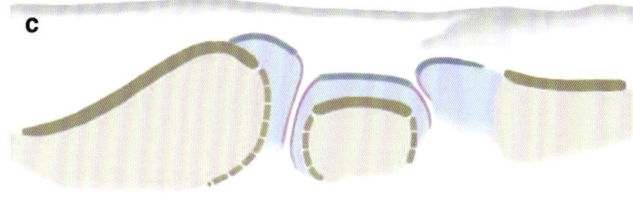

- 图 1.7 6 月龄严重马蹄内翻足患儿的足正位 X 线片（a）和跟骰区域的外侧超声水平横断面（b 和 c）。跟骰关节对位不良伴轻度脱位清晰可见

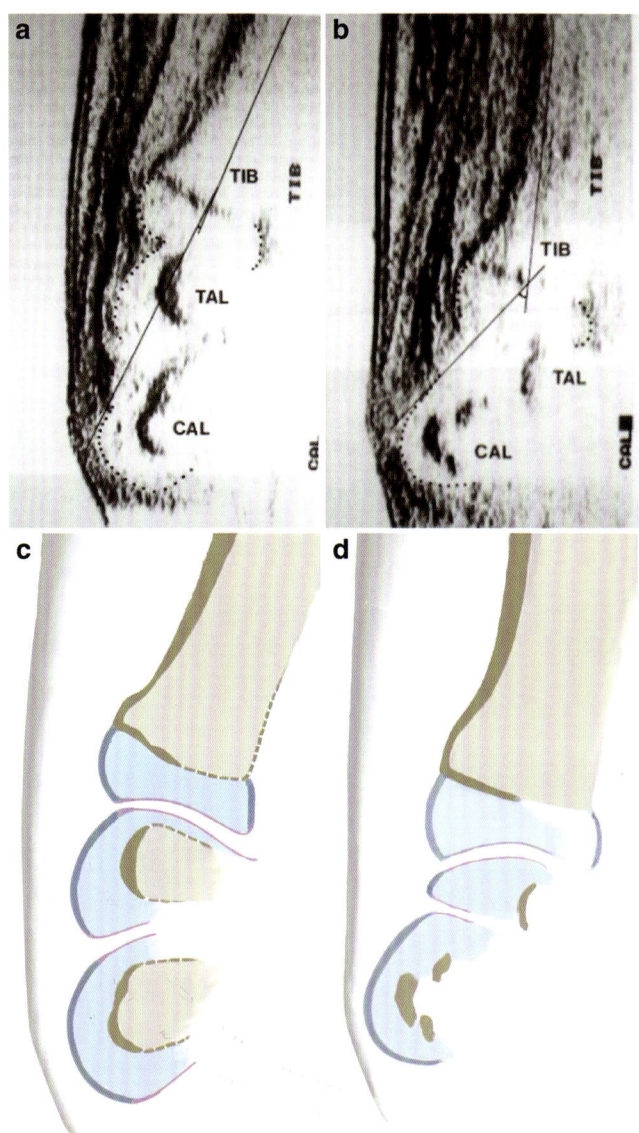

- 图 1.9 超声从后方的矢状位切面，并尽可能向背侧观测，对 6 月龄单侧马蹄内翻足（b 和 d）与未累及的一侧（a 和 c）进行对比，该单侧马蹄内翻足已经经过了矫形石膏治疗，但还没有行跟腱延长手术。TIB，胫骨；TAL，距骨；CAL，跟骨

小腿旋转畸形情况文献报道各不相同。在多数情况下，踝关节相对于膝关节运动轴有轻度外旋（图1.4a），并可能由于矫形而进一步增加，特别是当使用的技术不正确时（Farsetti et al., 2012）。踝上的内旋很少被观察到（图 1.75），但距下的残余畸形会看上去像踝的内旋。

1.2.4 肌力平衡

特发性马蹄内翻足的肌肉状态特征是小腿肌肉短缩，包括屈肌（胫后肌、拇长屈肌和趾长屈肌）、腓骨肌过度拉伸和肌力下降，以及胫骨前肌功能改变。由于力线改变，胫前肌具有更强的旋后功能和更弱的背伸功能（图 1.10）。即使在跗骨重新复位后，腓骨

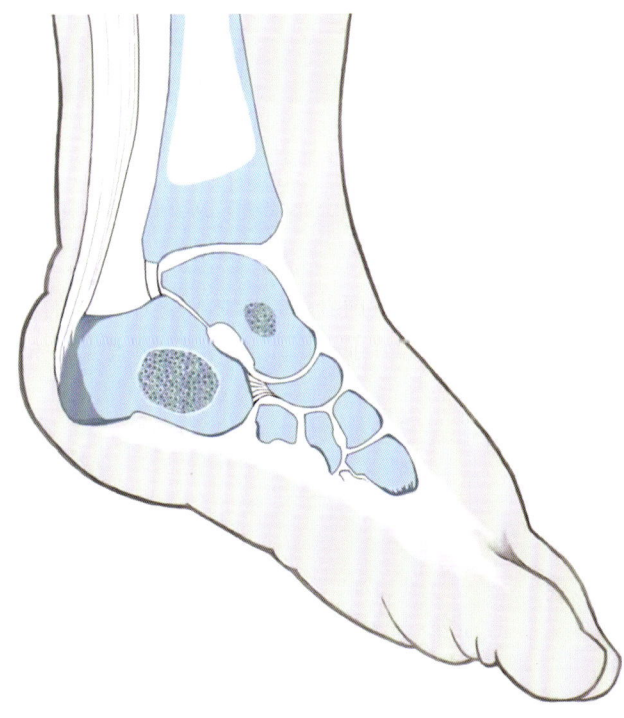

- 图 1.8 新生儿马蹄足畸形。距骨和跟骨的骨化中心在这个时期仍然很小，且位置偏心

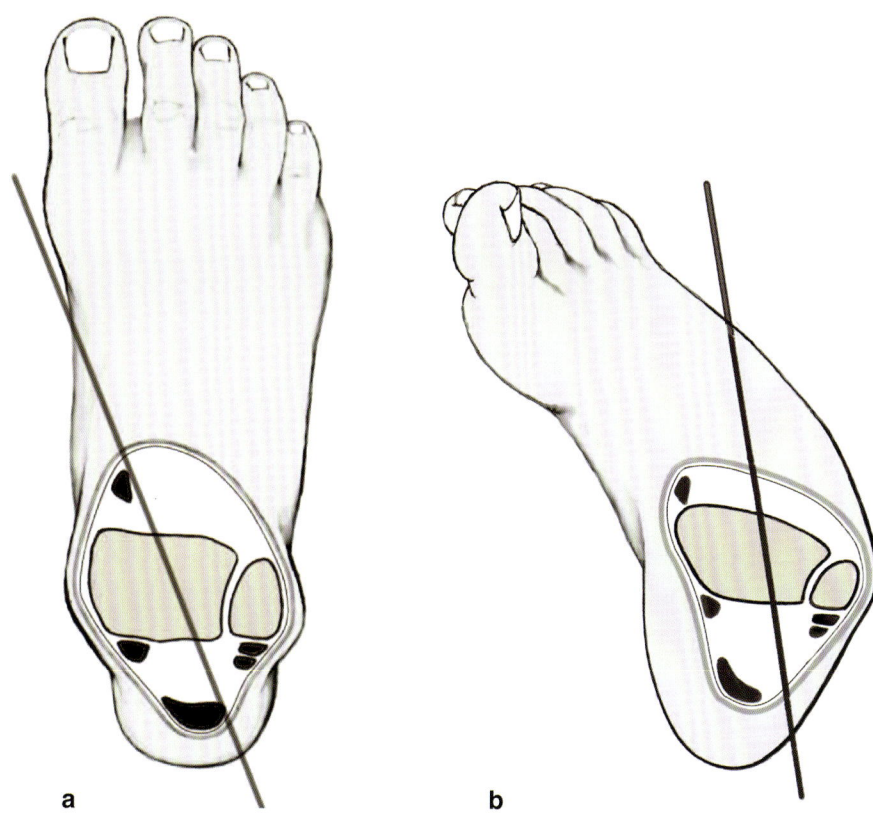

● 图 1.10 正常足（a）和马蹄内翻足（b）中重要的小腿肌肉肌腱相对于距下复合体运动轴的位置。特别指出，胫前肌对马蹄内翻足有很强的旋后作用，因为它的肌腱止点于距下运动轴的极内侧

肌仍然存在不同程度的无力，这是畸形复发的重要危险因素（Gelfer et al., 2014）。MRI 检查显示，小腿肌肉存在很大程度的持续改变（Moon et al., 2014）。特别是胫骨前肌与腓骨长肌，胫骨后肌与腓骨短肌的拮抗作用的持续不平衡是关键的诱发因素。

1.3 临床诊断和随访

矫形前、期间和之后的体检和治疗效果的病情记录至关重要，尤其是在更换治疗师和康复方式的情况下。治疗的进展可以得到确认，同时也可以识别没有进一步矫正的"平台期"，以及畸形复发。

适合监测畸形进展的参数
- Dimeglio 评分（图 1.11）
- Pirani 评分（图 1.13）
- 足部在石膏中的旋转位置（图 1.32）
- 超声对线评估（1.4.2 节）

1.3.1 婴儿期检查

检查新生儿马蹄内翻足时，应着重检查畸形、僵硬的程度和皮纹的形态。自主体位下的畸形包括五个部分：马蹄挛缩、后足内翻、距骨周围内翻、中足和前足内收以及中足旋前（高弓）。对于每个部分，都可以评估在尝试手动矫正时畸形偏离正常位置的程度。根据 Dimeglio 等（1995）的分类系统，可以为此设定分值（0～20 分），由此可以半定量评估畸形和僵硬的程度（图 1.11）。

在对马蹄内翻足进行触诊和手法检查时，会有下面这些表现：跟腱紧绷，小腿肌肉短缩，外踝明显偏向背侧，距骨头突出于前外侧跗骨区域。中足和前足复合体相对于后足的旋前（图 1.12）对于经验较少的医生来说比较复杂，但对治疗至关重要。在双侧马蹄内翻足中，整个足看起来都是旋后的，双足的足底相对（图 1.1），前足旋前、前中足旋前与内侧柱的高弓是伴随在一起的。

在应用 Ponseti 技术进行早期治疗时，采用半定量的 Pirani 评分（图 1.13）效果令人满意，该评分考量了 6 个单独的标准，每个标准评分为 0～1 分，所以严重的马蹄内翻足可达到 6 分。在治疗的前几周内反复评估可以评价治疗的进展。图 1.94 展示了用 Pirani 评分记录的一个大龄儿童治疗过程的案例。评估包括以下标准：

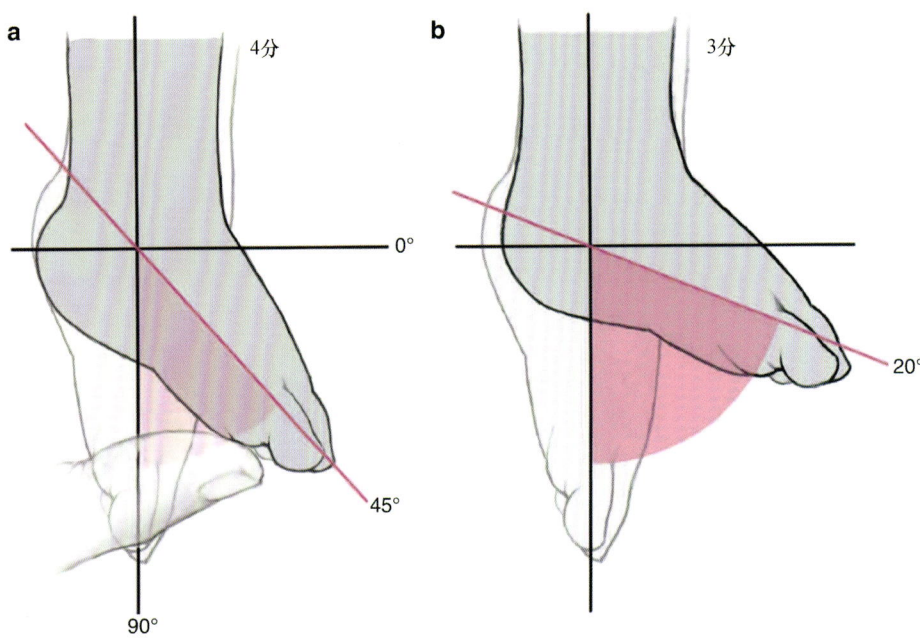

- 图 1.11 根据 Dimeglio 分级评估马蹄挛缩。如果马蹄畸形挛缩超过 45°（a），则计 4 分，20°～45° 计 3 分，以此类推（b）。同样，其他畸形也是半定量计分

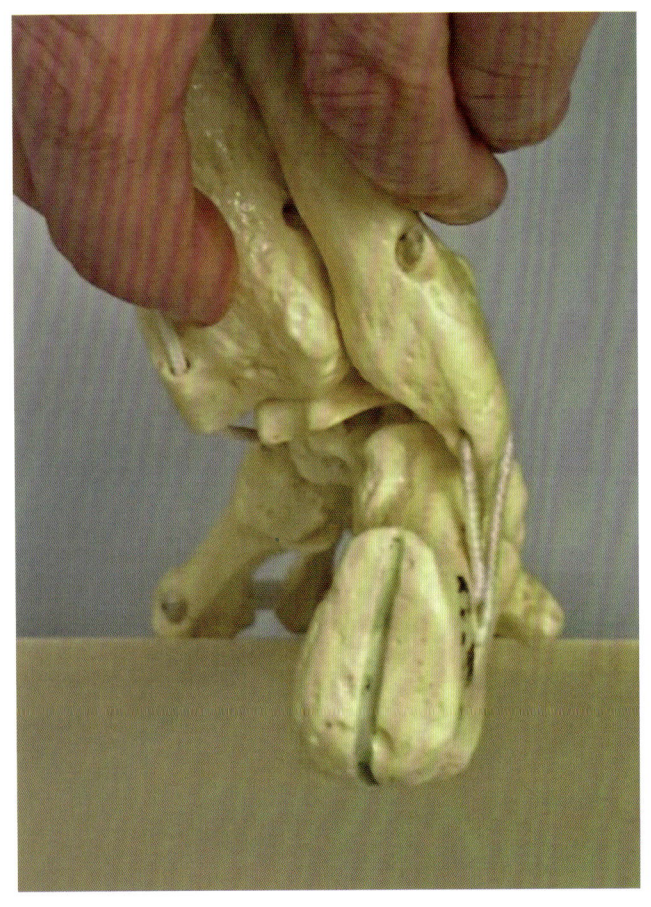

- 图 1.12 前足相对于后足的旋前，可通过压向足底的第一跖骨和明显内翻的后足识别（由 O.Eberhardt 提供）

（a）在跟骨结节上方的横向皮纹（图 1.13a）。
（b）外侧足缘的弯曲形状（图 1.13b）。
（c）内侧皮纹形成（图 1.13c）。

（d）外侧可触及的距骨头作为距舟关节脱位的表现。手法可完全复位（0 分）或部分复位（0.5 分），距舟关节固定半脱位（1 分）。

（e）"空"足跟，即在足后跟脂肪垫中触诊不到的跟骨结节。足底可触及跟骨结节（0 分）或不能触及（1 分）。

（f）马蹄内翻足挛缩的程度。极度背伸明显超过 0°（0 分），可至中立位（0.5 分）或未到中立位（1 分）。

1.3.2 婴儿期后儿童的检查

婴儿和学龄儿童，多数为治疗前的患者，他们随访检查期间的临床评估都须按照 1.3.1 节所述的相同方式进行。Dimeglio 评分和 Pirani 评分也同样适用。另外，还需评估站立时的足位置并进行视觉步态分析。特别重要的是：

- 精准检测背伸角度。如果背伸活动度降低，则需要采取措施。跗横关节（习称 Chopart 关节）的过度活动可以伪装成踝关节的活动度。复发通常是由于背伸逐渐受限引起的。
- 评估下肢的旋转。在临床步态分析中观察到的足外展角（即足部方向相对于步态行进方向）可能看起来正常，这是因为后足的内翻挛缩可被髋关节的外旋所代偿，这时会检查到髌骨处于外移状态。触诊内外踝（双踝间轴）可以评估旋转程度，这个连接内外踝的假想轴相对于膝关节伸屈的水平轴夹角（图 1.75）通常外旋不超过 20°～25°（图 1.4a）。

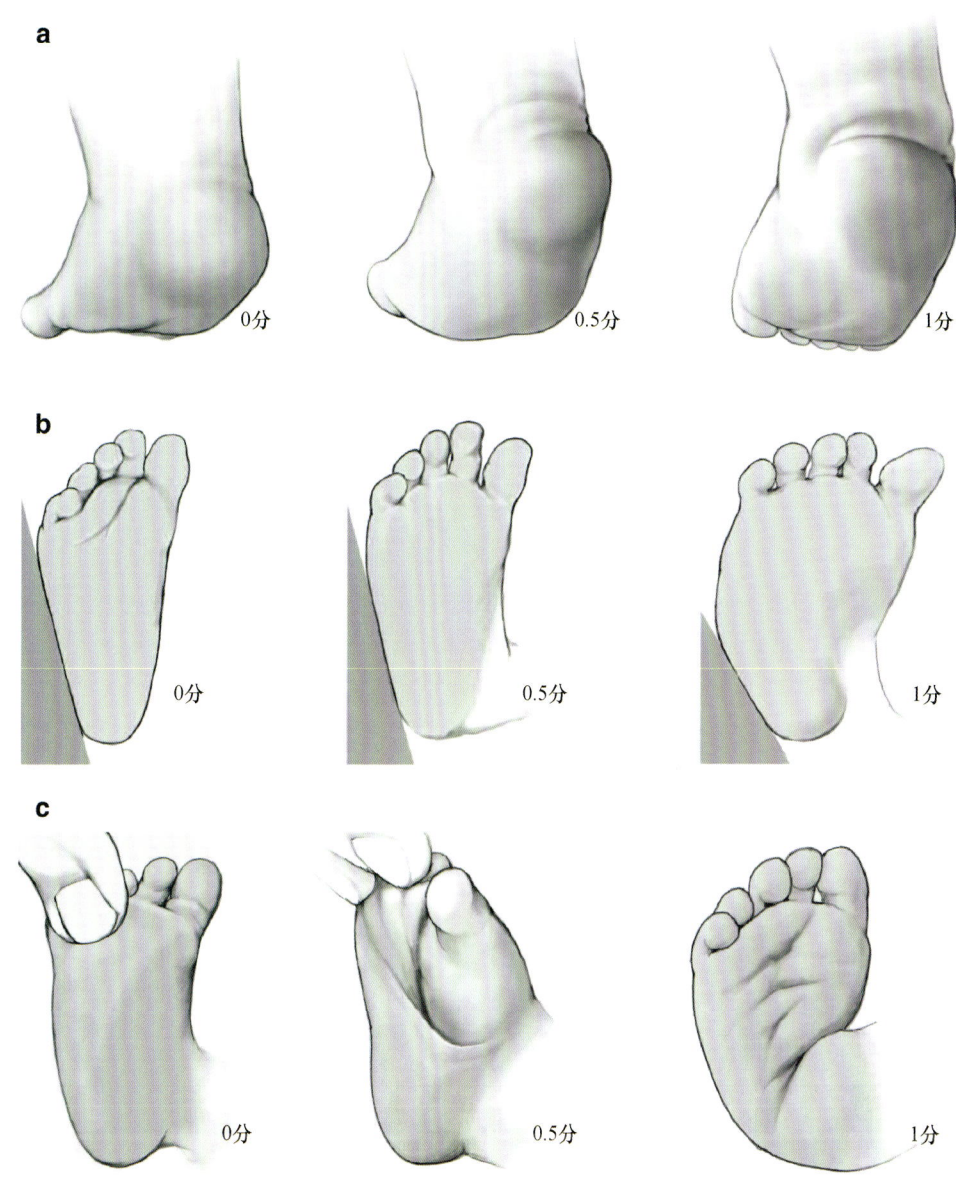

● 图1.13 半定量临床Pirani评分的6个参数中的3个（见文本）（Pirani 2004）。背侧皮纹（a），足外侧缘（b），内侧皮纹（c）

- 胫骨前肌的活动和功能可以在主动抬起脚时和步态摆动相时被观察到，可采用录像慢动作回放进行观测。由于外翻肌无力拮抗，胫骨前肌的强烈旋后作用容易导致治疗后的复发（图1.56）。

许多文献描述了临床和影像学相结合的评分系统用于评估马蹄内翻足治疗后的效果（1.5.6节）（概述见：Döderlein et al., 1999；Krauspe et al., 2006）。然而，评分的准确性可能是有限的，评分结果可能依照不同的评分标准而变化很大。

1.4 影像学诊断和步态分析

特发性马蹄内翻足的诊断无需影像学检查。文献中对于影像学的重要性意见不一，但影像学诊断的重要性在于提供治疗上重要的细节证据，畸形程度的量化以及对治疗结果的评价。这里将介绍X线和超声评估跗骨对线以及足底压力分析诊断方法，这些技术的有效性是作者肯定的。MRI、CT或DVT（图1.24）检查可用于某些特殊情况。

1.4.1 X线诊断

马蹄内翻足的每个X线片图像都需要标准化的投照技术来评估骨骼之间的位置关系。错误的旋转体位或随意体位下拍摄的图像无法进行有意义的评估。

1.4.1.1 婴儿期X线诊断

跗骨在婴儿期仅有部分骨化（图1.14），骨化中心通常不位于软骨结构的中央（图1.15），故X线检查的价值有限。此外，只有记录了尽可能远的矫正足

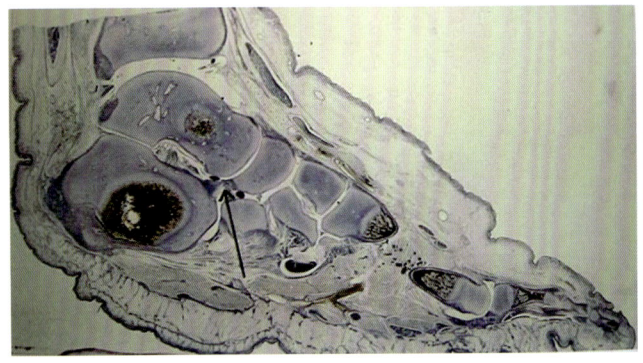

• 图1.14 没有畸形的发育8个月的死胎足部解剖纵切面。可观察到骨化程度仍很低，骨化中心是偏心的。相反，韧带（显示分歧韧带）已经清楚地形成

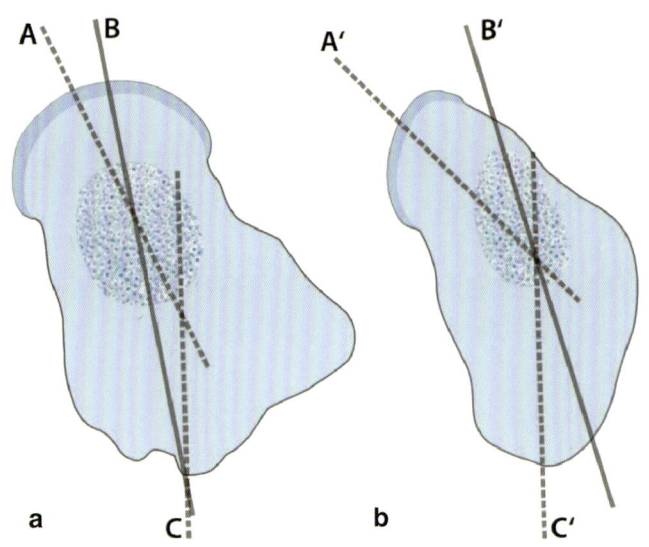

• 图1.15 健康新生儿距骨水平剖面（a）和具有偏心骨化中心的马蹄内翻足距骨的水平剖面（b）。骨化中心轴（B和B'）既不是距骨体纵轴（C和C'），也不是距骨颈纵轴（A和A'）（Shapiro和Glimcher，1979）

部位置，对马蹄内翻足的X线检查才有意义。2～3月龄以前的X线检查完全是没必要的。在跟腱延长术之前和4周后，侧位X线可以确定跟腱延长术的适应证和成功与否（图1.34），这对于进一步治疗可能很重要（图1.20、图1.44和图1.47），本著作作者会在临床判断困难的情况下使用。Kang和Park（2015）提出，对于跟腱松解的适应证评估，极度背伸位的侧位X线影像明显优于单纯的临床评估。从最初的马蹄内翻足外科治疗时代开始，放射学评估根据Simons（1978）的研究，X线下对跗骨对线的评估方法大致已经建立：足底用小木板支撑来模拟负重，足

极度背伸，侧位X线片同时与正位图像相结合，正位片应在尽可能的校正位进行拍摄（图1.16）。少部分病例需要在1岁以前进行手术，这些X线应在术前和术中拍摄。超声检查也可以获得类似X线正位片的断面信息（1.4.2节）。以下描述跗骨错位的参数特别有价值：

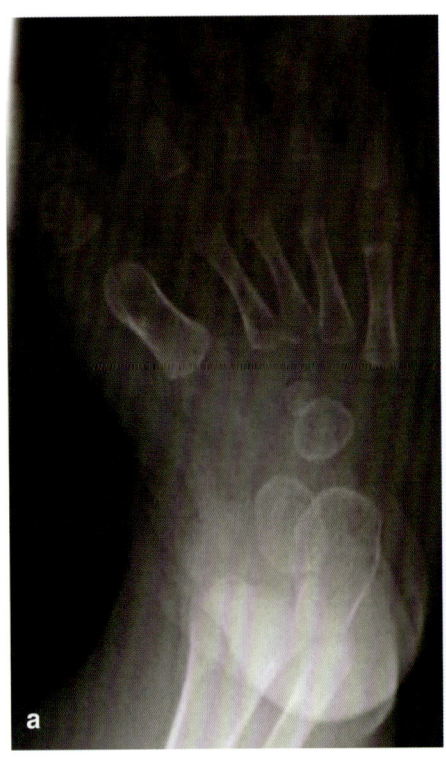

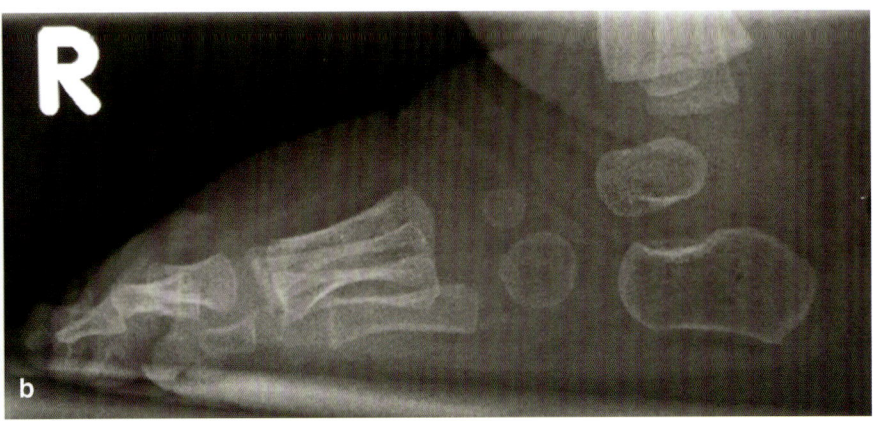

• 图1.16 5周龄特发性马蹄内翻足患者，自出生后第1周起石膏矫形（3周后进行肌腱切断术）。仍有轻中度的马蹄内翻足的典型征象，特别是在正位片上（a）：距骨第一跖骨关系"－2"（图1.17）中，仍有明显的跟骰关节错位，在侧位片中，距跟角减小（b）

- 正位片中的距骨第一跖骨基底部关系（图1.17）。
- 正位片和侧位片中的距跟角（TC角）（图1.18和图1.19），根据Beatson和Pearson（1966）的研究，TC指数作为两个距跟角的总和，比单个角度更有意义。
- 侧位片中的前胫骨-跟骨角（ATC角）描述马蹄畸形程度（图1.19）。
- 侧位片中的距骨第一跖骨角（侧位TMT-I角）来描述高弓畸形程度（图1.44a）。

跗骨X线参数正常值
- 正位TC角（＞20°）
- 侧位TC角（＞25°）
- TC指数（＞40°）
- ATC角（＜75°～80°）
- 侧位距骨第一跖骨角（＜+10°）
- 距骨第一跖骨基底部关系（"0"到"+2"）

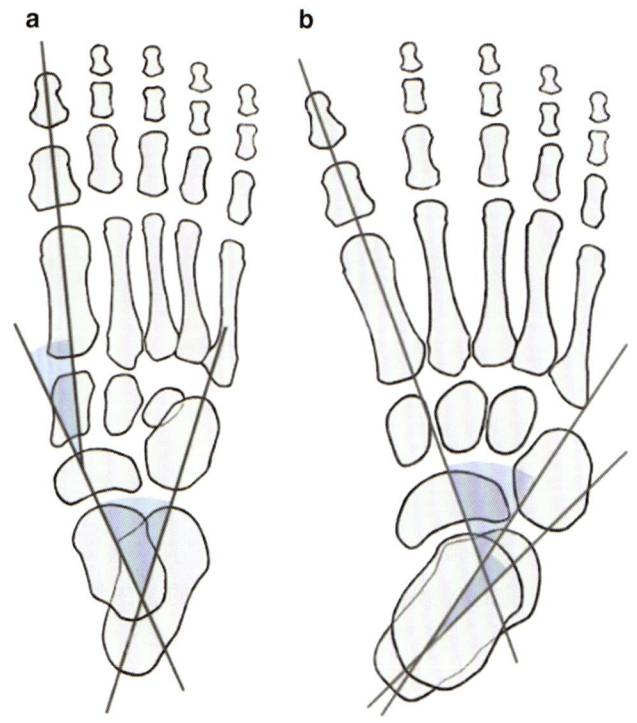

● 图1.18 正位TC角和距骨第一跖骨角的测量，正常脚为负值（a），马蹄内翻足为正值（b），联合正位距骨第一跖骨角可以评估后足内翻和中足前足内收

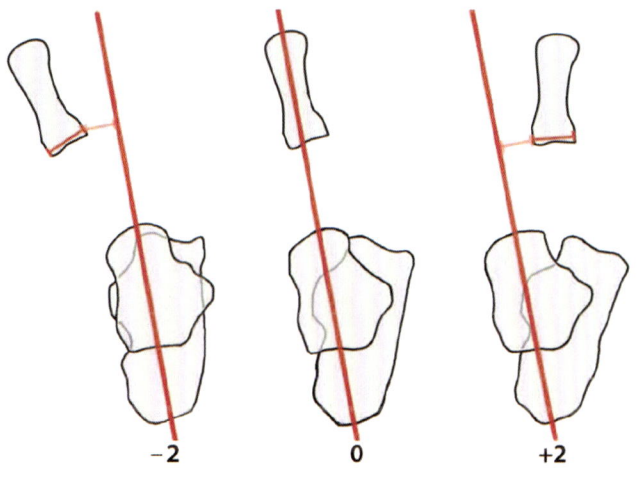

● 图1.17 根据Simons（1978）对舟骨尚未骨化患者的距舟位置关系进行（间接）评估。如果距骨纵轴与第一跖骨基底部的距离等于第一跖骨基部宽度，则定义为"-2"；如果它与第一跖骨基底部相交，则评估为"0"

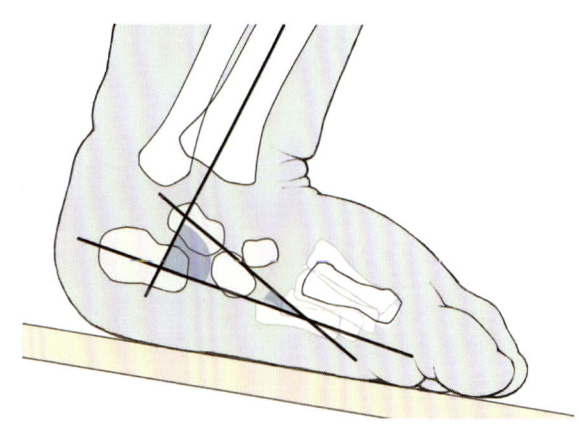

● 图1.19 ATC角（前胫跟角）和侧位TC角测量。侧位片采用模拟负重，足下方有木板

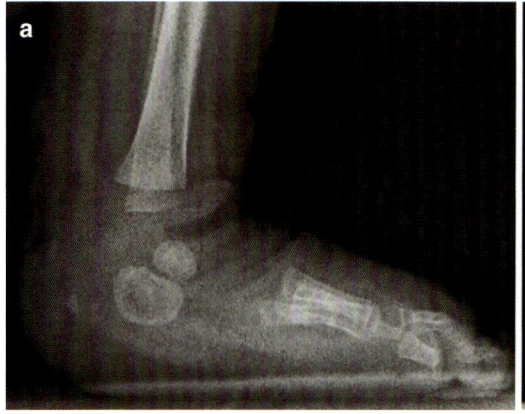
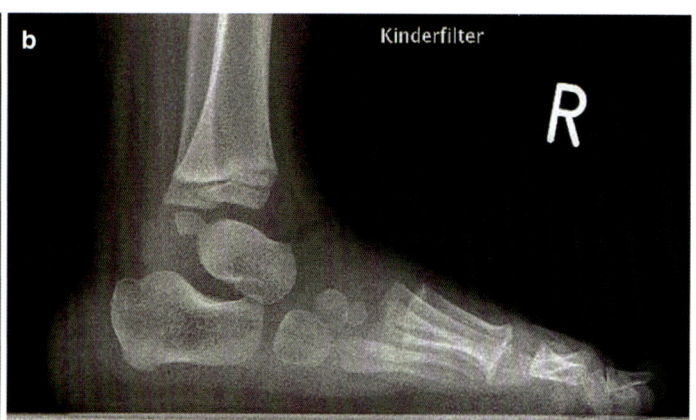

● 图1.20 新生儿特发性马蹄内翻足的侧位X线片（a）。ATC角度超过90°，是跟腱延长术的明确适应证（1.5.2节）。在该X线片中，还可以观察到跟骨的软骨形状轮廓。1.5年后（b）矫正后效果可接受，但ATC角度仍然显著增高，跟骨倾斜角度减小（需要持续观察）

1.4.1.2 婴儿期后 X 线诊断

在幼儿和学龄儿童中，X 线诊断也仅用于某些特殊情况。尽可能行站立位 X 线检查。当拍摄侧位片时，应特别注意拍摄的体位，应调整足的旋转角度，使内踝和外踝连接线（双踝间轴）相对膝关节运动轴外旋不超过约 20°～25°（"后足为中心"的成像技术；参见 7.3 节）。X 线的适应证包括：

- 跟腱延长后踝关节背伸不足或减退，评估足跟位置（图 1.53）。
- 在每次手术矫正前后进行适应证评估和效果评价。轻度但功能正常的畸形通常在放射学上没有明显的异常。5 岁后进行的足底压力分析通常能提供重要的附加信息（图 1.69 和图 1.111）。
- 正位片中的距舟对线（图 1.21），由于舟骨的骨化

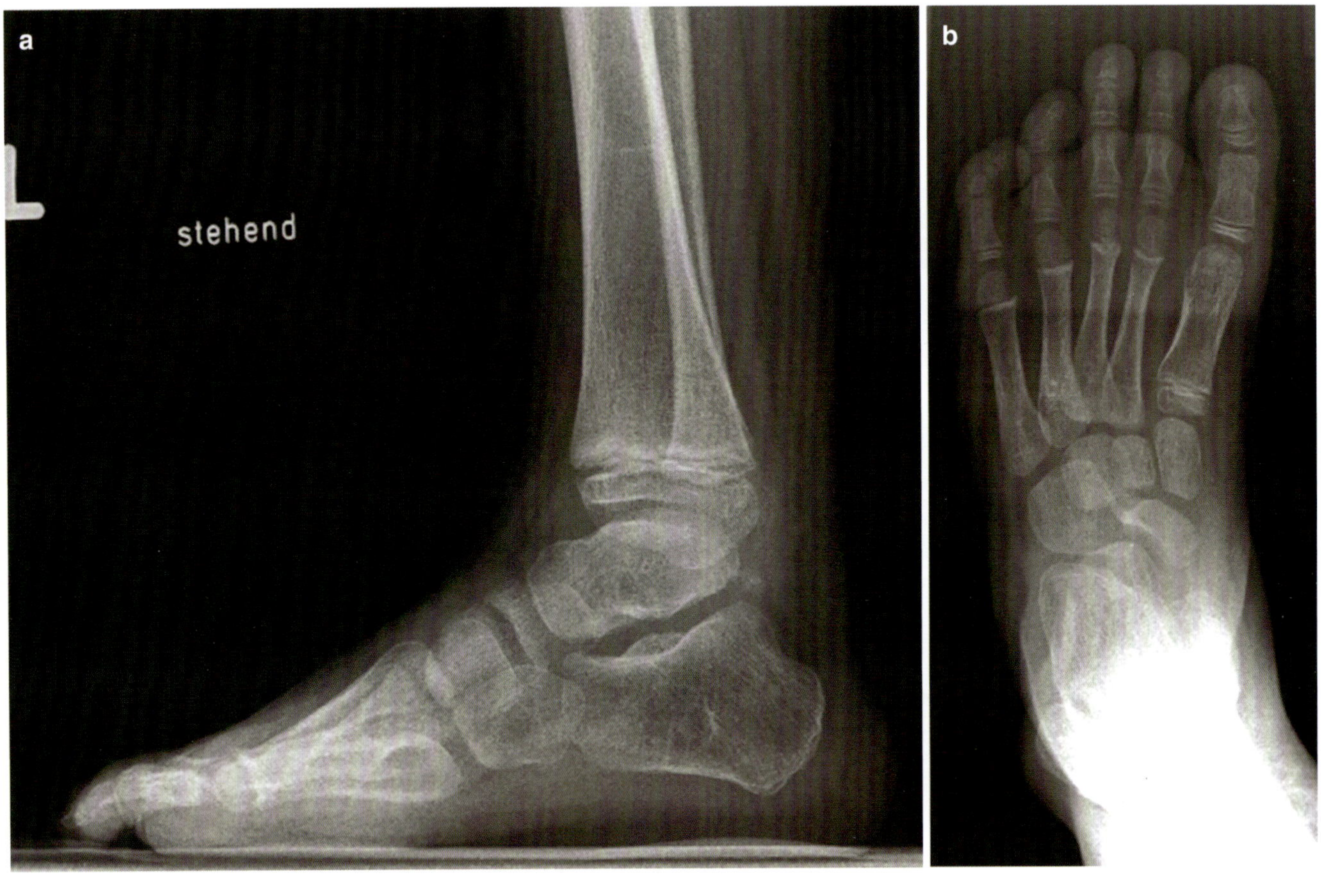

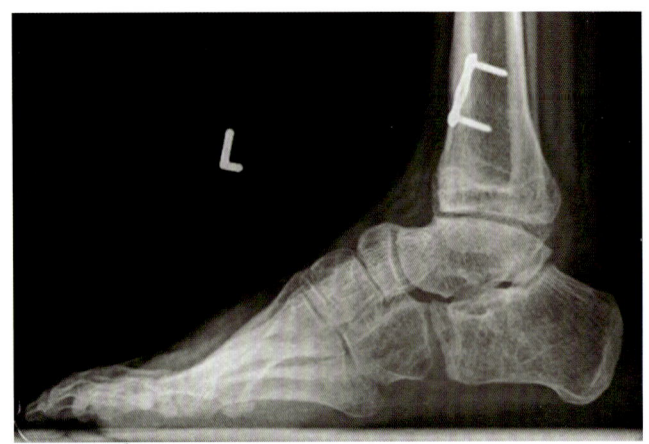

● 图 1.21　5 岁患有马蹄内翻足的患者在距骨周围松解后复发（a 和 b）。距骨-跟骨-舟骨复合体未完全矫正，通过正位片的距舟对线可以看出（b），需要进行新的手术干预

较晚，在 4～5 岁之前无法直接评估（年幼儿童的超声检查更优！）。
- 某块骨骼可疑存在明显的畸形［例如，宽顶部距骨（图 1.22）、舟骨畸形、踝上外翻畸形、胫骨关节面在侧位中没有弧度（关节面倾斜）］。"前距骨运动节段"（图 1.23）用于评估踝关节背伸的潜力，即使在治疗过的马蹄内翻足中，该值也经常是降低的，但总体令人满意。
- 三维重建可以帮助制定严重畸形的术前计划（图 1.24）。

1.4.2　跗骨-距骨对线的超声评估

由于足部骨骼，特别是舟骨在婴儿期主要是软

● 图 1.22　15 岁的马蹄内翻足患者，距骨周围松解术后，之前曾多次手术。X 线片可以看到距骨滑车（"平顶距骨"）过度扁平，这对后续的手术治疗选择有很重要的参考意义

- 图1.23 与马蹄足（b）相比，正常足（a）的"前距骨运动节段"更大，马蹄足距骨滑车半径增大，踝关节背伸的可用运动范围减小

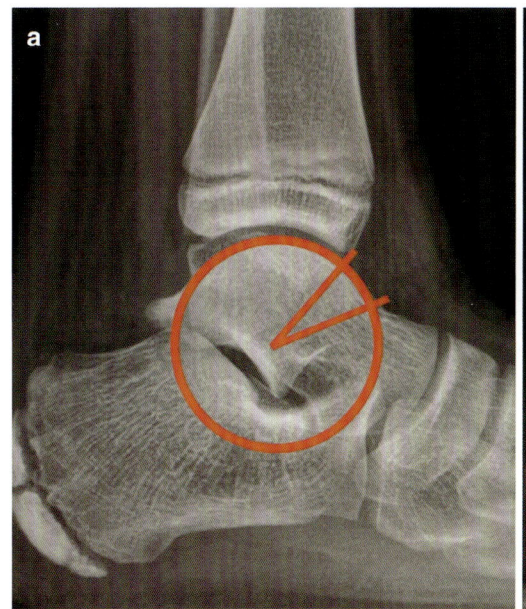
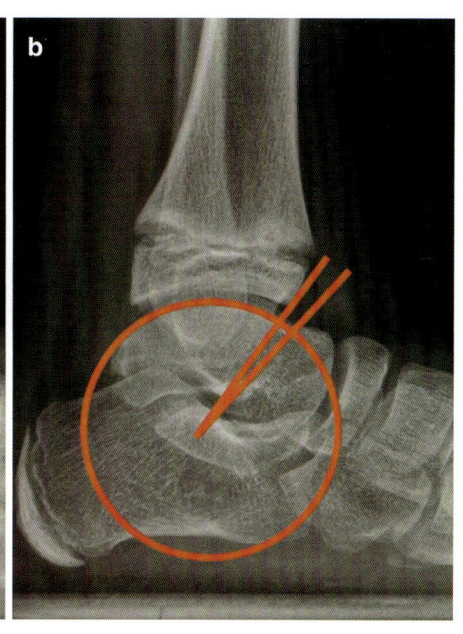

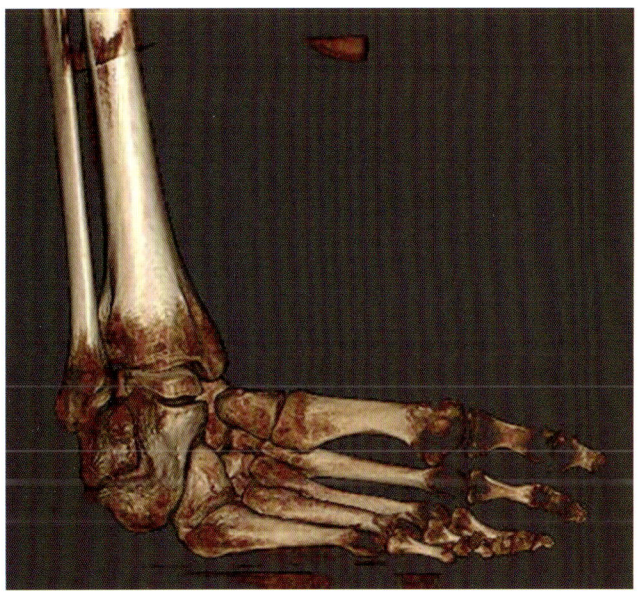

- 图1.24 对1名18岁马蹄内翻足患者在负重位进行数字体积断层扫描（DVT）三维重建，可以精确评估距骨周围的脱位情况，从而可以进行周全的手术设计

骨，在儿童早期也仅部分骨化，因此超声检查似乎对描述儿童髋关节等的位置状况特别有用。在20世纪90年代以来的文献中，提到了几项技术和评估方法，但均未得到广泛应用。此书将提出作者的技术，因为它已经在日常实践中得到证实，并且还可以更准确地帮助医师掌握跗骨畸形及其在婴儿期的矫正效果（Hamel和Becker，1996）。它可以在很大程度上代替正位X线检查，甚至在某些方面优于它，可以让检查者准确记录最大校正位置。通过超声对线评估，可对1.2节中描述的"重点关注区域"进行动态检测，并进行最大复位程度下的检测。对于胫距关节和跟骰关节的检测，可以在图1.7和图1.9中找到例子。然而，在实践中发现，在倾斜断面检查中（图1.26），内侧距舟区域（1.2.1节）也可以进行定量评估，该方法已被证明特别有效。该方法可以检测到后足的内翻中心（变短畸形的距骨、距舟关节半脱位和舟楔关节的假复位），并以此来整体评估马蹄内翻足。虽然MRI也可以做到这一点（Pirani et al.，2001），但它缺乏动态检查的优势。

在做婴幼儿检查时，让孩子坐在母亲的膝盖上，母亲将孩子大腿强烈内旋，以便检查者可以用一只手将脚固定在最大外翻位。在足最大矫正位，为减少声阻抗，把超声耦合垫放置在内侧足缘，使用宽度约为5～6 cm的7.5 MHz超声探头（图1.25），可以检测到内踝、距骨头颈部区域、软骨状态的舟骨内侧和内侧楔形，以及第一跖骨基部。由于超声探头在新生儿畸形足内侧比较难放置，需要在1或2个阶段的石膏矫正后才方便进行检测，这样才能精确评估距骨脱位的程度。临床观察的差异并不少见，Ponseti发现，临床上看似完全的距舟关节复位在超声检查结果看并不是这样。在接受Ponseti法治疗的儿童随访中应用超声检查所获得的经验总结见1.5.6.2节。超声检查也可用于术前诊断（图1.52）。

对于内翻挛缩的量化，关于运用超声检查的文献中描述了两种方法：Aurell等（2005）测量内踝到舟骨内侧极的距离（受足的大小影响）；Hamel和Becker（1993，1996）采用距骨区域的角度测量（不受足大小影响），该方法也被Suda等（2006）和Desai等（2008）采用。TnC_E角的确定（图1.26）及

其意义有详细的说明（见"TnC$_E$角"栏）。图1.27和图1.28显示了不同年龄单侧马蹄内翻足的双足TnC$_E$角的比较。

TnC$_E$角（Hamel和Becker，1993）可作为距骨周围内翻的参数（图1.26）
- 平行于距骨骨化中心（"Tn"）矢状轴的内侧缘切线
- 距骨骨骨化中心点与内侧楔骨（软骨）轮廓最内侧点之间的连线（"C"）
- 记录最大限度外翻矫正角度（"E"）
- 因很大的个体差异，舟骨最内侧点不适合作为标志点
- TnC$_E$角的正常范围约为 $-20°\sim-30°$，在生命的第一年基本保持不变，严重的未经治疗的马蹄内翻足，测量的初始值可高达 $+60°$ 至 $+90°$

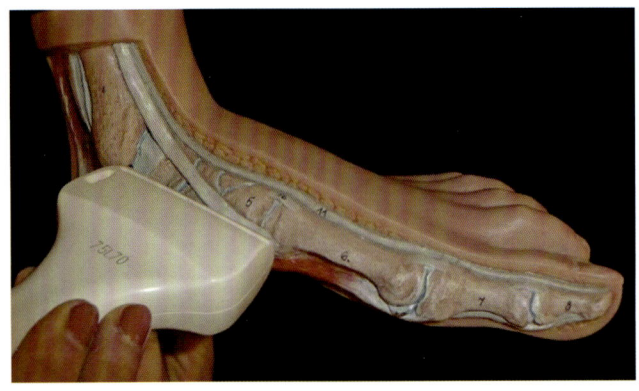

- 图1.25　为获取足内侧斜向横截面图像的超声探头位置（未显示所需的耦合垫）

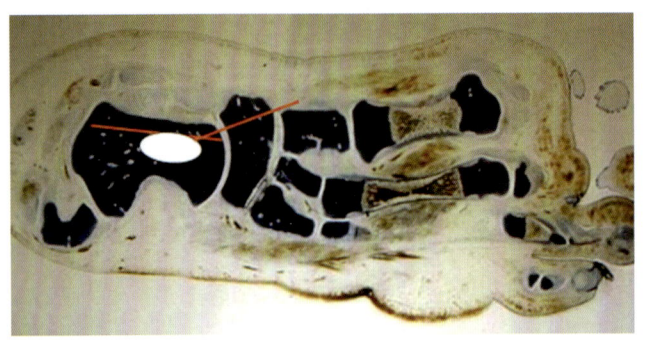

- 图1.26　发育8个月胎儿足部解剖横切面，与超声横切面图像一致。图中标注了一个距骨骨化中心（在这个月龄还没有出现，随后很快出现）和TnC$_E$角

1.4.3　足底压力分析

足底压力分析作为一种常见的步态分析方法，对于评估5岁左右马蹄内翻足后续功能状态，特别是在随访中很有实用价值，1.6节中有示例描述。Wallace等（2016）概述了关于正常和畸形儿童足部的足底压力分析文献。在大量的足底压力分析数据信息中，最重要的首先是压力中心前进线，它反映了站立相足部的功能状况，在本书中的治疗案例都有很好的应用。不同颜色的色标可以清楚地显示测量的峰值压力范围，测力图像的每个色标都有具体的数据（从低到高的峰值压力分别显示为黑色、深蓝色、浅蓝色、绿色、黄色、红色或紫色；见图1.29c）。步态线（"压

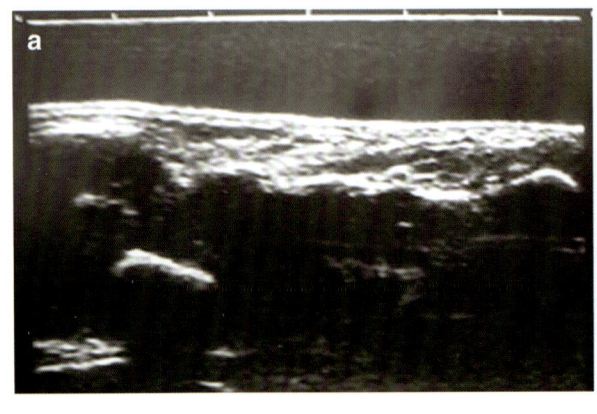
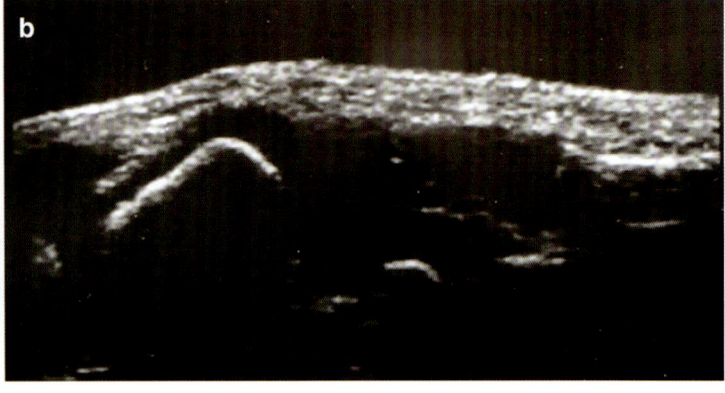
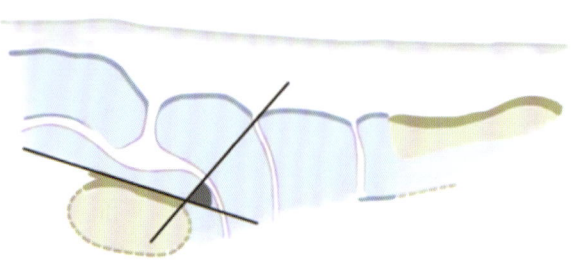
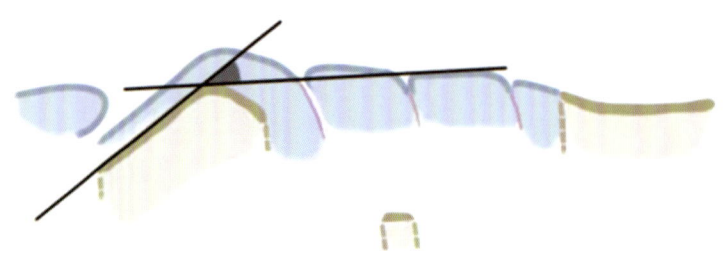

- 图1.27　5月龄时未矫正马蹄内翻足的超声横断面（a和c），TnC$_E$角约为 $+75°$，健康的对侧（b和d），TnC$_E$角约为 $-30°$

1 特发性马蹄内翻足

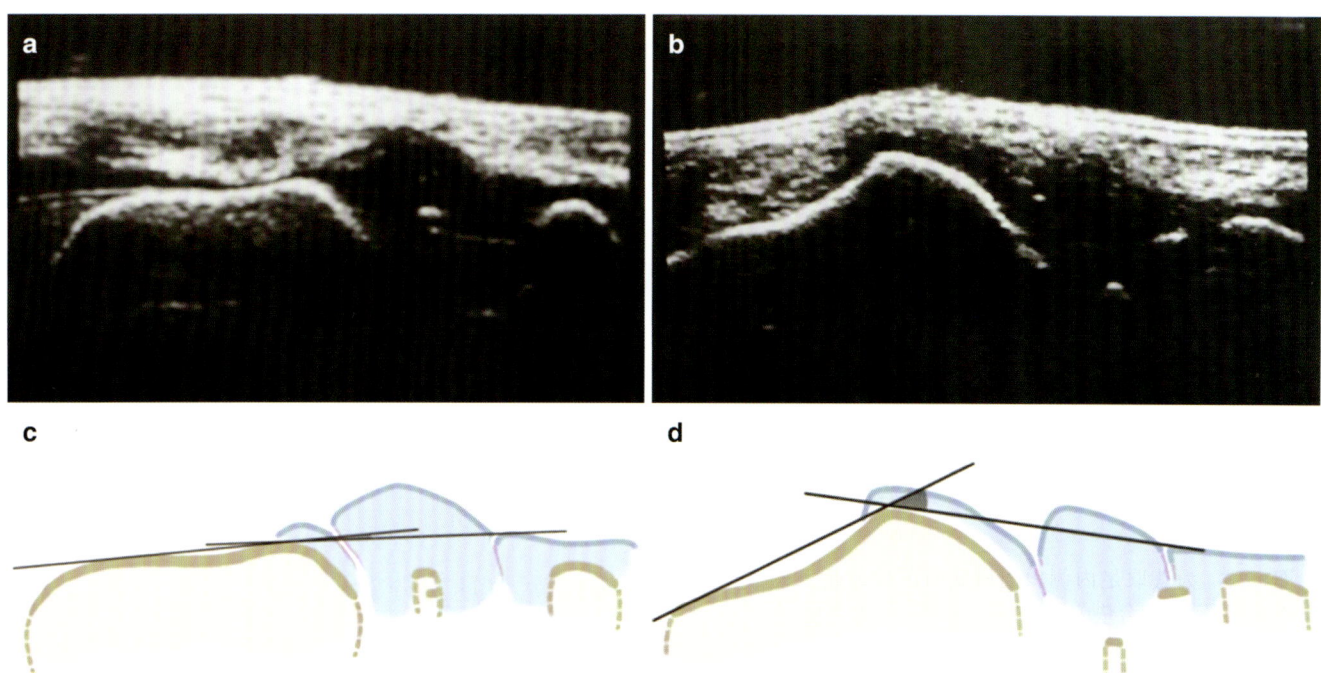

- 图1.28　4岁儿童单侧马蹄内翻足超声横断面，Ponseti治疗预处理临床效果良好（a和c），TnC_E角略低于0°，可以看到已变正常的距骨形态和良好的距舟关节对位。但从TnC_E角−28°可以看出，与健康的对侧（b和d）相比，后足（外翻）的活动度仍然明显受限

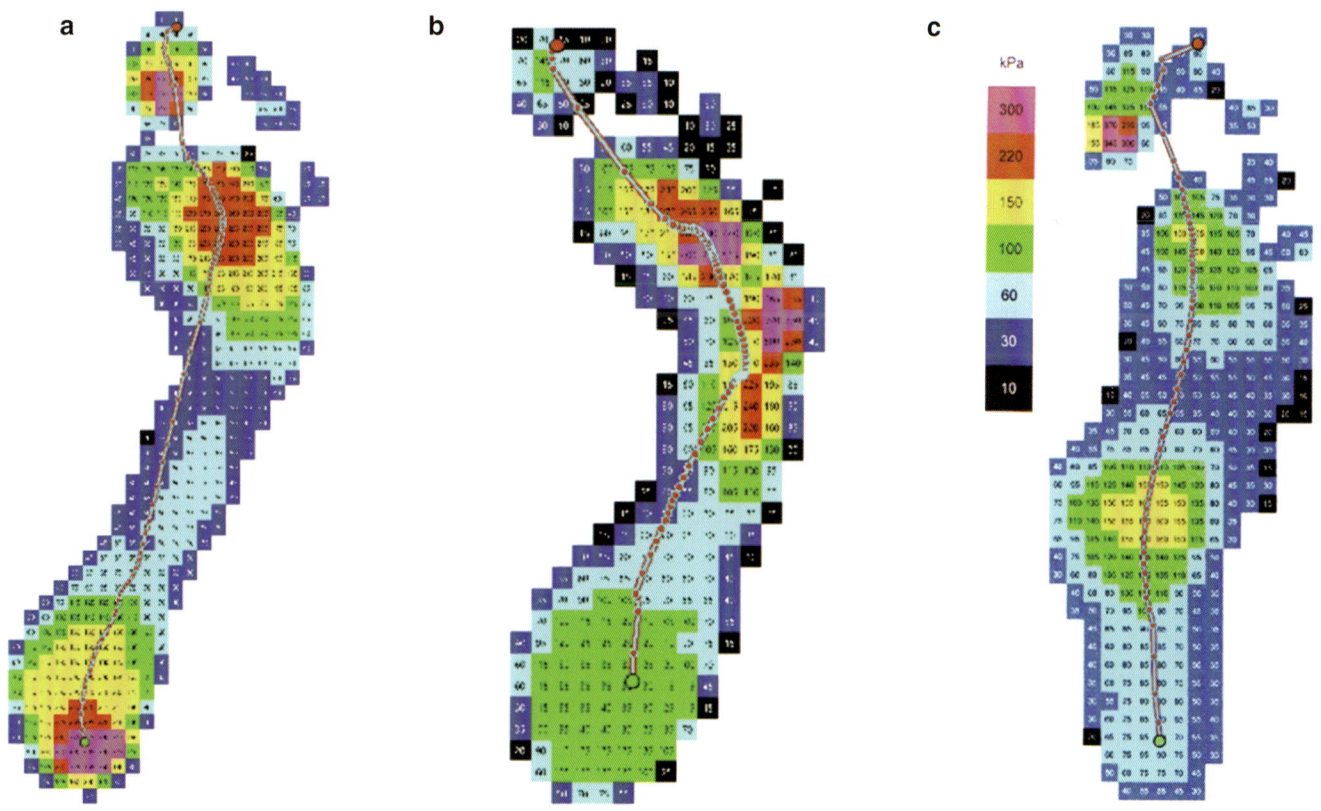

- 图1.29　典型的正常青少年足（a）、6岁马蹄内翻足复发患者（b，见正文）和严重马蹄内翻足过度矫正（c）的足底最大压力分布图

力中心前进线"，COPP线）表示身体重心的位置，它在步态站立相每10毫秒标记重心如何以及以何种时间顺序在负载区域上移动。治疗实例见1.6节，足底压力分析可以提供不同于X线诊断的有价值信息。对于马蹄足治疗来说，足底压力分析主要有4个方面的应用：

1. 马蹄内翻足（复发）畸形状况的分析和记录。（复发性）马蹄内翻足的足底压力分析特征主要是外侧跖骨高负荷，后足和内侧跖列负荷大幅减少，压力前进线中心外移（示例见图1.29b）。
2. 过度矫正马蹄内翻足导致严重功能改变的诊断（Hamel，2011；Hamel和Nell，2016）。负荷模式明显异常，中足段缺乏压痕和过载，前足区峰值压力降低，趾屈肌出现代偿性过度使用，这是典型的过度矫正的足底压力分布特征（例如，图1.29c）。
3. 评估二次干预的治疗效果。足底压力分析可以发现在学龄儿童和青少年中功能变化，包括残留的非生理性压力分布（例如，图1.76d）。
4. 足底压力分析是检测轻微功能异常的最敏感方法。在评估不同方式的早期治疗结果时，足底压力分析被认为是最准确的方法，甚至可以发现与正常情况比非常微小的偏差。例如，最近的文献报道了Ponseti早期治疗后，有良好结果的病例在足底压力分析检查中仍能发现有功能不足（Sinclair et al.，2009；Kelly et al.，2017），这对于进一步改良马蹄内翻足初级治疗可能是重要的（同参考图1.42c）。Ponseti法治疗的马蹄内翻足具有良好临床效果的一个主要特表现就是：与正常足比，跖骨区域的负荷从内侧向外侧转移（Sinclair et al.，2009）。Huber和Dutoit（2004）发现在步态站立相早期能保留后足外翻与马蹄内翻足更好的术后远期效果存在相关性，后足外翻可通过足跟着地后立即发生的压力中心内侧表现出来。

1.5 马蹄内翻足的早期治疗理念

1.5.1 过去数十年的治疗进展

每个马蹄内翻足治疗理念都包括二个治疗阶段——即复位、（手术）松解和矫形维持。近几十年来，有三个主要理念在中欧广泛流行：

- Imhäuser理念（Imhäuser，1984），采用类似Kite（包括"Kite's error"）技术三点矫正原则矫形后，用石膏维持矫形，在患儿3～4月龄时进行有限的简单松解（跟腱和背侧关节囊），并在后续进行长时间的支具治疗。
- 距骨周围组织松解（McKay，1983a；McKay，1983b），对已完成初步石膏矫形和夹板维持固定的4～10月龄的患儿采用广泛关节囊松解以达到一期距下关节去旋转。这个技术理念在20世纪90年代有广泛的应用。
- Ponseti的治疗理念（Ponseti，1992；Ponseti，1996）自2000年起在中欧（乃至全世界）盛行，也是目前的首选方法（Zionts et al.，2012），这里将对该方法进行详细的讨论。它与以前传统的距骨周围松解没有什么不同，也是尽可能达到距下关节去旋转，它是一种非手术的治疗方法。Ponseti理念相比距骨周围松解术的优越性在很多文献中有充分的报道（例如，Ippolito et al.，2003；Smith et al.，2014）。

1.5.2 Ponseti理念下的早期治疗

Ponseti理念设想通过三个治疗步骤来矫正特发性马蹄内翻足：根据病理形态学指导下的距下关节去旋转原则，采用轻柔石膏矫正技术，每周更换一次长腿石膏，结合经皮跟腱切断术，搭配戴足外展支具直到4岁。

在第一个治疗步骤，用一或两个矫正石膏来纠正中前足的旋前（图1.30a），这是通过提高内侧柱，使前足内侧与后足恢复正常关系。完成这步矫形后，整个足底看起来仍然是倾斜的，足底面向对侧足。

只有这样才能解决距骨周围复合体的内翻挛缩（距下关节去旋转）。为此，将中前足和跟骨围绕距骨一起向外旋转，在距骨头颈部的前外侧缓慢施压并维持稳定。这样就能将整个距下足板相对于距骨完成去旋转（图1.30b和图1.31）。这个过程中治疗师的手不会接触到跟骨。跟骨（后上）结节会出现矫形后内移，后足的内翻畸形（图1.12）也会随之自动纠正，恢复到生理性的外翻位置（图1.31b、图1.31c）。先不要尝试（暴力）纠正马蹄足畸形。随着距骨周围复合体的逐渐矫止，马蹄足也能一定程度上的自发改善。在一个相对最佳的矫正位置，用长腿石膏进行固定，并每周更换一次。在临床上可以观察到，随着患足相对于大腿纵轴线逐渐外旋，患者足部畸形也随之逐渐改善，直到达到70°（图1.31和图1.32）。

应使用半定量的临床Priani评分（1.3.1节和图1.94）来对逐步矫正的过程进行记录和评估。应用超声检查来监测距舟关节不断复位的过程。超声检查的随访结果显示，骨骼的矫形过程往往在数月后才完成，那时已经开始使用固定支具（1.5.3节）。

1 特发性马蹄内翻足

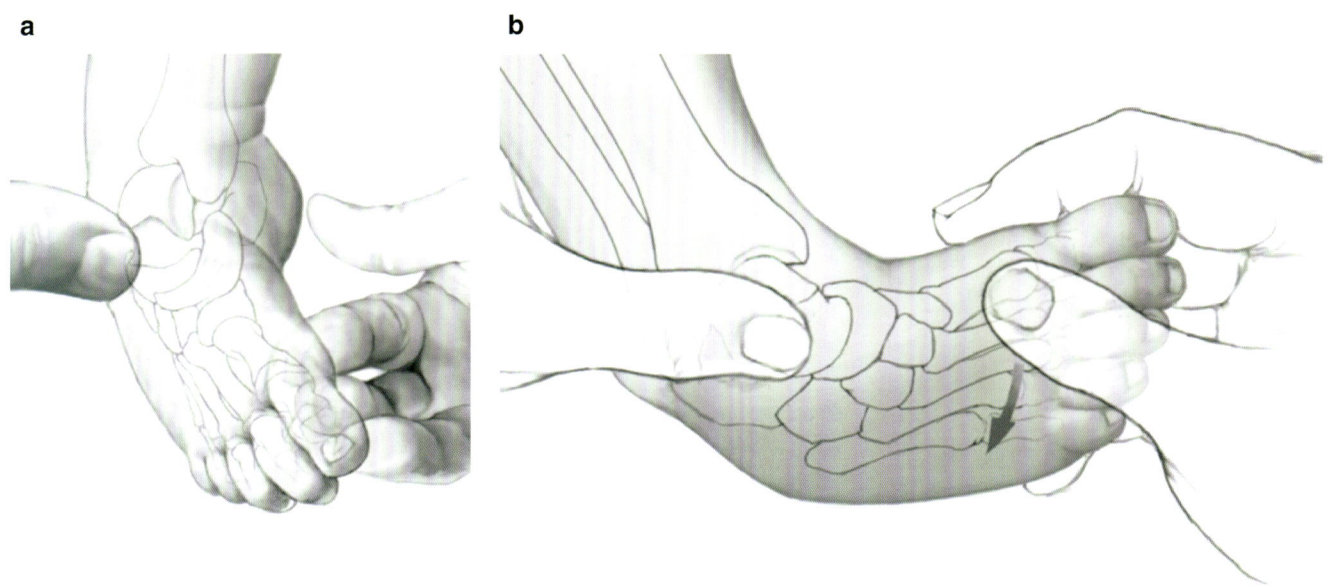

- 图1.30 在矫正的第一步，内侧柱的高弓畸形先被矫正（a），然后在距骨头颈部前外侧面用手法反向施压维持稳定，将距下足板向外旋转，通过逐步减少内翻挛缩（b）来纠正距骨周围复合体的畸形

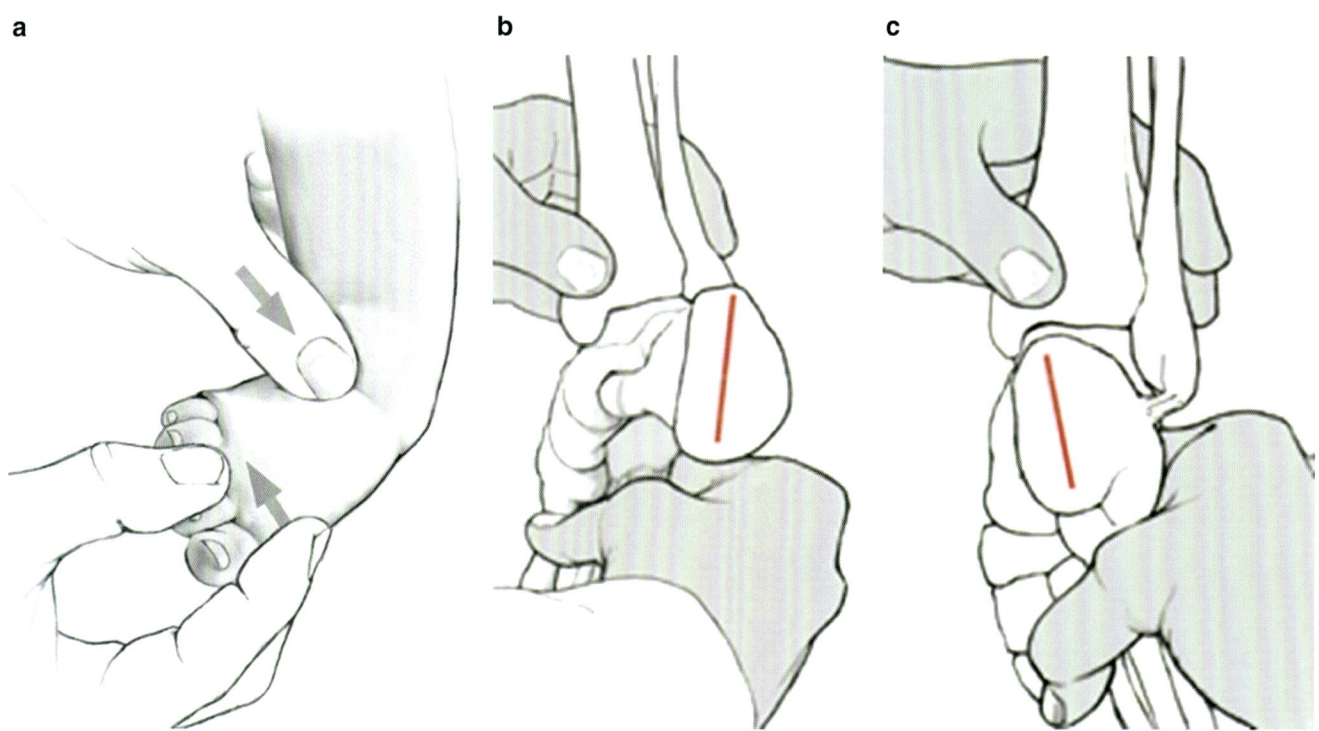

- 图1.31 在矫正的后期，足部明显向外旋转（a），背侧观显示后足内翻（b）也在距下关节去旋转和跟骨结节内移过程中发生了自发的纠正，同时也表现出跟腓韧带的紧张（c）

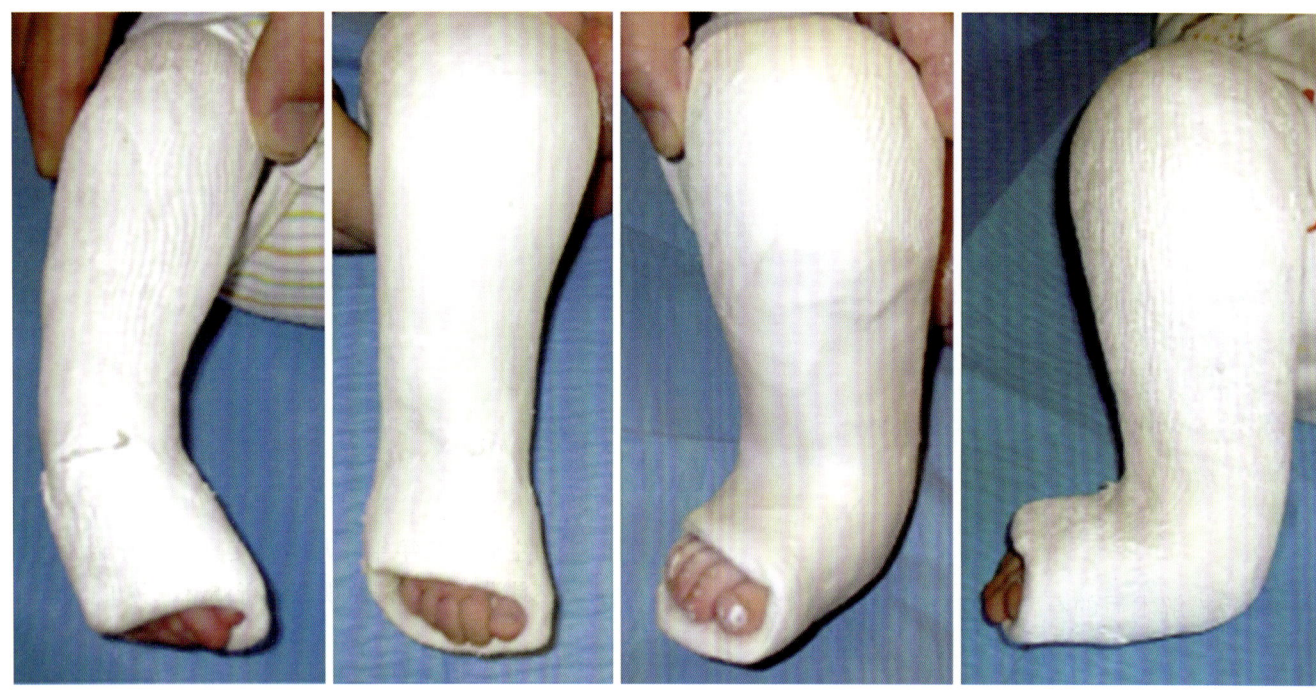

● 图 1.32　（图片由 O.Eberhardt 提供）图示为在逐渐矫形的过程中按照时间顺序所使用的的矫形石膏。在最后一次石膏固定中，患足向外旋转到与大腿成 70° 夹角

石膏技术
- 棉绒衬垫只有 1～2 层（长袜可作为备选）
- 不要用纸质材料
- 石膏绷带（新生儿大约使用 6 cm 石膏 2 卷）
- 可以选择软石膏，但矫形力不够
- 在某些特殊病例，可以分 2 个阶段打石膏（先将石膏打到小腿中部）
- 大腿部石膏应该包括到腹股沟
- 膝关节屈曲 90°
- 股骨髁上石膏做成咬边防止石膏滑动

通常在 5～7 次的矫正石膏治疗后，根据临床标准，后跟内翻得到了完全的矫正且在 Pirani 评分中能达到平台期，可进行经皮的跟腱松解术，然后再使用长腿石膏在保持足部明显外展和背伸约 15°～20° 的体位下固定 3～4 周。

如果患者的马蹄畸形确实较轻，则不必要进行这种肌腱松解术。在有选择障碍的情况下，宁可选择跟腱松解术，因为它几乎没有任何风险，而且大大有助于进一步治疗。在临界病例中，足部 X 线侧位片（异常时胫骨-跟骨前角 > 75°～80°）相比于临床评估更加准确，它可以清晰显示跟骨位置是否可以接受（Kang 和 Park，2015）。通常情况下，在跟腱松解后约 6 周，跟腱的连续性可以再次被很好地触诊到。在临床上重要的是，跟腱松解术后应保持足部至少 15°～20° 的背伸，如果有必要，可以在跟腱松解术后 1 周进行第二次手法矫正并更换石膏。否则，将会有很大的概率需要在后期行进一步的干预（Hosseinzadeh et al.，2015）。

在有丰富经验的医师手中，大约 95% 的病例可以通过 Ponseti 治疗实现早期矫正。几乎所有病例都建议做跟腱松解术，这也有利于后续的支具治疗。Radler 等在 2007 年发现，通过跟腱松解术，胫跟角平均减少 16.9°（图 1.34）。在一些曾行经皮肌腱松解术后又进行开放性手术的病例中，在先前跟腱松解的区域几乎没有观察到任何明显的瘢痕。

跟腱松解术（图 1.33）
- 到 6 个月大时，通常不需要进行麻醉（可采用麻醉剂贴片、对乙酰氨基酚栓剂进行镇痛。局部麻醉也可以使用，但可能会使跟腱更难被摸到而影响手术操作）
- 可以让患儿父母躺在或半坐在检查台上，使孩子能够与父母有密切的身体接触
- 反复在跟骨上方确认跟腱位置，必要时做标记
- 让助手把患儿大腿固定好
- 手术医生用一只手握住患儿的足部，使其处于踝关节背伸位

- 皮肤消毒 2 次
- 将一次性使用的 15 mm 手术刀于跟骨上方 1 cm 处纵向插入跟腱内侧（注意：跟骨的位置有时可能很高）
- 将手术刀旋转 90°，在不损伤皮肤的情况下由内向外切断跟腱；术中可以感觉到明显的足背伸阻力消失，有时可以听到跟腱松解的"咔嚓"声
- 切口用无菌敷料包扎，无须缝合或放置消毒棉条
- 在保持足部 60°~70° 外展和尽可能背伸条件下长腿石膏固定 3~4 周后，复查若发现足背伸未达到 15°~20°，则应计划再次手术并更换石膏

跟腱松解术后的石膏固定阶段结束后，须应用足外展支具（图 1.35），必须佩戴 3 个月，每天 23 小时。3 个月后，开始仅在患儿睡觉时（夜晚和午睡时）佩戴，每天 15 小时（并不严格要求必须达到该目标值），一直佩戴到患儿满 4 岁时。将支具调整到向外旋转 70°，正常的对侧调整为 30°~40°。让足背内侧

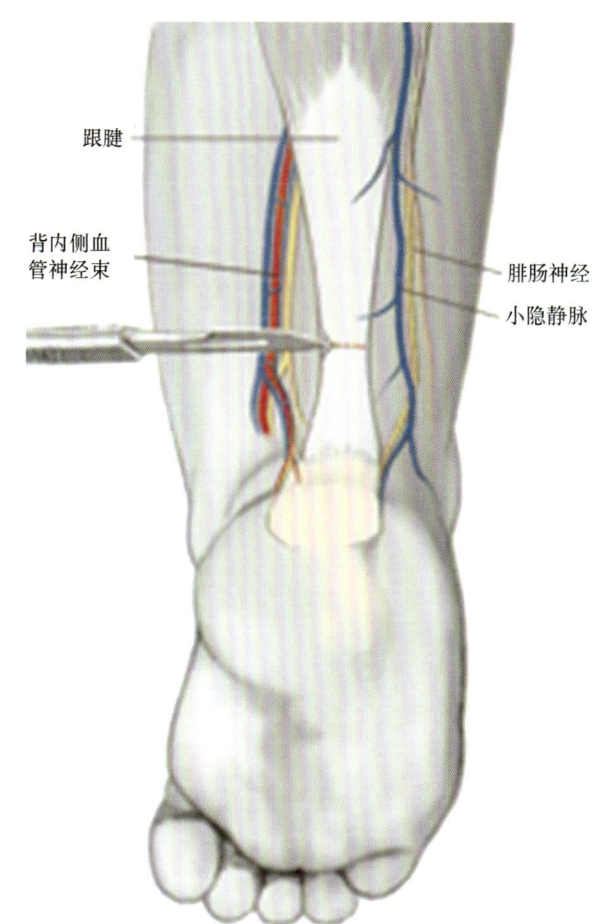

● 图 1.33 经皮跟腱松解术。手术刀刃插入跟腱内侧缘，由内向外完全切断跟腱

的软组织保持在一个持续的延展状态，这具有很强的生长引导作用。10°~15° 的背伸设定可以预防马蹄足畸形的复发。支具的矫形角度可以很方便地根据临床矫正效果进行修正。也可选择可活动的支具，这种支具可允许膝关节的活动。患儿对这种支具通常有较好的依从性，但有时这种支具难以维持足部背伸矫正位，这也取决于患儿的所处的体位。

支具治疗的开始是 Ponseti 治疗的一个关键阶段，依从性问题并不少见。足从支具里滑出与足跟和足背上的压疮形成密切相关。这些问题都是在意料之中的，尤其是在背伸不到 10° 的情况下。一旦支具治疗成功，在接下来的几个月里几乎不会出现任何问题。然而，出生后第二年年底开始，支具问题开始频发，特别是支具没有严格按照规范进行调整，父母也没有很好的注意。在这个阶段，医生要反复迫切地向父母解释足够长时间的支具佩戴的重要性，即使矫正初步结果看起来很成功。

足外展支具（Denis Browne Splint）的使用
- 跟腱松解后须进行 3~4 周的石膏矫正，石膏拆除后马上使用支具继续进行矫正
- 对父母进行详细指导，特别是可能出现的滑出支具的相关问题
- 由父母定期护理皮肤
- 在最初的几天，技师和医生必须与父母保持密切联系
- 支具出现的问题要作为"急诊"来处理
- 支具使用的最初几天，医生需要随访检查支具是否妥帖
- 开始支具佩戴 3 个月，每天 23 小时，之后仅在孩子休息时间佩戴，每天 15 小时

1.5.3 治疗案例（过程）

两个女孩出生时患有严重马蹄内翻足畸形（初始 Pirani 评分 6 分，治疗开始前的 TnC_E 角 +75° 或 80°），下面是她们典型的矫形过程：

病例 1（图 1.36）经过 8 次手法矫正和石膏固定后，在 10 周龄时进行经皮跟腱松解术。石膏继续维持矫正位固定 4 周后开始外展支具治疗，每天持续佩戴 23 小时，持续 3 个月，随后在每天休息时佩戴 15 小时，直到患儿 4 岁。治疗过程中反复超声随访检查发现，直到大约 8 个月时，距舟关节区域才出现

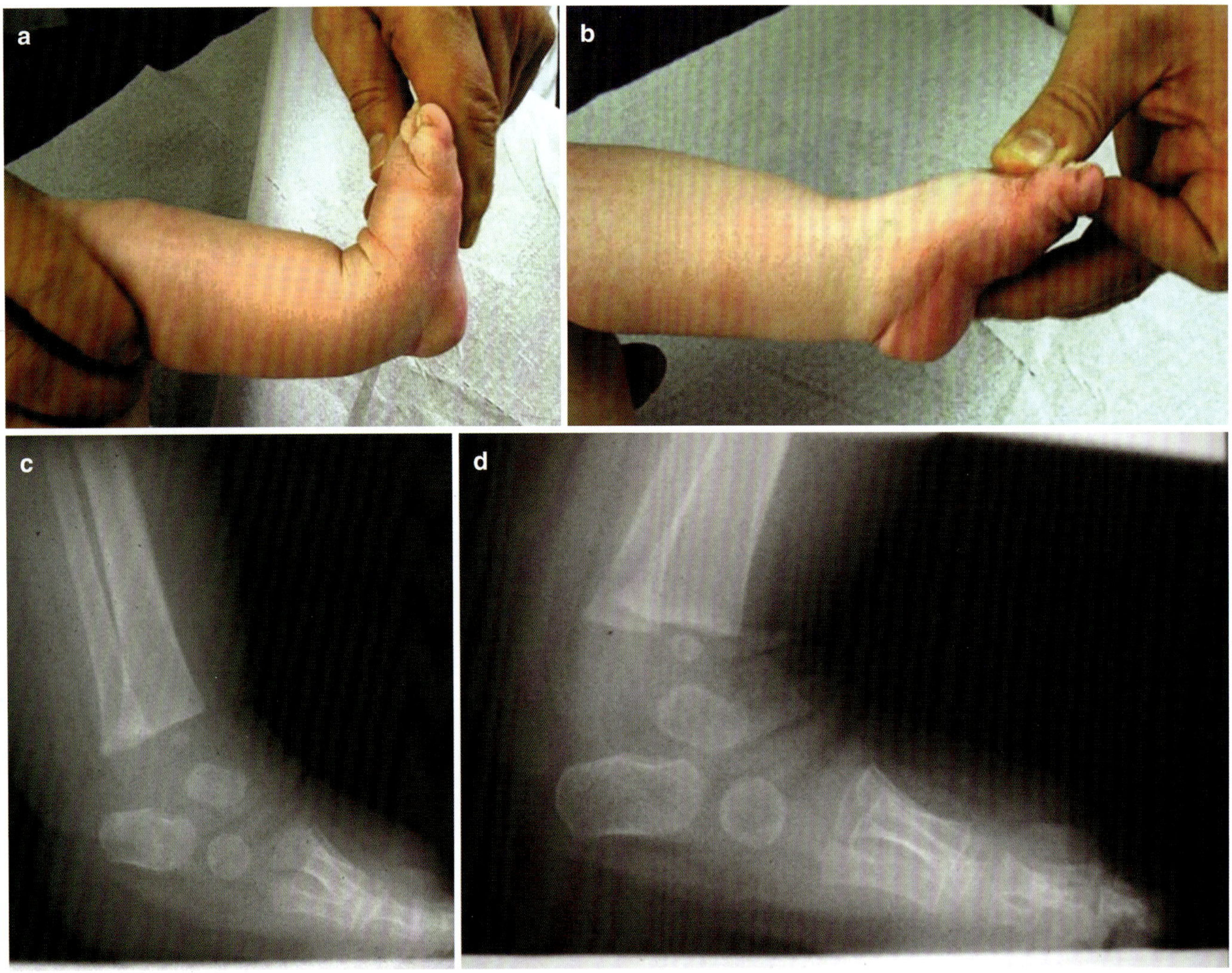

- 图 1.34 一名 5 月龄儿童（石膏矫形治疗过）行跟腱松解术后的踝关节活动范围，几乎可以自由活动（**a** 和 **b**）。跟腱松解术前（**c**）和术后（**d**）的 X 线检查发现，在侧位片上能看到前胫跟（ATC）角有明显的改善，显示恢复良好的骨关节对线

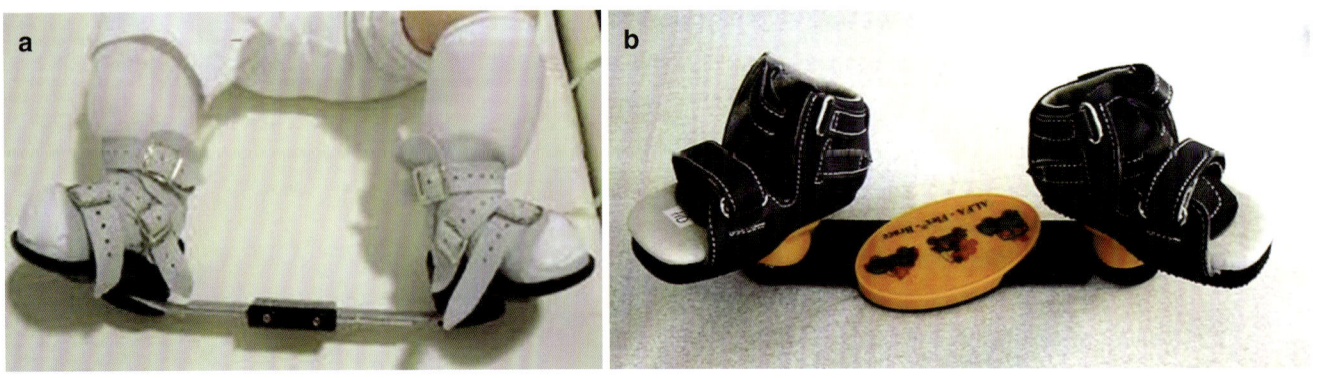

- 图 1.35 Denis Browne 的两个足外展支具（FAB）（**a** 和 **b**）

1 特发性马蹄内翻足

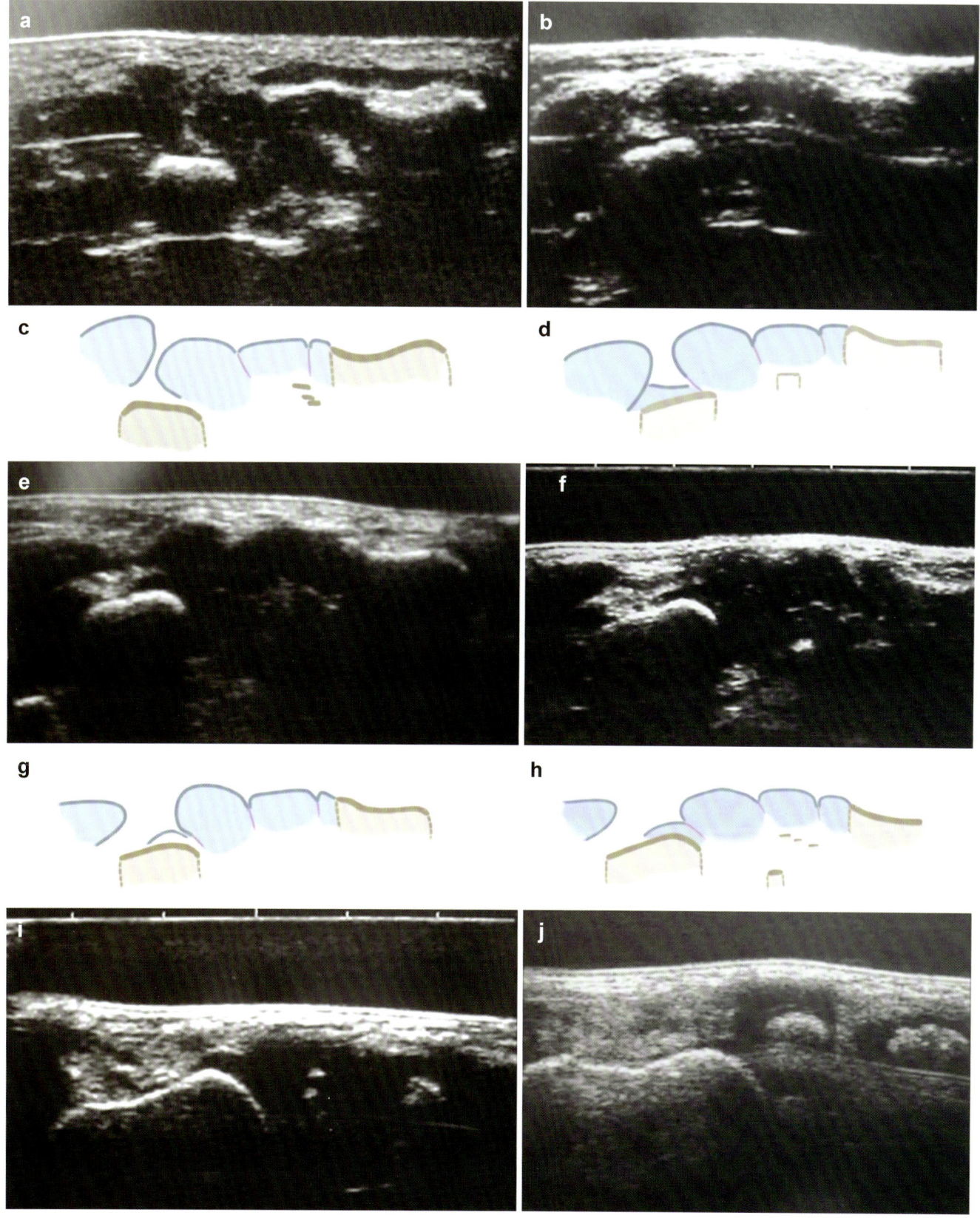

• 图 1.36 （病例 1）严重马蹄内翻足的早期治疗：2 周龄（**a** 和 **c**）、8 周龄（**b** 和 **d**）、14 周龄（行跟腱松解术后，**e** 和 **g**）和 8 个月（**f** 和 **h**）。治疗前舟骨内侧缘和内踝完全接触，TnC_E 角约为 +80°。8 个月后矫正至约 +10°。患儿 2 岁时的照片所示，经过进一步的治疗，患足取得了非常好的功能效果（**k**）。4 岁时畸形完全矫正，TnC_E 角为负值（**i**）。在 6 岁半移除支具后，矫正效果略有下降，并出现马蹄内翻足典型的距舟关节内翻（**j**）。9 岁时的 MRI 检查（因之前不适主诉逐步减少而未做检查）也显示了自然体位下的中度距舟关节对位不良，但此时临床评估患足仍然处于良好的矫正位置（**l**）。14 岁时，跗骨发育良好，有轻微的典型畸形改变（**m** 和 **n**）

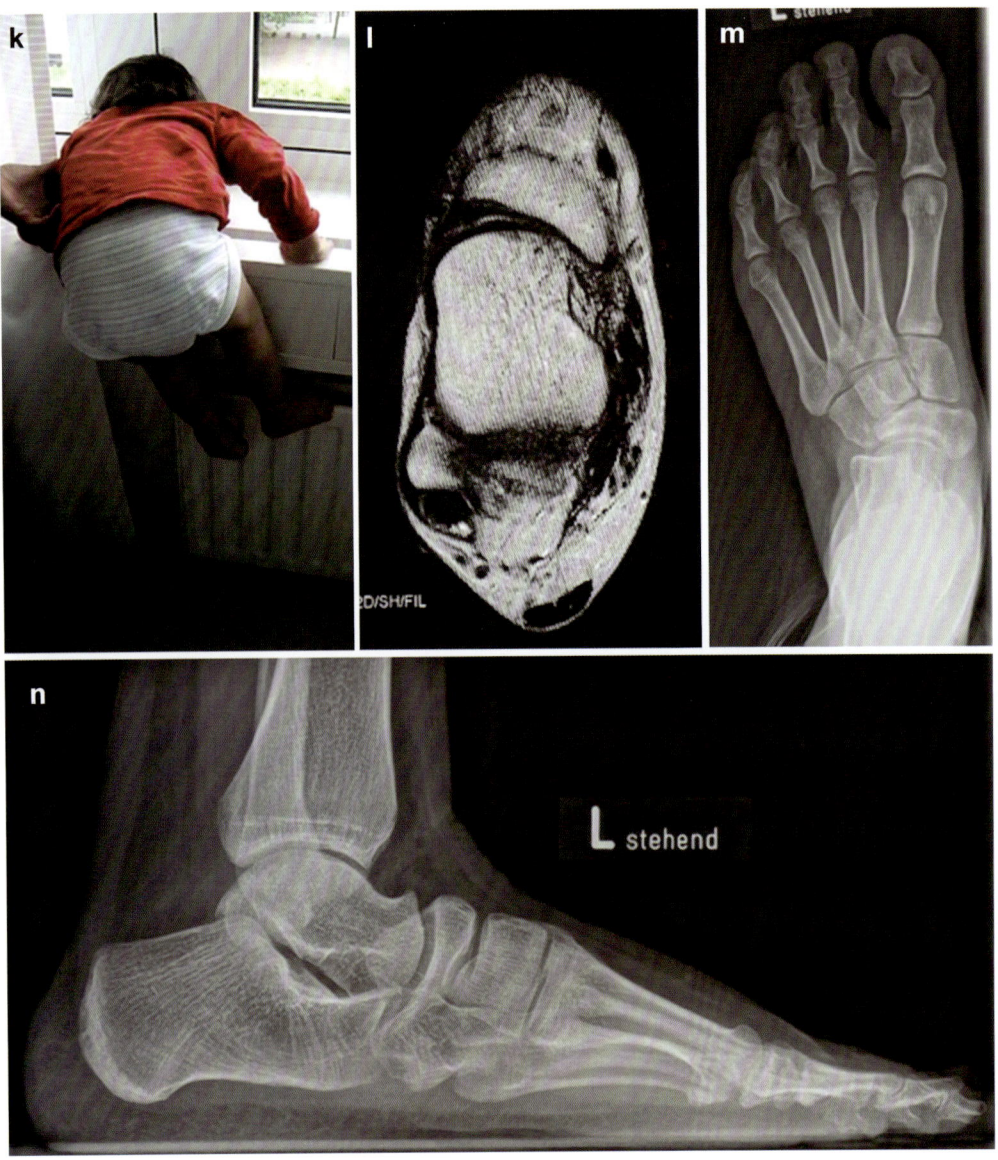

● 图 1.36 （续）

完全的矫正。在许多其他病例中也能观察到同样的现象，这提示在支具治疗阶段仍然可以获得进一步的骨骼矫正。

在临床功能上，患者在婴儿期就表现出非常好的矫正效果，有很强的主动跖屈能力（图 1.36k）。从 5 岁起，该患者开始进行较大强度的舞蹈训练。患者在 4 岁时停止使用外展支具。6 岁半时超声检查发现矫正效果略有下降（图 1.36j），舟楔关节对位有轻微丢失。由于患者偶然的一次难以说清楚的短时不适主诉（无法描述清楚，以后也未再发生），为患者进行了磁共振（MRI）检查，在放松体位可以看到有距舟残余畸形（图 1.36l）。

病例 2（图 1.37）是个严重畸形病例，患儿在出生后的第一年里，经历了矫正石膏治疗、8 周龄时行跟腱松解术以及后续的足外展支具维持治疗，最后获得了完全的矫正。5 岁时行胫前肌腱转位手术，随后的临床和影像学指标都提示治疗效果良好。

1 特发性马蹄内翻足

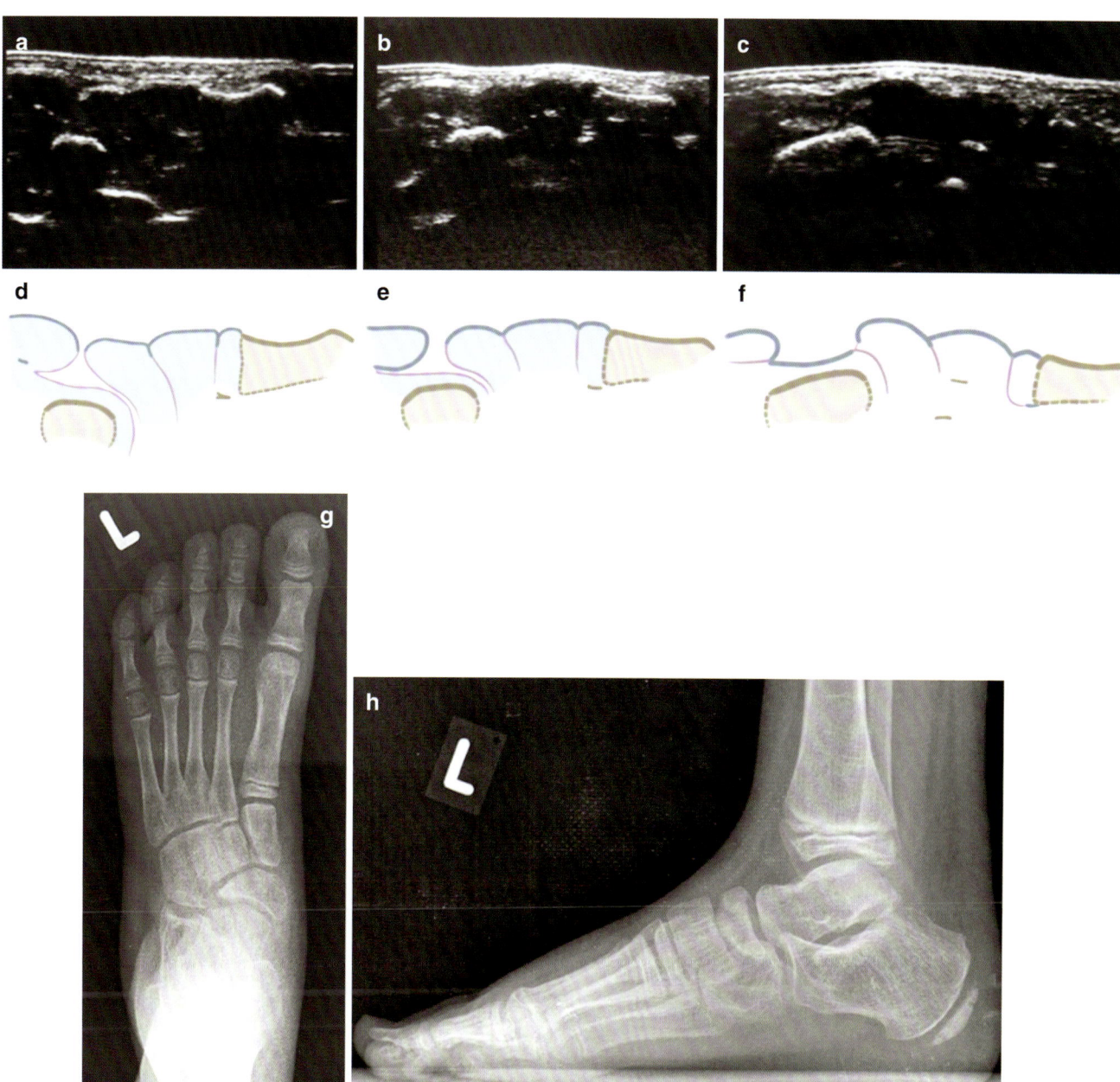

● 图 1.37 （病例 2）3 周龄（a 和 d）、8 周龄（b 和 e）和 12 月龄（c 和 f）时超声内侧断面图像上显示的矫正过程，最初图像显示畸形很严重（TnC_E 为 +75°）。10 岁时（g 和 h），跗骨关节对位 X 线随访结果非常好，舟状骨外侧略微变扁平，是治疗过的马蹄内翻足的特征表现（g）

1.5.4 Ponseti 早期治疗可能出现的错误和并发症

只有严格遵循 Ponseti 理念的治疗指南，才能获得 Ponseti 早期治疗的最佳预期结果。只有在极特殊情况下才能进行修改。Ponseti 早期治疗中最常见的问题和错误如下（Ponseti，1997）：

矫形石膏治疗
- 治疗中选用了小腿石膏托。
- 打石膏技术有所欠缺（填充过多，贴合不足）。

- 患足在石膏中滑回原来畸形位置（注意！这是紧急情况，应及时移除石膏！）。
- 石膏矫正开始时对高弓畸形的矫正不完全。
- 距骨头-颈部外侧面的反压力不足。
- 矫正过于暴力，导致跗跖骨区域矫形失败（"横断"），多数是在没有行跟腱松解术的情况下去强行背伸矫形（摇椅足底畸形）（图 1.38a）。

跟腱松解术
- 在距下关节还未完全矫正的情况下执行了跟腱松解术。

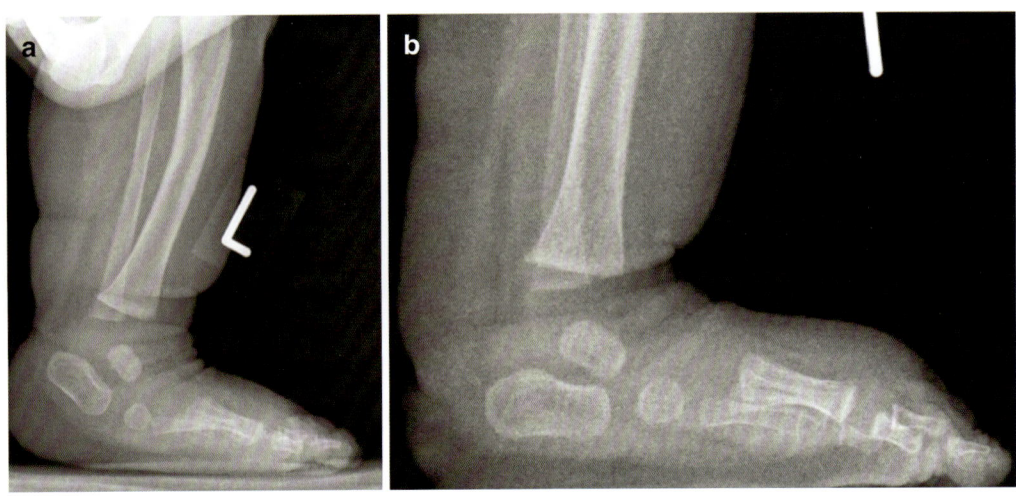

- 图 1.38 5 月龄的马蹄内翻足患者，矫形石膏治疗后，因出现明显的摇椅足底畸形而立刻进行了跟腱松解术（a），术后 5 周（b），该病例前胫跟角得到改善。如果跗骨关节明显不稳定，尽管做了跟腱松解术，足跟矫正仍可能不完全

- 在有手术指征的情况下未行跟腱松解术（对于可做可不做的病例，也应行跟腱松解术）。
- 术中切断部位太靠近远端（造成跟骨损伤）。
- 没有完整地切断跟腱。
- 跟腱松解过程中周围组织造成较大创伤（文献报道的较大的出血）。
- 在手术指征明确时未行第二次跟腱松解术。

支具治疗
- 没有意识到支具固定维持时间的重要性（佩戴时间！）。
- 对家长的宣教不足。
- 在未完全矫正时进行支具固定治疗。
- 患足从支具里滑出。
- 压疮（通常合并患足滑出支具）。

如果可能，尽量不要偏离预定的治疗方案，但这一点往往受到患儿父母的影响。受类似这样的周围因素而非医疗原因影响，治疗方法常常发生改变，例如，改为早期手术治疗。同样也是这些原因导致在麻醉下行开放性跟腱松解术。如果在支具固定阶段出现压疮，则需要重新进行新的石膏固定，直到压疮完全愈合。在极少数的情况下，尤其是单侧马蹄内翻足可能需要改用长腿支具固定（图 1.39），将足部保持外展类似于足外展支具，但一般很少有必要这样做，矫形的效果也明显不如 Denis Browne 支具（George et al., 2011）。

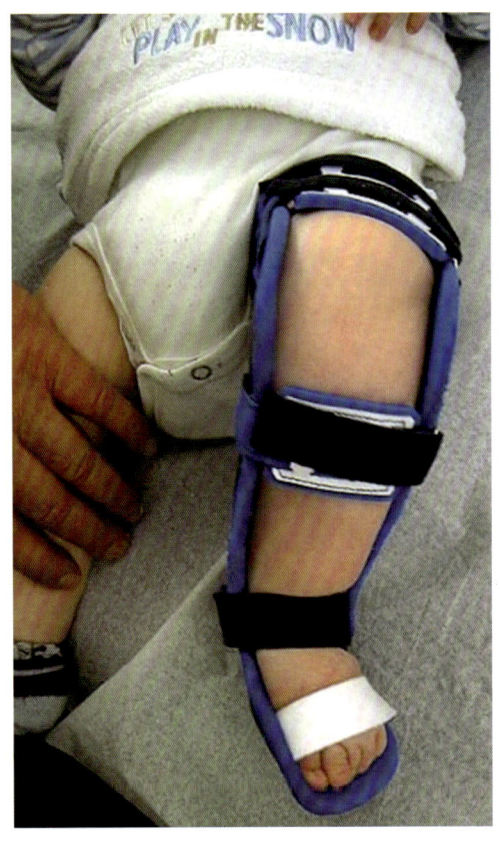

- 图 1.39 如果不能使用足外展支具，长腿支具固定马蹄内翻足可以作为马蹄内翻足矫正术后的替代方法。加固条安装在支具内侧以增强矫正力。患足应该保持甚至比图示更多的外展状态

1.5.5 家长配合

Ponseti 疗法只有在与父母密切协调和配合的情况下才有可能达到良好的矫形效果，医生需要向父母

详细解释治疗步骤的顺序，让他们做好准备，即使在困难的情况下也能配合。以下措施被证明非常有效：

- 出生前更长时间的谈话（给予家长安慰和建立信任关系）。
- 适当提供书面信息（小册子或类似的媒介），因为互联网信息比较混乱。
- 在每一次更换石膏的时候告知接下来的治疗步骤。
- 不偏离最初的治疗原则（尤其注意在中途更换治疗师的情况下）。
- 确保能够和治疗师及时取得联系（通过电话）。

根据父母的能动性，父母给孩子定期进行的拉伸治疗是非常有价值的，应该由治疗师激发和给予示范，而不要过度加重家庭的负担。作者也观察到个别病例通过定期拉伸能够避免下一步可能需要的胫骨前肌转位手术。

1.5.6 Ponseti 早期治疗效果

马蹄内翻足治疗的效果可以用以下参数来评估，这些参数也是许多评分的要素：

马蹄内翻足治疗后的效果评估标准
1. 临床观察下的整体力线
2. 足部肌肉平衡
3. 骨骼结构形态和影像学力线
4. 活动性，尤其是踝关节复合体活动度
5. 长期有无疼痛和关节炎改变
6. 患者主观满意度
7. 在日常生活和（运动）活动中的功能
8. 能够穿普通鞋

更多的相关评论：

1. 仅仅要求"跖行足"似乎已经不够了；在步态的站立阶段，足可以表现为跖行足但足底压力分析有明显异常（图 1.76d），因此，良好的力线也应包括足底正常的生理负重分布。在以前治疗的马蹄内翻足中经常出现明显的足趾内翻，但在采用 Ponseti 早期治疗后已不太常见（Mindler et al.，2014）。

2. 肌肉力量的分布和肌力对正常或接近正常的足部功能起着重要的作用，尤其是在步态的站立相后期和摆动相。应特别注意足外翻肌的功能以及胫骨前肌的活动量或过度活动。

3. 根据儿童后期距骨的形态可以对所取得的治疗效果进行评判（1.8 节）。距骨形状从其初始畸形中恢复，越接近正常的形状（1.2.1 节）[例如，距骨滑车的曲率半径（图 1.23）、距骨长度、距骨头颈角]，整体功能效果越好。Ponseti 治疗后的远期结果（Ponseti et al.，1981；Cooper 和 Dietz，1995）通常显示在舟楔骨关节线出现轻微过度矫正（"水平裂"）和舟骨外侧被压扁（图 1.37g 和图 1.40）。这两种现象都可以代偿距舟关节的矫正不足，这在功能上会有同样良好的效果。

4. 尽量保证后足关节的活动度不受限制，踝关节至少保证 10°－0°－25°的活动度，这样才能做到所有日常活动都能顺利进行。在近乎所有病例中，踝关节

• 图 1.40　12 岁男孩，严重马蹄内翻足，Ponseti 法治疗后（a 和 b）。该病例表现出很明显的跗骨紊乱，尤其是距舟关节残留的对位不良（b），在楔骨处得到代偿

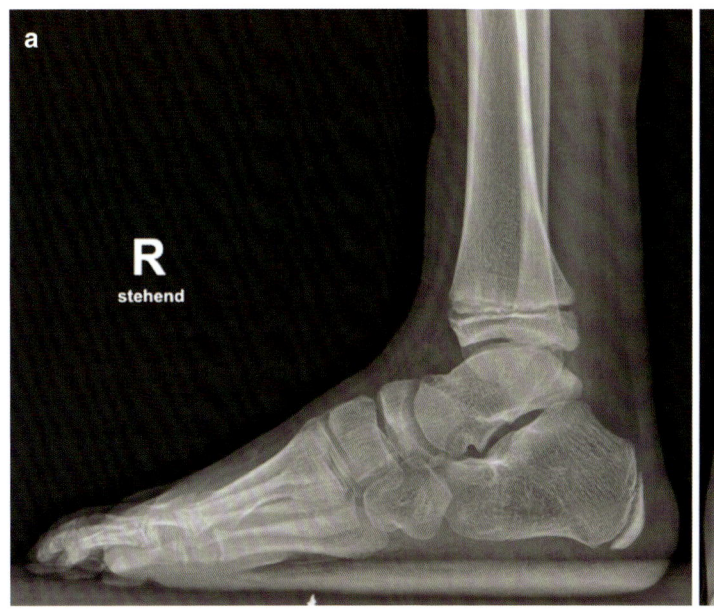
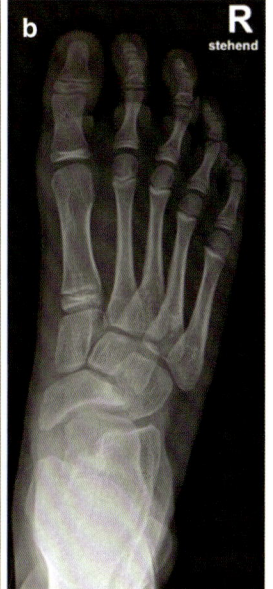

背伸都会有一定的影响。Richards 等（2008）发现，Ponseti 早期治疗在这方面比另一种保守治疗理念稍有优势。在特发性马蹄内翻足中，即使距跟舟复合体的柔韧性如功能性超声检查所示（图 1.28）从未达到正常值，但部分的活动度对于更细化的功能来说也是非常重要。

5. Ponseti 理念也需要有临床和影像学长期随访结果，部分研究结果也已经发表（Laaveg 和 Ponseti，1980；Cooper 和 Dietz，1995；Ipolito et al.，2003）。Smith 等（2014）发现，从长远来看，Ponseti 法治疗的患儿的预后优于早期手术治疗的患儿。

6. 良好结果的一个基本标准应该是患者自己的感受。但是患者的主观感受和客观表现往往差异很大，尤其是在儿童时期（例如，Alkar et al.，2017）。因此，单独考虑主观满意度是不够的。

7. 目前，步态分析已可以更精确地评估足部功能，例如在步行过程中。足底压力分析在马蹄内翻足治疗后（Lampe et al.，2017），尤其是对 Ponseti 理念治疗的马蹄内翻足患者（Kelly et al.，2017）的研究有越来越多的文章发表。检查发现治疗后的马蹄内翻足患儿与年龄相仿的正常儿童之间仍有相当大的差异。即使 Ponseti 治疗后"效果良好"，但与正常儿童仍存在明显差异，这表明该方法具有较高的敏感性。研究还发现在根据 Ponseti 进行治疗的患者中，未发现马蹄内翻足矫形过度导致的严重功能紊乱，而这种情况在距周松解手术后经常会出现（1.6.3 节）。

8. 对于患者来说，能够穿上正常的鞋子是非常重要的主观诉求。

1.5.6.1 文献中有关 Ponseti 治疗效果的报道

在过去 20 年中，关于 Ponseti 治疗的效果、问题和个别专题已有大量文章发表，大致可以概括如下：

文献中的 Ponseti 早期治疗的经验
- 90%～100% 可获得早期矫正
- 大约 60%～100% 的患者需要行跟腱松解术
- 足外展支具的依从性问题很普遍，通常为 20%～50%
- 复发率约为 30%～40%（与依从性密切相关）
- TAT 率 20%～40%
- 在幼儿期效果良好，但与正常足比还是有明显差异
- 生长期结束后的治疗长期效果很有限

步态分析可以对最小学龄前期的患儿治疗结果进行功能性评估（Kelly et al.，2017），但主要还是运用在较高年龄的儿童中。

Ponseti 治疗后的典型足底压力分析发现（根据 Kelly et al.，2017）
- 缩短了足跟瞬时负荷时间
- 通常在站立相中间时段已经达到应力高峰
- 在站立相后期，前足负重减少
- 足底负荷轻微转移到外侧跖骨
- 内侧跖列的负荷减少（图 1.42c）

1.5.6.2 作者个人经验

在采用 Ponseti 治疗理念后，2004—2009 年，作者对 25 例严重马蹄内翻足患儿进行了临床、超声和影像学前瞻性调查，直到学龄阶段（Hamel，2012）。所有病例经超声检查均有畸形纠正，TnC_E 角平均从 $+52.3°$ 减小到 $-5.4°$。有部分病例第一周 TnC_E 角就获得了纠正，另有些病例 TnC_E 角达到 0° 左右则需要花费数月时间。

超声随访检查的基本结果
- 所有病例均获得了充分的跗骨矫正
- 有个别病例直到 8～12 个月后才获得完全矫正（1.5.3 节）
- 舟楔关节部位有轻微的过度矫正
- 跗骨关节活动度明显受限（图 1.28）
- 距骨形状恢复良好

由于轻微或即将复发的马蹄内翻足，在 25 例病例中有 9 例（36%）作为适应征进行了胫骨前肌腱转位（1.6.1.3 节）。作为常规，胫前肌腱转位是在石膏矫正后进行，在 5～7 岁的孩子有时还需要同时行背伸受限松解。有 9 例患者（部分与前面提到的病例重复），由于足背伸角度低于 10°，一段时间内必须使用具有持续踝背伸牵拉效果的动态小腿夜用支具（图 1.41）。但多数情况下，背伸角度的增加很有限。这种动态夜用支具不属于原版 Ponseti 理念，现在常规用于背伸肌力丧失的患者。

Mitchell 等（2018）也发表了类似的经验和建议。Ponseti 早期治疗的长期经验认为，治疗需要有长期规划，对许多病例而言，治疗需要持续到生长发育完成。有个别病例可以发现父母每天定期帮助孩子

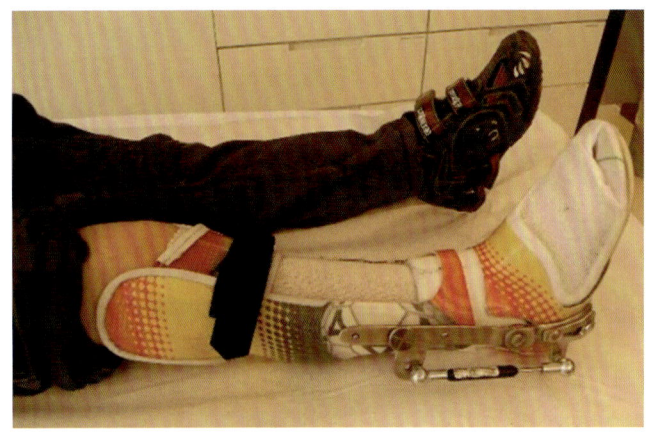

● 图 1.41 动态小腿夜用支具，增强或维持背伸。膝关节被包括在内，以控制旋转，并持续施加轻微的背伸力

进行拉伸治疗具有很高治疗价值，但这通常难以长时间维持。

在这组25例严重马蹄内翻足病例中有22例从新生儿时期就开始持续随访观察，在他们青春期（10～15岁，平均12.0岁）的时候进行常规X线检查，并与年龄匹配的正常足进行比较。距骨长度为正常组的95.5%，距骨滑车半径无显著差异，但在半径-长度比存在显著差异。距骨前运动段（图1.23）有显著差异，患儿组减少到正常组的1/2左右。X线正位片上经常能看到残留的轻微距舟关节对位不良，在大多数病例中能够在楔骨处得到代偿。图1.40显示了这一组患者中最独特的1个病例；另一个病例的跗骨形态和对位似乎接近正常（图1.42）。文献中描述踝上外翻畸形是手术治疗的马蹄内翻足中很常见的畸形（1.8节和第8章）。本组仅有1个病例发生（图1.47），该患儿由于异常的比目鱼肌导致马蹄畸形持续存在，因而在2岁时行后侧松解治疗。总结这些影像学发现，Ponseti早期治疗后距骨骨骺发育的异常似乎比手术治疗的马蹄内翻足要轻。特别是像图1.69和图1.84中的严重平顶距骨，在Ponseti法治疗的病人中没有发现。根据作者个人以往的经验，Ponseti治疗的特殊优势在于：避免了内部瘢痕、脱位、距骨坏死和严重的过度矫正。由于早期矫正了高弓足畸形，距骨滑车可以更好地发育塑形（图1.42a），这对以后的踝关节功能是一个决定性的影响因素（1.8节）。在大多数本组病例中，足底压力分析可以看到接近正常的足底负荷分布（图1.42c）。

在对父母的健康宣教中，尽管总体上有不错的效果，但仍要从一开始就指出会有不可避免的轻微矫形不足。

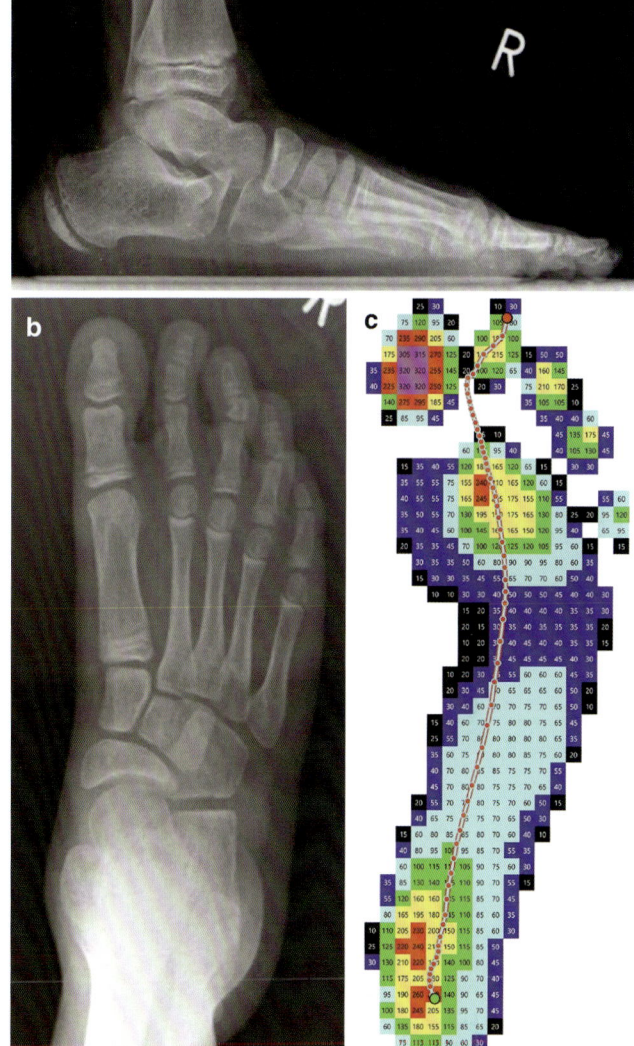

● 图 1.42　10岁男童，严重特发性马蹄内翻足，从出生第一周开始进行Ponseti治疗（初始发现：TnC$_E$角+56°），治疗后临床和影像学上显示矫正发育良好（**a**和**b**）。踝关节的活动度为15°–0°–25°。从足底压力分析看，足底负荷分布（**c**）近乎正常，第一跖骨头下峰值压力降低，可能与腓骨长肌持续无力有关

特发性马蹄内翻足不可避免的后果
- 与正常侧比，小腿肌肉萎缩至少1～2 cm腿围
- 患足轻微短缩（可达1 cm，最长1.5 cm），患腿很少有短缩
- 踝及距骨周围关节活动中度受限

1.5.7　特殊形式的先天性马蹄内翻足（非典型马蹄内翻足、关节挛缩、脑脊膜膨出）

"非典型马蹄内翻足"是一种特殊畸形。通常表现为团起来的、很"肉感"的足，有很明显的横向和足底皱褶，以及明显（看似）短缩的内侧柱（图1.43）。

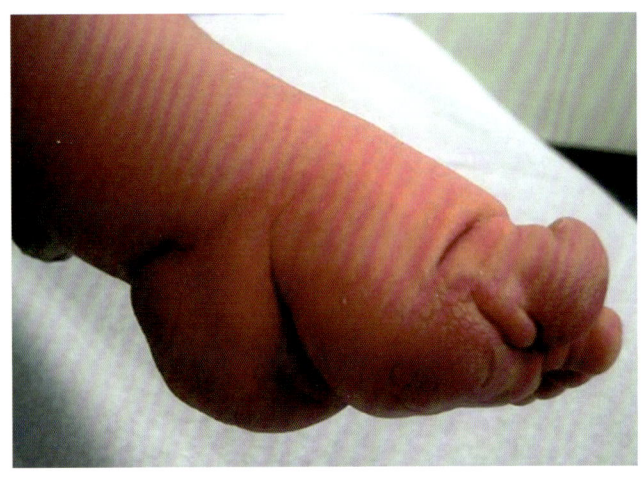

● 图 1.43　新生儿非典型马蹄内翻足

内翻挛缩程度通常不太明显，存在明显的高弓畸形。这种畸形可能在错误的矫正石膏治疗后医源性发生，而这种严重的并发症可能是造成疾病的最常见病因。通过所谓的 Ponseti Ⅱ 技术（图 1.45），延长矫正时间，通过拉伸足底软组织纠正高弓。这些足必须经历漫长而困难的矫正阶段。图 1.44 显示了这样一个治疗过程。如果治疗得当，非典型马蹄内翻足与正常马蹄内翻足的疗效相似。

关节挛缩型马蹄内翻足畸形（图 1.46）通常表现出与脑脊膜膨出相类似的非常高的僵硬度，也采用 Ponseti 早期疗法进行治疗（Boehm et al., 2008; Gerlach et al., 2009）。但是在这些病例中，早期矫正往往无法实现，因此很多孩子不得不接受手术松解。尽管如此，在任何情况下都应该延长矫正石膏的治疗时间（Eberhardt et al., 2012）。对于这种畸形，在完全矫正跗骨之前行跟腱松解术来减轻严重的马蹄畸形应该是有价值的，可以促进进一步的矫形。

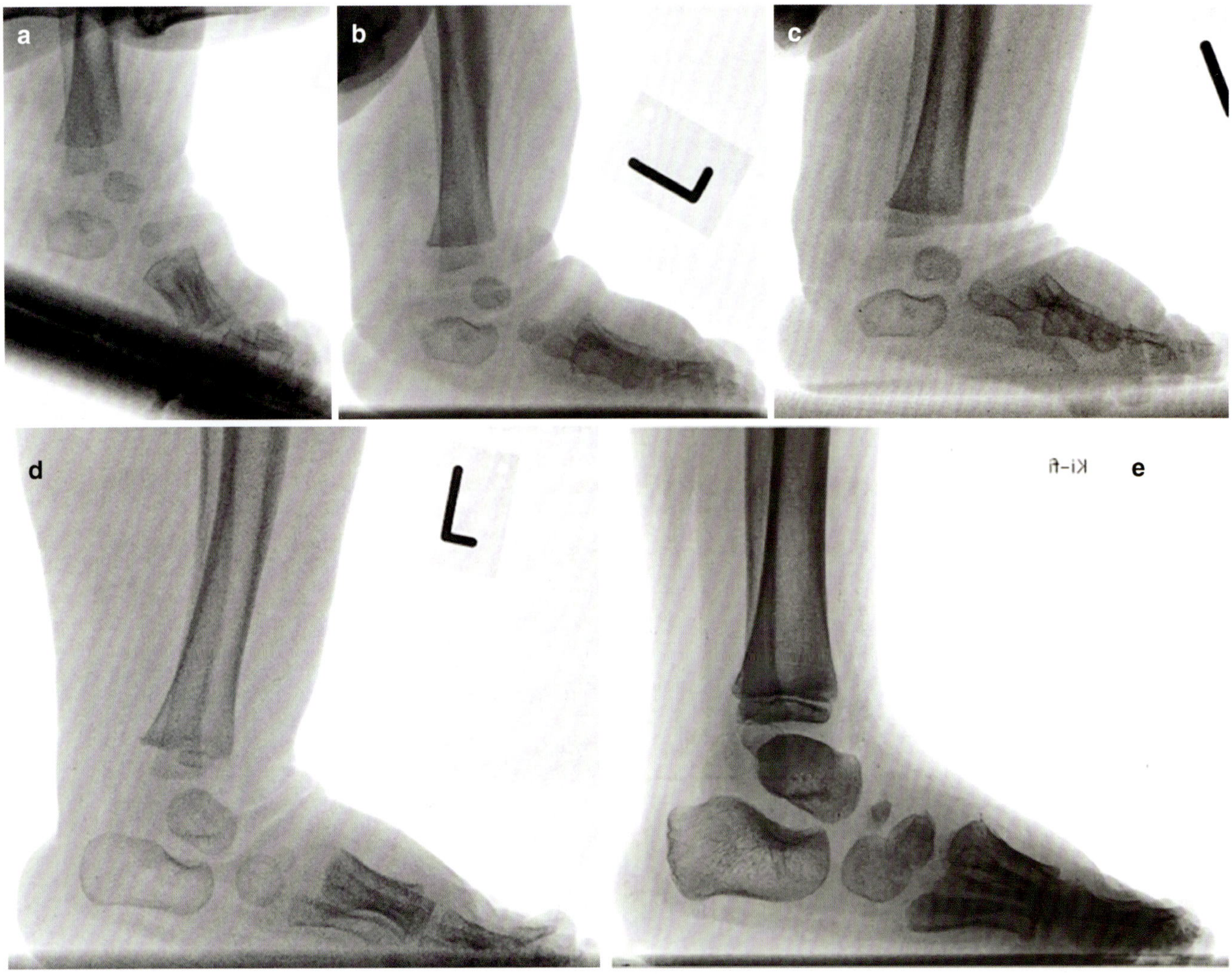

● 图 1.44　6 周龄石膏矫形治疗后的非典型马蹄内翻足（a），尚未行跟腱松解术，进一步石膏矫形（Ponseti Ⅱ 技术，图 1.45），在患儿 12 周龄时，高弓明显改善（b），跟腱松解后 16 周足跟发育满意（c），15 个月（d）和 5 岁时（e）仍需密切随访

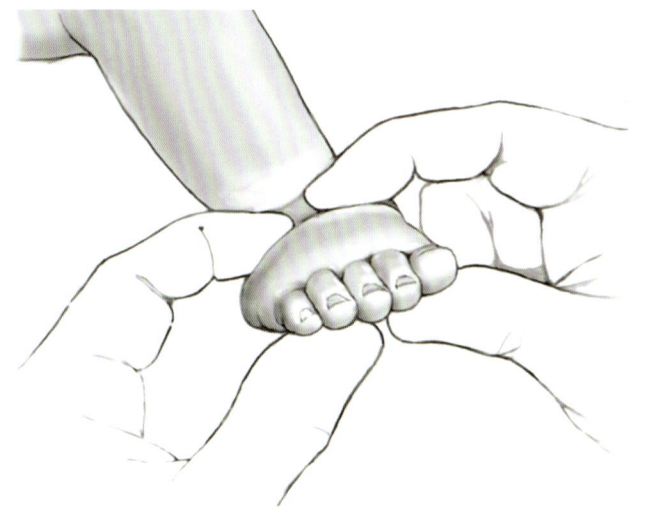

● 图 1.45 Ponseti Ⅱ矫形技术用于矫正非典型马蹄内翻足的高弓畸形。治疗师用双手拉伸足底软组织

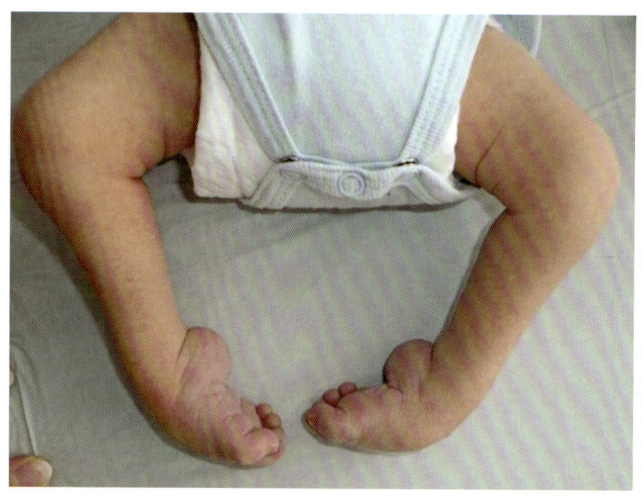

● 图 1.46 双侧关节挛缩型马蹄内翻足畸形，有明显的僵硬和高弓畸形

1.5.8 外科早期治疗

1周岁以下，大多数患儿不需要在经皮跟腱松解术后进行额外的手术松解，手术通常与术后瘢痕挛缩的风险相关。因此，Ponseti通常建议不要打开关节囊。然而，在某些特殊情况下，早期就需要进行手术治疗（Jauregui et al., 2017）：

- 特别严重的畸形，Ponseti早期治疗已经没有作用。
- 经皮跟腱松解手术效果不明显，例如存在副比目鱼肌的情况下（图1.47）。
- 由于外部环境，父母不遵医嘱而无法进行Ponseti治疗。
- 家长的特殊要求。

1.5.8.1 局限的后部松解

如果1次或2次经皮跟腱松解不能充分纠正马蹄挛缩（脚跟抬高）（例如，有副肌肉组织；图1.47），类似于Imhäuser（1984）先前描述的那样，需要开放手术进行后部松解。但这时不能有距周复合体顽固性内翻挛缩。

手术技术

手术采用俯卧位，采用3～4 cm长的横切口（"Mini-Cincinnati"）。

定位背内侧血管神经束和腓肠神经，以更好地确认方向并防止损伤。跟腱以Z形切断，以便随后通过控制性延长进行缝合，保留跟骨止点的内侧部

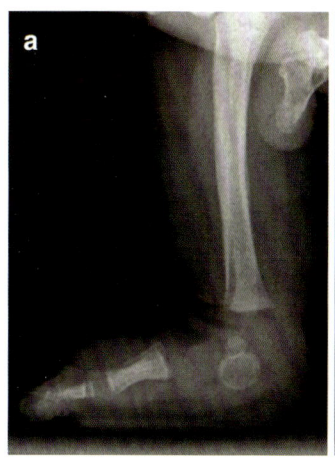
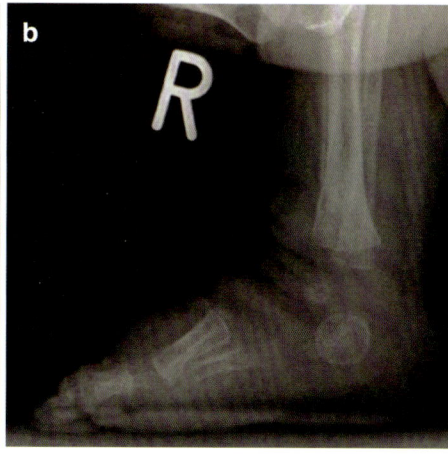
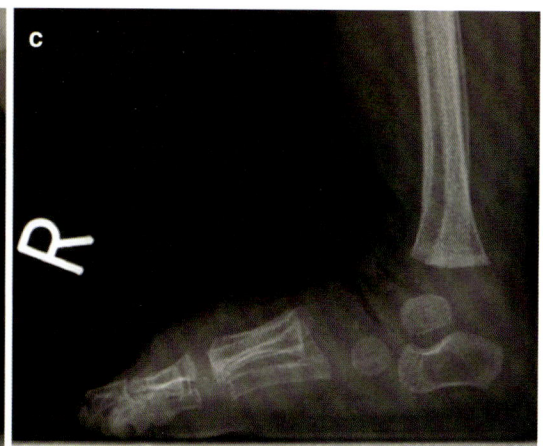

● 图 1.47 严重马蹄内翻足（超声检查显示TnC$_E$角+70°），跟腱松解前6周的影像学表现（**a**）。跟腱松解术后3个月，跟骨矫正不足，跗骨的骨化状态仍然很低（**b**），15个月后仍有马蹄畸形（**c**）。在开放性手术进行后部组织松解时，发现副比目鱼肌并予以切除，这也解释了某些跟腱松解术效果不佳的原因。在进一步的治疗过程中，观察到距骨滑车明显扁平和踝上外翻畸形（图1.108）

分完整。其他可能的软组织阻力，如副肌肉则进行松解或切除。如果仍然不能实现15°左右的背伸，则进行关节囊松解（图1.48）。找到踝关节的后侧关节囊后，将其延胫骨后下缘完全切开至内踝和外踝，这样当足背伸时，可以很容易地看到距骨的后背侧部分。注意保护拇长屈肌的肌腱。腓骨肌腱鞘和跟腓韧带也可以根据情况在手术中进行松解（图1.48c）。足趾屈曲挛缩可通过踝上入路进行趾长伸肌肌内松解或肌腱Z形切开，在跖趾关节处经皮肌腱松解可能更容易些（Mosca，2014）。Jauregui等（2017）认为，通过这种有限的后侧松解获得的背伸增加角度可以在后续的治疗过程中保持。如果上述的后路松解无法实现足够的背伸，最可能的原因是距骨颈部区域过于扁平（Mitchell et al., 2018）。

1.5.8.2 距周松解术

距周松解的目的是使距跟舟复合体距下去旋转，类似于Ponseti的保守治疗方法（McKay，1983a；McKay，1983b；Simons，1985；Krauspe和Parsch，1995；Ricco et al., 2014）。在4个月至5岁的年龄段，如果距跟舟复合体的严重内翻挛缩不能通过石膏矫正，或者由于家庭原因，则需要进行距周手术松解。Cincinnati横切口（Crawford et al., 1982）具有很好的美容效果，所有需要处理的结构都很容易显露。也可以选择"点菜式"部分距周松解术（图1.52）。

手术技术

手术采用俯卧位。切口从舟骨内侧经跟腱、皮肤横纹近端，直至外踝水平，并可根据需要延伸（图1.49和图1.50）。仔细找到后内侧和后外侧神经血管结构，并将其游离保护。Z形切断跟腱，以便在合适的延长长度进行后续缝合，对胫距关节后部进行彻底的松解（1.5.8.1节）。还需要进一步的后、内侧（包括距舟关节）和距下外侧关节囊切开松解。在内踝下，胫骨后肌腱在Z形切断后稍加延长并缝合，在其下面可以定位距舟关节。在充分松解后，就有可能实现所需的距下去旋转，从而完全矫正严重的距周畸形对位。在矫正的位置，用克氏针固定距跟关节和距舟关节4～6周。长腿石膏固定6周后，开始康复锻炼，并使用长腿支具和夜用支具预防复发。

距周松解

必须要松解的软组织结构
- 跟腱（Z形切开）
- 后踝关节囊
- 腓骨肌腱鞘
- 跟腓韧带

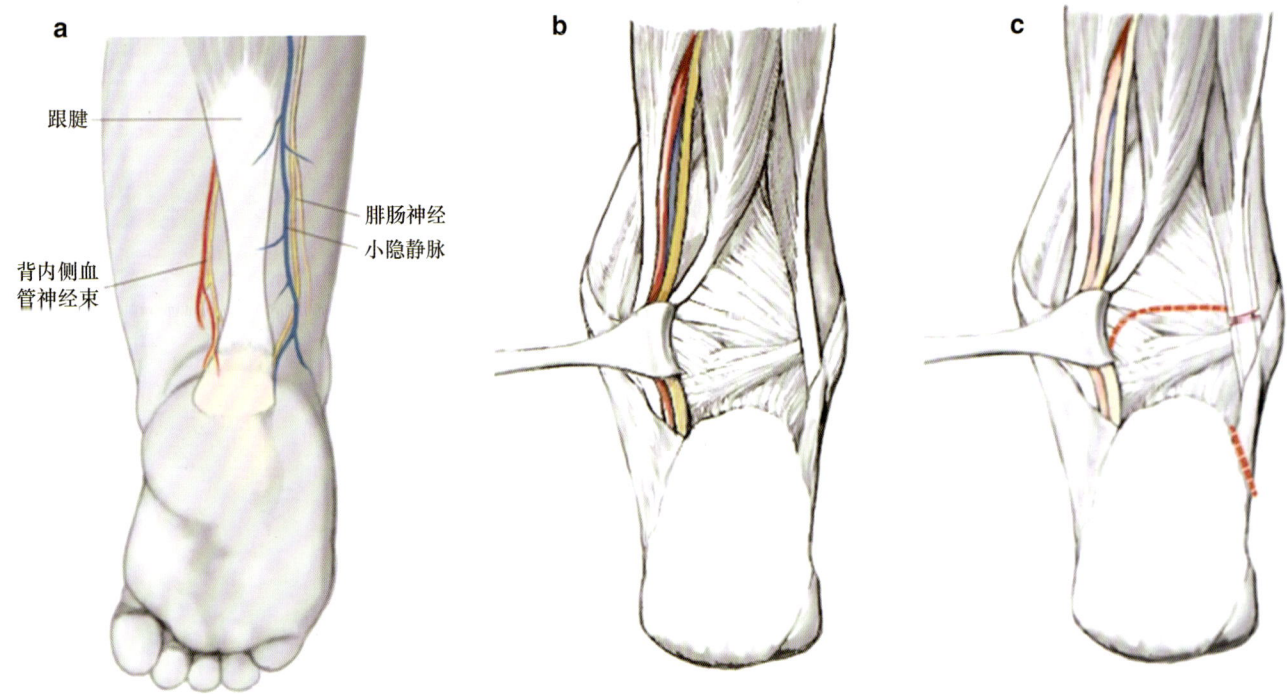

● 图1.48 有限后路松解术，保护好血管神经结构（a），跟腱Z形延长（未显示），分离上踝关节囊，保护拇长屈肌腱（b）、腓骨肌腱鞘和跟骨附着处的跟腓韧带（c）

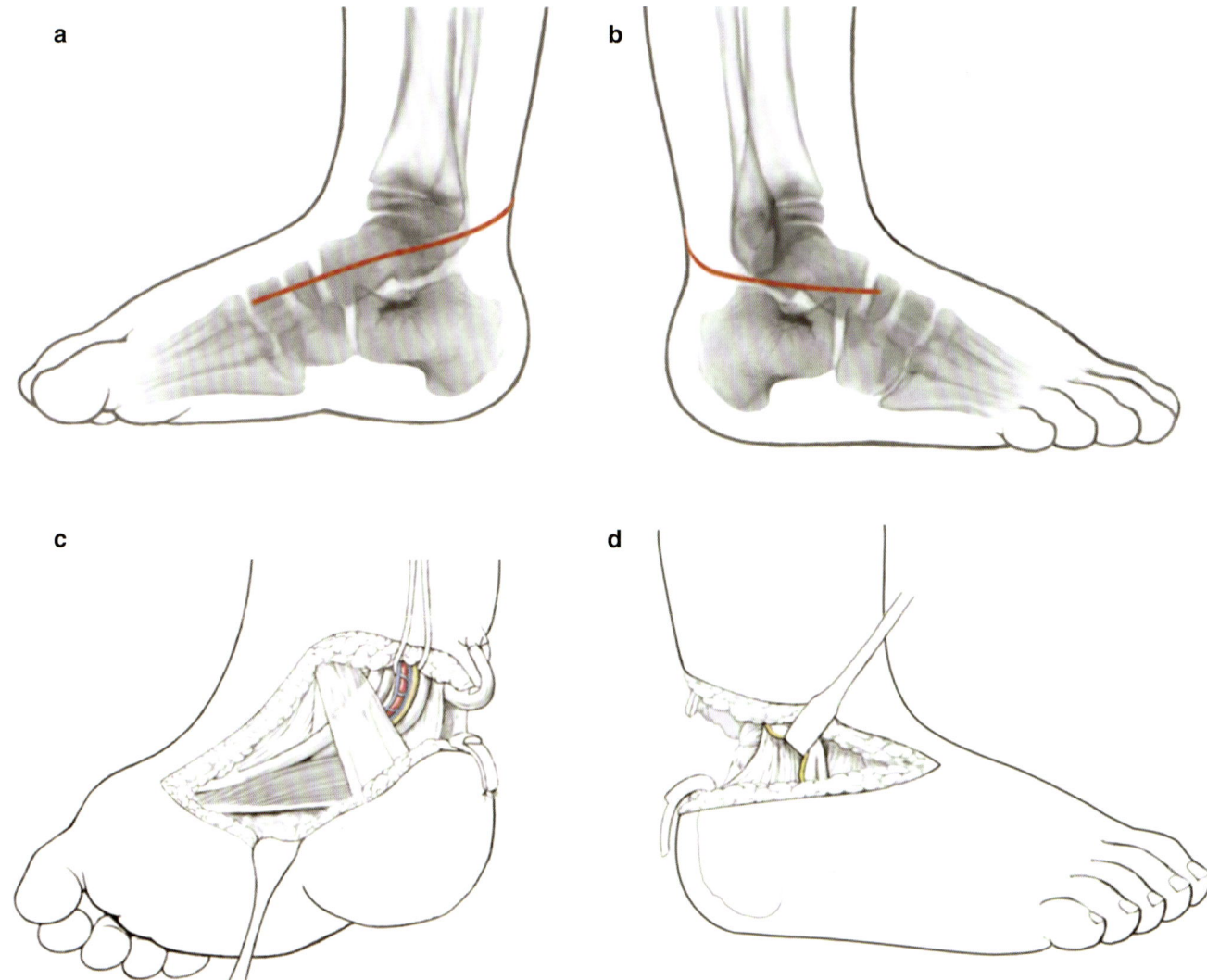

- 图 1.49 Cincinnati 皮肤切口的内侧（a）和外侧（b），该切口作为完全距骨周围松解的入路。在显露背内侧（c）和背外侧（d）结构后，对距跟舟复合体进行关节囊松解，实现距下关节去旋转。屈肌支持带尚未被切断（c）

- 屈肌支持带（要看到下面的血管神经束）
- 后内侧距下关节囊
- 距舟关节囊（内侧）
- 胫后肌腱（在踝关节以下水平行 Z 形切开）

选择性松解的软组织结构
- 跖筋膜
- 拇展肌止点

- 外侧距下关节囊
- 外侧距舟关节囊（分歧韧带）
- 跟骰关节囊
- 趾长屈肌（肌内松解或肌腱 Z 形切开）

应小心保留的韧带结构
- 内侧三角韧带深层（踝关节偏上部分）
- 距跟骨间韧带

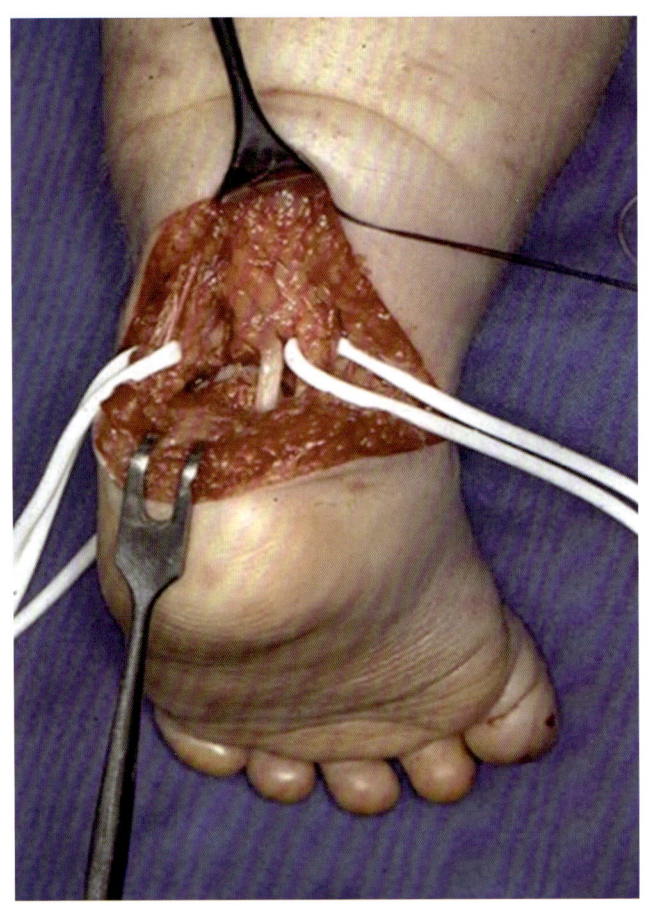

- 图 1.50 距周松解时的手术体位。切断跟腱，保护后内侧血管神经束和腓肠神经以及伴行的小隐静脉，可以清楚地看到拇长屈肌腱

手术医生的经验和规范的手术操作，是距周松解良好早期疗效的保证（图 1.51 和图 1.52）。然而，距骨周围关节复合体的瘢痕和挛缩仍然是不可避免的。骨骼排列不良，例如距舟关节处，将永久性存在，而且往往之后才变得更明显。主要的问题是过度矫正，这种情况可能会在多年后表现出来（1.6.3 节）。例如，由于过度延长或胫骨后肌腱周围形成瘢痕而导致医源性肌无力也可能导致这种情况。总的来说，虽然距周松解可以获得良好的长期结果，但充分矫正和过度矫正之间的界限相当狭窄（图 1.77）。Ippolito 等（2003）和 Dobbs 等（2006）的报道认为手术的治疗效果不如 Ponseti 方法治疗的患者。Alkar 等（2017）报道了后内侧松解术 22 年后高比例的不良结果，但令人惊讶的是，患者满意度却很高。

本文将介绍作者从标准距周松解到 Ponseti 治疗理念过渡期的两个获得良好效果的病例（图 1.51 和 1.52）。这两个病例若放到现在，将会采用 Ponseti 法进行治疗。

距周松解术后典型并发症
- 伤口边缘坏死
- 距跟舟复合体周围的瘢痕性僵硬
- 肌腱周围瘢痕导致的肌无力
- 骨关节对位不良
- 距骨坏死导致的平顶距骨
- 复发（尤其是随访不够时）
- 过度矫正（多年后仍有可能发生）

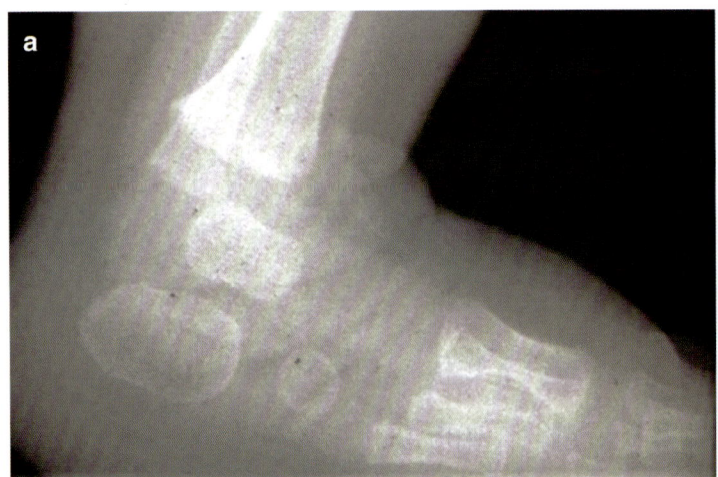
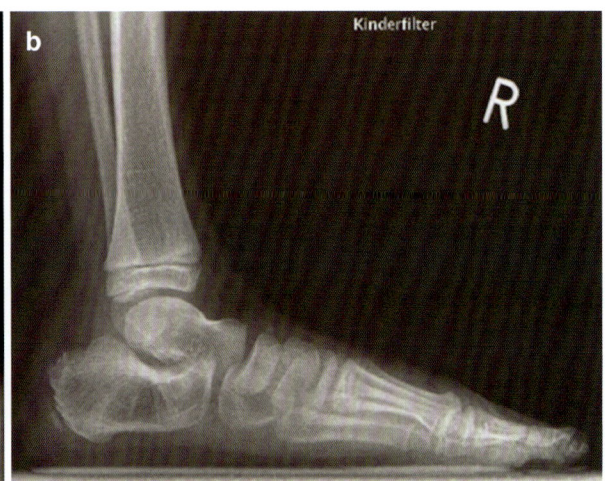

- 图 1.51 6 月龄孩子，马蹄内翻足，准备行距周松解、跟腱延长和屈肌腱延长（a），13 岁时的临床和影像学结果（b）非常好，有轻度的后足外翻

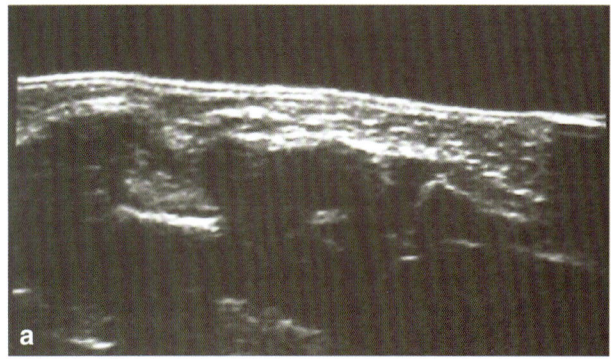
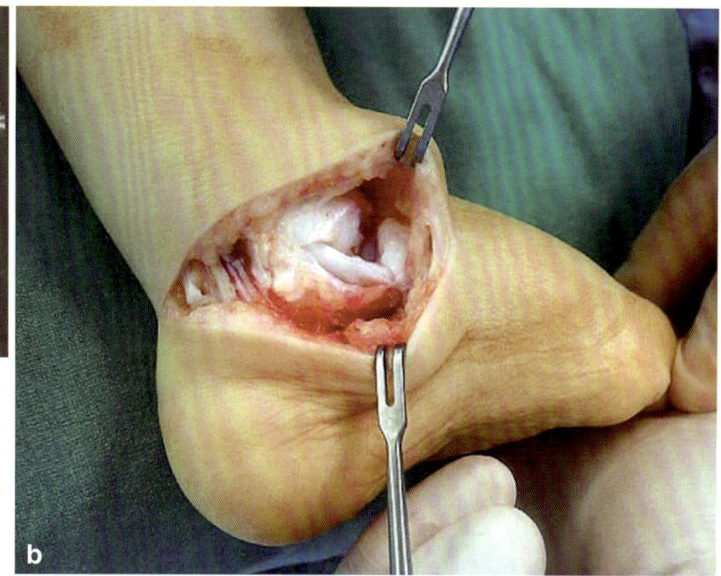
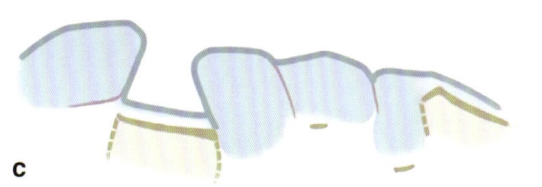
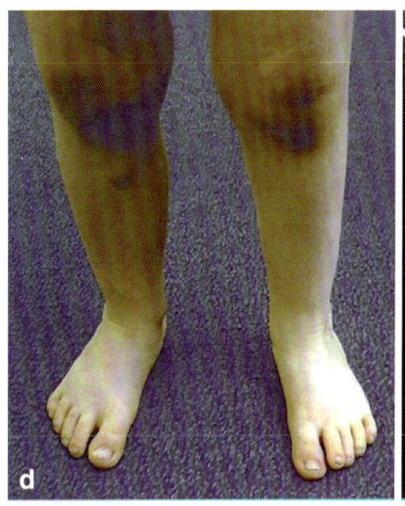
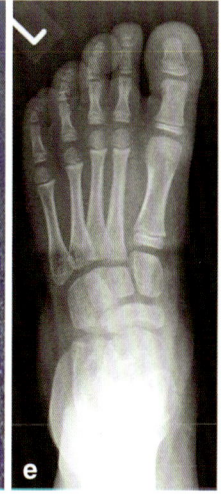
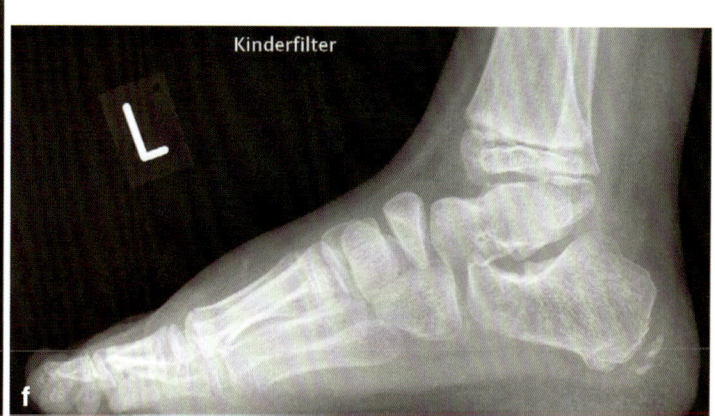

- 图 1.52 马蹄内翻足患者在出生 4 个月时开始接受治疗，5 个月时接受石膏矫正和跟腱切断术，然后进行长腿支具维持治疗，直到临床表现明显改善。12 个月时超声检查几乎没有纠正（a 和 c），在 14 个月（b）时行后内侧有限距周松解术，4 岁（d）时的临床结果和 10 岁（e 和 f）时的影像学结果非常满意。术中超声检查（a 和 c）发现舟骨内侧极和内踝在空间上非常接近（b）。也许一开始进行较长时间的石膏复位治疗效果会更好

1.6 早期矫形后的手术治疗

手术二次矫形的适应证具有很强的个体性（Tarraf 和 Carroll，1992；Raab 和 Krauspe，1999）。在进行畸形矫形手术时，儿童的年龄在选择以何种术式为主中，尤其是决定主要采用软组织手术（幼儿期）还是需要附加骨性手术（年龄较大的儿童和青少年），发挥了重要作用。但将它们严格的区分开来是不现实的，因而需要为这一年龄段的患者制定规范化的治疗程序。经 Ponseti 早期治疗后复发的患者，其治疗方案与其早期手术理念有所不同。因此，对于如何处理 Poseti 复发患者，Radler 和 Mindler 提供了一份指导性意见。

1.6.1 婴儿期复发治疗：软组织干预

在 Ponseti 早期治疗期间，马蹄内翻足复发可发生在矫正维持期（即穿戴足外展支具阶段），但最常见于后面的阶段。这可能是"真正的"复发，也可能是首次畸形矫正不完全的后果。在很多病例中，复发初始表现在踝关节背伸受限，因此在患者随访过程中应对患者踝关节的背身角度进行精确测量和记录。导致复发原因有很多，如严重的初始畸形、首次矫形不完全、穿戴外固定支具不恰当、胫骨前肌相对亢进等。

复发可在不同程度上影响 5 种临床表现组成中的任何一种（1.3.1 节）。在婴幼儿期，在跟腱松解

术来矫正内翻畸形时，维持足够的踝关节背伸（至少10°）尤为重要，否则必须再行跟腱切断术或者开放松解手术（图1.53）。踝关节背伸活动受限可通过Chopart关节的过度活动来代偿，因此在检查中很容易被忽略。因此，在对踝关节背伸功能有疑问时，可在踝关节的最大背伸位或者负重情况下进行侧位X线检查，以便更好的观察踝关节背伸情况（图1.53a、图1.53b）。Mitchell等（2018）在MRI检查中发现，距骨形态的改变及前关节面的减少可能是婴儿患者在行后侧松解术后仍然存在踝关节背伸受限的原因之一。

在学龄前，距周复合体的内翻（图1.54）畸形未完全纠正及后侧软组织（导致马蹄的因素）的挛缩是导致内翻复发的最常见原因（图1.58）。同时，前中足的内收（图1.59）或者高弓（图1.67）也是导致复发的主要原因。

1.6.1.1 重新石膏固定

在石膏维持期或维持期后，如果马蹄内翻足畸形即将复发或者已经明显复发了，此时可以重新进行长腿石膏矫正畸形。对于幼儿，需要继续穿戴外展支具，通常，只有孩子已经习惯使用足外展支具，才有可能继续使用下去。在大多数情况下，复发是由于不恰当的固定引起的，这种现象往往很难避免。一般来说，反复的矫正石膏治疗在婴儿期经常是成功的，但随后复发的可能性并不低，主要取决于进一步矫形维持的可能性。因此，在许多情况下，一旦完成后足的矫正，就应该考虑手术治疗。Ponseti建议在第一次或第二次复发就采取手术治疗（Ponseti，1997）。

1.6.1.2 婴幼儿期和学龄前期复发后的手术矫正

这里阐述的矫形方法大多数是纯软组织术式，必要时也包括骨性手术，详见1.6.2节。基本步骤如下：

> **幼儿期畸形复发的典型术式**
> - 当背伸仍受限时，采用跟腱Z形延长和踝关节后关节囊松解（1.5.8.1节）
> - 距舟关节内侧松解（见正文）
> - 在跖趾关节水平经皮松解拇长屈肌腱（Mosca，2014）
> - 胫骨前肌转位到外侧楔骨以防止复发（1.6.1.3节）
> - 如有必要，采用骰骨截骨术或跟骰关节成形术以短缩足外侧柱（1.6.2.1节）

患者胸部固定，取侧卧位时，对于同时进行踝

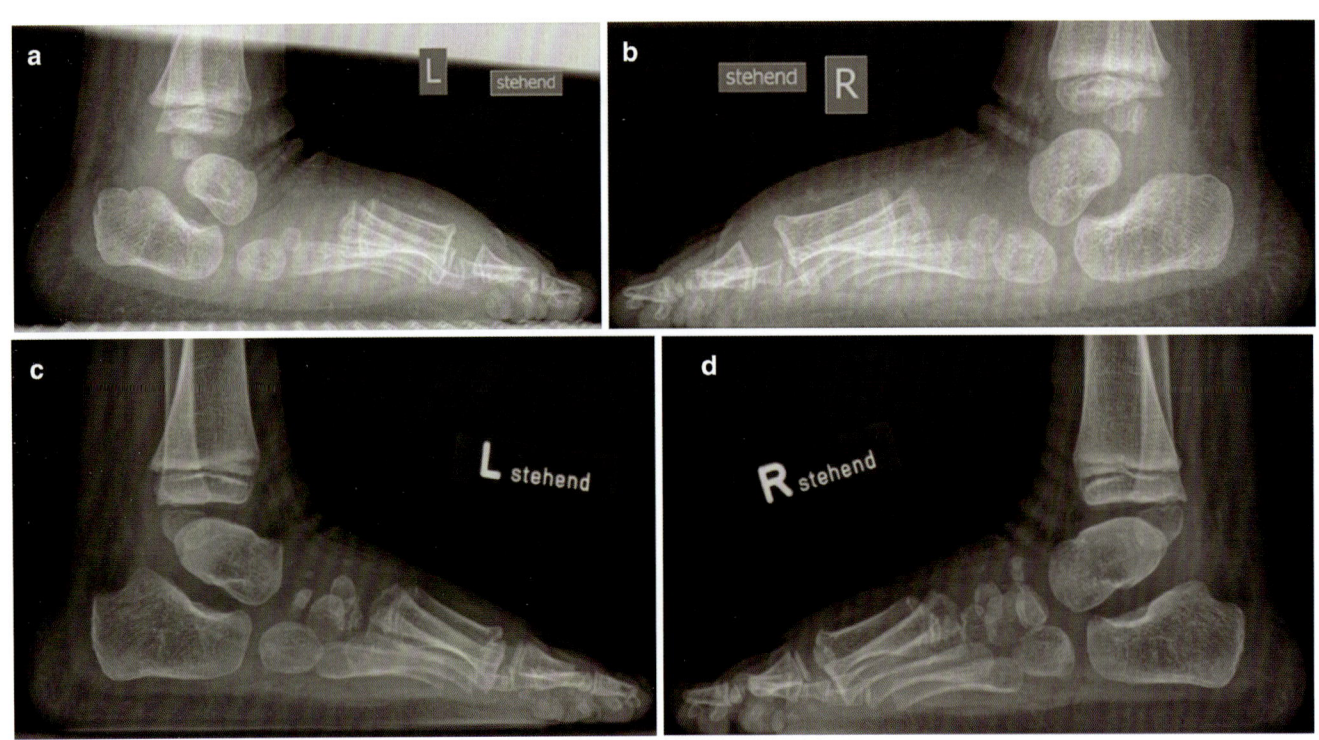

- **图1.53** 2.5岁患儿经Ponseti疗法初次治疗，足外展夹板维持矫形，患儿依从性良好。初次临床治疗后双侧踝关节背伸明显减少（**a**和**b**），按指征行开放的背侧松解术。术后32个月，跟骨位置改善，但跟骨倾斜角仍显著减小（**c**和**d**）

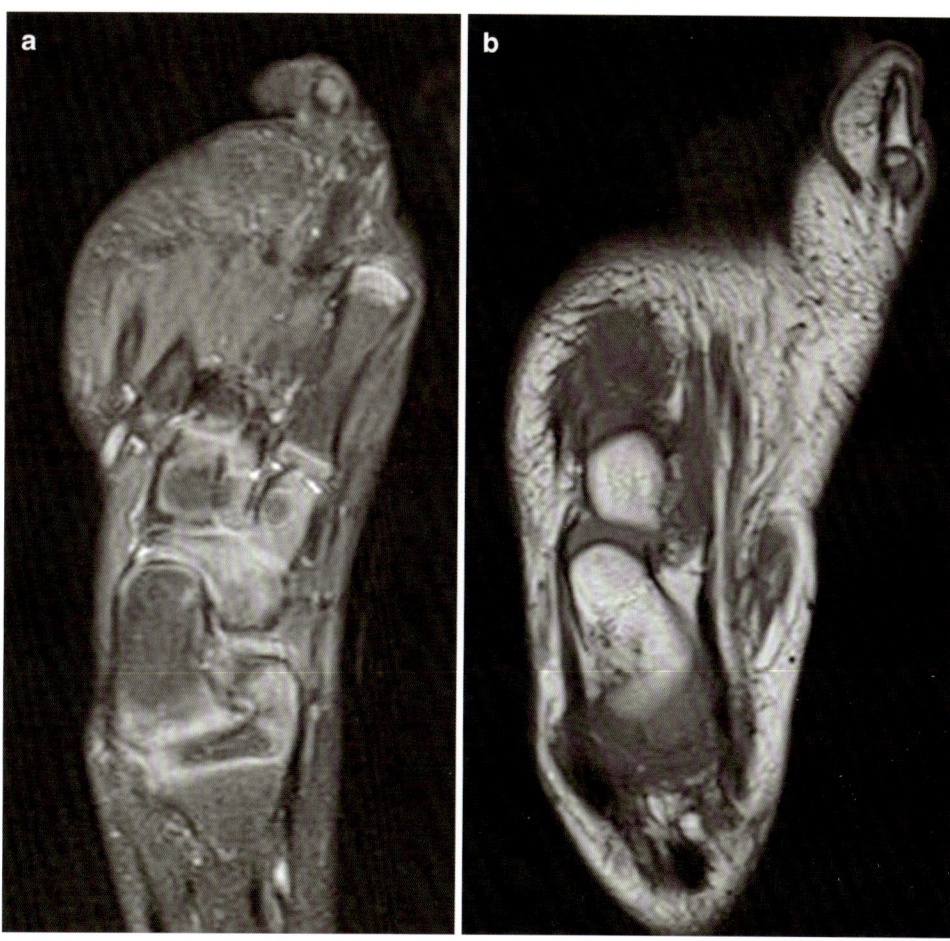

● 图 1.54 一名 4 岁半的关节挛缩性马蹄内翻足和跗骨内翻患者的磁共振断层扫描横切面，其畸形未得到充分矫正（未经 Ponseti 初期治疗）。可见明显的距舟关节脱位和仍为软骨的舟状骨畸形（a）以及跟骰关节畸形（b）。

关节前内侧入路和后侧入路都是比较方便的。后侧入路松解如 1.5.8.1 节所述。如果距舟复合体存在中度内翻挛缩，可在距舟关节进行内侧松解。在胫骨后肌止点上方做一纵切口，在距舟关节处做一半圆形切口打开距舟关节，切开胫舟韧带的挛缩部分，最后将内踝下的胫后肌腱做 Z 形切开延长。这使得舟骨在距骨头上获得一定程度的复位，同时可以通过截骨短缩外侧柱来增强效果（图 1.63）。如果距跟舟复合体内翻挛缩明显，则应考虑对患儿进行距骨周围松解（1.5.8.2 节）。

如果软组织松解后出现了严重的屈趾挛缩，可以在跖趾关节水平经皮切断趾长屈肌腱来纠正（Mosca，2014）。

手术技术

取 11 号刀片刺入跖趾关节屈曲挛缩处，切断趾长屈肌腱，可以感觉到足趾的阻力突然下降。临床上发现，在切断趾长屈肌腱后，患者并没有明显的屈趾无力。值得注意的是，松解趾长屈肌腱对距骨周围的内翻挛缩也有积极的作用。

1.6.1.3 胫骨前肌肌腱转位术

胫骨前肌止点的外侧转位（图 1.55）在几十年前就已经被证实对于内翻复发患者是个不错的手术选择（概述见 Lampasi et al.，2009）。特发性马蹄内翻足（1.2.4 节）中经常出现的持续性肌肉失衡，像腓骨肌群（特别是腓骨长肌）无力，以及由此导致的内翻肌群（特别是胫骨前肌）的相对优势，通过胫骨前肌转位术（TAT）可以得到有效治疗（Kuo et al.，1994）。胫骨前肌转位的手术指征为：明显的腓骨肌无力，当患者做主动抬足活动时，足内侧较足外侧抬高更明显（图 1.56），当患者步态开始触地相时，其足跟处于明显内翻位置。这一现象可以在临床步态分析中观察到，观看录像的慢动作更加清晰。通过胫骨前肌的转位，内翻步态也可以在一定程度上得到了改善。但请注意，胫前肌腱转位并不是矫正手段，所有的内翻挛缩都必须事先通过其他方法进行治疗。在行胫骨前肌转位时，要保证踝关节能有足够的背伸活动。胫前肌腱转位在复发手术中的作用是改善功能（图 1.57）和预防进一步复发。

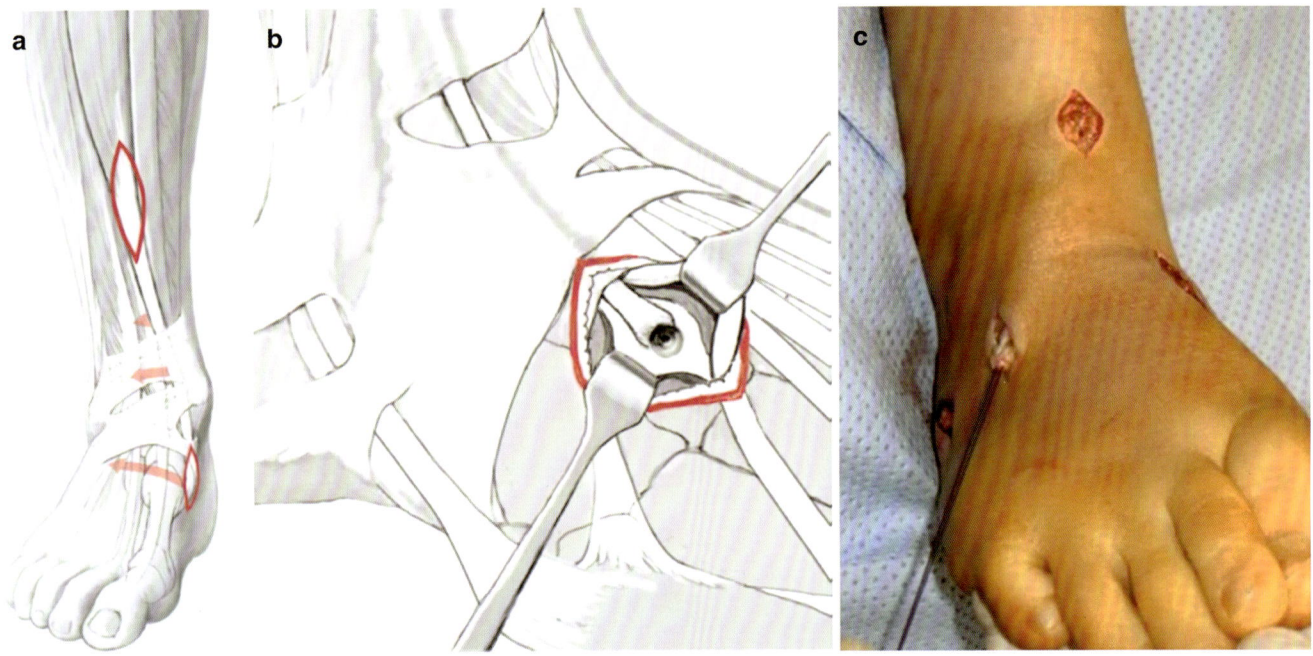

- 图 1.55 通过三个切口将胫前肌腱转移至外侧楔骨。肌腱在止点处切断,从踝上平面拉出(a),转位至外侧楔骨,保持张力下固定(b)。三切口技术的术中视图(c)

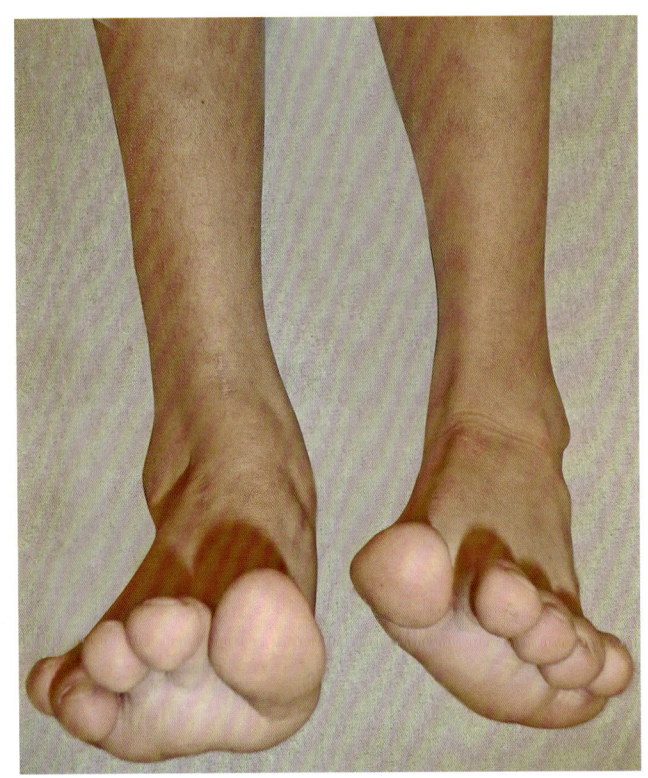

- 图 1.56 6 岁的双侧内翻足患者,在右足(更严重的一侧)进行 TAT 1.5 年后,因左侧主动提踵过程中出现明显的肌肉不平衡,现在计划行左足 TAT

根据肌腱转位位置不同,其转位效果也不一样。一般情况下,我们将外侧楔骨作为转位的首选目标,在某些情况下也可选择中间楔骨。转移到腓骨短肌腱附着处(Imhäuser,1984)往往会导致矫枉过正,所以一般不推荐。如果肌腱转位选择骨孔固定时,楔骨应达到足够的骨化程度,一般选择 3 岁左右开始。为了避免肌腱转位导致的体表皮肤有凸起,我们通常将肌腱穿过支持带下方。不经踝上的双切口是临床上常用的入路,三切口也是常用的入路,而且术后效果更好(Knutsen et al.,2015),也是作者的首选,具体描述如下(图 1.55):

手术技术

在第一跖楔关节内侧的胫骨前肌附着区域作一短纵切口,完全游离肌腱,修整肌腱游离端,用 Vicryl-0 缝线缝合牵起。延肌腱尽可能向近端松解周围的粘连组织。然后在踝上胫骨外缘做第二个切口将肌腱拉出,并用湿纱布包裹。紧接着,用克氏针标记外侧楔骨,并在透视下定位,在该区域做第三个切口。在这个切口下,我们可以显露趾长屈肌腱,然后用一个细长的隧道钳插入趾长屈肌腱鞘中,将其通向胫骨端的踝上切口处。抓住胫前肌腱的缝合线,拉出肌腱并将肌腱固定到新的止点。用 4.5 mm 的钻头,在外侧楔骨的中部,由远端背侧向近端足底侧方向做斜型钻孔,然后用钢丝环将胫骨前肌拉入骨隧道中。在足底做一很小切口拉出肌腱缝合线。最后,在踝关节轻度背伸的情况下,即胫前肌有一定的张力下,将缝合线穿过纱布辅料进行打结固定。此外,在新的肌腱止点处可以用缝线将肌腱

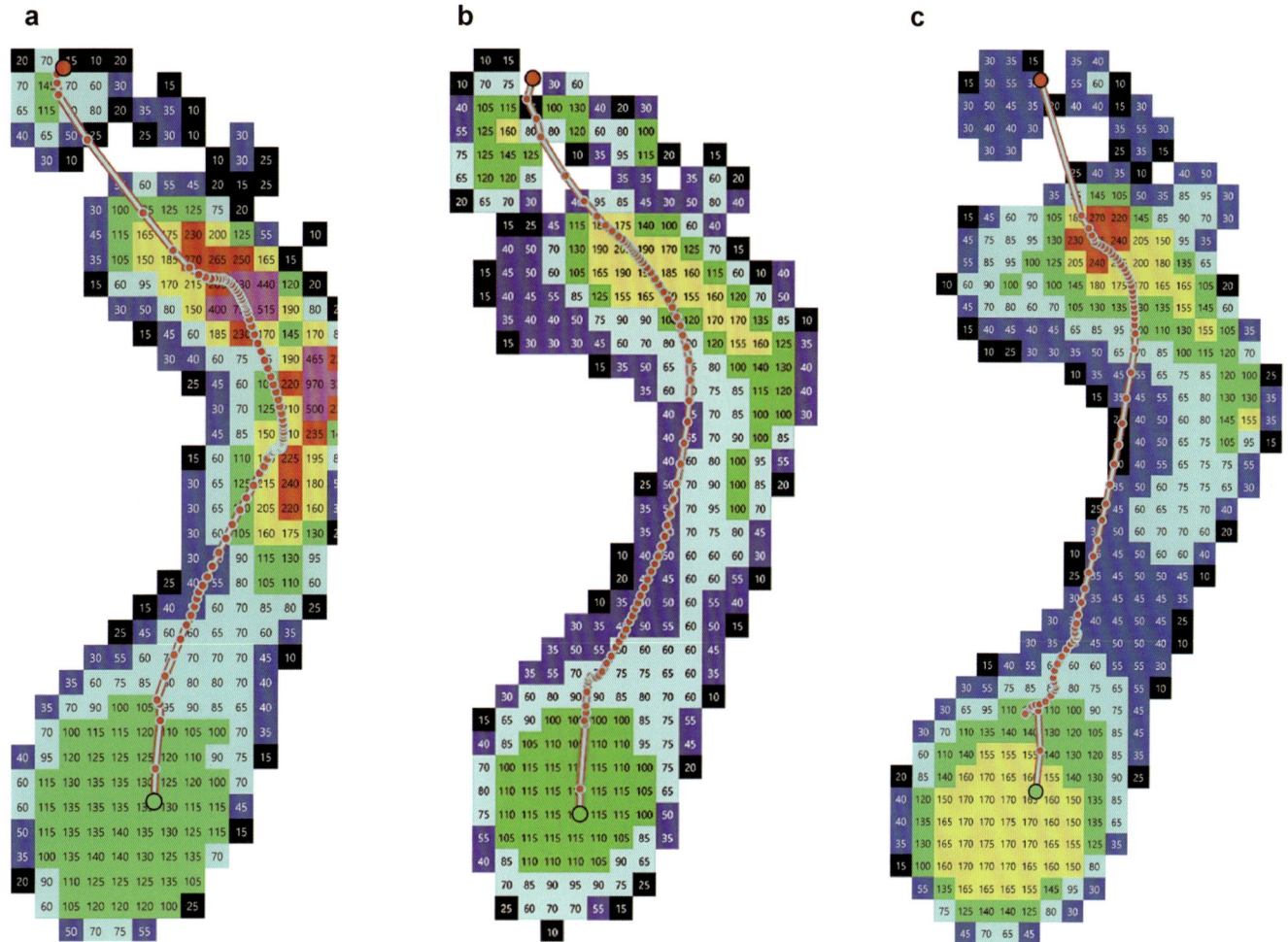

- 图 1.57　6 岁女性患者，特发性马蹄内翻足，术前（a）、术后 6 个月（b）和术后 3.5 年（c）的足底压力分析图，距骨区压力分布明显恢复正常。由于胫前肌过度活动，同时腓骨长肌无力，内侧跖列的压力负荷传递在肌腱转位术前明显减少（a）

与骨膜进行缝合固定。年龄在 7～8 岁以下的儿童，应在膝关节屈曲 90°位进行长腿石膏固定 3 周。拆除缝线后，再应用小腿步行石膏固定 3 周。如果术前畸形特别严重，须采用夜用支具加强固定。

通过正确的操作和良好的肌腱张力，胫前肌转位的手术效果通常是非常良好（图 1.56），患者足部功能及负重情况下的活动也显著改善（图 1.57），Wallace 等（2016）的足底压力分析研究也证实了这一点。在步态摆动相阶段，由于拮抗肌腓骨长肌的过度活动，足内侧跖列会出现"下压"，这在特发性马蹄内翻足中很难观察到，可能是由于该肌肉持续无力所致。然而，通过消除胫骨前肌的拮抗作用，腓骨长肌在第一跖列上的屈曲作用和内侧跖列的压力负荷也可以得到改善（图 1.57）。

在进行胫前肌腱转位时，要认识到任何二次手术，包括"再紧缩"或重复转位，和其他肌腱转位一样，效果都很差，因而肌腱转位需要一次确定好、否则很难进行返修。例如，如果事先没有通过后路的充分松解来恢复踝关节的背伸功能，这时候做胫前肌腱转位是达不到良好效果的，而且容易导致复发。胫前肌腱转位的效果还取决于足底内翻是否得到完全矫正，新的肌腱止点加强了距下关节的外翻运动（图 1.10）。胫骨前肌转位后的矫枉过正以及内翻复发在临床有个别报道，但目前还是比较少见。

1.6.1.4　治疗案例（婴儿期和学龄前的马蹄内翻足复发）

图 1.58、图 1.59、图 1.60 和图 1.61 显示了婴儿晚期和学龄前患者复发后的治疗案例。以往手术留有的瘢痕很常见，这增加了再次手术的难度，需要一个合适的折中方案。例如：由于瘢痕增生，对已经进行过距舟关节松解的患者再次行松解术是具有一定的困难性和危险性。对于每一个患者，我们应充分评估并

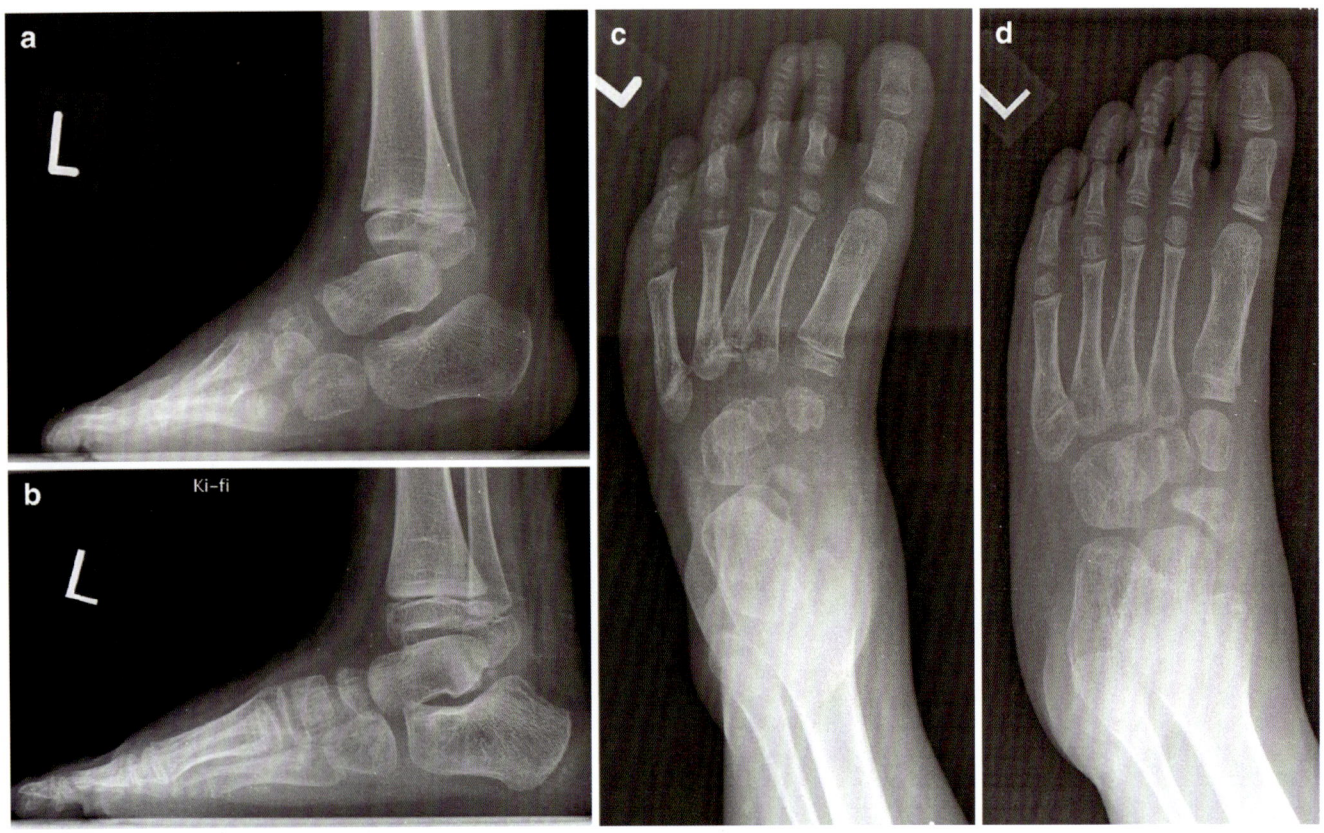

- 图 1.58 4 岁半女性患者，经背侧松解治疗后，出现明显的内翻足复发和持续严重的距骨周围内翻挛缩畸形（a 和 c）。术前 4 次矫正石膏矫形后仍有约 7° 马蹄畸形挛缩。跟腱延长并同时行后踝和距下关节松解以及胫前肌腱转位至足中部后，背伸角度约改善至 15°。距跟舟复合体只得到部分矫正（d），此时建议行外侧柱缩短结合内侧松解。不过后来的发展还是令人满意的，这是术后 1.5 年的影像学检查（b 和 d）

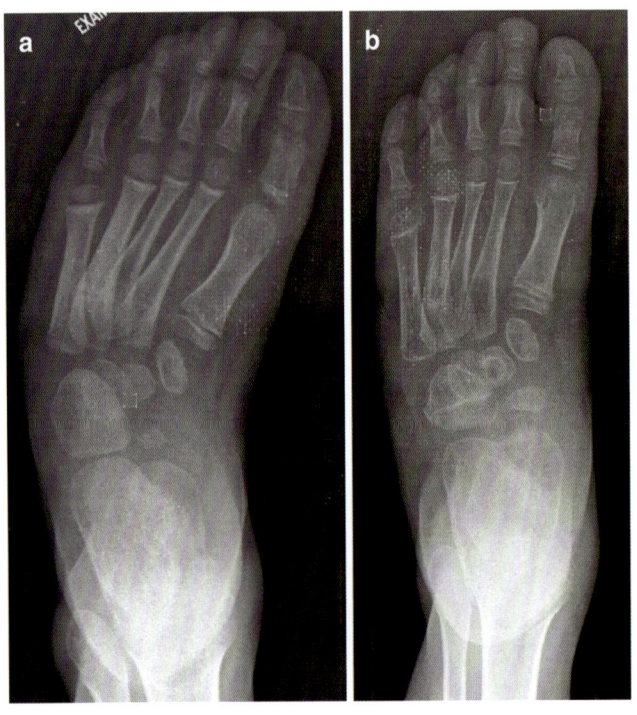

- 图 1.59 5 岁女性患者，患有特发性马蹄内翻足，残留畸形，特别是前中足内翻挛缩，TAT 及骰骨截骨术术前（a）和术后 8 个月（b）。由于本例内收畸形局限于跖跗骨区域，因此骰骨截骨术应该是合适的。在中间楔骨上可见用于固定胫骨前肌腱的钻孔

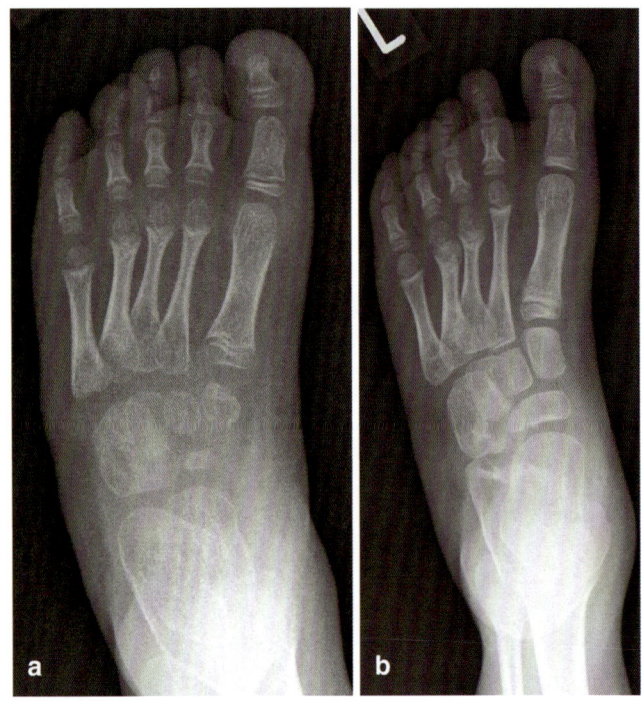

- 图 1.60 4.3 岁女性患者，出生后第一年行距骨周围松解后复发，仍存在距跟舟复合体中度内翻挛缩（a）。距舟内侧松解、跟骨前部切除和胫前肌腱转移术后 66 年，足部对位良好（b）

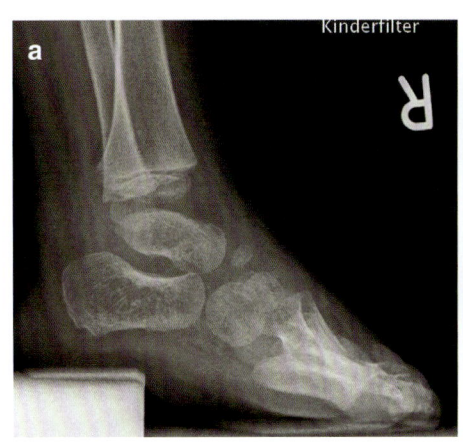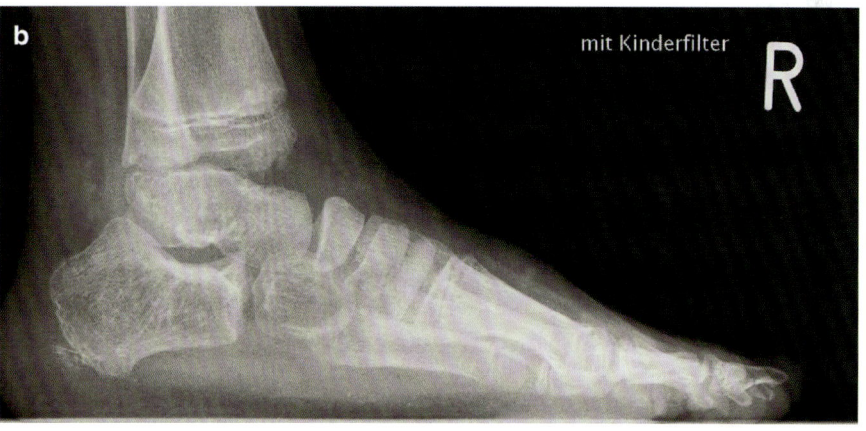

• 图 1.61　3 岁半患者，出生后第一年行距骨周围松解，后来严重复发（a）。经 6 次石膏塑形矫正、后路松解、胫前肌腱转位和 Lichtblau 跟骰关节成形术以缩短外侧柱。术后 5 年（b）无复发，踝关节活动度为 10°-0°-25°

平衡瘢痕形成的风险和畸形矫正的获益。对于 1 岁以内的婴幼儿，采用单纯软组织手术即可（图 1.58）。如果内翻畸形发生在跖楔关节，可以运用骰骨部位的外侧柱截骨短缩来矫正（图 1.59）；如果距跟舟复合体有明显的内翻挛缩，除非距骨周围还有完全松解的必要和可能，否则建议根据 Lichtblau（1973）（1.6.2.1 节）描述的关节成形术并结合内侧松解来进行矫正（图 1.60、图 1.61 和图 1.62）。

1.6.2　学龄儿童和青少年的复发治疗：骨性矫正

对于年龄较大的马蹄内翻足患儿，如果出现复发或未经初步处理、被"忽视"的马蹄内翻足（1.7 节），同样可先通过矫正石膏进行治疗。在这种情况下，微创治疗加术后穿戴小腿"混合"步行石膏已被

• 图 1.62　一名 11 岁的马蹄内翻足复发患者在矫形前（a）和下肢矫正行走石膏（b）矫形 4 周后的足底压力峰值分布图显示，通过压力分布中心线的改变可以清晰发现矫形后足跟负荷的功能性改善

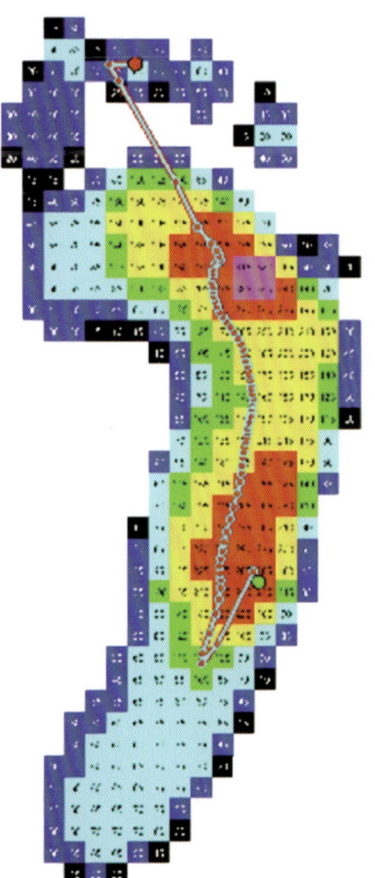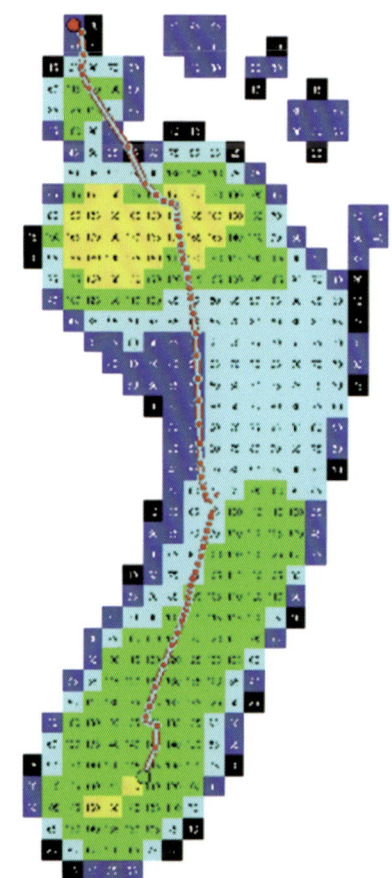

证明非常有效。这种石膏采用的是非常精准的塑形技术：尽可能少的衬垫，先用普通石膏，在踝关节处采用 Ponseti 技术在外侧距骨头部位进行准确的加压，畸形可以获得初步矫正，然后在第二层使用高分子硬质石膏来提供必要的稳定性。当踝关节背伸角度小于 10°时，通过几周的矫正石膏治疗可以得到明显改善，但是患者需要每周更换矫正石膏。在这个过程中也可采用足底压力分析来检测矫正效果（图 1.62）。某些病例采用动态下肢夜用支具，它可以给予持续的背伸牵拉力，长期随访有明显的矫形效果（图 1.41）。

对于较明显且不能完全矫正的复发性畸形或较晚开始的初次治疗，在进行前述一系列石膏矫正之后还是需要手术干预。当达到平台期且没有进一步的改善时，也需要进行手术。手术通常以软组织松解为主，年龄较大的患儿需要附加骨性手术，尽量避免关节融合。随着患者年龄增大，足部挛缩越严重，也越少采用单纯的软组织松解，除了 1.6.1 节描述的软组织手术外，还需要更多的骨性手术来矫正。然而在某些情况下，为了实现完全和持久的畸形矫正，（部分）跗骨间融合是不可避免的。手术的底线原则是将踝关节作为一个最重要的关节，并保证其合理的活动范围（1.8 节）。1.6.1 节描述了软组织松解术，此外该年龄组的典型术式还有：

学龄儿童和青少年马蹄内翻足复发的经典术式
- 内侧距舟关节松解，Lichtblau（图 1.63）关节成形术短缩对跗骨外侧柱，或者是跟骰关节成形术
- 小跗骨截骨矫正足内收畸形（图 1.66）
- 舟楔关节融合矫正高弓畸形（图 1.68）
- 跟骨滑移截骨矫正后足内翻（图 1.69）
- 踝上撑开截骨术、骨骺阻滞术、距骨颈成形术（图 1.71）
- 踝上截骨术或内侧骨骺阻滞术治疗踝上外翻（图 1.70）
- 对于严重的跗骨，可行 Chopart 关节或三关节融合（图 1.76）

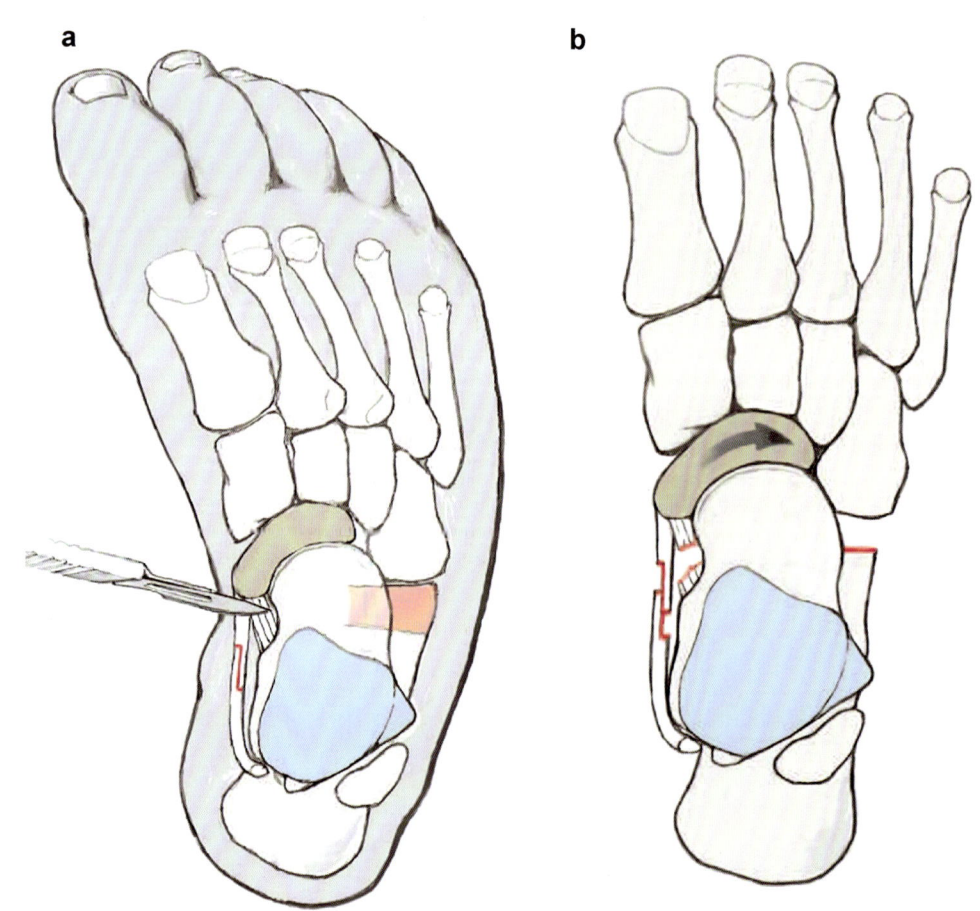

● **图 1.63** 根据 Lichtblau（1973）的方法，通过内侧软组织松解（a）、缩短外侧跗骨（b）来纠正距跟舟骨复合体（中度）内翻挛缩

1.6.2.1 距舟关节内侧松解术和跗骨外侧柱截骨短缩术

学龄儿童或青少年存在的距骨周围复合体内翻已经不能通过距周松解获到完全纠正。在某些病例，联合采用距舟关节囊松解、胫后肌腱踝下段延长、踇收肌松解和跟骨前段外侧柱缩短也能取得足够好的效果（图 1.63）。

> **跗骨外侧柱截骨短缩的方法选择**
> - 跟骨截骨短缩术（外侧楔形闭合截骨）
> - Lichtblau（1963）的关节成形术
> - Evans（1961）的跟骰关节融合术
> - 骰骨截骨术（对距骨周围复合体无影响）

Lichtblau（1973）认为关节成形术对于这个年龄组来说是一种非常有效的方法：与骰骨楔形闭合截骨相比（图 1.66a），它不仅缩短了外侧跖列，而且使距跟舟复合体获得部分矫正（Lichtblau，1973；Mehrafshan et al.，2009）。距舟关节内侧松解可以让舟骨获得一定程度的外移复位。跟骰关节成形术还可以改善足背伸角度。在切除跟骨前部和关节面时，要保留骰骨软骨完整，以便后期跟骰假关节行成（图 1.65）。原则上，在跟骨前区进行闭合楔形截骨也可以达到类似的效果，但一般认为效果要小。跟骰关节融合也可以考虑（Lehman et al.，1999），但如果在早期采用，可能会导致矫形过度。图 1.64 和图 1.65 显示了这个年龄组的治疗案例；婴儿期案例参见 1.6.1.4 节。

手术技术（Lichtblau 关节成形术）

在跟骨前部沿腓骨短肌腱做切口，注意保护腓肠神经，然后在跟骰关节近端约 10～12 mm 处暴露跟骨并进行截骨，对于小孩子可以直接用手术刀进行截骨，年龄稍大则可用摆锯。最后用骨凿完成截骨远端切除。在行跟骨远端截骨时，需要打开跟骰关节，打开时要小心保护骰骨的关节软骨面，截骨完成后，须检查增加了的外翻是否足够。该手术通常需要结合内侧软组织松解（1.6.1.2 节，图 1.63）。

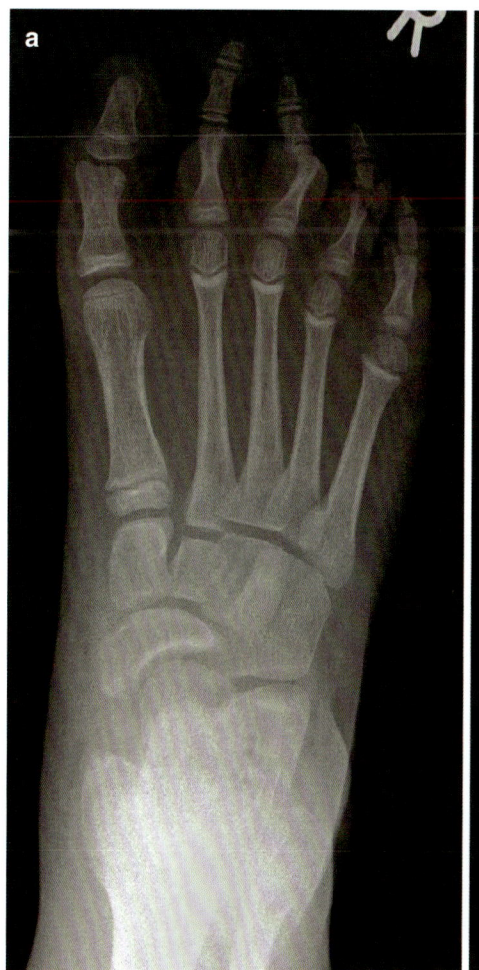
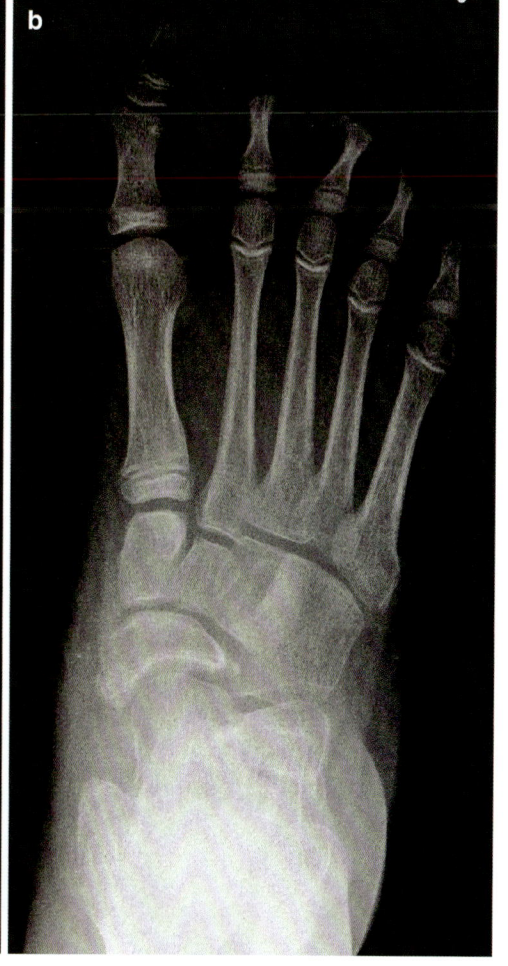

● 图 1.64　9 岁男孩，在出生后第一年，经距骨周围松解后，马蹄高弓足畸形中度复发（a）。在复发翻修手术中，除了后侧和足底松解外，还进行了距舟关节囊切开、胫后肌腱延长和跟骨前部闭合楔形截骨缩短术。右图显示距舟关节畸形在术后 5 个月得到部分矫正（b）

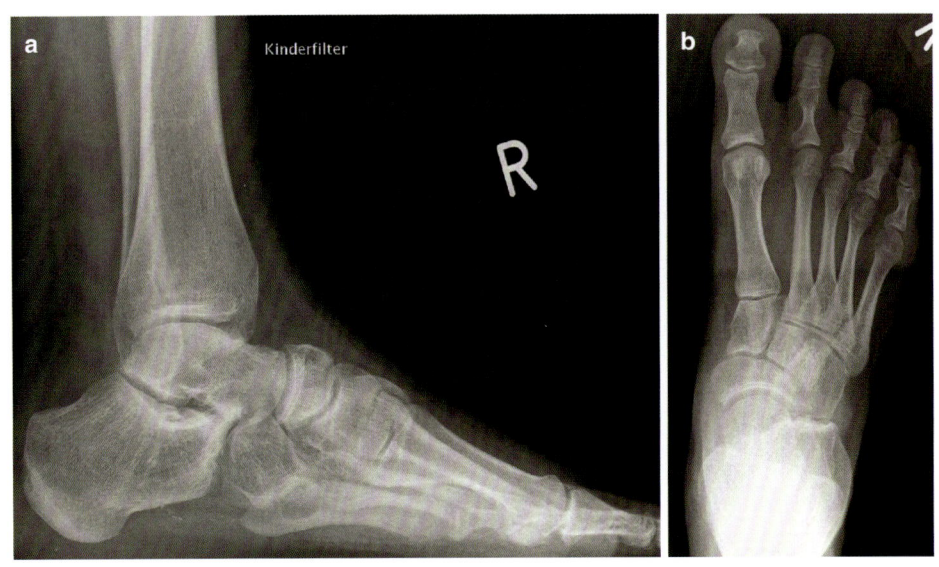

• 图 1.65 5 岁半马蹄内翻足患者，矫形术后 9.5 年复发，行 Lichtblau 关节成形术（**a** 和 **b**）。无痛假关节形成，畸形矫正良好

1.6.2.2 小趾骨截骨术

如果有明显的残余内收，且主要位于远侧跖骨水平上，则可在完全保留关节且不需要松解任何关节囊的情况下进行小跖骨截骨术（图 1.66）来进行内翻畸形矫正（McHale 和 Lenhart，1991；Schäfer 和 Hefti，2000）。如果仍有后足复合体内翻（图 1.63a）或畸形位于跗骨基底部水平，如典型的跖内翻（第 2 章），则必须直接在跗骨基底部进行矫正。作者通过尸体足实验证明，小跖骨的双跖骨截骨术校正后的"旋转中心（CORA）"（Paley，2002）位于跖骨远侧的正中心，而进行单独的骰骨闭合截骨时，则位于很近侧端（图 1.66c）。图 1.67 展示了骰骨/楔骨双截骨术。

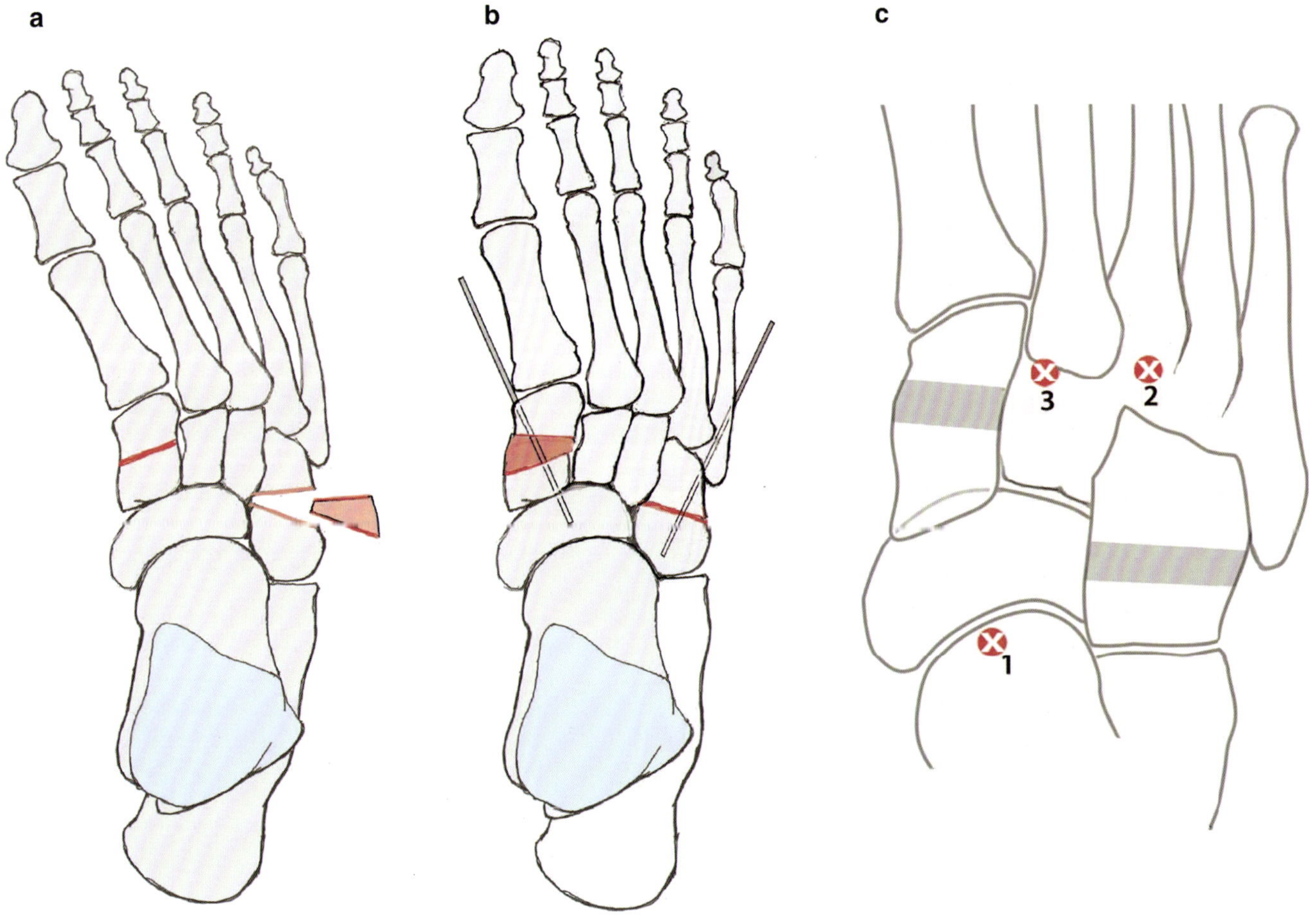

• 图 1.66 小趾骨骰骨/楔骨双截骨术，骰骨的楔形闭合截骨（**a**）和内侧楔骨撑开截骨（**b**）。各种截骨导致的旋转中心位置改变：骰骨楔形闭合截骨（1），单纯楔骨截骨（2），同时行两种截骨术（3），以上结果源自成人足部尸体标本实验（**c**）

1 特发性马蹄内翻足　41

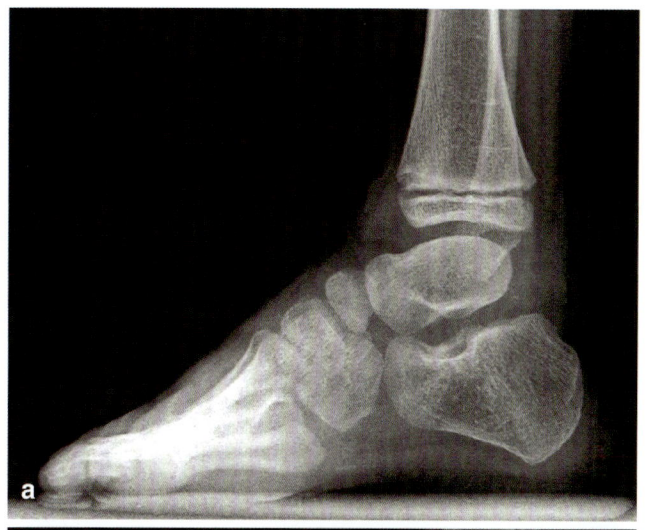

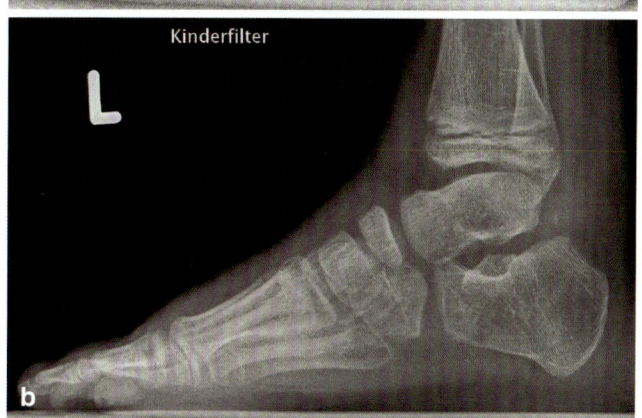

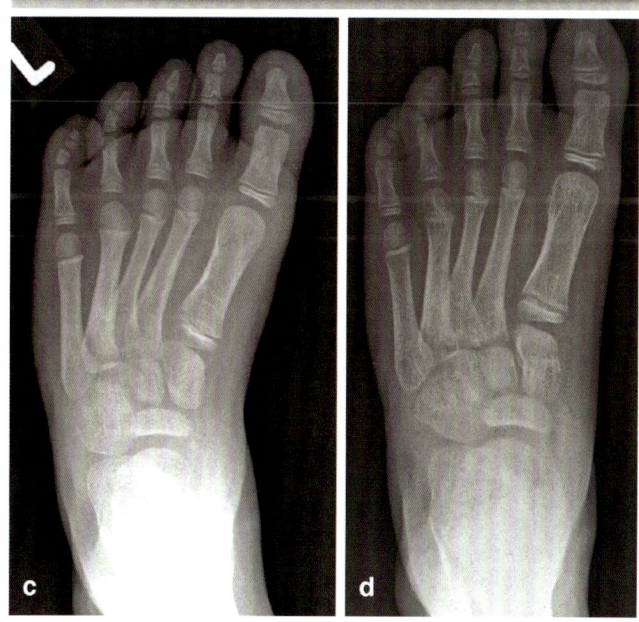

• 图 1.67　7 岁男孩根据 Ponseti 法进行外固定初次治疗，同时行经皮跟腱离断，后来又做了开放跟腱延长。此后出现畸形足复发，伴有明显的高弓和内收（**a** 和 **c**）。复发后矫形手术采用后侧和足底松解、骰骨/楔骨截骨和胫前肌腱转位。术后 3 年跗骨力线显著改善，但仍存在距骨滑车持续中度扁平畸形（**b** 和 **d**）

手术技术（骰骨/楔骨双截骨术）

先标记好要截骨的位置，保护跟骰关节和外侧跖跗关节，随后进行骰骨的闭合楔形截骨。截骨闭合后，采用一根细克氏针固定。截下来的楔形骨块不能太小，要用小的摆锯切出来。闭合楔形截骨部位如果不能完全闭合也没关系，最后都会完全愈合。内侧楔骨截骨需在术中进行透视定位。在截骨的近端和远端穿两根牢固的克氏针，而后将撑开器套在克氏针上撑开截骨。在内侧楔骨撑开截骨后植入前面取下的骰骨楔形骨块，可以像骰骨截骨部位一样用一根细克氏针（见上文）固定，像穿肉串一样。

1.6.2.3　小跗骨部位的高弓矫正

在较大龄儿童（8～10 岁的儿童）中如果发现有明显的高弓畸形，在足底跖筋膜松解后其足部伸展还是不足以压低足弓的话，可以考虑在小跗骨或舟楔关节处进行闭合楔形截骨。这个术式由 Cole（1940）（美国文献）和 Meary（法国文献）提出，并在第 7 章中有描述。图 1.68 是个案例。高弓矫正可以使得距骨轻微跖屈，从而提高踝关节的背伸能力。需要指出的是，对于特发性马蹄内翻足，应尽可能避免任何关节的融合。

1.6.2.4　跟骨结节截骨矫正内翻

为矫正软组织松解后仍存在的后足内翻，可采用 Dwyer 截骨术（外侧跟骨结节闭合楔形截骨）、向外滑移截骨术或跟骨 Scarf 截骨术（第 7 章）。后两种截骨方式可能会造成屈肌支持带卡压胫神经，因此根据截骨矫正量应对跗管做预防性切开。图 1.69 显示了滑移截骨（结合其他跗骨截骨）的病例。

1.6.2.5　踝上截骨和距骨成形术

对于特发性马蹄内翻足，踝上前区的生长发育应加以控制。踝外翻畸形也较常见（Stevens 和 Otis，1999；Burghardt et al., 2016），特别是在一些过度矫形的情况下（1.6.3 节），也有在复发病例里出现（图 1.70）。这种生长异常的发病机制尚不清楚，可能和内侧跖列的负重减少有一定关系。Napiontek（2003）发现腓骨缩短畸形与跖屈肌无力有关。针对这种情况，对适龄患者可以使用小螺钉或 8 字钢板

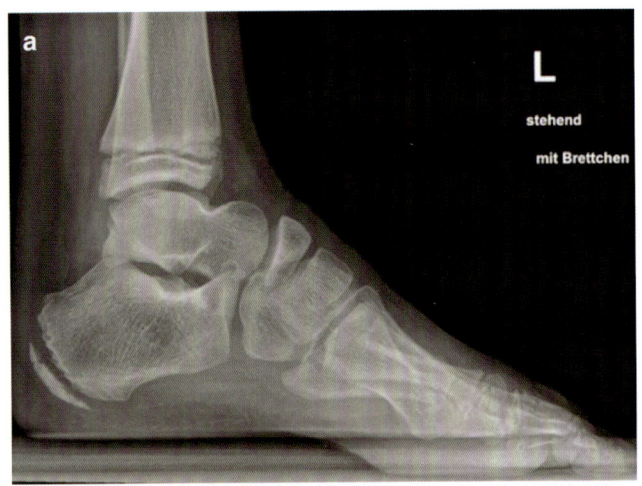

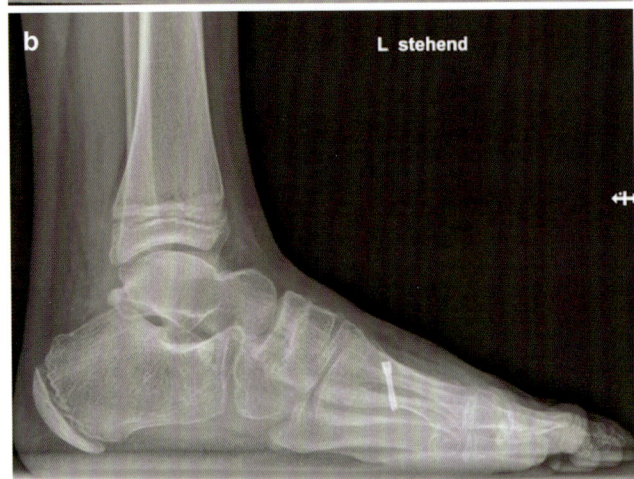

- 图1.68 10岁男孩患特发性马蹄内翻足,经Ponseti法治疗后出现高弓复发(a)。Coleman木块实验下以后足为投照中心的侧位片显示距跖骨角明显增加。Cole手术6个月后(b),第一跖骨截骨抬高和腓骨长肌转位改善了跖跗骨力线

对内侧骨骺进行固定阻滞生长(Stevens et al., 2011; Rupprecht et al., 2015)。

踝关节背伸不足通常是老年马蹄内翻足患者的主要功能障碍之一(图1.111)。胫距关节的背伸能力可以通过踝上前侧闭合楔形截骨来增强,同时踝跖屈角度也会有同等量的减少(Coleman, 1983)。当胫骨远端关节面正常背伸倾斜角度缺失或为负值时,强烈建议行踝上截骨。矫形失败一个是由于骨骺仍未闭合还在不断重塑形,另一个就是距骨旋转中心向前脱位(图1.71)。在预期有足够剩余生长潜力的情况下,通过胫骨远端前骨骺阻滞术,经过一段时间重塑形,也可以达到同样的效果(图1.72和图1.79)。这一术式的文献报道显示部分结果是令人满意的(Flöter et al., 2015),也有部分不令人信服(Al-Aubaidi et al., 2011)。在合适的情况下,也可考虑在距骨颈处行关

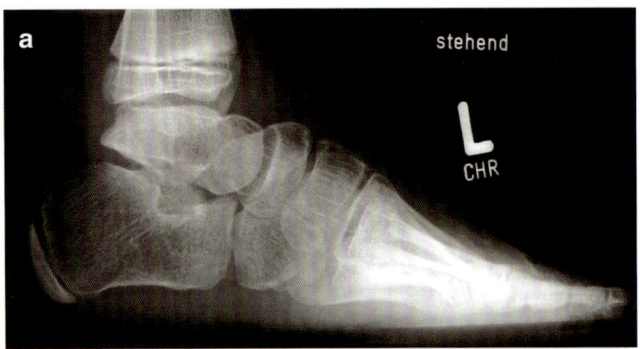

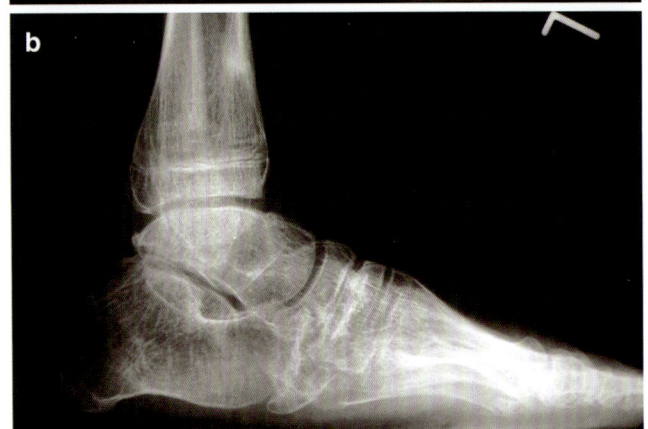

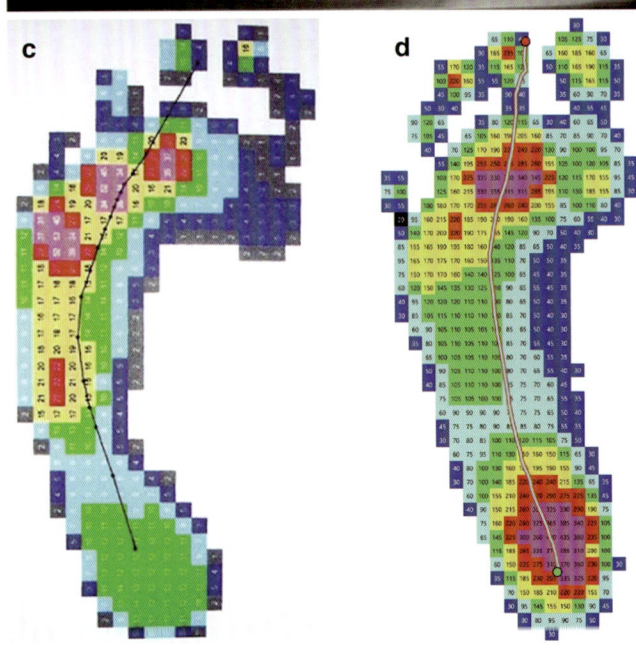

- 图1.69 13岁患者在经皮后侧松解后病情明显复发(a)。与X线图像相比,足底压力分析改变更为显著。足跟的负荷减少,外侧跖骨的负荷明显增加(c)。复发矫正术[包括多个跗骨截骨(其中包含跟骨结节外移截骨)和胫前肌腱转位(b)]后1.5年,足底压力分析显示功能显著改善(d)

节成形术("距骨颈切迹成形术"),以改善踝关节背伸角度(图1.73b),但是目前在这方面的经验有限,预期效果不大。

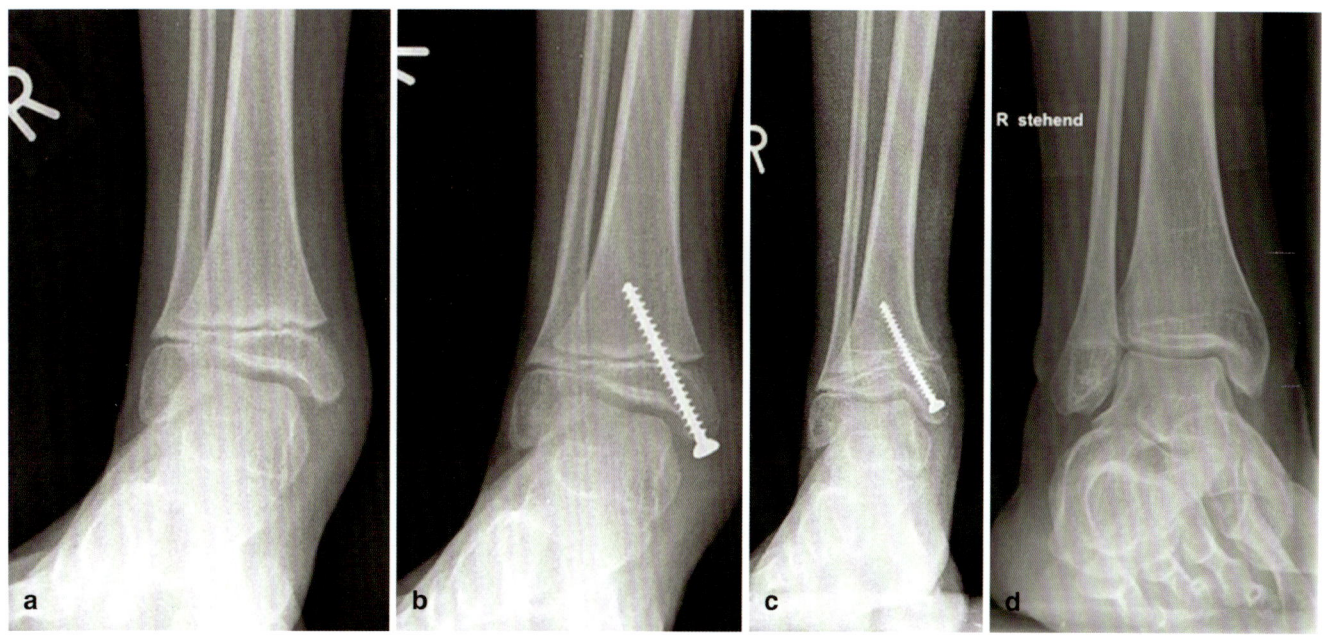

- 图 1.70 8岁女童因马蹄内翻足复发而行多次矫正手术,现出现踝上外翻畸形(a)。行暂时性半骨骺阻滞术(b)结果在术后20个月时出现轻微矫枉过正(c),13岁生长结束时,可见胫距角获得纠正(d)

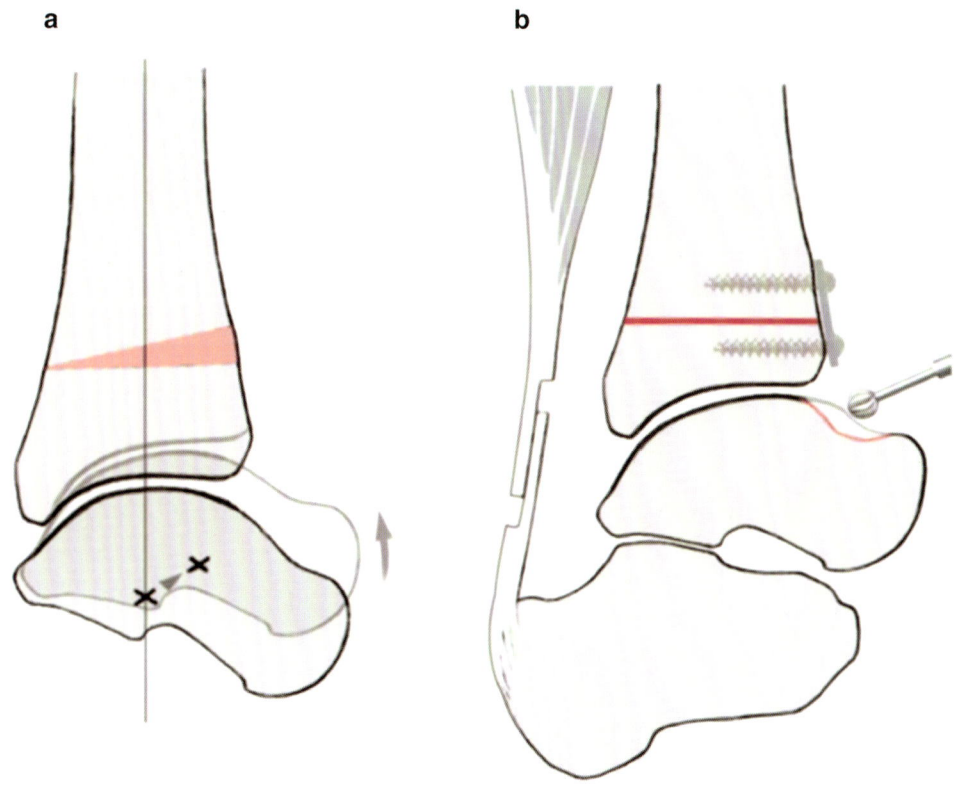

- 图 1.71 通过踝上截骨术(或骨骺阻滞术)可以改善踝关节的背伸角度。然而,这也导致距骨旋转中心的前移(a)和胫距关节前侧稳定性的降低。在个别病例中,距骨颈关节面成形术也可能会改善踝背伸功能(b)。建议在所有软组织松解(例如:跟腱延长和跖筋膜松解)治疗无效后再使用这种办法

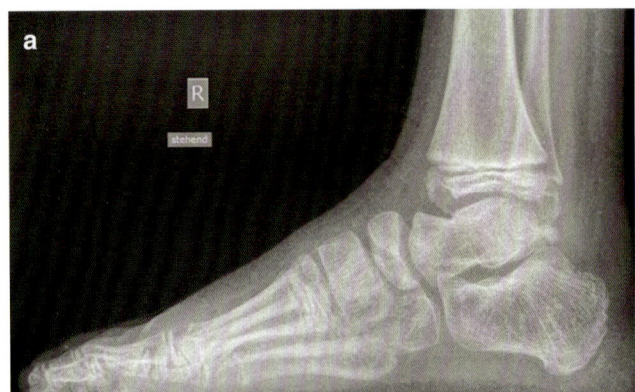

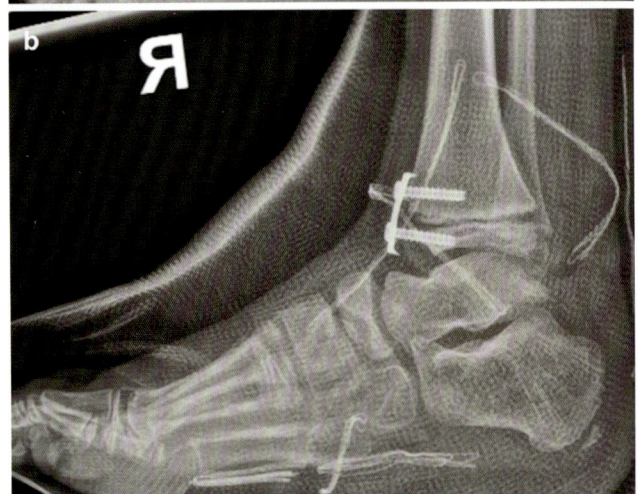

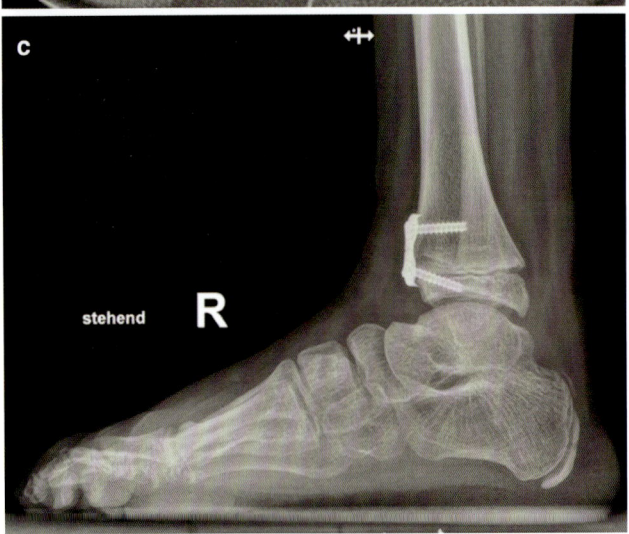

● 图1.72 10岁男孩,胫距关节背伸不足(a)。行8字钢板前半骨骺阻滞联合后路松解术(b)。术后1.5年后,胫骨远端关节面前倾角恢复到正常范围(c)。暂时骨骺阻滞的效果可以通过置入螺钉的角度增加值来评估

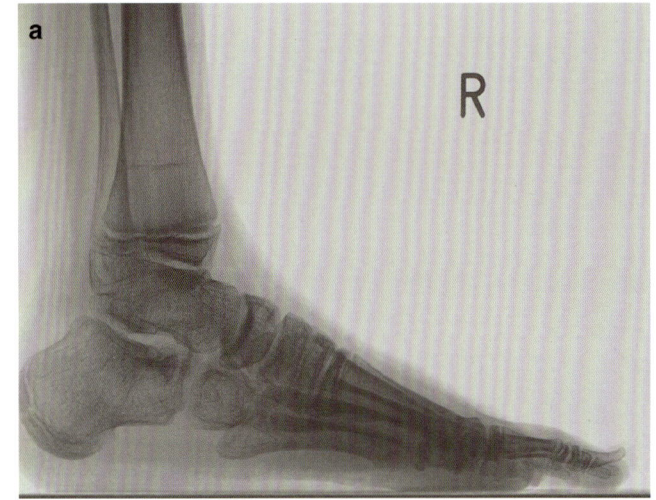

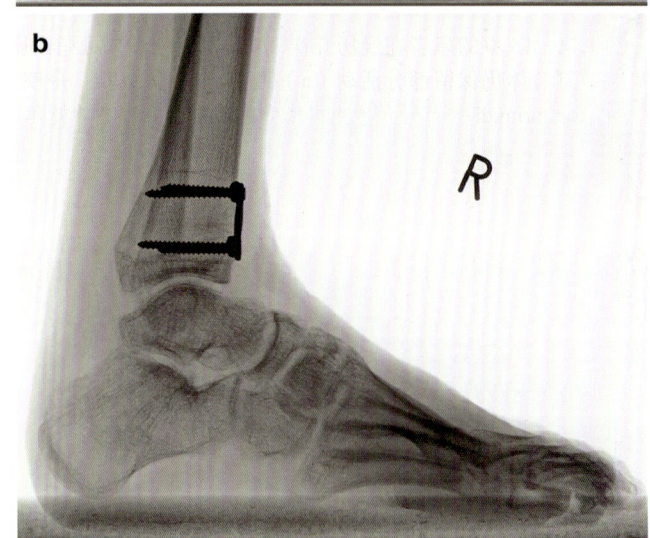

● 图1.73 13岁男孩,既往多次手术治疗复发性马蹄挛缩畸形(a)。16年来临床表现为站立位膝反屈,同时足跟区几乎完全无法负重,临床评估约有15°马蹄挛缩畸形。踝上背伸截骨术同时行距骨颈关节成型和再次跟腱延长以改善背伸(b)。术后踝关节可以达到5°背伸,通过矫正跗骨前区高弓可以进一步改善(图1.74)

1.6.2.6 踝上旋转截骨术

"内八字"步态是特发性马蹄内翻足最常见的后遗症之一。根据Ponseti理念(Mindler et al., 2014)治疗的患者似乎较少出现这种情况,可能是由于足外展支具的作用。在一些罕见病例中,踝上外旋截骨会

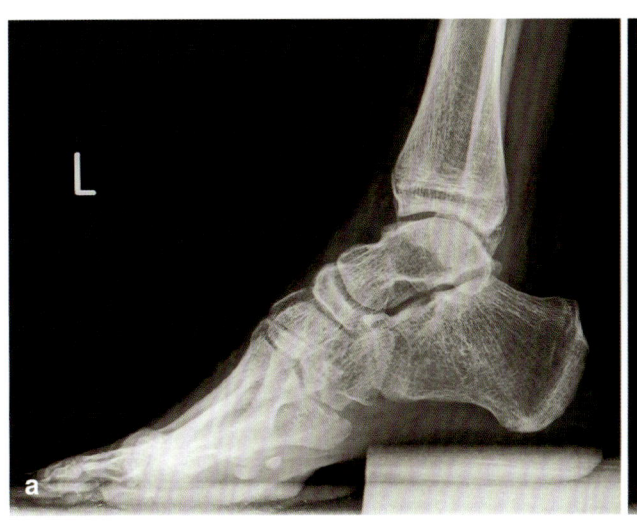 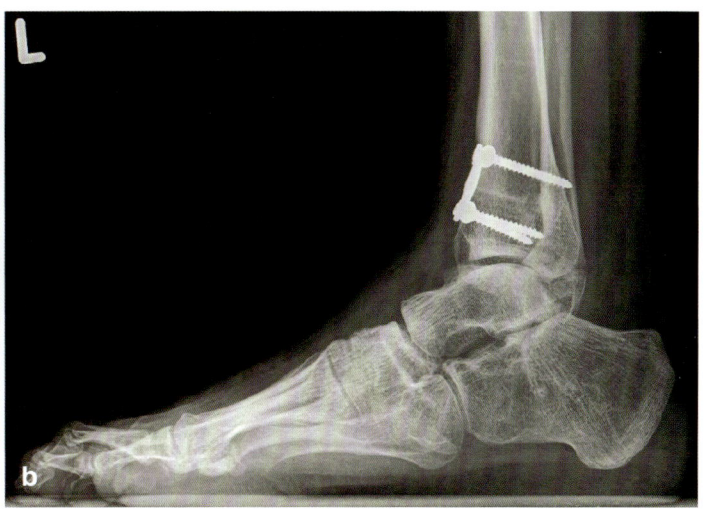

- 图 1.74 15 岁的患者在经历几次矫形手术后（包括胫前肌腱转位），马蹄足畸形严重复发，未出现严重的跗骨对线不良，距周关节复合体仍保留部分活动（a）。行踝上背伸截骨、舟楔关节矫正融合和骰骨截骨（Cole 术式），最终获得跖行足矫形效果（b）。Lambrinudi 关节融合术也可作为替代选项，但从功能角度来看，对于后足仍保留部分功能的患儿，不推荐该术式

有一定效果。在排除常见导致"内八字"步态的近端原因（如骨盆前倾畸形）后，且所有踝下导致"内八字"步态的其他畸形也已被纠正，这时才可进行该手术。图 1.75 显示了小腿旋转角度度的临床检查方法。

纠正持续性"内八字"步态的手术方法选择
- 松解内翻挛缩（距骨周围复合体）
- 纠正残余内收畸形
- 胫后肌腱延长
- 胫前肌腱转位（在充分矫正距骨周围复合体时尤为有效）
- 踝上旋转截骨术（很少采用，因为马蹄内翻足的踝间轴本身往往倾向于向外旋转）

1.6.2.7 距骨周围关节复位融合

特发性马蹄高弓足的矫形手术尽量避免牺牲跗骨关节，因为包括踝关节在内的跗骨区域所有关节活动度多数都不大，且大部分是不规则的解剖形状，因此，邻近关节的代偿潜能不足。如果相邻关节（特别是踝关节）的功能能够更好地保留，那么在儿童晚期和青少年时期可以行跗骨融合。顽固的高弓畸形可通过舟楔关节背侧闭合楔形切除融合，楔形切除范围可沿至骰骨（Cole，1940）（图 1.68 和图 1.74）。对于严重的跗骨关节挛缩内翻畸形，为了保证踝关节更好的功能活动范围，可以采用 Chopart 关节融合或三关节融合 Lambrinudi（1927），详见"（极端状况）Lambrinudi 三关节融合"节（图 1.76）。

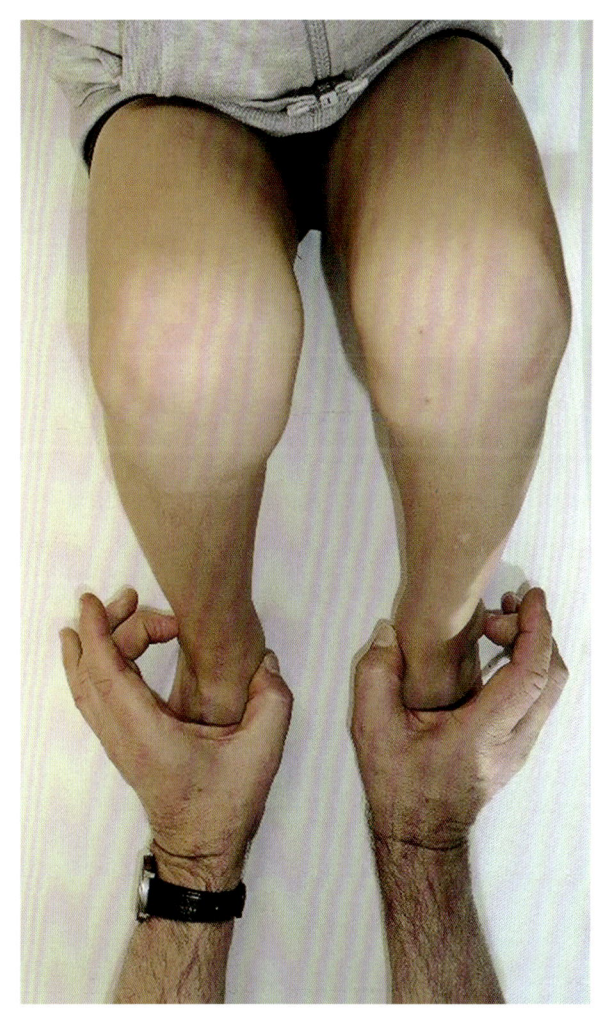

- 图 1.75 6 岁男童双侧特发性马蹄内翻足完全矫正。此外，右侧小腿内旋畸形已经通过踝上外旋截骨获得矫正。在左下肢，膝关节屈曲轴和踝间轴（由触诊者手指标记）仍旧近乎平行，缺乏约 25° 的生理性外旋（右腿）。临床上有明显的足部"内八字"步态

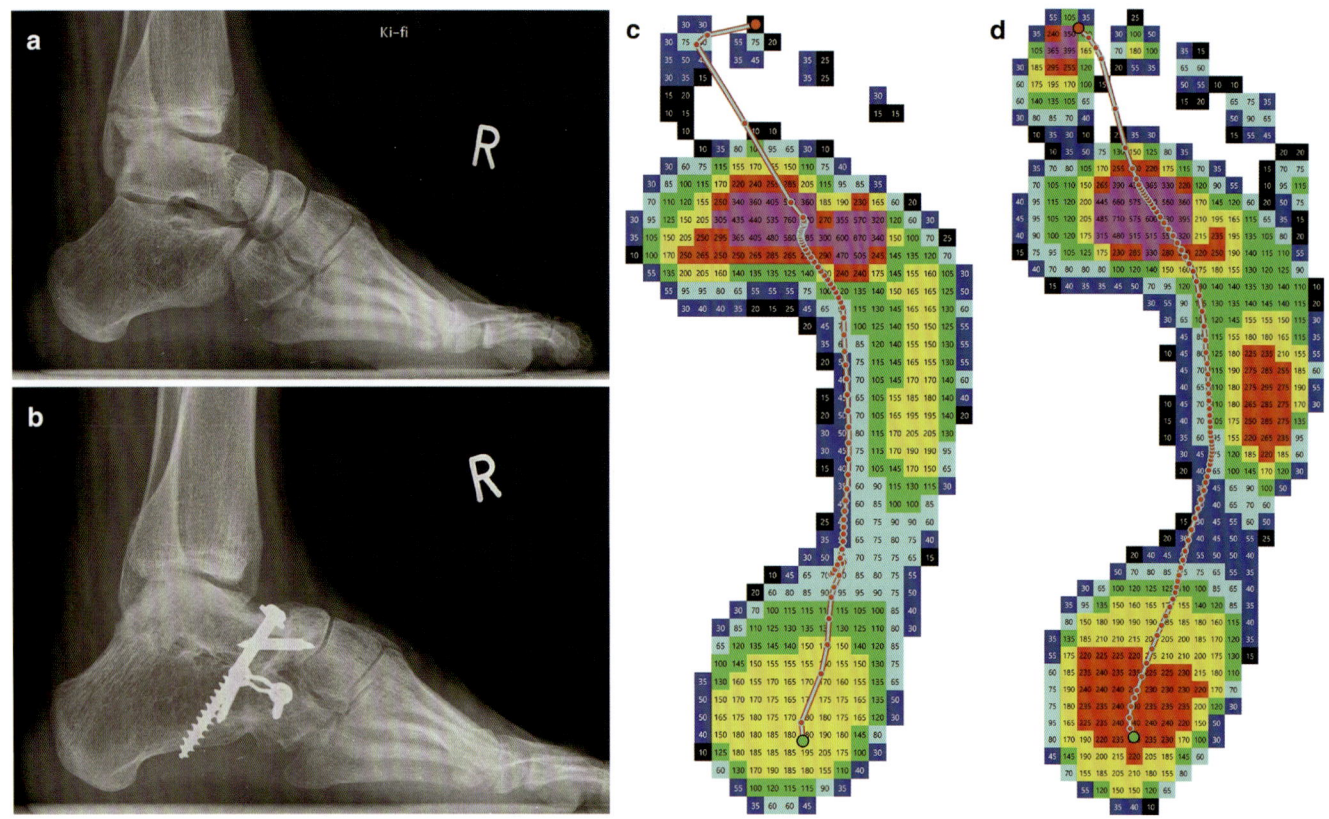

- **图1.76** 15岁半男性青少年患者，在出生后第一年行距骨周围松解术。术后明显复发，足外侧缘过度负重，踝关节易于扭伤，同时伴有踝关节前侧撞击（**a**）。通过改良 Lambrinudi 三关节融合术，踝关节处于一个较好的功能位置，可以有 10° 的背伸（**b**）。足底压力分析显示，术后 15 个月（**d**），站立相早期已变正常，与术前相比，足跟触地后的负重时间有延长（**c**）。然而，第五跖骨基底部的非生理性负荷持续存在，可以通过进一步增加前中足的旋前来纠正

1.6.3 马蹄高弓内翻足的过度矫正

在纠正特发性马蹄高弓内翻足畸形时，目标是达到完全纠正，并以此为最佳的效果（图 1.77 中的曲线峰值）。这可能导致矫正不足或复发，通常可以在前面的治疗方法中发现，包括单纯的后路松解、Ponseti 疗法和早期停用维持支具的治疗中。然而，过度矫正也可能发生，最常发生在有广泛的手术松解后。在经 Ponseti 早期治疗后也观察到部分矫正过度现象：Hayes 等（2018）报道了 12% 的后足外翻畸形。然而，严重的、复杂的过度矫正似乎很少发生于这种早期保守治疗的病例中，作者至今未观察到过。矫正不足和复发一般是比较容易治疗的，但过度矫正则有很难逆转的功能障碍，需要较复杂的手术进行翻修。

1.6.3.1 病理形态学和功能障碍

马蹄高弓内翻足的 5 种畸形表现（1.3.1 节）都会有医源性过度矫正的可能（Haslam et al., 2006; Hamel, 2011）。这种风险经常发生在广泛的距骨周围复合体关节囊松解和肌腱的松解术后，在"Ponseti 时代"之前更为常见。Mosca（2014）和之前的 Simons（1993）将距下旋转不良（"旋转外翻"，特别是顽固性跟骰畸形）和距下过度移位（"平移外翻"伴距跟对位不齐）区分开来。Eberhardt 等（2018）建议对这些平移外翻畸形病例进行三关节融合。在使用 Ponseti

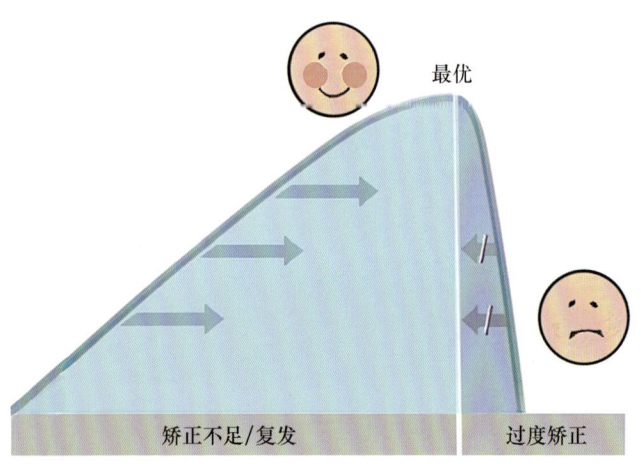

- **图1.77** 矫正不足（"最优"的左边）可通过二次手术矫正，而最佳结果和过度矫正（"最优"的右边）却是一线之隔，后者会造成相当大的治疗问题

理念治疗后，过度矫正现象明显减少，因此可以预期这种情况在未来也会减少。从功能和治疗的角度来看，过度矫正患者的满意度通常差于畸形复发，而且往往会持续恶化（图1.77）。特别是，随着年龄和体重的增加，患者的前足无法承受足够的应力（跟骨步态），因而无法正常行走。以下情况经常会伴随出现：

马蹄高弓内翻足过度矫正的各种表现
- 跟行足畸形伴小腿提踵肌肉功能不全导致趾长屈肌代偿性过度活动（6.1节）
- 距周关节过度外翻，胫后肌功能不全，严重的跟腓骨撞击
- 踝上外翻畸形，踝关节内侧踝穴异常
- 中前足旋后
- 背侧拇囊炎伴内侧跖列抬高和不稳定，跖趾关节屈曲挛缩（详见"背侧拇囊炎矫正术"节）
- 腓骨肌腱脱位

影像学上，后足过度外翻的特征可以在X线的侧位片或足前后位片上观察到，在负重位片上观察效果更佳。通常踝上外翻畸形与后足畸形可在踝关节前后位片上被观察到。内侧跖列的抬高或整个中前足的旋后情况在侧位片上能精确观察到。过度矫正导致的功能不良后果及其发展可以在足底压力检测中获得结果（Hamel，2011）（图1.78）。踝上外翻畸形的常见原因（Stevens和Otis，1999）可能是因为马蹄内翻足的后遗症，特别是在过度矫正的情况下，足内侧跖列的正常负荷减少，这可能导致发育中的踝上结构力线改变。

马蹄内翻足过度矫正的足底压力分析表现
- 足中部的足迹缺失
- 前足区域的压强和压力减少
- 跗骨前区负荷过重，后跟负荷减轻
- 第一跖骨处负荷转移缺失（相比可复性的平足）
- 高负荷转移至拇指（代偿性）

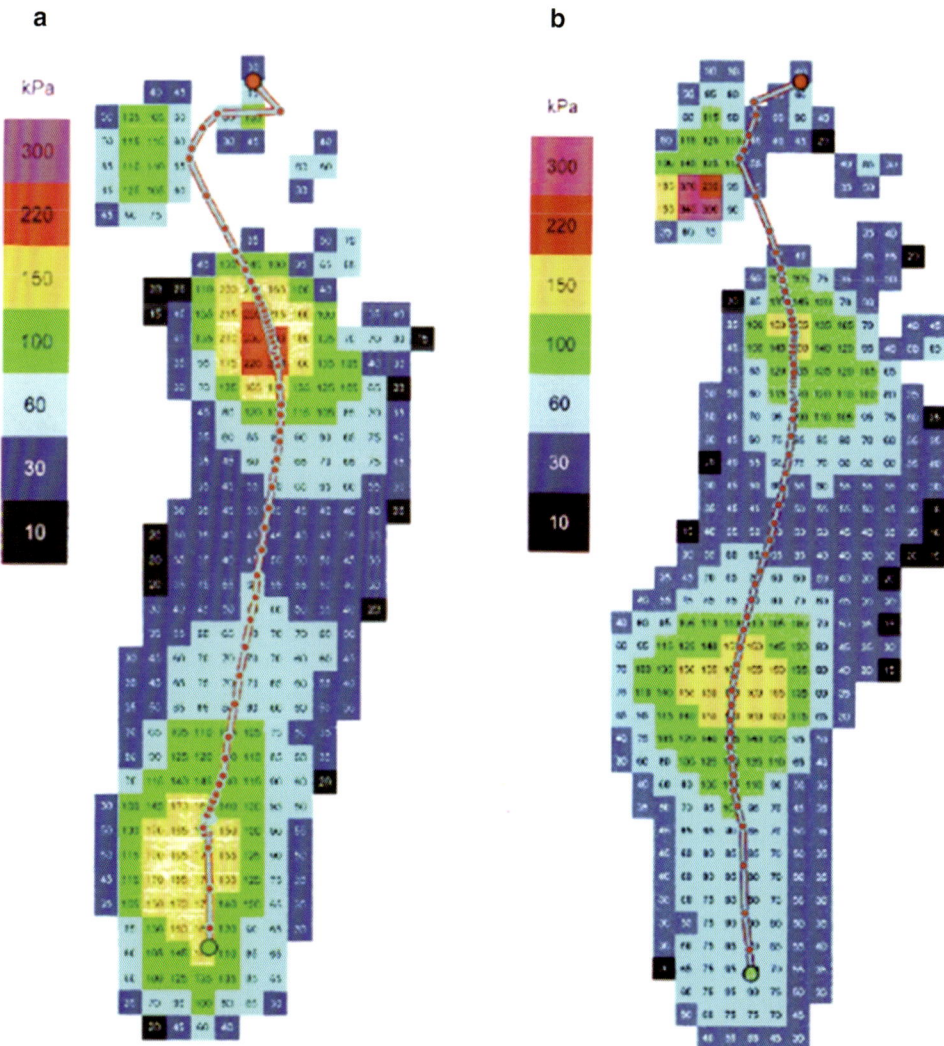

● 图1.78 一例马蹄内翻足患者在出生后的第一年接受距骨周围松解术。9岁（a）和12岁（b）的足底压力分析（峰值压力图）显示严重且逐渐进展的功能障碍，内侧跖列的负重完全缺失

1.6.3.2 手术治疗原则

对马蹄内翻足过度矫形术后的再次矫正刻不容缓，在患者生长发育期就推荐进行手术，以免后期发展成明显的功能障碍。手术可以显著改善远期的功能或防止其他畸形或功能障碍的恶化（O'Brien et al.,2004；Hamel，2011）。简单的手术方案，如单独的关节制动术，也必须进行严格的评估（图4.33）。主要的手术方法有：

- 通过肌腱转移和跟腱缩短加强小腿肌肉和胫骨后肌（效果有限）。
- 截骨或关节融合术稳定距跟舟复合体（跟骨截骨术、跟骰关节撑开融合术、Grice手术、关节僵硬度不大时可行关节制动术、Chopart关节或三关节融合术），这样可以增强小腿肌肉的功能效率。
- 截骨或生长发育引导矫正踝上外翻畸形。
- 压低或稳定内侧跖列，通过截骨、关节融合（如舟楔关节）、拇长屈肌转位到第一跖骨、胫前肌腱转位到第二跖列（详见"背侧拇囊炎矫正术"节）。

1.6.3.3 治疗案例

由于联合手术的适应证是非常个体化的，因此治疗理念也将以个例为基础进行描述。例如，根据个人情况和年龄而定，并且我们要充分考虑以下情况，是否应融合具有过度代偿性活动的Chopart关节以稳定足部（图1.81）或者是继续保留关节的过度活动（图1.80），以期代偿踝关节活动受限。反向Coleman木块试验有助于评估内侧跖列关节的稳定性（图1.89）。如果踝关节在解剖学上发育接近正常，三关节融合是青少年后足三维重建的标准手术方案，特别是对于前足内侧有足够旋前的病人。

针对过度矫正情况的综合干预措施：

手术治疗马蹄内翻足的过度矫正通常需要在后足、中足以及有时在踝上区域采取多种措施。只有少数病例可保留跗骨关节（图1.79）。如果需要通过关节融合术来稳定后足，则应首先考虑距跟关节和舟楔关节（图1.80），只有在更严重的病例中，才会考虑融合功能特别重要的Chopart关节（图1.81）。除了稳定后足，同时矫正前中足的旋后畸形也是至关重要（图1.82）。明显的踝上外翻畸形需要截骨矫正（图1.83和图1.84）。完全的跗骨畸形复发应通过骨间融

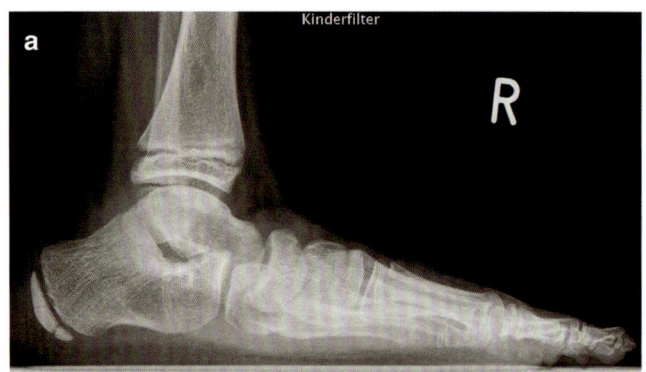
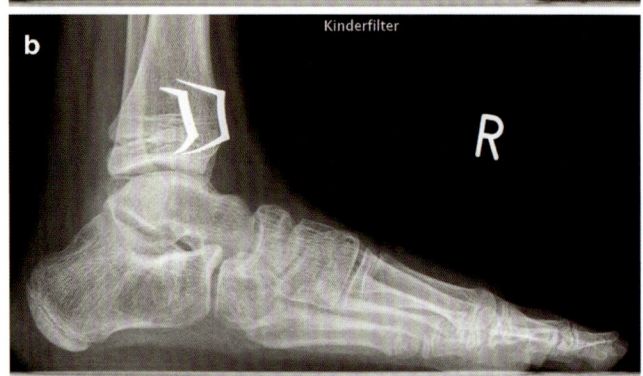
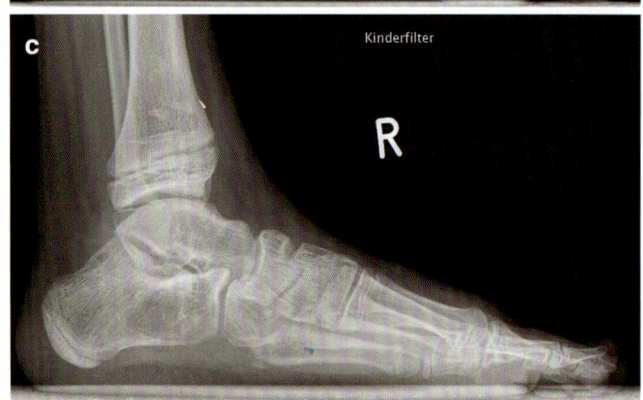

● 图1.79 11岁患者，特发性马蹄内翻足，单纯外固定保守治疗，临床表现为过度矫正（**a**）。在做了跟腱延长、跟骨双截骨、胫骨远端骨骺前内侧阻滞15个月后，对踝上畸形矫正有明显改善效果（**b**）。内固定拆除术后27个月（**c**），临床功能明显改善

合来纠正（图1.85）。

背侧拇囊炎矫正术

拇指背侧拇囊炎矫正通常是前-后足联合手术的一部分（见"针对过度矫正的综合干预措施"一节），但在某些情况下也可以单独使用（McKay, 1983a；McKay, 1983b；Yong et al., 2007）。从病因学上来看，步态站立相后期由于小腿肌肉无力，无法稳定后足复合体实现坚强的杠杆功能，从而导致足趾屈肌尤其是拇长屈肌的代偿性过度活动。胫骨前肌-腓骨长肌相互拮抗的失衡导致内侧跖列的抬高。因此，拇长屈肌

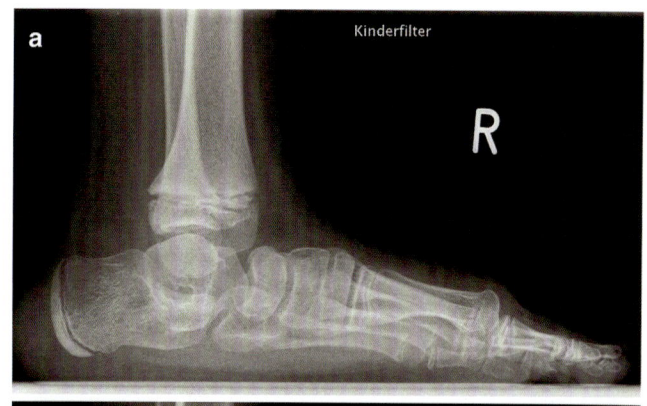
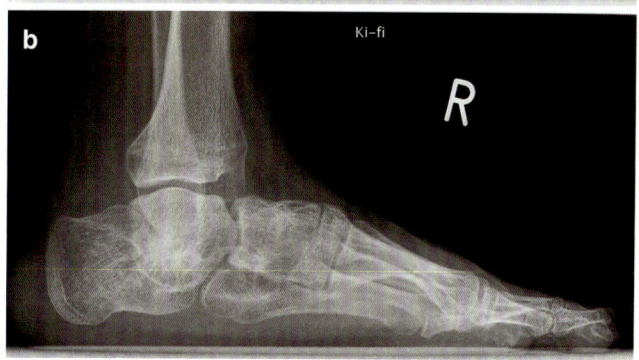
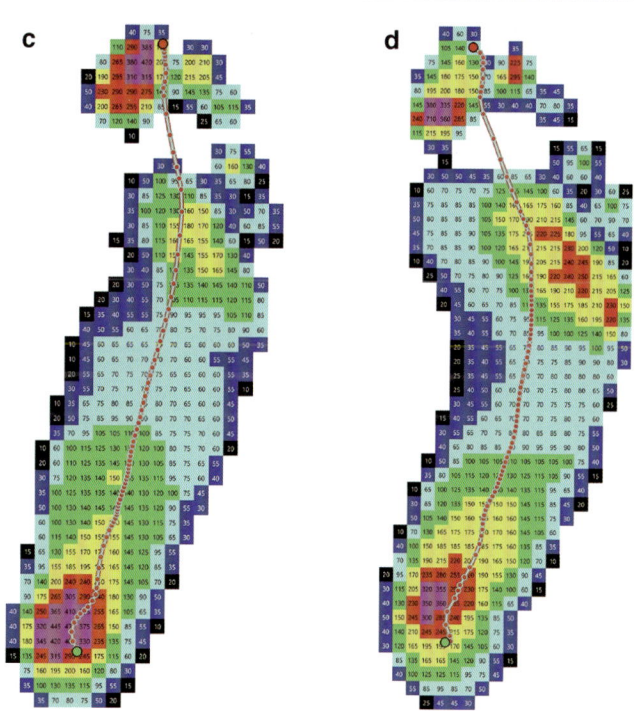
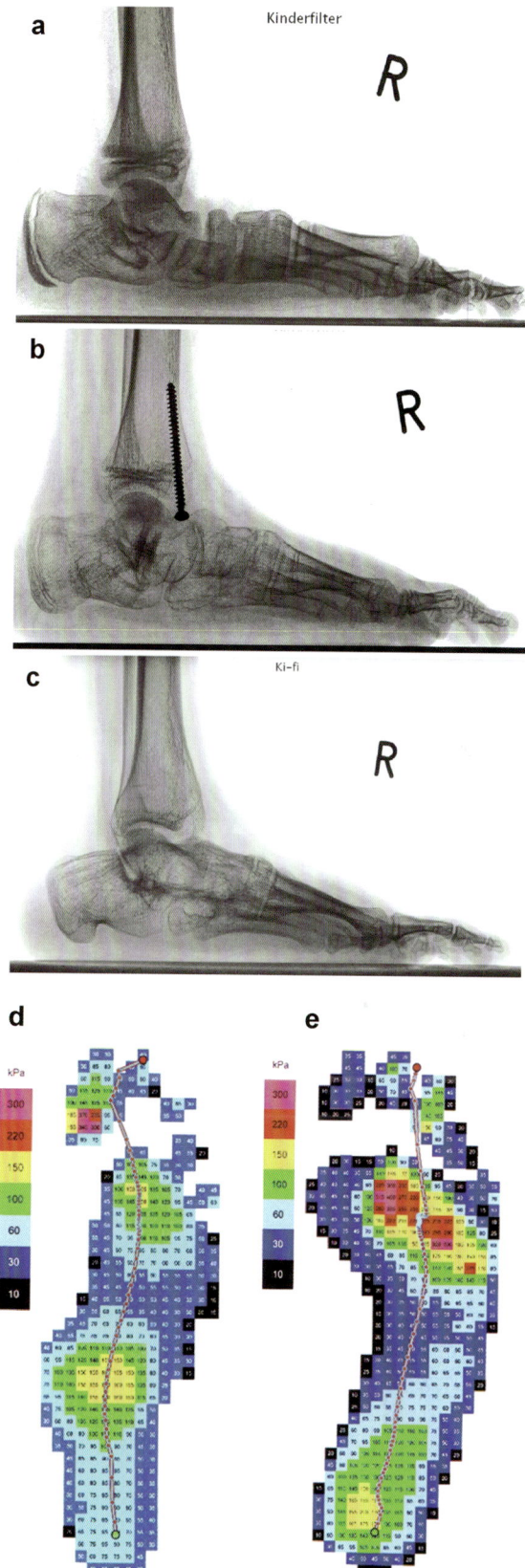

- 图 1.80 13 岁患者，特发性马蹄内翻足距骨周围松解后（a 和 c）。行 Grice 关节外融合稳定跗骨、跟骨滑移截骨术和舟楔关节融合稳定内侧柱。背侧拇囊炎畸形通过拇长屈肌腱转位和第一跖骨近端楔形闭合截骨矫正。由于距骨顶扁平畸形，限制了胫距关节的活动，保留完好的 Chopart 关节进行代偿性活动。术后 2.5 年（b 和 d）临床功能明显改善，但仍有明显的前足外侧负荷过载

- 图 1.81 12 岁男孩，在出生后的第一年行距周关节松解术，术后出现较为严重的矫枉过正（a 和 d）。广泛的骨和软组织手术，Chopart 关节（b）未处理，由于距舟关节严重不稳定（第一次手术时低估了）导致整体矫正失败，必须在第二次手术中行关节融合术（c）。在第二次术后 1 年，即 14 岁时，可以观察到功能的明显改善（e）

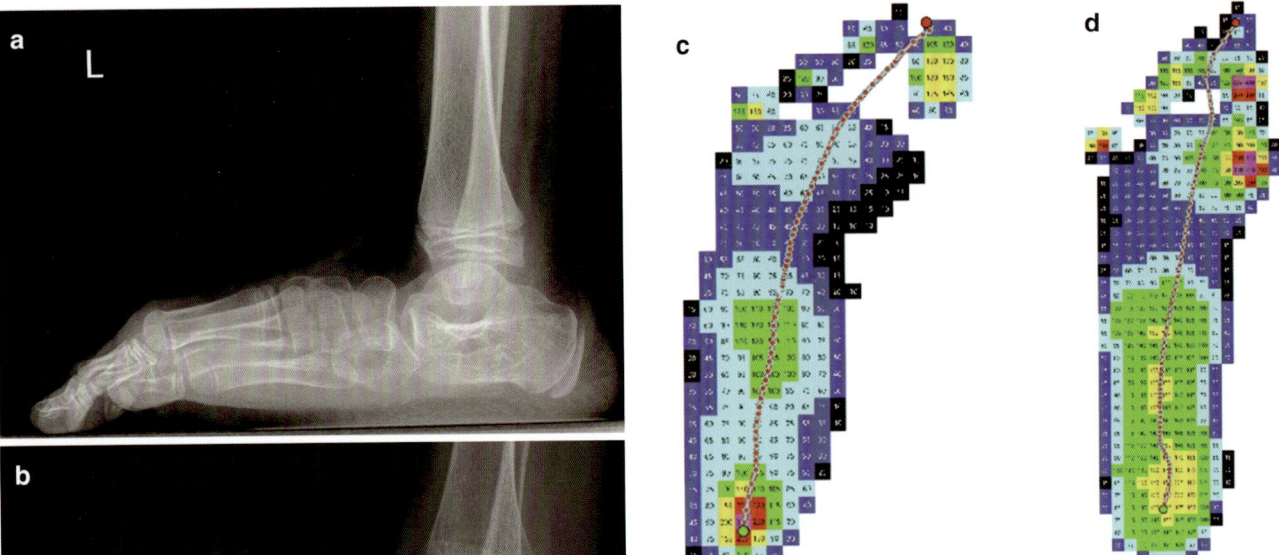

- 图 1.82 9 岁女孩，一岁时行距骨周围松解术，后矫形过度导致前中足旋后和背侧拇囊炎症状（a 和 c）。行 Grice 手术稳定距跟关节，同时行内侧楔骨跖屈截骨，拇长屈肌腱转位至第一跖骨以及胫前肌腱转位至第二跖列，矫正背侧拇侧拇囊炎（b）。术后约 2 年（b 和 d），前足的压力负荷分布明显恢复正常

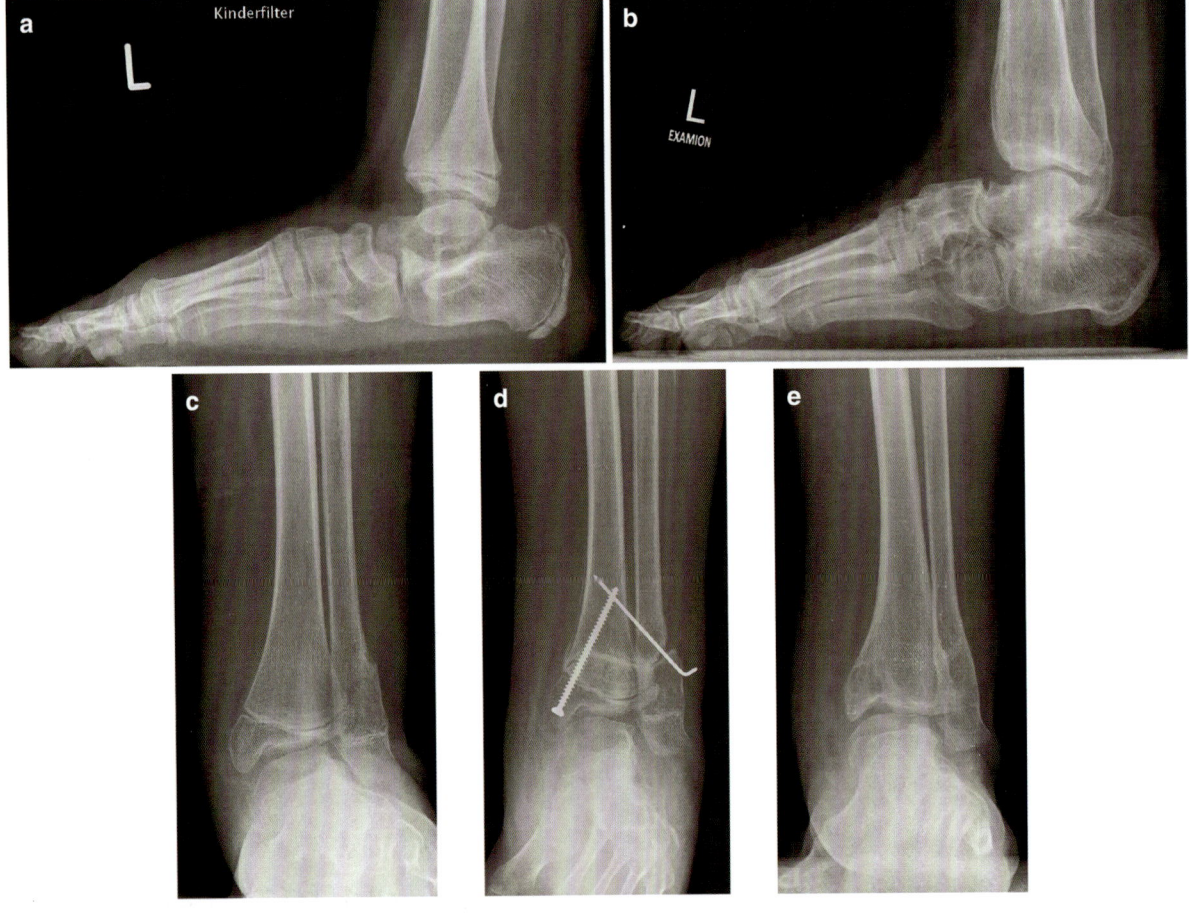

- 图 1.83 9 岁女童在出生一年行距骨周围松解后出现严重矫形过度，距跟骨移位（后足平移外翻）以及踝上外翻畸形（a 和 c）。足底压力分析显示站立相后期前足蹬地显著无力，无法踮脚走路（f）。采用 Grice 关节外融合、前跗骨旋前截骨、舟楔关节矫正融合稳定内侧柱、跟腱延长、踝上内翻截骨术以及胫骨内侧临时骨骺阻滞术（b、d 和 e）。术后 1 年（g）和 2.5 年（h）仍无法实现生理性足底压力分布，但有功能改善，可以踮脚走路

1 特发性马蹄内翻足 | 51

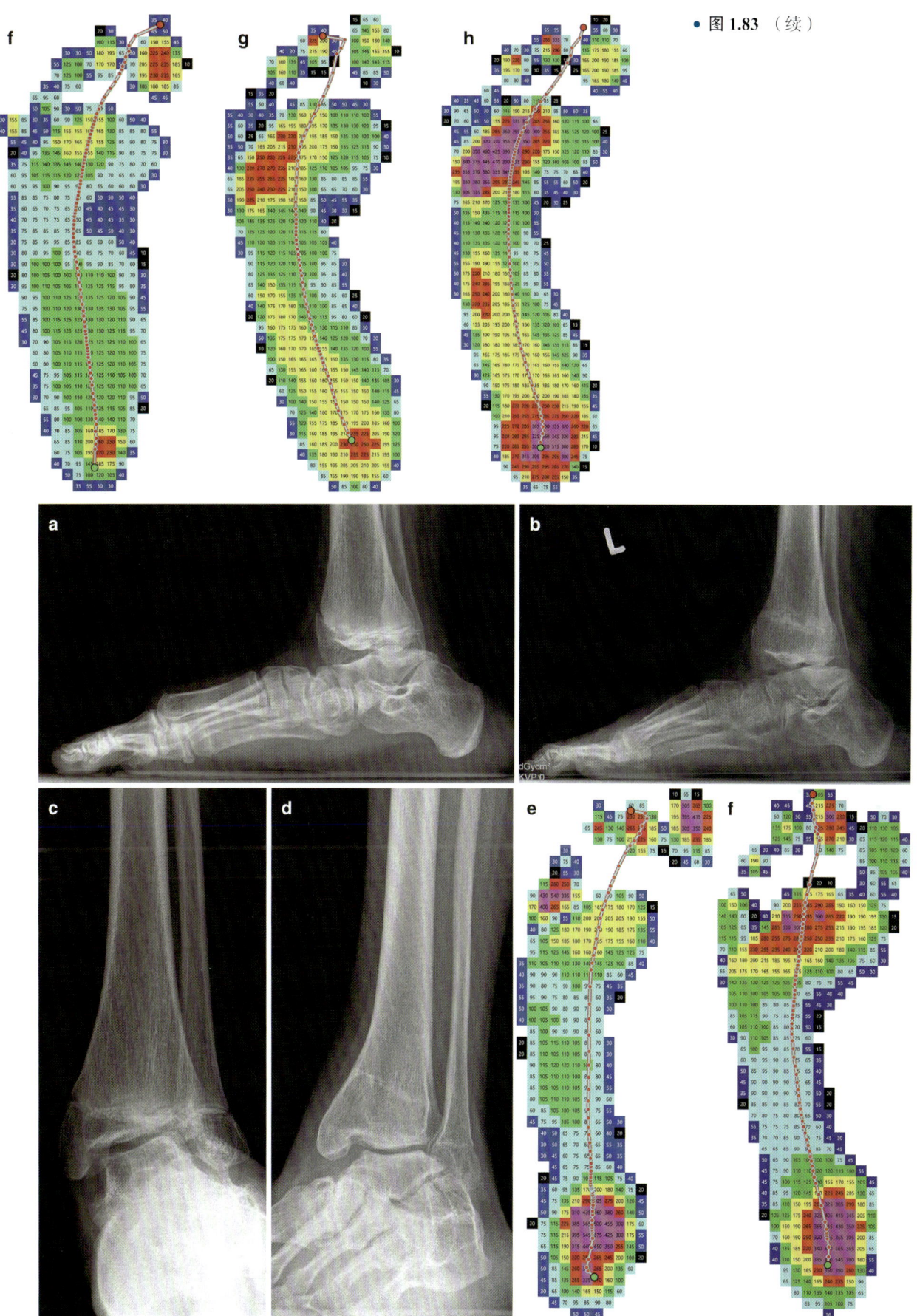

• 图 1.83（续）

• 图 1.84　12 岁女孩在出生后第二年行距骨周围松解术，现出现严重的过度矫正问题，无法踮脚行走（e）。影像学显示有明显的距骨畸形、胫骨远端畸形和背侧拇囊炎（a 和 c）。采用踝上截骨、背侧拇囊炎矫正（胫前肌转位）、第一跖骨基底部截骨和拇长屈肌腱转位后，（b 和 d）足底压力分析可见显著的前足负重增加，提示患者功能改善（f）

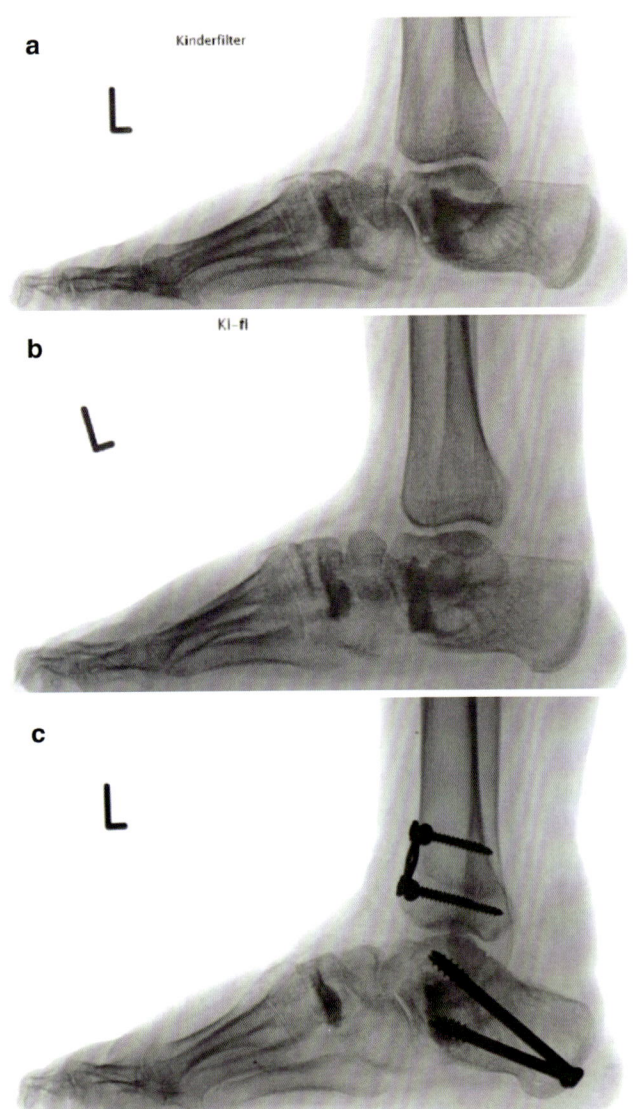

• 图 1.85　14岁女性患者，在出生第一年行距骨周围松解术后出现严重过度矫正和跟腓骨撞击痛（**a**）。在行距跟 Grice 关节融合和内侧距骨压低后，后足姿态显著改善，但由于距骨背伸增加，踝关节前部撞击导致不适感（**b**）。距跟撑开融合同时行踝上背伸截骨可使踝关节获得更好的功能活动范围（**c**）

的过度活动代表了一种（有效的）补偿机制，然而，这将导致第一跖列的非生理性压力负荷分布（第一跖骨负荷缺失和拇指的高负荷，参见图 1.84e）（Hamel 和 Nell，2016）。在一部分病例，这仅仅影响足内侧跖列，而在其他病例，特别是胫骨前肌过度活动伴腓骨长肌无力，将出现整个前中足复合体的旋后畸形（如图 1.82）。久而久之，这将导致第一跖骨头上方与鞋面摩擦，第一跖趾关节屈曲挛缩和退行性改变，并通常伴有继发小脚趾畸形，这可以在病程早期进行矫正干预来避免（Kuo，1993）。图 1.86 显示了纠正背侧拇囊炎畸形的经典手术组合。

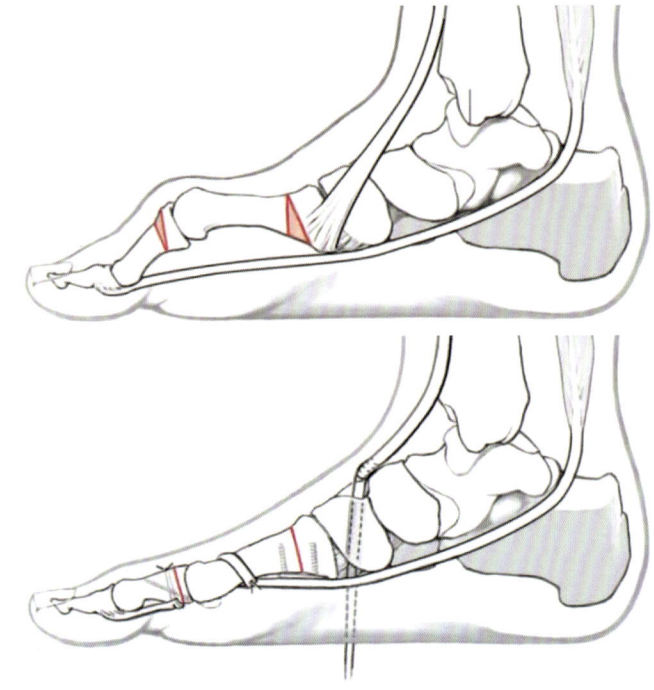

• 图 1.86　背侧拇囊炎的矫正方法。除了内侧跖列截骨矫正外，拇长屈肌腱转位到第一跖骨远端，胫前肌腱转位到第二跖列，以消除其对第一跖列的影响

背侧拇囊炎矫正手术（图 1.86）
- 内侧跖列的压低与稳定
- 拇长屈肌腱转位
- 胫前肌腱转位至第二跖列
- 第 1 跖趾关节周围截骨术

手术技术

取足内侧缘的内侧纵向切口，于近节拇指基部切断拇长屈肌腱。远端残端用缝线固定于在近节拇指基部，以防止趾间关节过伸；通过钻孔将近端残端锚定在第一跖骨远端干骺端。如内侧跖列存在畸形和不稳定，稳定内侧跖楔关节并压低内侧跖列。此外，将胫前肌腱转移至第一跖列（中间楔骨或第二跖骨基底部），以消除该肌肉对内侧跖列的抬高作用。在第一跖骨头区域和近节拇指基底部进行关节周围截骨术以重建跖趾关节的背伸功能，同时减少过度跖屈。

如图 1.87 和图 1.88 中的病例所示，为了压低抬高的内侧跖列，可以采用楔骨截骨和（或）第一跖骨基底部截骨，如果伴有舟楔关节的过度活动，可以进行舟楔关节矫形融合。通过反 Coleman 木块实验，在第一跖骨下方垫木块抬高跖列，可以对内侧跖列不

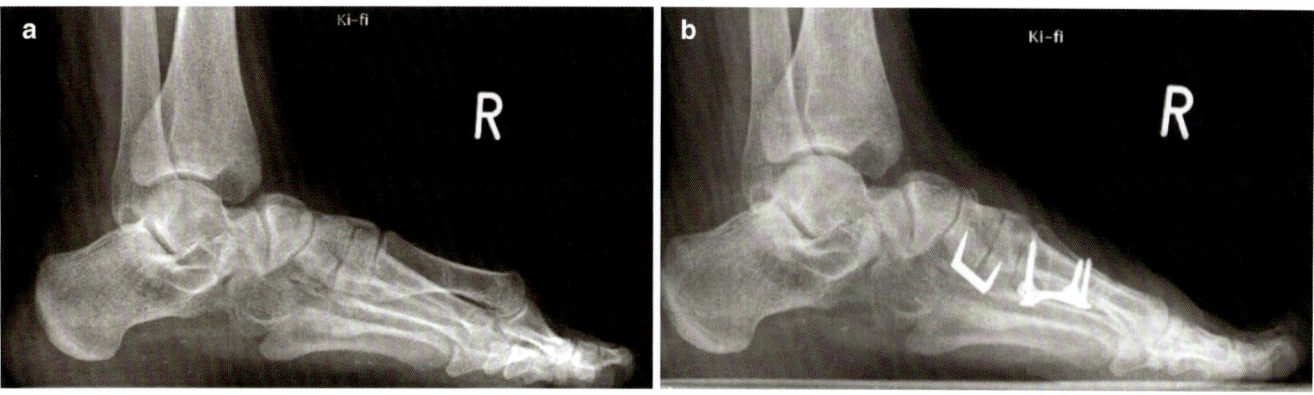

- 图 1.87 16 岁女性患者，特发性马蹄内翻足，距骨周围松解后，基本无疼痛，但前足严重畸形伴背侧拇囊炎（a）和 2～5 足趾内翻。在楔骨及第一跖骨基底部水平截骨压低内侧跖列，拇指跖趾关节截骨成形，拇长屈肌腱和胫前肌腱转位，2～5 屈趾肌腱离断。术后 5 个月，效果非常满意（b）

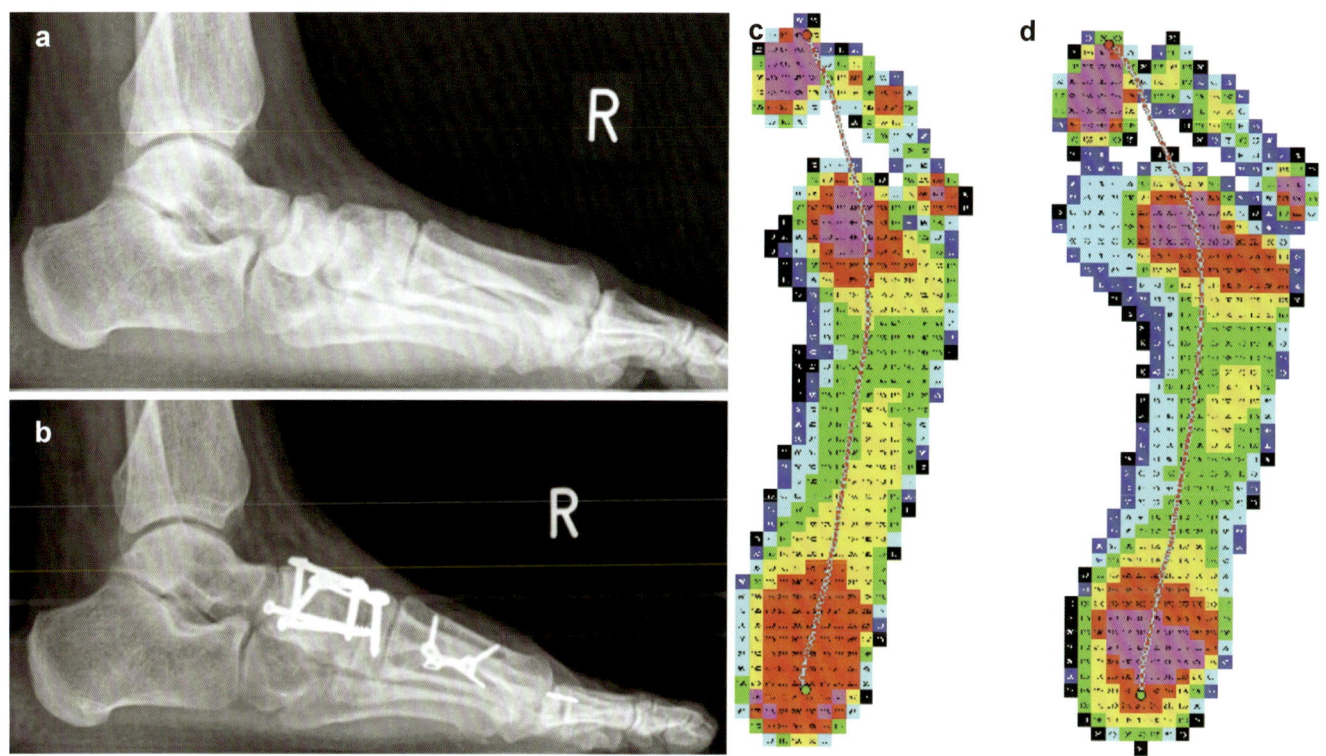

- 图 1.88 20 岁特发性马蹄内翻足背侧拇囊炎患者（a 和 c）。通过关节融合稳定舟楔关节的过度活动，同时行第一跖骨基底部和近节拇指截骨以及拇长屈肌腱转位（b）。术后 15 个月，足中部的负荷分布得到了改善，但由于第一跖趾关节的背伸受限，拇指远节的负荷仍然很高（d）。若更早进行手术矫正（图 1.82），可以获得更好的预期结果

稳定进行诊断（如图 1.89）。一组 11 例（13 足）马蹄内翻足手术后患儿，后又进行了背侧拇囊炎畸形矫形手术，拇囊炎术后平均 24.4 个月，第一跖骨下方最大受力占整个前足的比例从术前的 7.9% 增加到术后的 23.1%。尽管拇长屈肌肌腱做了转位手术，拇指最大受力仍为初始值的 82.6%（Hamel 和 Nell，2016）。

1.7 发展中国家的马蹄足治疗

通过与坦桑尼亚北部"Feuerkinder-Team"的几次合作，作者获得了在发展中国家的条件下马蹄内翻足治疗的经验。这里特发性马蹄内翻足的发病率明显高于中欧地区。此处描述的治疗方法不一定适用于其他地方。然而，许多方法也适用于更发达的卫生系统，并且在随着移民增加的全球化世界中似乎也具有普遍意义（图 1.90）。

1.7.1 初次治疗

特发性马蹄内翻足的首要治疗方法是 Ponseti 疗法，该疗法今天在世界各地广泛使用，在卫生系统欠

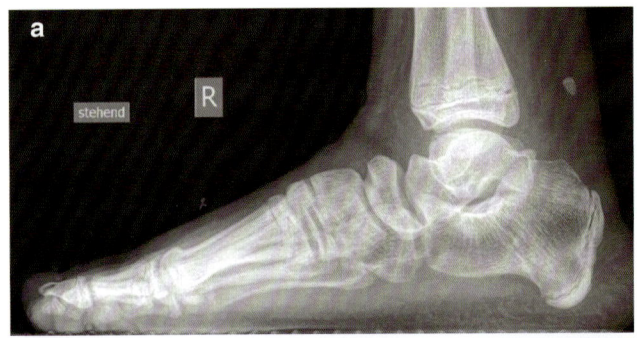
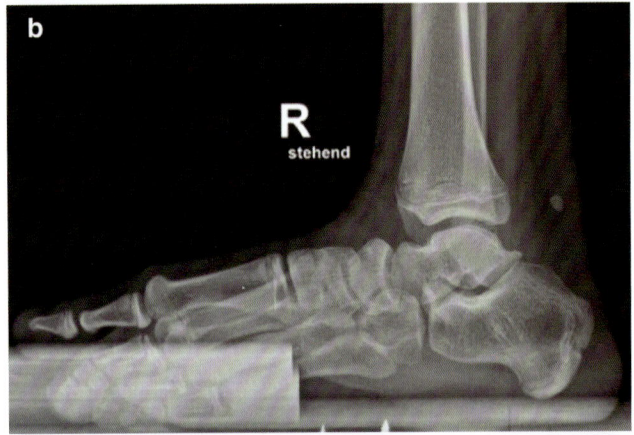
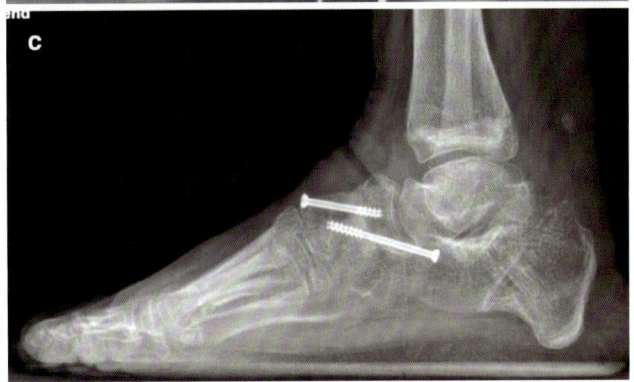

• 图 1.89 过度矫正的马蹄内翻足（a）伴跗跖骨内侧柱不稳定。舟楔关节的过度活动在侧位 X 线中不明显（a），但可通过反向 Coleman 木块实验来进行诊断，采用关节撑开融合联合跟骨滑移截骨术进行治疗（c）

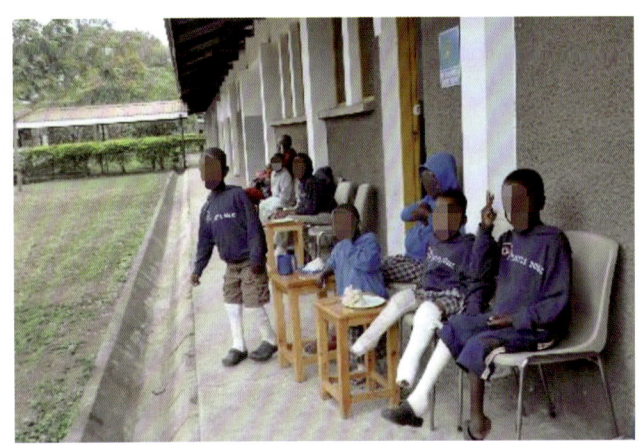

• 图 1.90 坦桑尼亚北部乌萨河马蹄足门诊，不同年龄的未经治疗或复发的马蹄内翻足患儿

发达的地区似乎特别可行和实用。然而，必须提供一定的组织架构：保证充分了解矫正技术、肌腱切断术以及外展矫形器的制造和应用。作为建立此类构架的范例，这里将介绍"Usa River Clubfoot Clinic"的一些经验（图 1.91、图 1.92 和图 1.93）。Ponseti 治疗本身在 1.5.2 节中有详细描述。网络合作，例如在 MiracleFeet（致力于 Ponseti 方法在全球传播的非政府组织）框架内的合作是有帮助的。

原则上，医生、医务人员、物理治疗师以及非医务人员都可以学习使用矫正石膏以进行治疗。受训者的认真培训和持续的兴趣至关重要，但是可用石膏材料的质量并不总能满足更高的要求。使用 Pirani 评分进行持续监测非常有帮助（图 1.94）。

肌腱切断术是一个限制因素，因为它是 Ponseti 概念的重要组成部分，但经验表明，非手术医务人员的培训较困难。因此，该方法依赖于与唤起对马蹄足治疗兴趣的外科医生或医务人员的合作。

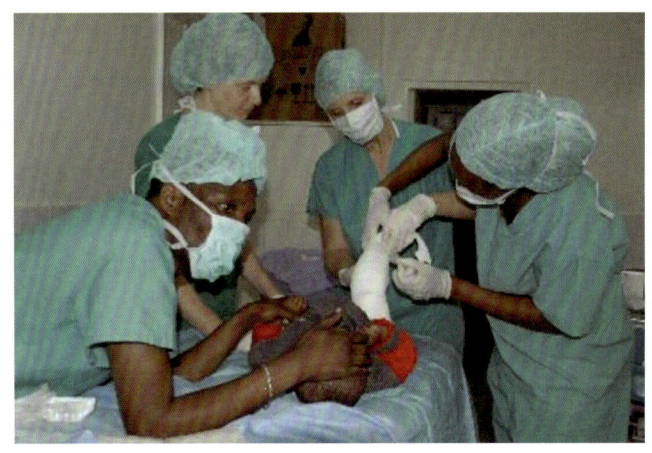

• 图 1.91 Ponseti 石膏技术的训练情况

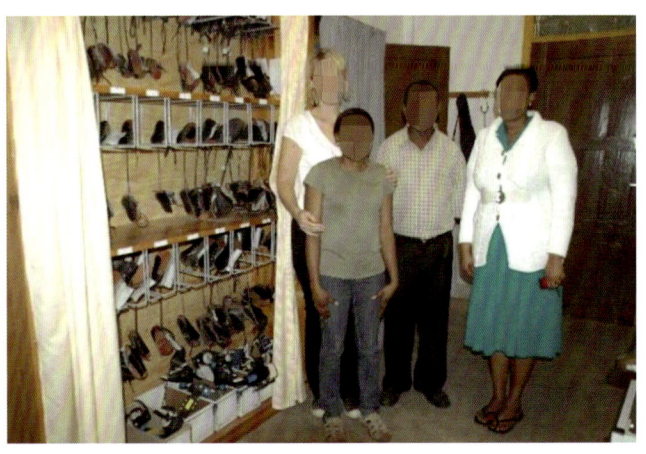

• 图 1.92 Usa River 和 Steenbeek 公司团队自有车间制造的 Steenbeek 外展矫形器

外展矫形器可以在当地矫形技术部门通过简单的方式制造（Steenbeek，2002）。MiracleFeet 提供可选的预制夹板。夹板的质量和处理它们的经验对于患者的依从性具有决定性的重要性。

1.7.2 晚期初级矫正（"被忽视的马蹄内翻足"）和复发

每个马蹄内翻足治疗都可以分为矫正、（手术）松解和维持三个阶段。对于无既往处理、年龄较大、复发性马蹄内翻足的治疗目标原则，是使足的外形与功能尽可能正常。由于这里遇到的初始条件的严重程度通常无法实现（图 1.93），因此现实的治疗目标可以大致制定如下：

> **晚期矫正治疗的目标**
> - 具有完全负重能力的跖行足
> - 可能穿戴普通鞋
> - 没有疼痛
> - 踝关节残余有功能的活动度

由于在有限资源的条件下，畸形的维持可能性受到限制，有时根本不可行，因此通过关节融合术和（或）肌腱转移预防复发是外科治疗马蹄内翻足最重要的治疗目标之一。Penny（2005）总结了他在乌干达治疗马蹄内翻足的几年经验，包括一篇很好的文献综述，这对作者有很大帮助。在最近的文献中，有越来越多的研究报告了 Ponseti 方法，作为初始治疗，即使是在年龄较大的儿童也可以取得良好效果，因此它总是可以在最初使用。成功与否将取决于非常仔细的随访，不幸的是，做到这一点的非常困难。这里省略了使用外固定器进行渐进矫正的内容，但是参考了相关文献。

1.7.2.1 纠形

对于未经预处理（漏诊马蹄足）或术后严重复发的高龄儿童的马蹄内翻足的矫正，应始终遵循 Ponseti 原则（"预铸"）进行预治疗。这需要长腿矫正石膏敷料，每 1～2 周更换一次石膏敷料，按照常规是不允许负重的。然而，这在仅 30°～40°膝关节屈曲和单纯前足负荷的非常短的大腿石膏中是可能的，这显著提高了实用性（"步行石膏"）。对于年龄较大的儿童和青少年——至少在畸形已经部分矫正的情况下——也可以使用非常精准的小腿步行石膏技术（1.6.2 节）。理想情况下，矫正阶段应该一直进行到达到"平台期"，即在进一步矫正（Pirani 评分）方面不能再取得更多进展或仅取得微小的进展（图 1.94）。第一次补救性石膏治疗时效果最明显，因此至少不应省略此阶段作为术前预拉伸软组织和皮肤的预处理（图 1.95）。

术后通过矫正石膏敷料（"术后石膏"）也可以达到预期有限的矫正效果，因此术中应考虑是否会留下轻微的残余畸形需要术后石膏辅助矫形，这取决于足的可复位能力和患者的年龄。然而，这个过程不应该被夸大，否则复发的可能性更大。

1.7.2.2 （手术）矫形

个性化选择手术方式，一般分为 4 部分。挛缩的软组织松解始终是手术的第一部分。在婴儿早期，仅此一项就足够了。

另一方面，如果在学龄儿童和青少年的严重病例中无法获得后足正常着地的位置，则必须通过骨性手术对残余的马蹄、内翻或高弓部分进行额外调整。早在 4～5 岁左右，中前足内收畸形通常不能单独通过软组织手术重新对线，需要采取措施缩短足外侧柱。

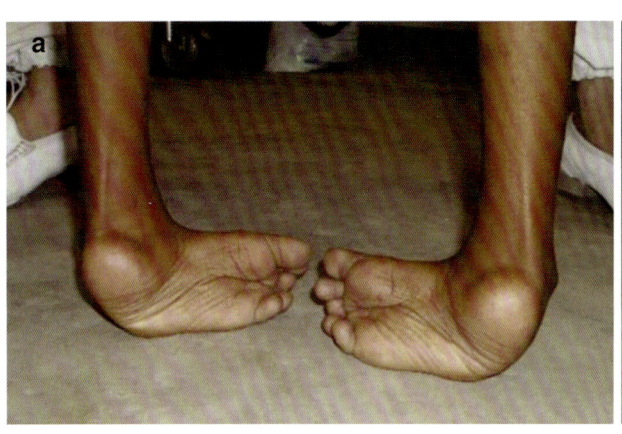
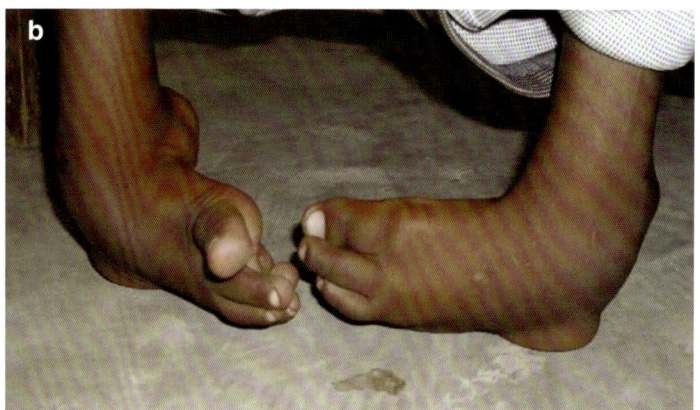

● 图 1.93 6 岁男孩，矫正期前未治疗的特发性双侧马蹄内翻足（a 和 b）

	开始治疗 09.04.14		治疗中 17.07.14		术前 11.09.14		术后 14.11.14	
足	右	左	右	左	右	左	右	左
外侧缘弯曲畸形	1	1	1	1	0.5	0.5	0	0
内侧缘折皱畸形	1	1	0	0	0	0	0	0
距骨头外侧	1	1	0.5	1	0.5	0.5	0	0
后侧折皱畸形	1	1	0	0	0	0	0	0
足跟缺陷	1	1	0	0	0	0	0	0
僵硬性马蹄足	1	1	0.75	1	1	1	0	0
总分	6	6	2.25	3	2	2	0	0

- 图 1.94 记录 6 岁时双侧未经治疗的马蹄内翻足的 Pirani 评分的治疗过程示例（与图 1.93 中的患者相同）。在这种非常严重的初始畸形（6 分）的情况下，大约 5 个月后才达到平台期（2 分），因此手术矫正推迟到那时

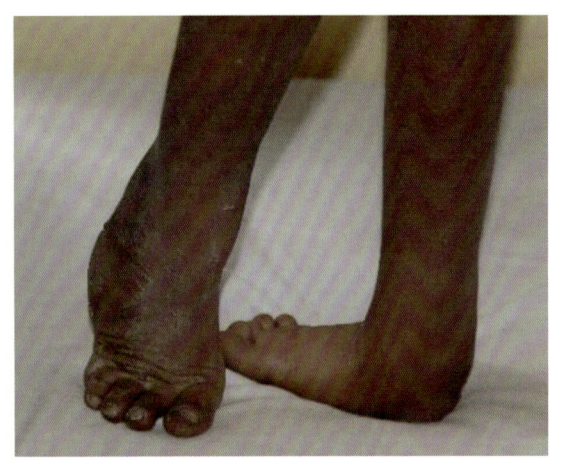

- 图 1.95 9 岁双侧特发性马蹄内翻足患者。患者的右足已经准备好通过预塑形术进行手术矫正

最后，在大多数情况下，应考虑胫前肌腱转位以改善动力学，从而防止复发。在下文中，将讨论涉及晚期初次手术（漏诊马蹄足）的个性化选择方案。

马蹄足矫正手术顺序
1. 软组织松解（始终需要）
2. 后足骨性手术（从大约 8～9 岁开始）
3. 足外侧柱缩短（约 4～5 岁）
4. 胫前肌腱转位（从大约 3 岁开始）

软组织松解
在软组织松解之前，有必要考虑松解应该和能够

达到的目标。然而，这通常不能在术前准确评估。在任何情况下，都必须松解限制足背屈相关的结构以尽可能矫正马蹄畸形。在较年轻的患者，胫骨距骨舟状骨复合体的挛缩也必须通过切开距下关节和距舟关节的关节囊获得矫正。最迟从学龄儿童开始，这不可以作为唯一的纠正措施。更加合理的策略是，同时进行足底和内侧软组织松解。对于年龄稍大的患者，骨性手术可以获得整体畸形的部分矫正。对于所有松解措施，应牢记术后不可避免的瘢痕和粘连带来的负面影响。在进一步发育过程中，它们可能会产生新的对位不良。

众所周知，通过 Cincinnati 切口（1.5.8.2 节）将患者俯卧位时的距周关节囊完全松解。考虑到距周关节松解术一般不适用于麻醉可能性有限的情况，也只能应用于 4 岁或 5 岁左右的儿童。因此，彻底足背内侧软组织松解通常是手术的主要软组织松解部分（图 1.96 和图 1.97）。

手术技术
手术通常从后内侧略微弯曲的切口开始，仔细暴露神经血管束，直到它进入拇收肌（图 1.96）。跟腱呈长 Z 形切开，留下完整的跟骨外侧部分，以便在适度延长后轻微张力下缝合。通过探查纵向切口，打开后踝关节囊，内侧至三角肌韧带的后侧，外侧至腓骨肌腱。腓骨腱鞘纵向打开，确认两个肌腱后，横向完全离断。这可以使背伸明显增加。尽

可能从该入路，于跟骨止点处松解跟腓韧带。趾长屈肌，行远端肌内松解，也可以在胫骨后肌腱Z形延长。或者，在跖趾关节经皮肌腱离断术也非常有效（Mosca，2014）。如果计划通过进一步延长皮肤切口或通过附加切口来显示距舟关节内侧区域，则胫骨后肌腱可以在内踝下方Z形延长，同时识别距舟关节。

明确内翻高弓和可触及的明显跖腱膜紧张患者，最好经皮或切开松解。拇展肌于止点离断、经皮或者切开肌内松解。

跗骨的骨性矫正

在学龄或更年长的严重未经治疗的病例中，仅通过软组织松解来实现矫正通常是不可能的，甚至是不合理的。对于这种情况下所需的矫正，应始终特别注意踝关节上部的调整和活动范围。在许多情况下，可以避免将距骨切除术作为最终选择，并适用于关节畸形的马蹄内翻足。通过在 Chopart 关节或更远端对足弓部分进行骨性矫正，可以保留踝关节必要的活动度，尤其是使用改良 Lambrinudi 技术进行三关节融合。手术技术必须根据当地设施进行调整。如果没有可用的透视机图像增强器，这将对内固定的使用产生很大影响：克氏针、骑缝钉和爪板似乎比钉板系统更合适。

较大儿童和青少年严重马蹄内翻足的后足骨性矫正
- Chopart 关节融合术
- （极端状况）Lambrinudi 关节融合术
- 距骨切除术
- 距周关节融合

背内侧松解
- 跟腱（Z形）延长
- 胫后肌腱
- 趾屈肌腱
- 腓骨肌腱腱鞘
- 踝背上方关节囊（同时松解韧带、纤维、钙化灶）
- （距下关节囊）

备选手术
- 足底筋膜
- 拇收肌
- 跖趾关节水平松解屈趾肌腱

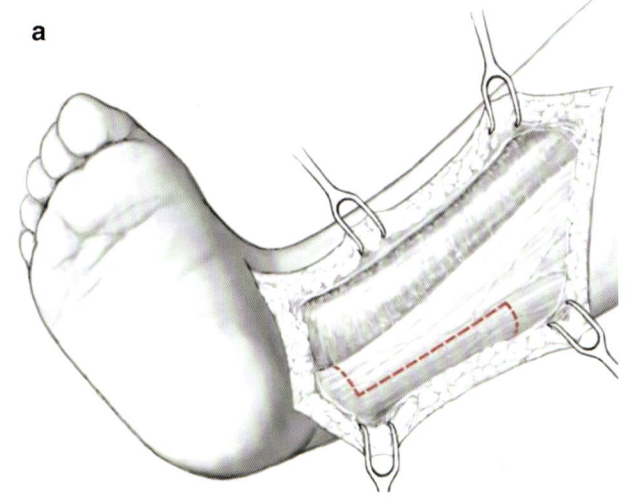

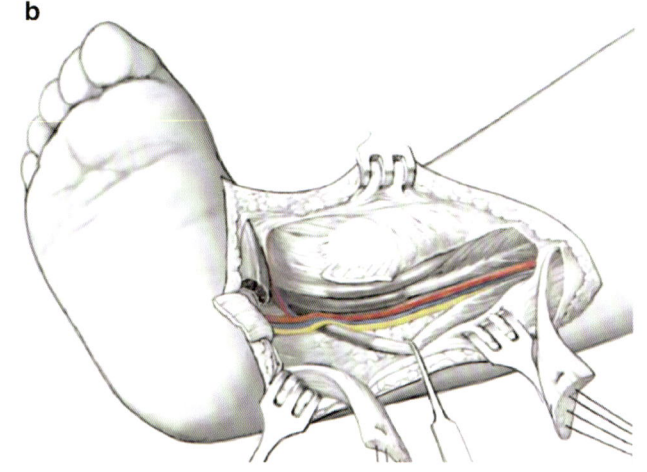

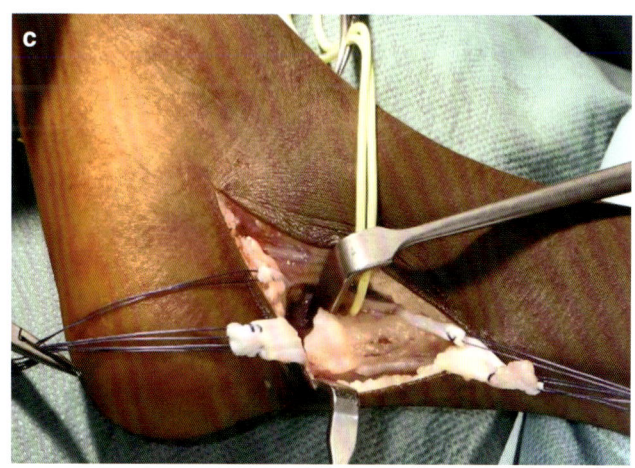

● 图 1.96 屈肌肌腱和关节囊广泛软组织松解的背内侧通路，跟腱Z形分离（a）和所需的进一步软组织松解（b）；在c组中，跟腱和拇长屈肌腱以Z形切断，神经血管束悬吊，辅助脂肪向远端移动

Chopart 关节融合术

如果 8 岁左右的患者在软组织松解后仍保留明显的高弓内翻足或轻微的马蹄畸形，则可在 Chopart 线中进行矫正。通常可以同时纠正内收。后足内收畸形

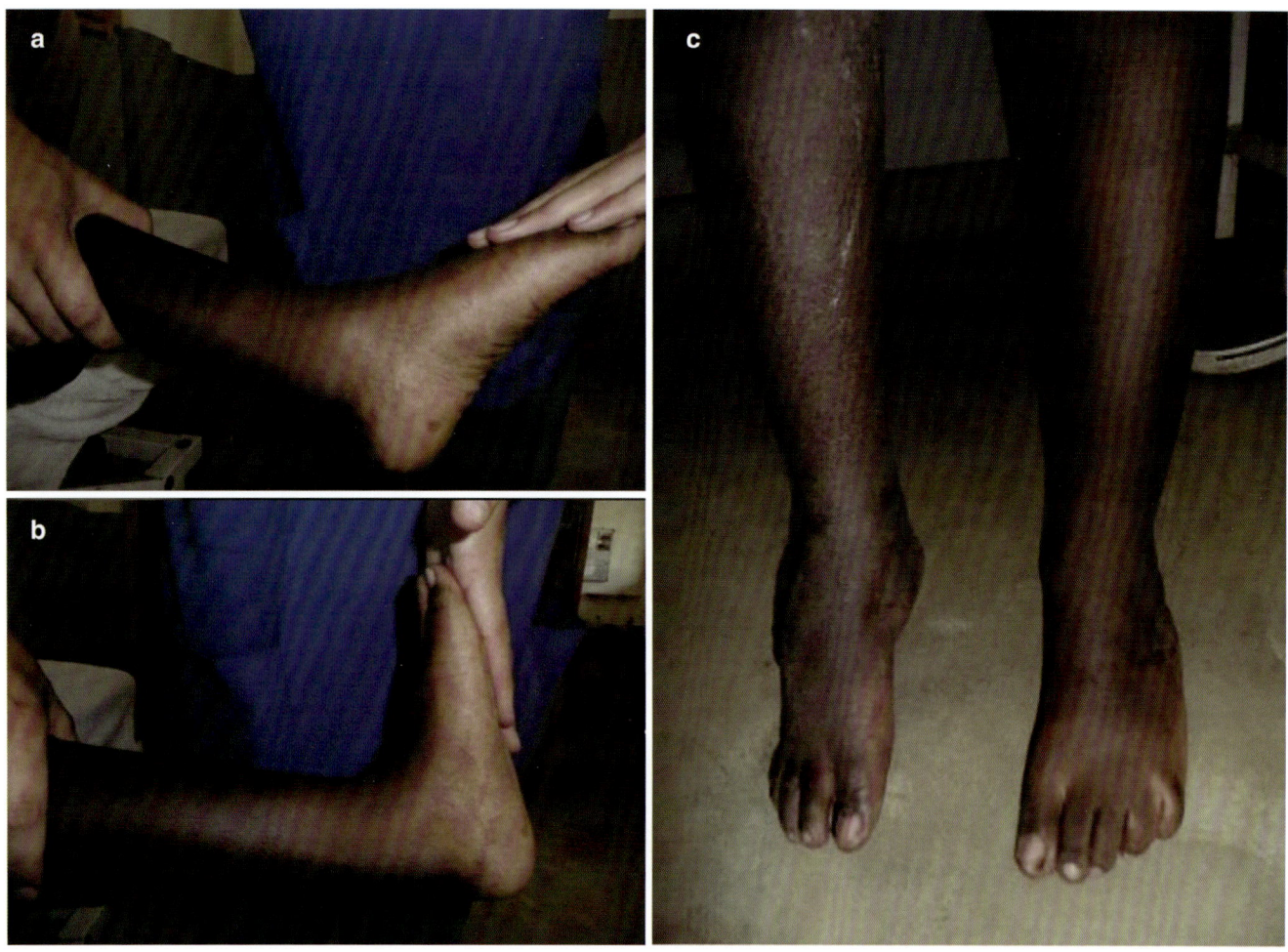

• 图 1.97　8 岁患者，背内侧软组织松解、楔骨截骨术、左侧 TAT 术后 1 年，踝关节活动度良好（a 和 b），现在准备用矫形石膏固定右侧（c）

也能得到充分矫正。然而，如果进行过多的足背楔骨截骨，则会出现"摇椅足"畸形，Lambrinudi 可以进行干预。最好选择通过两个切口，一个在距舟关节内侧，另一个位于外侧弧形切口，将趾长伸肌腱从起点暂时以 L 形分离至跟骰关节（Hamel 和 Becker，1997）。对于接骨手术，如果在没有影像增强器的情况下，螺钉似乎不合适，克氏针、骨钉或爪形钢板已被证明是有效的（图 6.7）。

（极端状况）Lambrinudi 三关节融合

8～10 岁左右患儿，如果后侧软组织松解之后，仍然存在明显的马蹄内翻畸形，从距下关节切除前方楔骨基底部，并使舟骨和楔骨背侧重新对线融合是一个非常好的选择（Lambrinudi，1927；Penny，2005）（图 1.98）。通过放弃距下关节活动度（通常很低），矢状面和冠状面（后足内翻）较高的矫正潜力可以保持踝关节在功能上重要的剩余活动度及其稳定性。由于残余距骨经外侧跗骨窦的血液循环几乎完全被破坏，因此应保持三角韧带和距骨内侧区的内侧结构不受影响，以防止距骨坏死。在极端情况下，切除舟骨的"改良的扩大 Lambrinudi 技术"可能更优越（图 1.99c、图 1.99d）。

手术技术

通过跗骨外侧的 S 形切口（图 7.25），首先以 L 形的方式将趾短伸肌的止点广泛分离，暴露跗骨窦和 Chopart 关节。在跟骨侧进行轻微的背侧基底楔形截骨，切除跟骰关节。距舟关节在舟骨侧少量切除。从距跟关节上截取一个以前方为基底部的楔形骨块，其程度与现有的马蹄内翻挛缩相对应（在已经进行了后侧软组织松解后）（图 1.98 和图 7.24）。当确定关节融合的位置时，必须注意调整舟骨将其置于相对距骨头背侧（图 1.98c）。通过 Lambrinudi 手术（图 1.99 和图 1.100）可以进行较大程度的矫形。老年患者采用距骨加压螺钉和爪板或距骨小体钉进行植骨术（图 1.101 和图 7.26）；此外，可在距舟关节处使用克氏针经皮固定。特别是简单的骑缝钉或距骰可调爪型钢板已被证明是有效的。术后石膏给后续治疗提供了足够的稳定性。

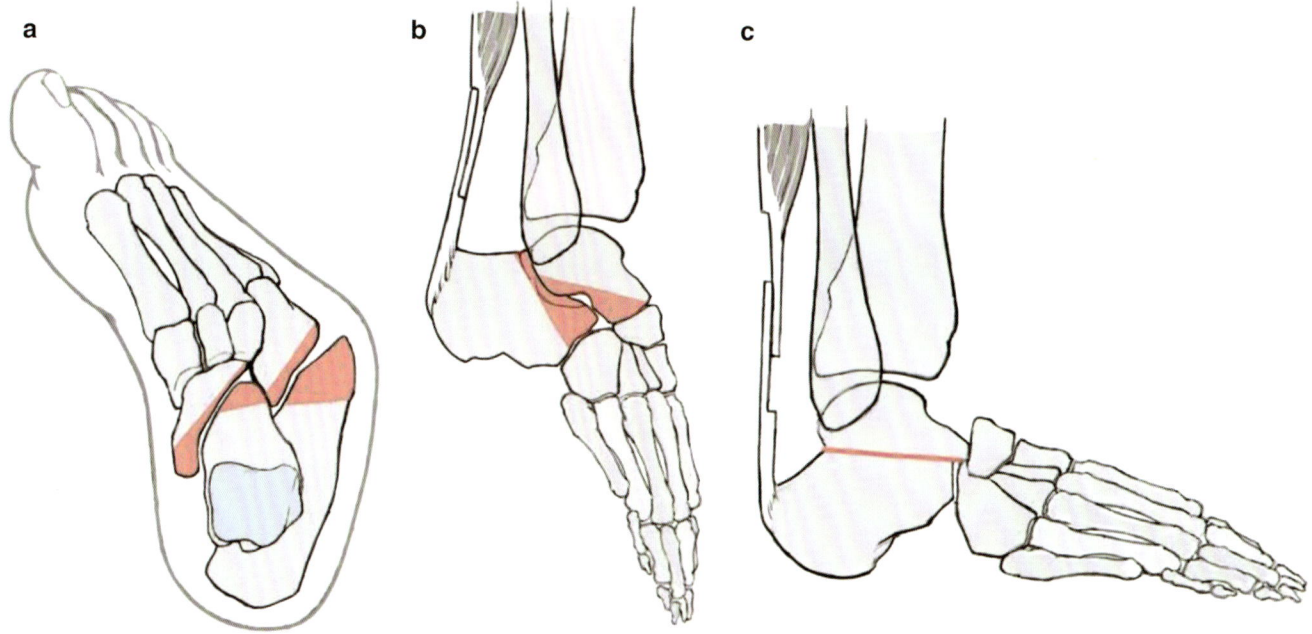

- **图 1.98** 采用极端状况 Lambrinudi 关节融合术行后足矫形。牺牲距跟舟关节复合体可以获得后足多平面的矫形（**a** 与 **b**），并将上踝关节调整到最佳的活动范围（**c**）

- **图 1.99** 一名严重被忽视的马蹄内翻足老年患者的术前和术后 X 线片（**a**）。通过极端状况 Lambrinudi 融合进行了矫形（**b**）对于这种畸形也可以考虑切除舟状骨（"扩大 Lambrinudi 手术"）（**c** 和 **d**）。跗骨矫正的主要目的是将残留的胫距关节保留至最佳的功能位

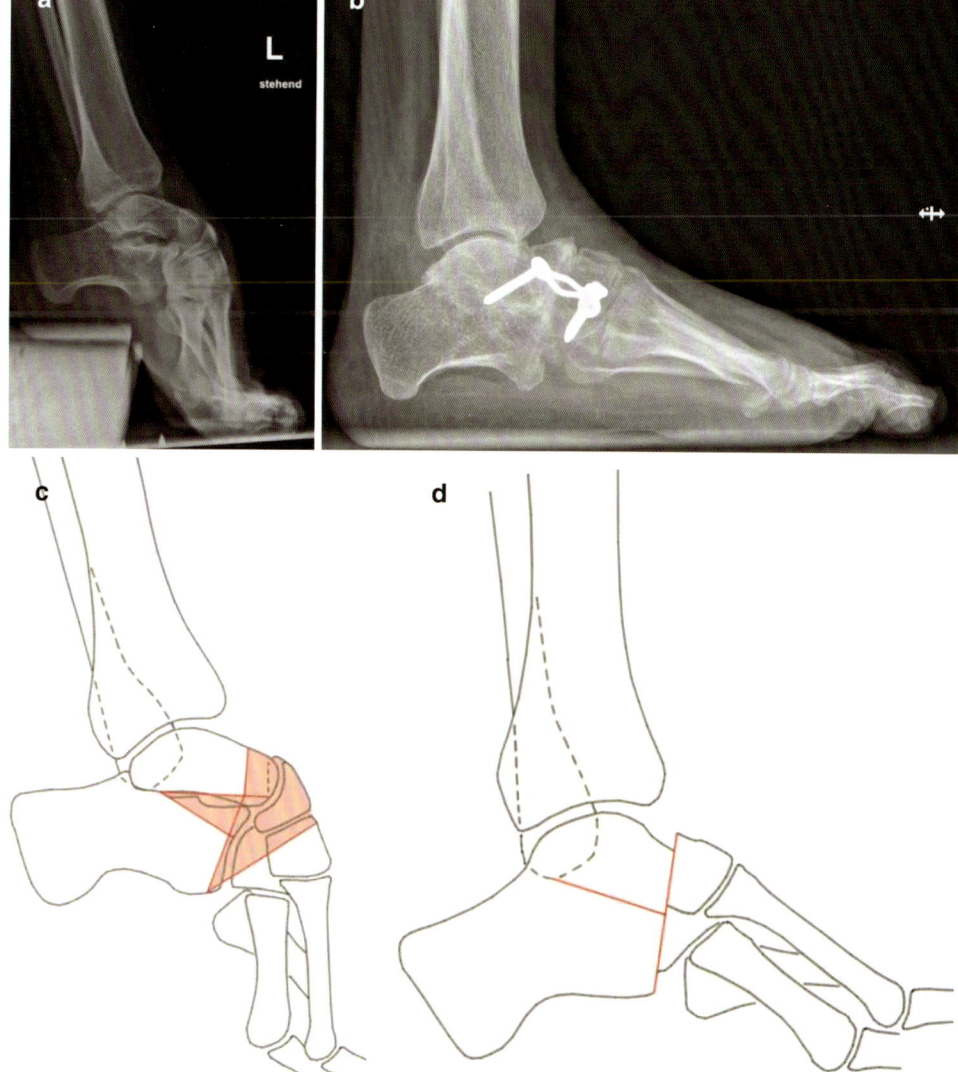

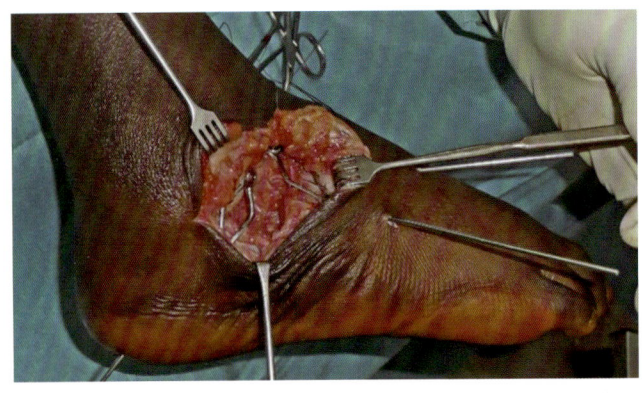

● 图 1.100　在这种情况下，Lambrinudi 关节融合术用两个爪形钢板固定距-跟骨和距-骰骨

距骨切除术

只有在极端情况下，上述方法均不能获得马蹄的完全纠正，才应使用完全切除距骨。极端状况 Lambrinudi 和距骨切除术之间的不同的手术指征出现在彻底背内侧软组织松解后。如果此时可以获得踝关节部分活动度，则应优先考虑使用 Lambrinudi 技术。如果僵硬仍然存在，则只有距骨切除这一种选择。这是一种切除性关节成形术，牺牲了踝关节、距下关节和距舟关节。通常，跟骰关节不得不融合或成形。问题是由此产生的继发性对位不良导致的关节不稳定（Legaspi et al.，2001）（图 1.102），在早期，通常活动性仍保留，后逐渐降低且长期发展为疼痛性关节病变。7~10 岁左右进行距骨切除术可以获得最佳预期，因为患儿仍存在适应性生长过程。Coleman（1983）将这一相对罕见的干预措施限制性应用在 4~8 岁的患者中。在极端情况下，也可以考虑距骨切除并进行胫-跟骨融合，并将舟状骨固定到胫骨前部（图 1.103）。

手术技术

手术可以从前外侧切口进行，以便暴露跟骰关节。完全切除距骨非常重要，通常只能部分切除，因为任何剩余的部分都可能由于生长引起的体积增加而导致新的对位不良。术中必须确保舟骨位于胫骨部分的前方，以及实际进行所需矫正（图 1.104b）。必要时短缩外侧柱。术后利用克氏针（图 1.105）和石膏固定数周来获得稳定，然后使用小腿矫形支具，直至瘢痕组织形成达到足够的稳定。

外侧柱缩短（1.6.2 节）

骰骨部分楔形骨块切除是一种保留关节的矫形手段，效果有限，然而，对于距骨周围复合体的矫形能

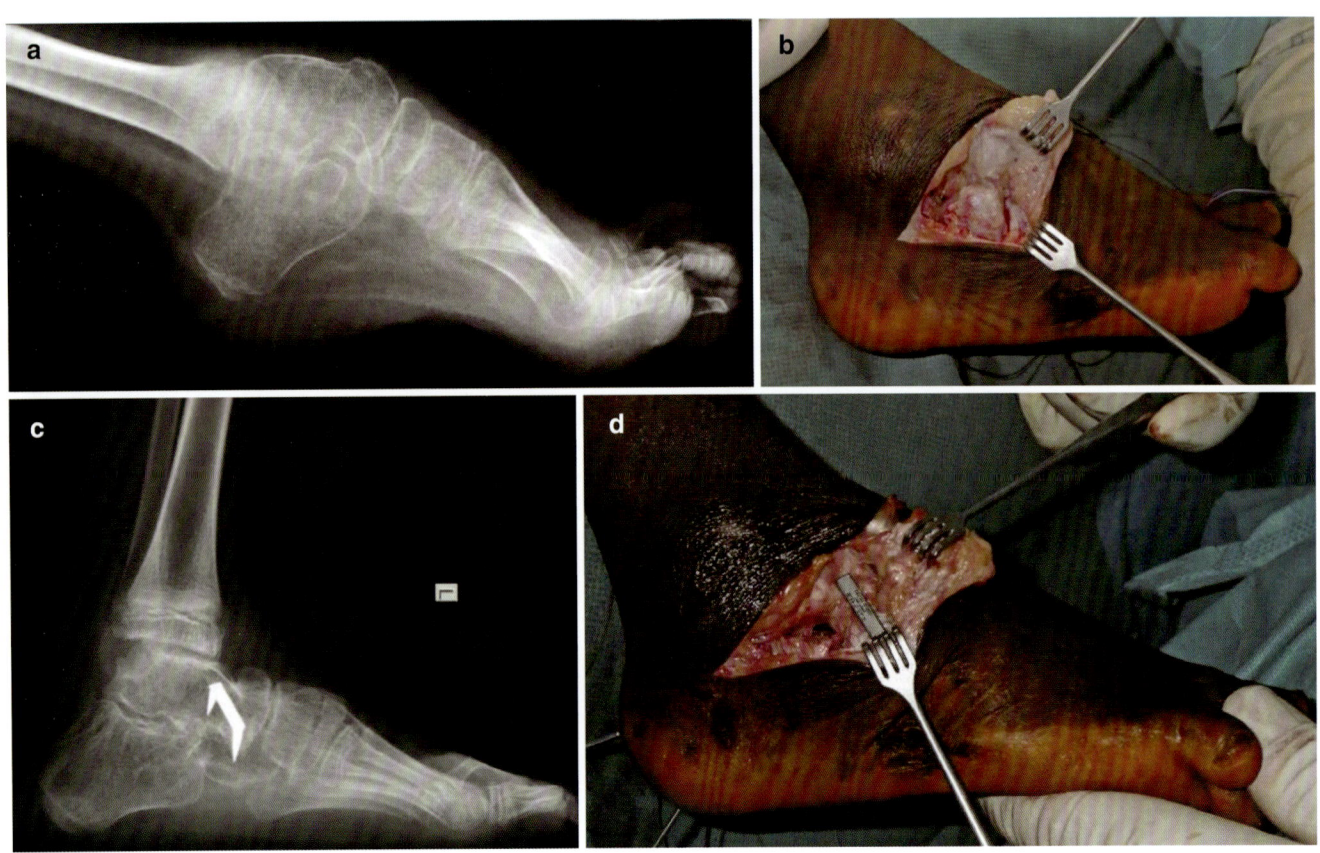

● 图 1.101　(a~d) 10 岁患有最严重未经治疗的马蹄内翻足的患者（a）。背内侧松解（与图 1.96c 中的患者相同）显著减少了马蹄足成分。前外侧可见距周复合体（b），完成 Lambrinudi 矫形术后 1 年（c）。在这种情况下，距骰关节骑缝钉固定足够。此外，还进行了胫前肌移位，以实现肌肉再平衡和预防复发

1 特发性马蹄内翻足

力较强。主要适应证是年幼儿童的轻度至中度残余内收畸形，不伴明显的跟骰关节对线异常。

跟骨前部切除术（Lichtblau 手术）是一种非常有效的手段，特别是在内侧距舟关节松解术（1.6.2.1 节）之后，在大约 5 ~ 10 岁时对整个距骨周围复合体也有矫形作用。保留骰骨侧的关节软骨，一般不会发生关节融合，形成具有一定功能和较低关节病风险的新关节（图 1.65）。如果软组织松解不能充分纠正较小儿童的马蹄畸形，则可以考虑切除舟状骨结合 Lichtblau 手术，距骨头与楔骨相连。

跟骰关节的切除和融合的效果与 Lichtblau 手术效果相当（Lehman et al., 1999）。特别是在内侧跗骨性手术之后，通过跟骰关节融获取稳定尤为重要。矫形能力受限于内侧柱的活动性。如果切除的骨质太多，会导致融合无法闭合。6 岁之前不建议使用该术式，因为这可能导致以后与生长相关的过度矫正。

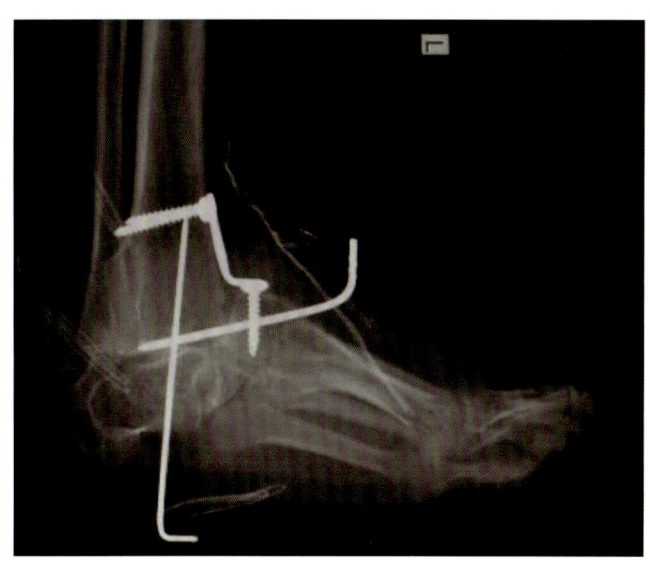

• 图 1.102　成年患者最严重的马蹄内翻足的距骨切除术和围距骨融合术。由此实现足部的跖屈位置；然而，由于完全牺牲了跗骨的活动能力，这名患者需要特殊的鞋子

• 图 1.103　双侧未经治疗的马蹄足的 12 岁男孩（a），2 年和 3 年前（c 和 d）进行背内侧松解术、距骨切除术和 Lichtblau 切除关节成形术后的状态（术前发现；见图 1.95），左侧有轻微残余畸形。放射学可见，舟状骨清晰地位于胫骨远端前部的背侧（b）

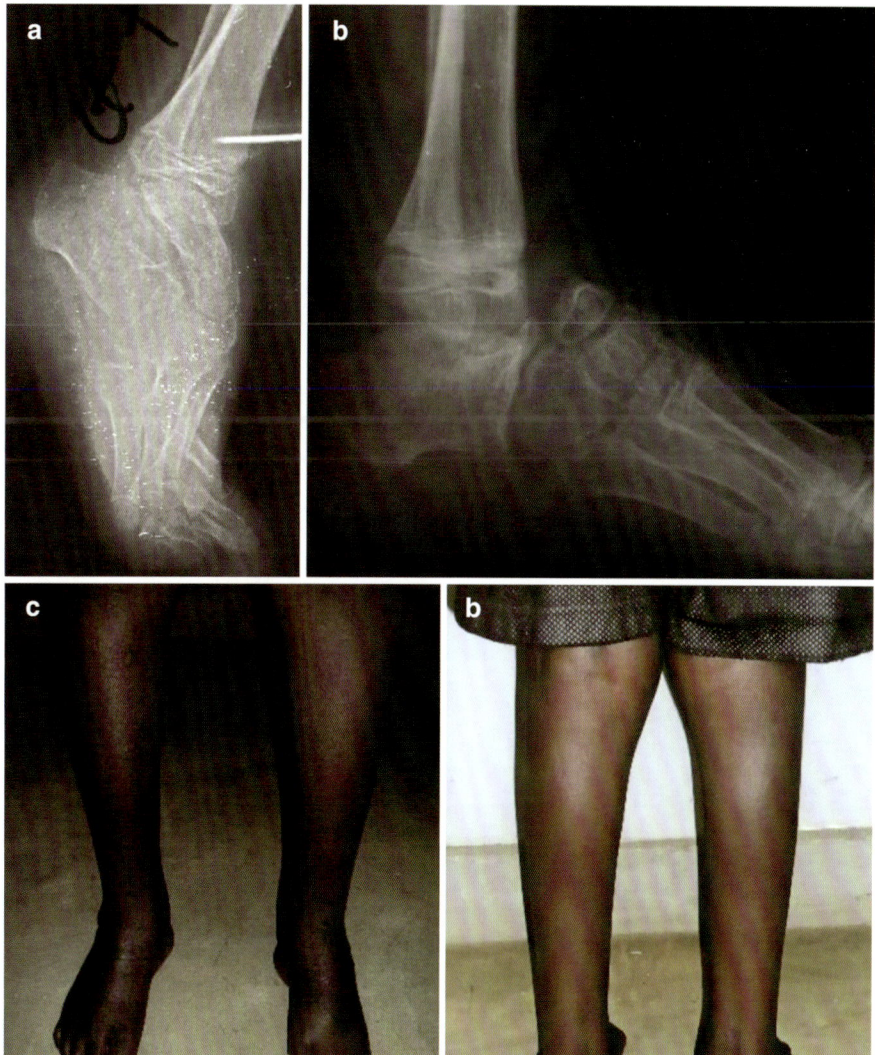

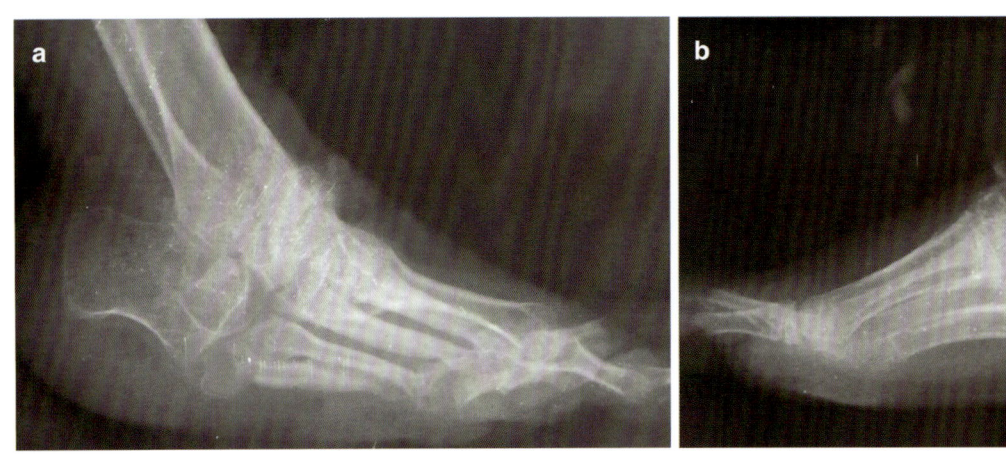

- 图 1.104 两个术后发现清楚显示了距骨切除术的问题。术后跟骨分别调整到马蹄位（a）和跟行足位（b）。这可能部分归因于术后几个月的外固定不足，不幸的是，这在发展中国家是一个普遍问题

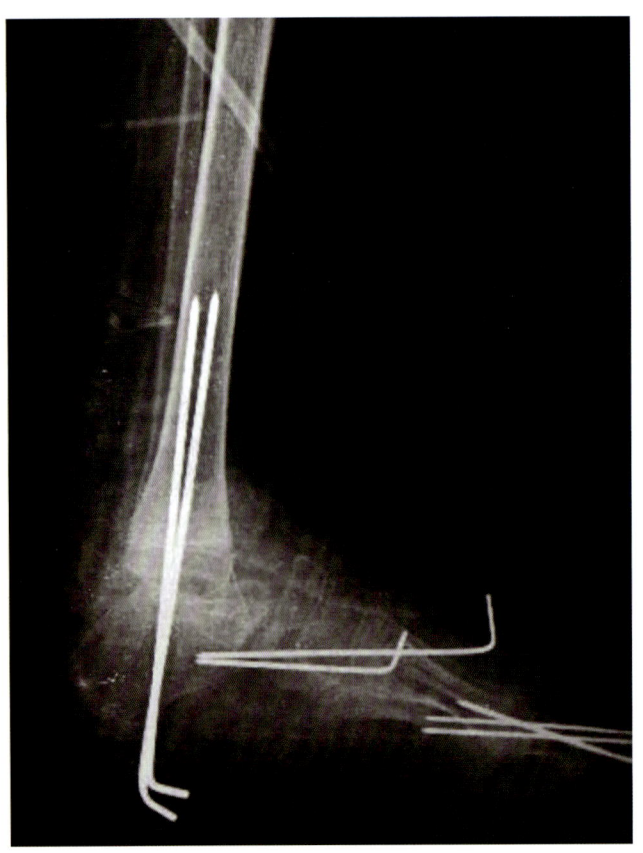

- 图 1.105 距骨切除术合并其他骨性手术后，以克氏针固定。这种处理方式需要长期精确的石膏固定，然而通常只能在有限的范围内实现

胫前肌腱转位（TAT）

将胫前肌腱转移到足中部稍外侧（1.6.1.3 节）是大多数未治疗或复发性马蹄内翻足的措施，从大约 3 岁后期到 4 岁即可以使用该术式以改善动态平衡和防止复发，尤其是在术后保留措施的可能性有限的情况下。应在术前检查胫骨前肌对足背伸的影响，在许多情况下会观察到加重畸形的效果。胫骨前肌腱转移的效果，由相对于足部中心不同止点的位置确定。在进行了主要的后足融合之后，才可以不进行胫前肌腱转位，但转位可以提升整体疗效。事实上在发展中国家，胫骨前肌腱转位应包括在大多数矫形手术中。

处理皮肤限制

严重马蹄足畸形手术治疗的一个基本问题是术后的背内侧皮肤切口的关闭。以下措施已被证明是成功的：

处理背内侧皮肤缺损的措施
- 预牵张拉伸
- 切口边缘的皮肤网格化
- （多个）Z 字成形
- 旋转皮瓣
- 开放性伤口，二期皮肤覆盖

预制石膏的一个重要作用是拉伸背内侧挛缩的软组织，包括皮肤。在距离切口边缘约 2～3 cm 附近，进行皮肤的网状成形，使皮肤松弛易于缝合（图 1.106a）。多个 Z 字成形可以用来封闭背内侧皮肤，注意不要设计得太小。另外一种非常有效的解决方案是软组织旋转皮瓣（Reize 和 Exner，2007），皮肤与皮下组织覆盖足背向内侧移位，术后足部外侧皮肤会显得臃肿多余（图 1.106b）。

1.7.2.3 固定

并非所有地区都能为大龄儿童提供良好塑形的足踝支具，与治疗师距离较远、沟通和理解问题以及缺乏经济支持等只是持续夹板固定经常遇到的一些障碍。轻度复发通常需要补救性石膏维持。矫形手术后的一种有效固定措施是使用长腿硬石膏夹板，这种夹

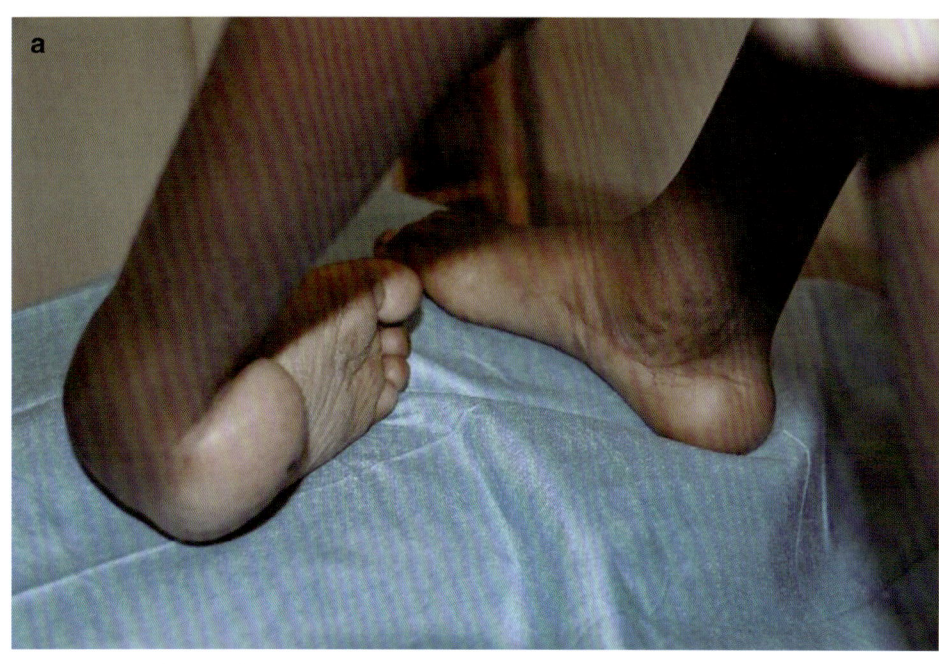
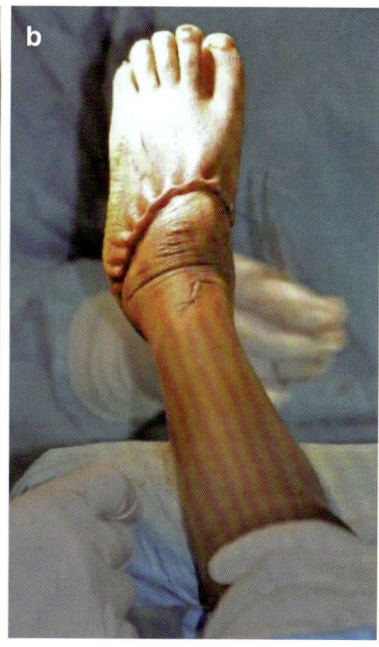

- 图 1.106　右侧矫形术后，切口边缘附近皮肤网状成形（a）和术前（a）及左侧软组织旋转皮瓣转位术后（b）

板即使在没有石膏技师的情况下，也可以使用数月。

对于外科医生来说，后续治疗不确定性的最佳结果应该是完全矫形，例如，推广胫骨前肌腱转位以尽可能防止复发。然而，如果完全缺乏长期的随访护理，那么手术治疗马蹄内翻足的益处总体上似乎是有问题的。

1.8　胫距关节对长期预后的重要性

距跟-舟骨关节复合体是马蹄足畸形的中心。然而，考虑到长期生活中足部整体功能，与距下关节复合体在功能上紧密相连的胫距关节的功能尤为重要。这方面在马蹄内翻足的文献中显然没有得到充分体现（Hamel，2015）。目前因马蹄内翻足后遗症被转诊到足踝外科医生处的成年患者，通常在婴儿期接受过手术治疗，可能会表现出马蹄内翻足相关或者医源性的踝关节不同疾患（Alkar et al.，2017；Kolb et al.，2017）。虽然对于持续性距下对线不良与退行性改变，通常有很好的治疗手段，但胫距关节较难处理，因此在许多情况下，该关节对成年后马蹄足矫形术后的整体功能具有决定性作用。

马蹄内翻足的踝关节问题

1. 距骨滑车的发育畸形（图 1.107 和图 1.108）
2. 距骨（部分）坏死的后遗症（图 1.109）
3. 活动范围和撞击现象（图 1.110、图 1.111 和图 1.112）
4. 跟腓撞击（图 1.113）
5. 踝上外翻畸形（1.6.3 节）
6. 内侧间室的形态不良（图 1.114）

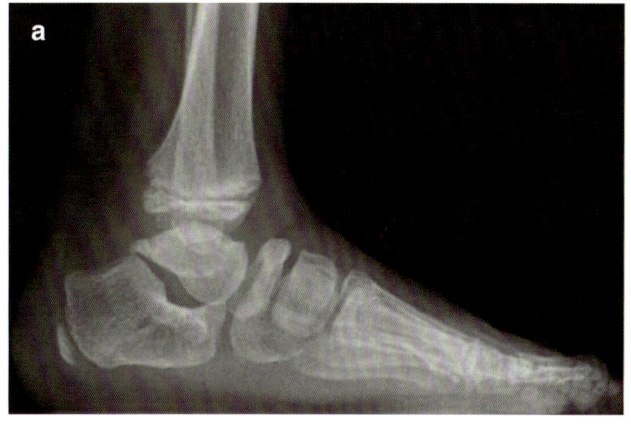
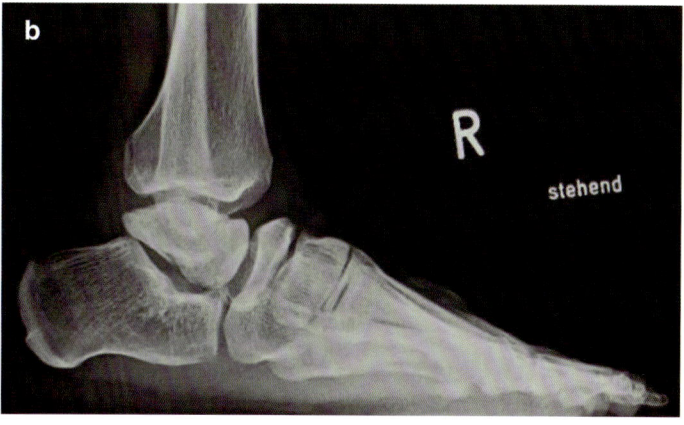

- 图 1.107　10 岁（a）和 17 岁（b）的先天性马蹄内翻足患者在婴儿期接受距周松解术后的侧位 X 线照片。距骨严重发育不良伴随滑车半径增大，持续到成年，没有明显的纵向生长

● 图 1.108 一名 7 岁马蹄内翻足患者的磁共振断层扫描，由于副比目鱼肌导致的马蹄畸形持续至 2 岁（与图 1.47 中的患者相同）。可见距骨滑车扁平，胫骨远端骨骺骨化障碍（a）和踝上外翻（b）

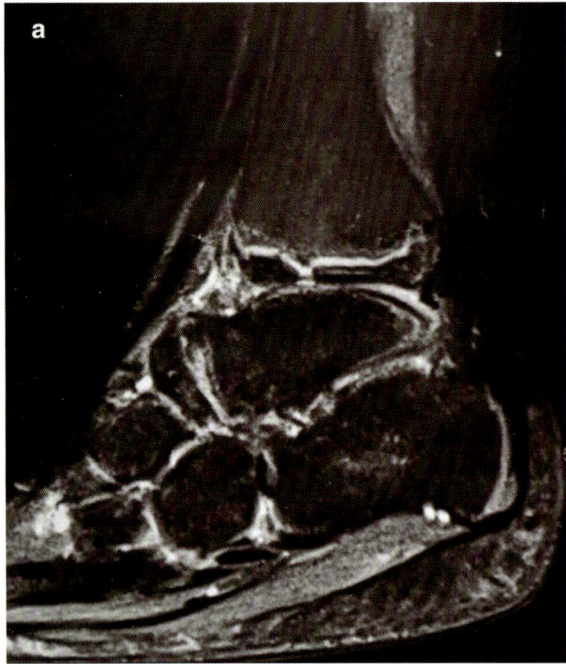
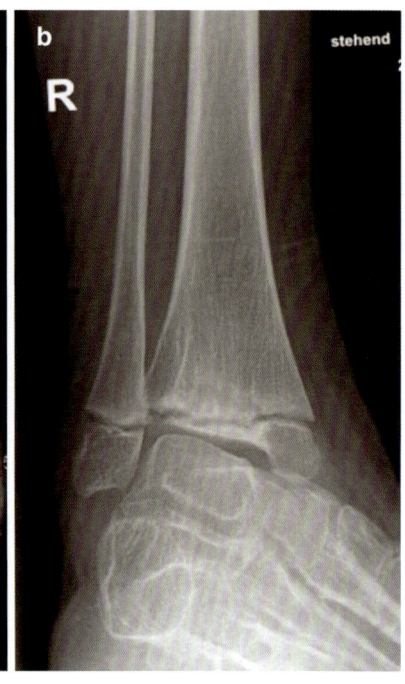

● 图 1.109 22 岁女性患者双侧马蹄内翻足（a 和 b），在 1 岁行双侧广泛距周软组织松解。显然，可见医源性距骨坏死（双侧）、严重距骨畸形和关节不匹配。由于踝关节疼痛，患者几乎无法行走，只能坐轮椅就诊

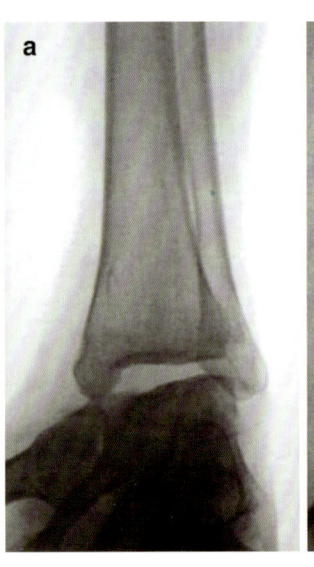
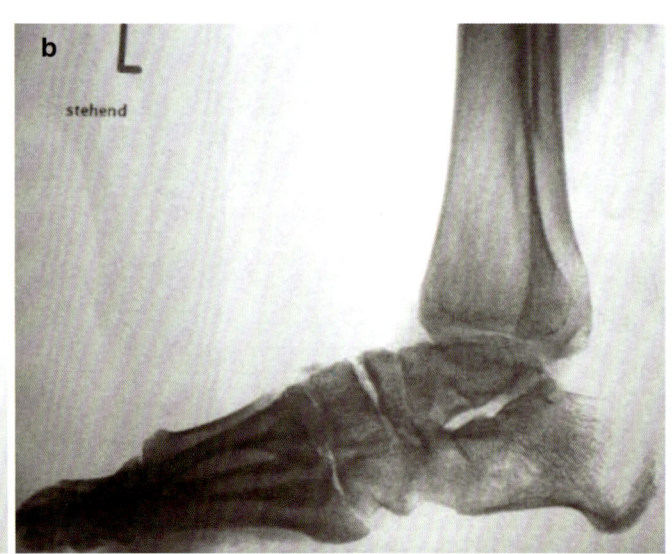

以下讨论的问题将以病例形式围绕手术治疗的马蹄内翻足来进行，并与我们期望的应用简单的 Ponseti 方法治疗进行比较。1.5.6.2 节所述的 25 人中的 22 人患有严重的马蹄足畸形，患者进行了放射学随访至 10～14 岁，并与同龄的正常组进行了比较（Hamel et al., 2020）。

1. 与特发性马蹄内翻足相关的原发性距骨形状发育不良（1.2.1 节）通常不能完全恢复。距骨高度和长度的短缩可能会持续到一定程度（图 1.107），另外还有距骨滑车半径的增大（严重情况下为平顶距骨）或"小圆顶距骨"（图 1.113a）。然而，正如我们已经从距骨区的超声评估（1.5.6.2 节）中了解到

的，在一定程度上可能会发生重塑。Ponseti 方法治疗后，距骨长度可达到正常组的 95.5%，半径长度比只有轻微差异（此为未发表的数据）。这些结果似乎比手术治疗患者的结果要好得多（Alkar et al., 2017; Kolb et al., 2017）。可以假设，即使在严重的马蹄足畸形中，距骨滑车在有利的条件下也能以更生理的方式发育。这些有利条件尤其包括尽早自由活动，因为关节的形成强烈依赖于功能。在初期治疗中，马蹄畸形挛缩越早纠正，关节面就能够形成得越好。因此，在 Ponseti 基础治疗概念中，与之前仅在大约 4～12 个月内实现马蹄足矫正的概念相比，对 6～10 周患儿进行早期肌腱切断术似乎有巨大优势。另外，如果自由背伸

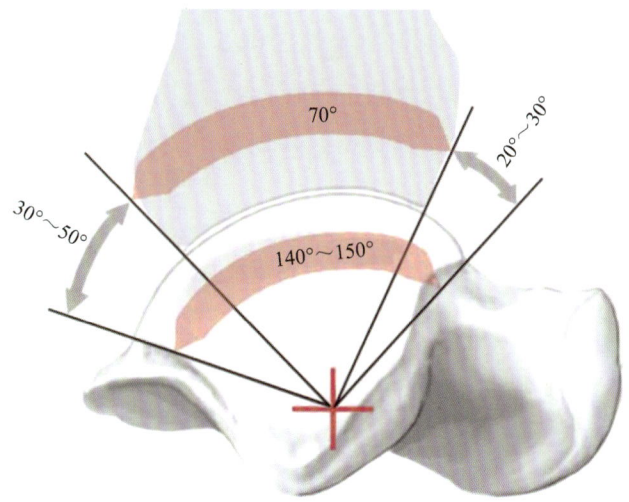

● 图 1.110 滑车距的曲率半径和距骨的"偏心距"是决定踝关节运动的因素之一。在马蹄内翻足中，距骨前部运动段特别受到限制（图 1.23）

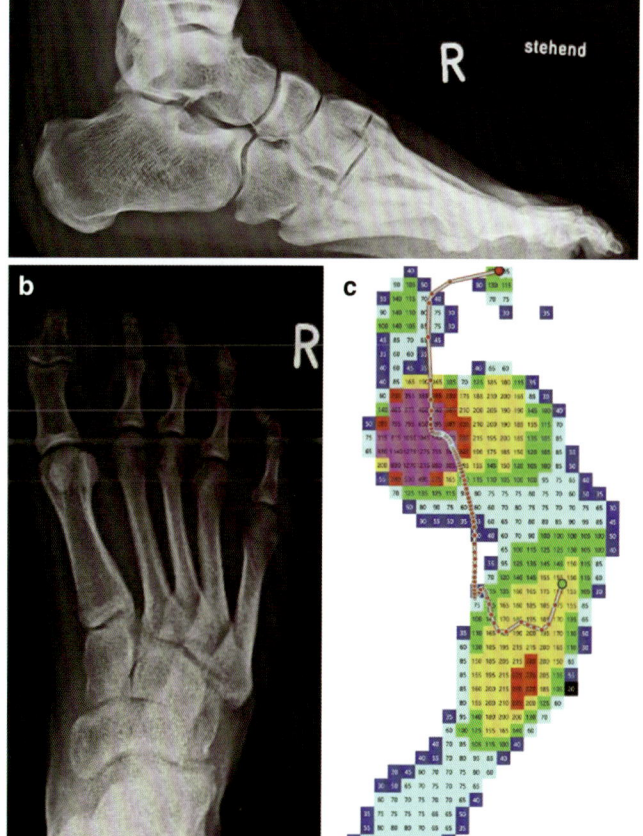

● 图 1.111 27 岁，后路松解术后患者。放射学可见后足复合体中度内翻（a 和 b）和临床可见的背伸约 −5°。早已发作的疼痛伴踝关节前方撞击形成距骨骨赘（a）。足底压力分析显示步态异常的程度，前足与后足内翻负重、足跟区几乎没有负重、足部外侧和内侧跖列（c）过度负重。这只能通过手术牺牲重要的距下关节来改善

发生较晚，则距骨滑车的解剖轮廓的形成欠佳（图 1.108）。

2. 医源性高压缩应力和广泛松解造成的距骨血供受损对距骨发育不利。距骨体的坏死始终是医源性的，并长期严重损害其功能（图 1.109）。在简单的 Ponseti 治疗后，尚未观察到这种并发症。

3. 踝关节的运动范围在功能上特别重要（图 1.110）。如果背侧受限（图 1.111），会导致踝前撞击，以及相当大的功能异常（图 1.111c），从长远来看，会导致退行性变化或相邻关节的代偿性过度活动（图 1.112）。踝关节的活动范围取决于几个因素，例如滑车的半径（见上文）、距骨倾斜度、胫骨远端的前后延伸，尤其是距骨颈的轮廓（"偏心距"）。Mitchell 等（2018）通过 MRI 评估发现距骨偏移缺失，这意味着距骨颈背侧缺失压痕，是婴儿后部软组织松解后背伸受限的主要原因。在 Ponseti 治疗后对 22 例马蹄足的定量分析中，与正常足相比，明显减少的 ATM 段（1.4.1 节）是主要特征之一（图 1.23）。如果背伸受限源于踝关节后侧软组织，则会出现跗骨关节过度活动（图 1.112）。

4. 如果距骨发育不良导致距骨高度降低或"小穹窿距骨"，距骨体高度降低可能导致腓骨和跟骨撞击（图 1.113）。这个问题只能通过距跟关节植骨融合重建高度来解决，但是在 Ponseti 方法治疗后没有看到这种现象。

5. 踝上外翻畸形最常见于矫形过度，但也可出现于其他情况，其发病机制可能与内侧柱负重减少有关。Napiontek（2003）确定了踝上外翻畸形发育与跖屈肌力下降之间的联系。如果马蹄内翻足儿童在生长过程中出现后足外翻，则应拍摄踝关节前后位 X 线片。通过半骺阻滞术和内侧柱的稳定，后期通过踝上截骨术（图 1.83 和图 1.84）实现有效的生长控制（图 1.114 和第 8 章）。在采用 Ponseti 方法治疗的 22 例马蹄内翻足患儿中，只有 1 名儿童出现严重外翻，其双侧马蹄内翻足合并副比目鱼肌畸形，出生后第 2 年通过开放式后路松解切除（图 1.108b）。

6. 在外翻畸形发育的情况下，内侧隔室可能是畸形的，内侧距骨穹窿肩部呈圆形（图 1.114），类似于球窝踝关节。这导致内侧不稳定，距骨倾斜，需要外翻部分完全重新对线并充分稳定内侧住。

- **图 1.112** 该患者婴儿期进行跟腱延长手术后,没有进行反复建议的后侧软组织松解。由于后足马蹄畸形,导致 Chopart 关节(代偿性)过度活动,继而内侧柱不稳定,这在年轻的成年时期已经很痛苦了,这种情况治疗比较棘手

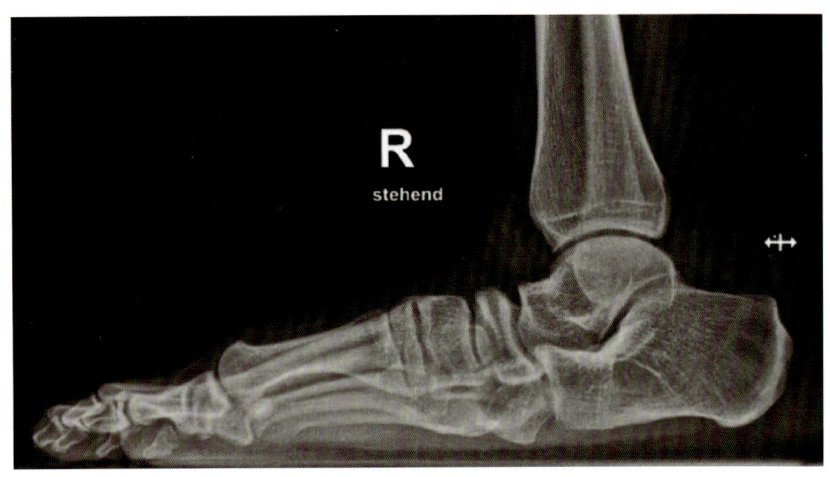

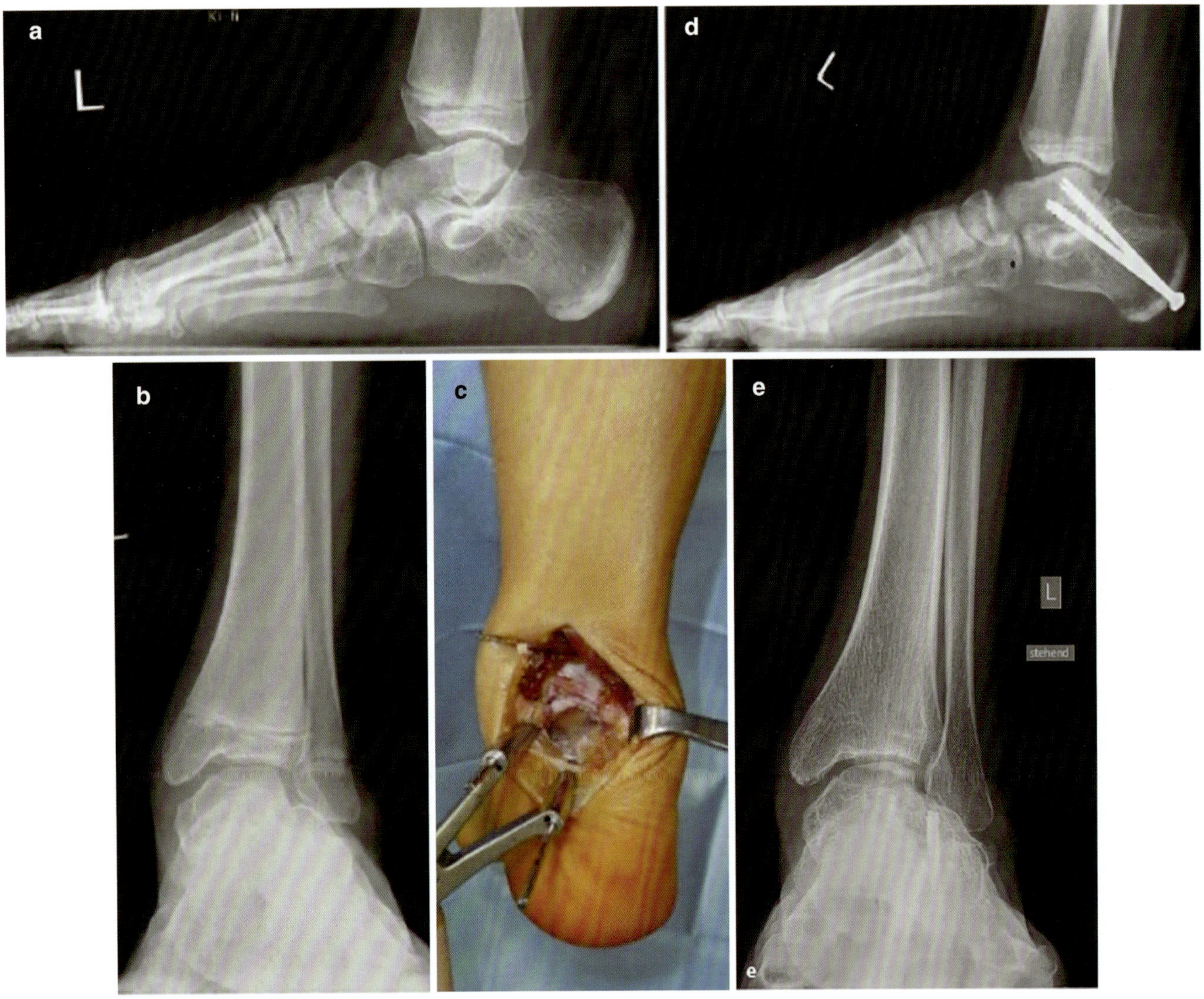

- **图 1.113** 手术治疗后的 14 岁马蹄足患者。临床上,只有轻度的后足外翻,有疼痛的腓骨跟骨撞击,这是由发育不良的距骨高度降低、略呈球形的滑车以及内侧距骨边缘变圆引起的(a 和 b)。通过后路进行距跟关节植骨融合术(c),解决腓骨撞击(d 和 e)

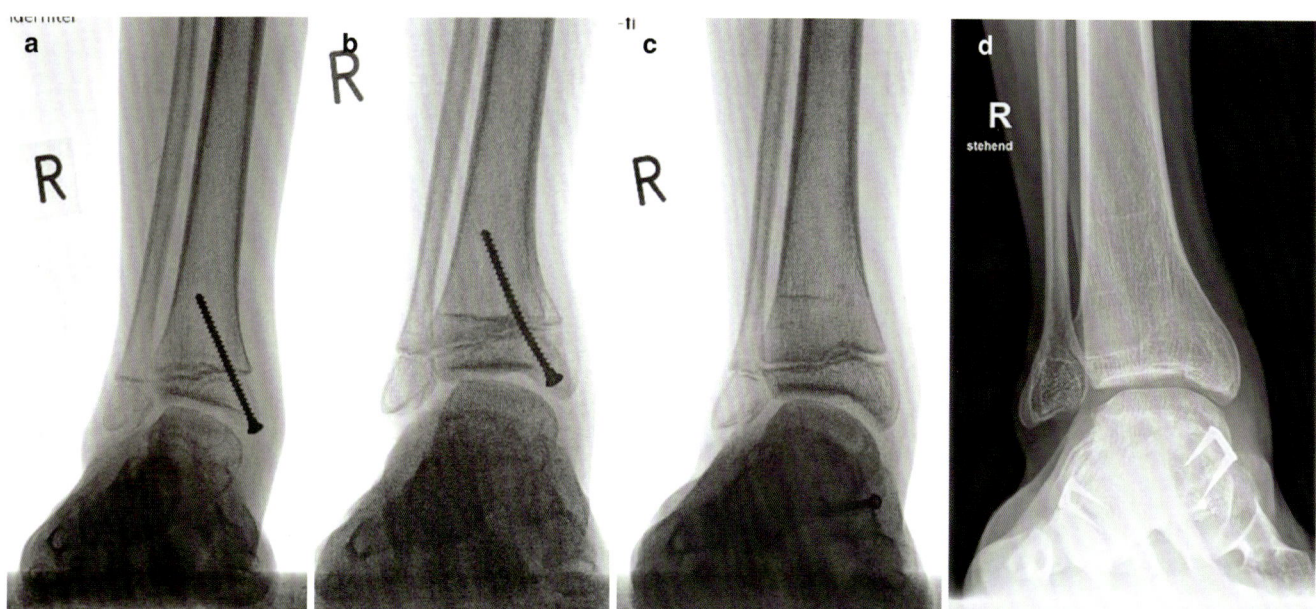

- 图1.114 踝上外翻伴踝关节内侧间室重塑，导致过度矫正的马蹄内翻足伴明显的内侧不稳定（a）。通过16个月的半骨骺阻滞术，纠正踝上轴线对线不良（b），但圆形的内侧间室与不稳定性不能得到缓解。21个月之后（c），在这种情况下，半骨骺阻滞术变得特别明显：由于持续的腓骨缩短无法提供距骨的外侧支撑，因此，距骨再次在外翻中倾斜。内侧柱稳定有助于后足的重新排列。当发育停止时，可以观察到球窝关节的后足高弓（d）

参考文献和推荐文献

推荐的专著和手册

Döderlein L, Wenz W, Schneider U (1999) Der Klumpfuß. Springer, Berlin

Krauspe R, Westhoff B, Wild A (2006) Der Klumpfuß. Thieme, Stuttgart

Mosca VS (2014) Principles and management of pediatric foot and ankle deformities and malformations. Wolters Kluwer, Philadelphia

Ponseti IV (1996) Congenital clubfoot—fundamentals of treatment. Oxford University Press, Oxford

Ricco AI, Richards BS, Herring JA (2014) Disorders of the foot (Chapter 23). In: Tachdjian's pediatric orthopaedics. Elsevier Saunders, Philadelphia

病理形态学/病理生理学

Farsetti P, Dragoni M, Ippolito E (2012) Tibiofibular torsion in congenital clubfoot. J Pediatr Orthop B 21:47–51

Gelfer Y, Dunkley M, Jackson D et al (2014) Evertor muscle activity as a predictor of the mid-term outcome following treatment of the idiopathic and non-idiopathic clubfoot. Bone Joint J 96-B:1264–1268

Ippolito E (1995) Update on pathologic anatomy of clubfoot. J Pediatr Orthop 4-B:17–24

Ippolito E, Ponseti IV (1980) Congenital clubfoot in the human fetus: a histological study. J Bone Joint Surg 62-A:8–22

Kolb A, Willegger M, Schuh R, Kaider A, Chiari C, Windhager R (2017) The impact of different types of talus deformation after treatment of clubfeet. Int Orthop 41:93–99

McKay DW (1982) New concept of and approach to club-foot treatment: Section I—Principles and morbid anatomy. J Pediatr Orthop 2:347–356

Mitchell J, Bishop A, Feng Y, Farley D, Hetzel S, Ploeg HL, Nguyen J, Noonan KJ (2018) Residual equinus after the Ponseti method: an MRI-based 3-dimensional analysis. J Pediatr Orthop 38:e271–e277

Shapiro F, Glimcher M (1979) Gross and histological abnormalities of the talus in congenital club foot. J Bone Joint Surg 61-A:522–530

Simons GW (1993) Calcaneocuboid joint deformity in talipes equinovarus: an overview and update. J Pediatr Orthop B 4:25–35

临床诊断和分类

Dimeglio A, Bensahel H, Soutchet P, Mazeau P, Bonnet F (1995) Classification of clubfoot. J Pediatr Orthop B 4:129–136

Pirani S (2004) A reliable and valid method of assessing the amount of deformity in the congenital clubfoot. Presented at the Pediatric Orthopaedic Society of North America, St. Louis

成像和步态分析

Aurell Y, Andriesse H, Johannson A, Jonsson K (2005) Ultrasound assessment of early clubfoot treatment. A comparison of the Ponseti method and a modified Copenhagen method. J Pediatr Orthop B 14:347–357

Beatson TR, Pearson JR (1966) A method of assessing correction of clubfoot. J Bone Joint Surg 48-B:40–50

Desai S, Aroojis A, Mehta R (2008) Ultrasound evaluation of clubfoot correction during Ponseti treatment. J Pediatr Orthop 28:53–59

Grayhack JJ, Zwavin JK, Shore RM et al (1995) Assessment of calcaneocuboid joint deformity by magnetic resonance imaging in talipes equinovarus. J Pediatr Orthop B 4:36–38

Hamel J (2012) Klumpfuß-Primärbehandlung nach dem Ponseti-Konzept – sonographische Verlaufsbeobachtungen bis zum 4. bis 7. Lebensjahr. FussSprunggel 10:166–174

Hamel J, Becker W (1993) Sonographische Diagnostik bei idiopathischem Klumpfuß im Kindesalter. Ultraschall Klin Prax 8:78–82

Hamel J, Becker W (1996) Sonographic assessment of clubfoot deformity in young children. J Pediatr Orthop B 5:279–286

Huber H, Dutoit M (2004) Dynamic foot-pressure measurement in the assessment of operatively treated clubfeet. J Bone Joint Surg

86-A:1203–1210

Kang S, Park SS (2015) Lateral tibiocalcaneal angle as a determinant for percutaneous Achilles tenotomy for idiopathic clubfeet. J Bone Joint Surg 97-A:1246–1254

Kelly AJ, Erdman AL, Karol LA (2017) Plantar pressures after nonoperative treatment for clubfoot: intermediate follow-up at age 5 years. J Pediatr Orthop 37:53–57

Lampe R, Mitternacht J, von Pfister L et al (2017) Development of congenital clubfoot during growth: a long-term study on the basis of pedobarography, biomechanics, and magnetic resonance imaging measurements of muscle volumes. J Pediatr Orthop B 26:122–132

Moon DK, Gurnett CA, Aferol H, Siegel MJ, Commean PK, Dobbs MB (2014) Soft-tissue abnormalities associated with treatment-resistant and treatment-responsive clubfoot: findings of MRI-analysis. J Bone Joint Surg 96-A:1249–1256

Pirani S, Zeznik L, Hodges D (2001) Magnetic resonance imaging study of the congenital clubfoot treated with the Ponseti method. J Pediatr Orthop 21:719–726

Ponseti IV, El-Khoury GY, Ippolito E, Weinstein SL (1981) A radiographic study of skeletal deformities in treated clubfeet. Clin Orthop 160:30–42

Pullinger M, Southorn D, Easton V et al (2014) An evaluation of prenatal ultrasound screening for CTEV. J Bone Joint Surg 96-B:984–988

Radler C, Manner HM, Suda R et al (2007) Radiographic evaluation of idiopathic clubfeet undergoing Ponseti treatment. J Bone Joint Surg 89-A:1177–1183

Simons GW (1978) A standardized method for the radiographic evaluation of clubfeet. Clin Orthop 135:107–118

Sinclair MF, Bosch K, Rosenbaum D, Böhm S (2009) Pedobarographic analysis following Ponseti treatment for congenital clubfoot. Clin Orthop Relat Res 469:1223–1230

Suda R, Suda AJ, Grill F (2006) Sonographic classification of idiopathic clubfoot according to severity. J Pediatr Orthop B 15:134–140

Wallace J, White H, Xi J et al (2016) Pedobarographic changes in Ponseti-treated clubfeet with and without anterior tibialis tendon transfer: changes during growth and surgical intervention. J Pediatr Orthop 25-B:89–95

初步治疗和结果

Alkar F, Louahem D, Bonnet F et al (2017) Long-term results after extensive soft tissue release in very severe congenital clubfeet. J Pediatr Orthop 37:500–503

Cooper DM, Dietz SR (1995) Treatment of idiopathic clubfoot. Thirty-year follow-up. J Bone Joint Surg 77-A:1477–1498

Crawford AH, Marxen JL, Osterfeld DL (1982) The Cincinnati incision: a comprehensive approach for surgical procedures of the foot and ankle in childhood. J Bone Joint Surg 64-A:1355–1358

Dobbs MB, Nunley R, Schoenecker PL (2006) Long-term follow-up of patients with clubfeet treated with extensive soft-tissue release. J Bone Joint Surg 88-A:986–996

George HL, Unnikrishnan PN, Garg NK, Sampath J, Bruce CE (2011) Unilateral foot abduction orthosis: is it a substitute for Denis Browne boots following Ponseti technique? J Pediatr Orthop 20-B:22–25

Hosseinzadeh P, Steiner RB, Hayes CB et al (2015) Initial correction predicts the need for secondary Achilles tendon procedures in patients with idiopathic clubfoot treated with Ponseti casting. J Pediatr Orthop 36:80–83

Imhäuser G (1984) Die Behandlung des idiopathischen Klumpfußes. Ferdinand Enke Verlag, Stuttgart

Ippolito E, Farsetti P, Caterini R, Tudisco C (2003) Long-term comparative results in patients with congenital clubfoot treated with two different protocols. J Bone Joint Surg 85-A:1286–1294

Jauregui JJ, Zamani S, Abawi HH, Herzenberg JE (2017) Ankle range of motion after posterior subtalar and ankle capsulotomy for relapsed equinus in idiopathic clubfoot. J Pediatr Orthop 37:199–203

Krauspe R, Parsch K (1995) Die peritalare Arthrolyse zur Klumpfußkorrektur über den sogenannten Cincinnati-Zugang. Oper Orthop Traumatol 7:125–140

Laaveg SJ, Ponseti IV (1980) Long-term results of treatment of congenital club foot. J Bone Joint Surg 62-A:23–31

McKay DW (1983a) New concept of and approach to clubfoot treatment: Section II—Correction of the clubfoot. J Pediatr Orthop 3:10–21

Mindler GT, Kranzl A, Lipkowski CAM et al (2014) Results of gait analysis including the Oxford foot model in children with clubfoot treated with the Ponseti method. J Bone Joint Surg 96-A:1593–1599

Napiontek M (2003) Fibular shortening in clubfeet. J Pediatr Orthop B 12:56–58

Ponseti IV (1992) Treatment of congenital club foot – current concepts review. J Bone Joint Surg 74-A:448–454

Ponseti IV (1997) Common errors in the treatment of congenital club foot. Int Orthop 21:137–141

Richards BS, Faulks S, Rathjen KE et al (2008) A comparison of two nonoperative methods of idiopathic clubfoot correction: the Ponseti method and the French functional physiotherapy method. J Bone Joint Surg Am 90-A:2313–2321

Simons GW (1985) Complete subtalar release in club feet: Part I. A preliminary report. J Bone Joint Surg 67-A:1044–1055

Smith PA, Kuo KN, Graf AN et al (2014) Long-term results of comprehensive clubfoot release versus the Ponseti method: which is better? Clin Orthop Relat Res 472:1281–1290

Zionts LE, Sangiorgio SN, Ebramzadeh E et al (2012) The current management of idiopathic clubfoot revisited: results of a survey of the POSNA membership. J Pediatr Orthop 32:515–520

非典型马蹄内翻足

Boehm S, Limpaphayoum N, Alaee F, Sinclair MF, Dobbs MB (2008) Early results of the Ponseti method for the treatment of clubfoot in distal arthrogryposis. J Bone Joint Surg 90-A:1501–1507

Eberhardt O, Peterlein CD, Fernandez F et al (2012) Die Behandlung komplexer atypischer Klumpfüße mit der modifizierten Ponseti-Redression. Dt Ärzte Verlag, Köln, pp 212–217

Gerlach DJ, Gurnett CA, Limpaphayom N et al (2009) Early results of the Ponseti method for the treatment of clubfoot associated with myelomeningocele. J Bone Joint Surg 91-A:1350–1359

婴儿期后的手术治疗，马蹄内翻足复发

Al-Aubaidi Z, Lundgaard B, Pedersen NW (2011) Anterior distal tibial epiphysiodesis for the treatment of recurrent equinus deformity after surgical treatment of clubfeet. J Pediatr Orthop 31:716–720

Cole WH (1940) The treatment of claw-foot. J Bone Joint Surg 22-A:895–908

Evans D (1961) Relapsed clubfoot. J Bone Joint Surg 43-B:722

Flöter N, Stücker R, Rupprecht M (2015) Wachstumslenkung am distalen Unterschenkel und Fuß. Orthop Unfallchir Praxis 4:370–375

Hamel J (2015) Knöcherne Deformitäten des Oberen Sprunggelenkes beim operativ behandelten idiopathischen Klumpfuß. Orthop Unfallchir Praxis 4:349–355

Hamel J, Becker W (1997) Die Korrekturarthrodese des Chopart-Gelenkes bei neurogenen Fußdeformitäten. Oper Orthop Traumatol 9:109–119

Knutsen AR, Avoian T, Sangiorgio SN et al (2015) How do different anterior tibial tendon transfer techniques influence forefoot and hindfoot motion. Clin Orthop Relat Res 473:1737–1743

Kuo KN, Hennigan SP, Hastings ME (1994) Anterior tibial tendon transfer in residual dynamic clubfoot deformity. J Pediatr Orthop 21:35–41

Lampasi M, Bettuzzi C, Palmonari M, Donzelli O (2009) Transfer of the tendon of tibialis anterior in relapsed congenital clubfoot. J Bone Joint Surg 92-B:277–283

Lehman WB, Atar D, Bash J et al (1999) Results of complete soft tissue clubfoot release combined with calcaneocuboid fusion in the 4-year to 8-year age group following failed clubfoot release. J Pediatr Orthop B 8:181–186

Lichtblau S (1973) A medial and lateral release operation for clubfoot. J Bone Joint Surg 55-A:1377–1384

McHale KA, Lenhart MK (1991) Treatment of residual clubfoot deformity – the "bean-shaped" foot – by opening wedge medial cuneiform osteotomy and closing wedge cuboid osteotomy. Clinical review and cadaver correlations. J Pediatr Orthop 11:374–381

Mehrafshan M, Rampal V, Seringe R et al (2009) Recurrent club-foot deformity following previous soft-tissue release. J Bone Joint Surg 91-B:949–954

Paley D (2002) Principles of deformity correction. Springer, Berlin

Raab P, Krauspe R (1999) Das Klumpfußrezidiv. Orthopade 28:110–116

Radler C, Mindler GT (2016) Kindlicher Klumpfuß – Rezidivbehandlung. Orthopade 45:909–924

Schäfer D, Hefti F (2000) Combined cuboid/cuneiform osteotomy for correction of residual adductus deformity in idiopathic and secondary club feet. J Bone Joint Surg 82-B:881–884

Tarraf YN, Carroll NC (1992) Analysis of the components of residual deformity in clubfeet presenting for reoperation. J Pediatr Orthop 12:207–216

过度矫正、足背囊肿与踝上外翻畸形

Burghardt RD, Tettenborn LP, Stücker R (2016) Growth disturbance of the distal tibia in patients with idiopathic clubfeet: ankle valgus and anteflexion of the distal tibia. J Pediatr Orthop 36:343–348

Eberhardt O, Wachowsky M, Wirth T, Fernandez FF (2018) Limitation of flatfoot surgery in overcorrected clubfeet after extensive surgery. Arch Orthop Trauma Surg 138:1037–1043

Hamel J (2011) Die Überkorrektur-Problematik beim idiopathischen Klumpfuß – Übersicht, Einteilung und Behandlungsbeispiele. FussSprunggel 9:61–71

Hamel J, Nell M (2016) Pedobarographie zur Diagnostik und Therapiekontrolle am Beispiel der Dorsal-Bunion-Deformität. Orthopädie-Technik 8(16):20–23

Haslam PG, Goddard M, Flowers MJ, Fernandes JA (2006) Overcorrection and generalized joint laxity in surgically treated congenital talipes equino-varus. J Pediatr Orthop B 15:273–277

Hayes CB, Murr KA, Muchow RD et al (2018) Pain and overcorrection in clubfeet treated by Ponseti method. J Pediatr Orthop 27-B:52–55

Kuo KN (1993) "Reverse Jones" procedure for dorsal bunion following clubfoot surgery. In: Simons GW (ed) The clubfoot, the present and a view of the future. Springer, New York

McKay DW (1983b) Dorsal bunions in children. J Bone Joint Surg 65-A:975–980

O'Brien SE, Karol LA, Johnston CE (2004) Calcaneus gait following treatment for clubfoot: preliminary results of surgical correction. J Pediatr Orthop 13-B:43–47

Rupprecht M, Spiro AS, Breyer S, Vettorazzi E, Ridderbusch K, Stücker R (2015) Growth modulation with a medial malleolar screw for ankle valgus deformity. Acta Orthop 5:1–5

Stevens PM, Otis S (1999) Ankle valgus and clubfeet. J Pediatr Orthop 19:515–518

Stevens PM, Kennedy JM, Hung M (2011) Guided growth for ankle valgus. J Pediatr Orthop 31:878–883

Yong SM, Smith PA, Kuo KN (2007) Dorsal bunion after clubfoot surgery. J Pediatr Orthop 27:814–820

发展中国家的马蹄足治疗——被忽视的马蹄足

Coleman SS (1983) Complex foot deformities in children. Lea & Febiger, Philadelphia

Lambrinudi C (1927) New operation on drop-foot. Br J Surg 15:193

Legaspi J, Li YH, Chow W, Leong JCY (2001) Talectomy in patients with recurrent deformity in club foot. J Bone Joint Surg 83-B:384–387

Penny JN (2005) The neglected clubfoot. Tech Orthop 20:153–166

Reize C, Exner GU (2007) Acute correction of severe neglected club feet using a circumferential incision. J Pediatr Orthop B 16:213–215

Steenbeek M (2002) The Steenbeek foot abduction brace (SFAB). Presented at the Third International Clubfoot Congress, San Diego

2 偏斜足/蛇形扭转足畸形

（杨雄刚 译 马昕 王晨 审校）

2.1 治疗相关的病理形态学

偏斜足畸形的病理形态学特征是 Lisfranc 关节在水平面上的内收挛缩畸形。虽然第一跖列的内侧楔骨远端关节面通常向内侧倾斜，但畸形的 CORA（旋转中心）通常位于第二至第五跖骨基底部水平（图 2.1）。通常伴有内侧柱的高弓或中足旋后畸形。

足部内侧软组织及足底软组织的挛缩，尤其是拇收肌的挛缩会导致拇指内收加重。典型表现为内侧皮肤皱褶，类似于特发性马蹄内翻足（图 1.13c）。

距跟舟骨复合体通常为原发性外翻畸形（图 2.2）。如果挛缩非常明显，常被称为蛇形扭转足。然而，如果治疗操作不当或对中足内侧施加非生理性的高应力，将导致距跟舟骨复合体出现外翻畸形（图 2.16），则产生医源性后足外翻。腓肠肌通常不会伴有短缩，但偏斜足一般伴有小腿的内旋作用。在文献中，无害的跖骨内翻（偏斜足）与更严重的跖骨内收（蛇形扭转足）明显不同（Coleman，1983）。不过，根据作者的经验，这是人为的区分，其界限比较模糊。

2.2 临床诊断

通过查体检查内收挛缩是判断偏斜足畸形的主要手段。足部自然放松状态，从跖侧软组织开始，进行最大限度的复位。轻度畸形检查时，外侧跖列可以被动纠正至中立位，足部畸形几乎可以完全矫正。然而，在中度畸形的情况下，无法完全矫正畸形。一般而言，

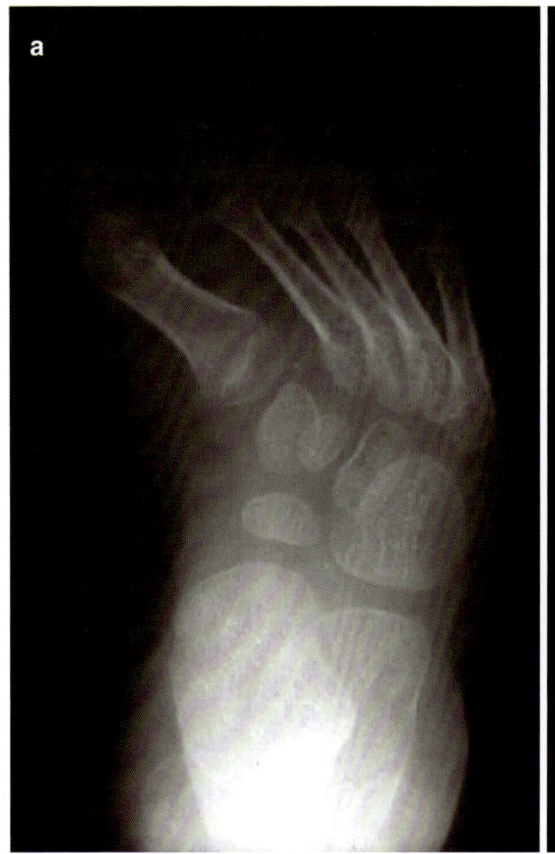
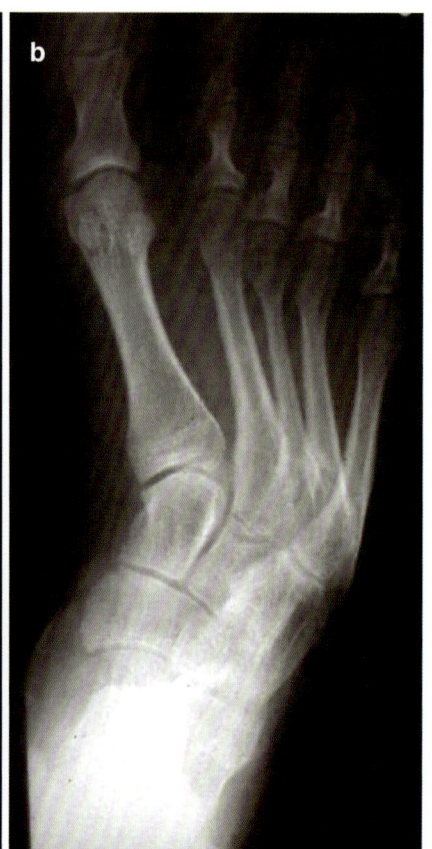

● 图 2.1 同一患者在婴儿期（a）与 15 岁时经过了不充分的软组织松解（b）出现严重的偏斜足畸形，可见内侧楔骨远端关节面倾斜，第二至第五跖骨内收畸形（b）

2 偏斜足 / 蛇形扭转足畸形

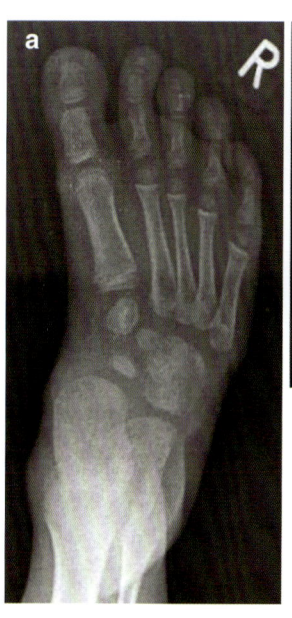
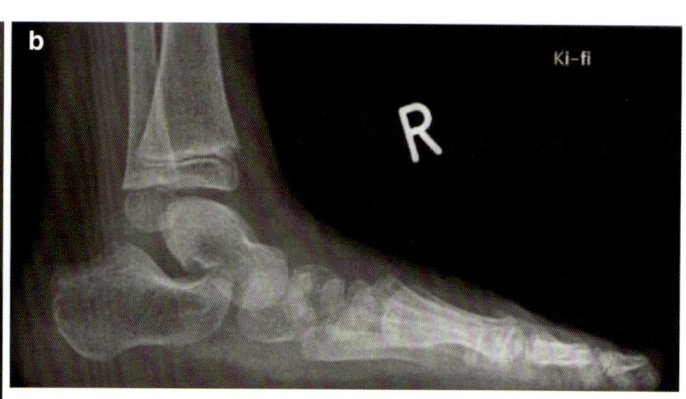

● 图 2.2 中度蛇形扭转足畸形的 5 岁患儿 X 线片。足正位及侧位像均可见后足外翻表现，距骨的跖屈（a）和舟骨的外移（b）。足正位片中可见跟骨-第二跖骨角增加到几乎 20°。相比之下，足正位中由于中足内收和后足外翻的相互代偿，使得距骨-第一跖骨角只是略微异常。因此，这个角度并不适用于畸形的评估

最大限度复位后，足跟中线的延长线可通过第一或第二趾间间隙（图 2.3）。畸形严重患者的足部"香蕉形"外观更明显，可见内侧皮肤皱缩，无法完全手法复位。

2.3 影像学

根据病理形态学（2.1 节），足横断面上的影像学检查主要可观察到两种特殊的现象（图 2.2）：Lisfranc 关节水平内收（偏斜足）和后足复合体外翻（蛇形扭转足）。偏斜足畸形到蛇形扭转足畸形的发展是连贯的，这意味着在单纯偏斜足畸形中通常也能观察到后足外翻的趋势。

这两种表现都可以在婴儿期的足部横断面超声中进行定量记录，基于 TnC_E 角的后足外翻（1.4.2 节）和基于 $TnCMT_E$ 角（距骨骨化中心-楔骨-第一跖骨的最大外翻角）的 Lisfranc 关节内收。$TnCMT_E$ 角在正常为负值，偏斜足通常为正值（图 2.4）。这个角度是由中足的外侧跗骨（与马蹄内翻足诊断相似）和第一跖骨的切线构成的。

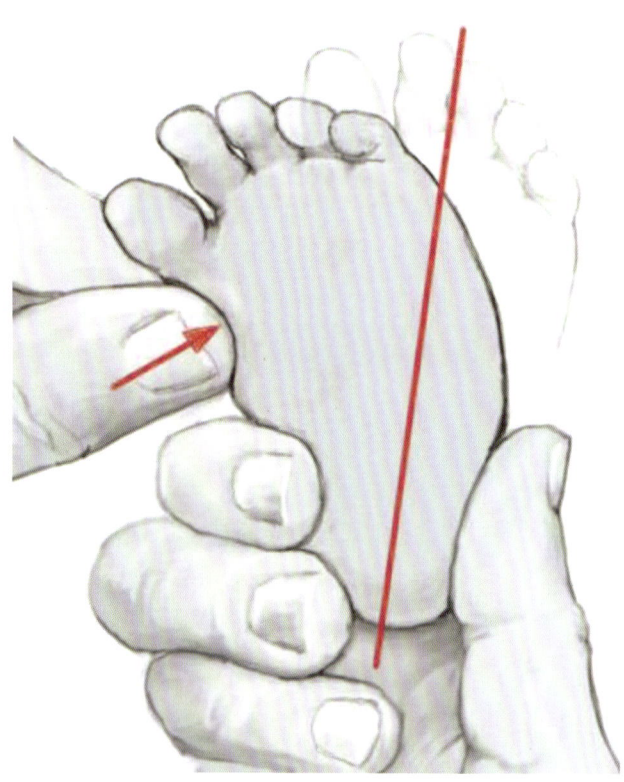

● 图 2.3 在临床检查中，可以对足跟中线在自然姿势和最大矫正位置时通过哪一个趾间间隙，以及足外侧缘被动伸直的程度进行评估

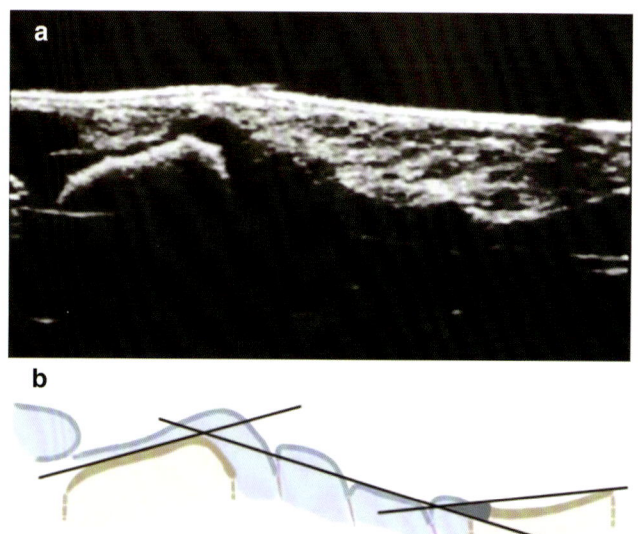

● 图 2.4 4 月龄时挛缩的偏斜足内侧跗列的超声横断面（a）和示意图（b）；技术要点见 1.4.2 节。在本例中绘制的 $TnCMT_E$ 角约为 +20°（b），可以对前足中部的内收程度进行定量

与婴儿期采用的超声成像技术不同，对年龄较大儿童的偏斜足 / 蛇形扭转足畸形，通常通过拍摄足正位片进行放射学评估（图 2.5）。Lisfranc 关节内收畸形可以通过多个角度测量进行评估。跟骨－第二跖骨角已被证明评价效果良好，能特异性地反映距下关节对位关系，在正常足部小于＋10°。相比之下，距骨－第一跖骨角能够提供地信息不多，因为两种病理形态学现象对该角度地影响是相反的（2.1 节），因此畸形的影响互相抵消（图 2.2）。另一个典型特征是足正位片中跖骨基底部的重叠（图 2.1b）。

后足外翻可以在足正位片上使用距骨－第一跖骨基底角进行放射学评估（4.4 节）。从足正位投影和侧位投影获得的 TMT 指数（4.4 节）更为重要。应该考虑到年幼儿童舟状骨的骨化中心通常非常偏外，这进一步导致影像学上后足外翻的观感（图 2.5、图 2.6 和图 2.19a）。

足正位片偏斜足 / 蛇形扭转足的影像学参数	
中前足内收	正常值
－ 跟骨－第二跖骨角	＜ 10°
后足外翻	
－ TMT 指数（包括侧位片）	最大－ 35°
－ TMT- 第一跖骨基底角	最大－ 20°

2.4 自然病程及治疗指征

在大多数病例中，对先天性偏斜足以及在出生后几个月内明显加重的偏斜足而言，其长期预后较好，临床表现可自然缓解（Farsetti et al.，1994）。图 2.6 中的长期随访显示，未经任何治疗的中足内收获得持续性减轻。然而，少数的病例则缺乏自发性矫正或不完全矫正，Lisfranc 关节的内收挛缩可通过后足复合体的外翻增加得到代偿（"代偿性内收畸形"）。同时也观察到外侧跗骨持续存在过度负重的病例（图 2.16）。因此，偏斜足在原则上不应该被忽视。

有效可行的矫形措施主要包括针对幼儿的石膏矫形及针对学龄前及学龄期儿童的截骨术。相比之下，矫形支架、三维矫形鞋垫和内翻控制鞋的实用性和有效性有限，长期应用往往会对患儿家庭造成较大负担。这类矫形措施更适合用于控制性生长，而不是矫形治疗。软组织手术松解则需要辅以长时

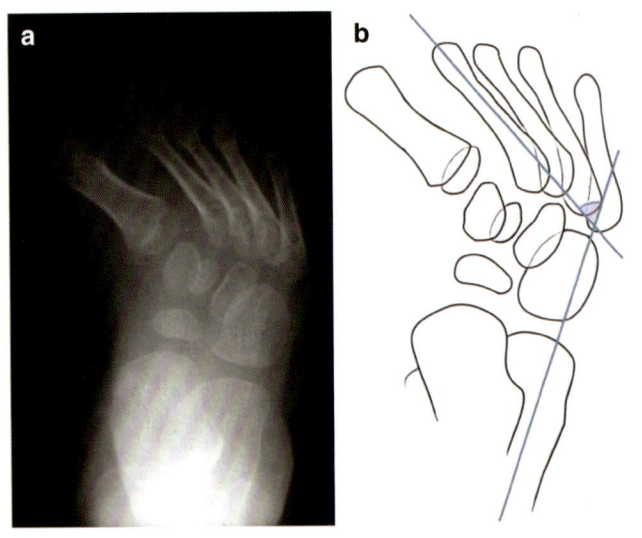

● 图 2.5　跟骨－第二跖骨角明确地量化了前中足的内收。该角度与后足外翻的程度无关，因此比距骨－第一跖骨角更适用。在本例（a）中跟骨－第二跖骨角大约是＋60°（b）。

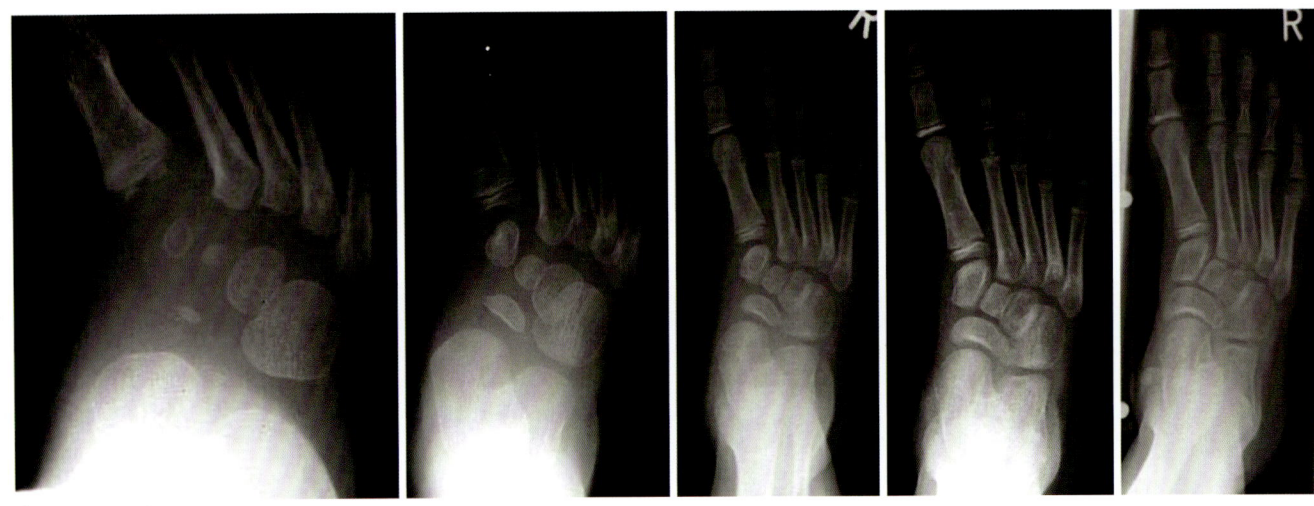

● 图 2.6　未经治疗的蛇形扭转足畸形在 21、42、68、86 和 140 月龄时的自然病程。图中可见持续的自发性矫正，跟骨－第二跖骨角从 30°以上改善到 20°以下，但仍然存在中度的后足外翻畸形

间的矫形支具佩戴来获得有效疗效，不推荐作为一种单独的措施。

由于偏斜足通常具有良好的预后，关于何种情形下需要采用更具创伤性的治疗或者是否不经治疗也未必导致偏斜足进展成为了新的问题。目前尚无明确证据显示偏斜足治疗是否具有必要性。令人惊讶的是，过去20年的文献几乎没有包含任何关于治疗结果的有意义信息。然而，作者接诊过较多蹒跚学步和学龄前期的儿童病例，回顾病例发现，偏斜足的治疗必要性被严重低估了，该疾病需要更复杂的治疗（图2.11）。因此，对严重畸形的患儿，实践证明在出生后的前几周使用Paris长腿石膏固定是有效的；对于中度畸形，在出生大约3~4个月后如果没有明显改善即可开始矫形治疗。

幼儿和学龄期儿童的手术治疗指征主要取决于其畸形的严重程度，特别是畸形的病程（图2.6）。现有的文献尚未给出明确的标准。如果不加以治疗，外侧跖列过度负重的内旋步态可能会持续存在（图2.16），并可能引起应力性骨折（图2.17）。很少观察到或很难确认拇外翻或拇内翻畸形等晚期不良结局（图2.7和图2.8）。考虑到手术矫形普遍具有良好的结果，手术治疗往往比长时间的保守矫形措施更有利。

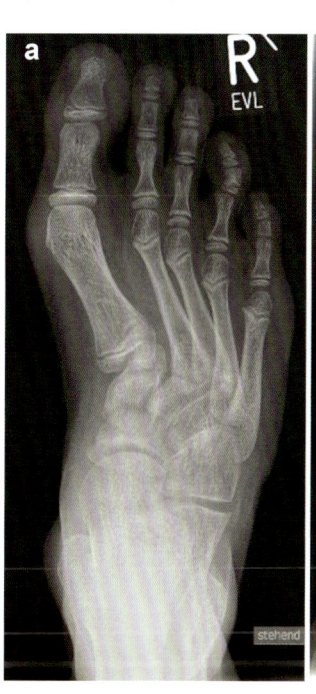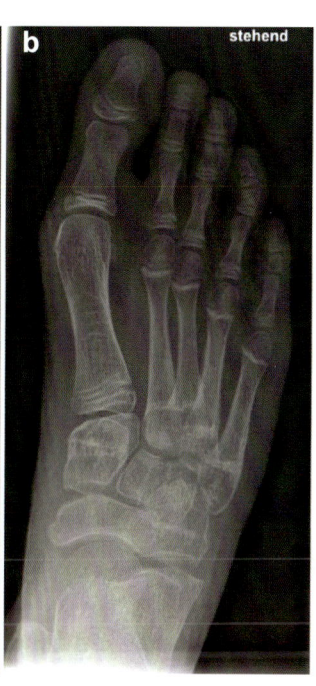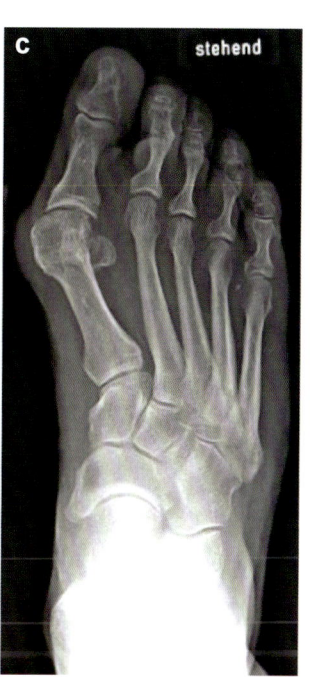

- 图 2.7 青少年患者偏斜足畸形和拇外翻畸形（a）。偏斜足矫正可以改善足趾力线，防止进一步恶化（b）。（c）中给出的图像取自另一名成年期拇外翻和中足内收的患者。后者在幼儿期因斜足暂时接受保守治疗。前中足内收在多大程度上是先天性畸形的残余还不能确认

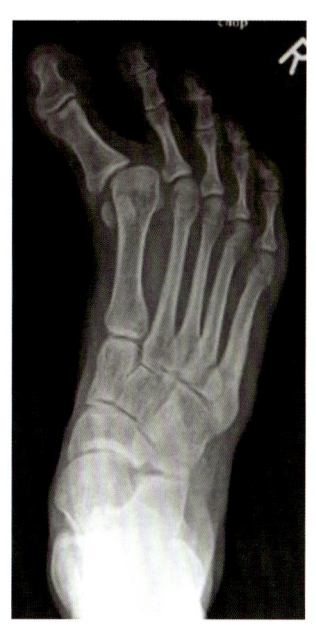

- 图 2.8 成年患者罕见的严重拇内翻畸形伴拇指及外侧足趾脱位。该患者在婴儿期存在偏斜足畸形，但未经治疗

2.5 畸形矫正和力线维持

与特发性马蹄内翻足不同的是，重度和中度畸形患者根据三点矫正原则早期采用Paris长腿石膏矫正法（每周更换石膏）进行治疗（图2.9）。在骰骨上提供足够的反向支持力是极其重要的，可防止医源性蛇形扭转足的发展（图2.10）。这只有通过高精确度的Paris石膏才能实现。其他作为替代品的矫形支具都无法达到这样的精度。需要特别说明的是，Denis-Browne支具作为一种专为偏斜足治疗设计的矫形装置，可能加重后足外翻畸形，因此不推荐使用。

采用石膏矫形时，建议轻微地过度矫正，以对抗致畸力量（反弹现象）。如果有必要，矫形后可采用支具进行长期维持。基于三点矫正法，尝试使用夜用支具和鞋垫（图2.11），通过生长引导进行纠正，具有显著的效果，但也存在不方便和其他相关问题（例

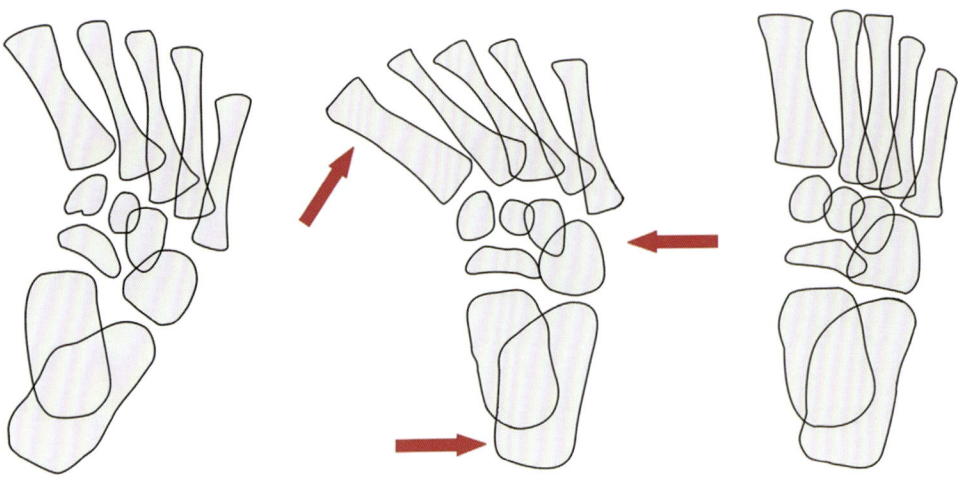

- 图 2.9 根据三点原理在偏斜足矫形中的应用。重点在于提供精确的反向支持力,以避免医源性因素导致后足外翻加重

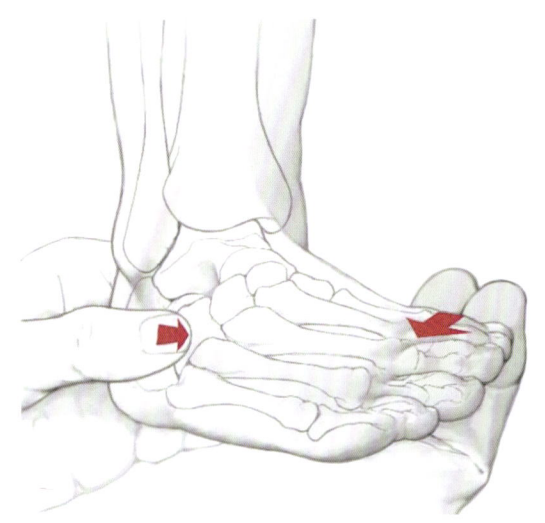

- 图 2.10 右足三点复位矫正偏斜足畸形:治疗师左手的尺侧手指从内侧抓住跟骨结节,同一只手的拇指精确控制骰骨并提供反向压力(左侧箭头),而治疗师的右手则向外侧矫正中足复合体(右侧箭头)。如果没有准确的反向支撑力,这将增加后足外翻畸形

如:适鞋困难、压力性疼痛、不精确的矫正效果、下肢矫形器围绕下肢旋转而导致治疗无效)。因此,最好通过其他方法实现纠正,并采用矫形措施来维持足部力线和进行生长引导。

2.6 软组织矫正:中足内侧松解

文献报道,内侧软组织手术("中足内侧松解")被认为是 2～6 岁左右持续性偏斜足的一种治疗手段（Asirvatham 和 Stevens,1997;Ghali et al.,1984;Thompson 和 Abaza,2010)。关于该种治疗,作者尚无相关经验,对年龄较小的儿童首先进行石膏固定治疗,随后采用夜用支具固定(但对行走年龄的孩子来说创伤性更大),通常可等待畸形的自发矫正,必要情况下按照流程可进行创伤性较小的骨性矫正手术(2.7 节)。然而,由于内侧松解联合截骨术是有效

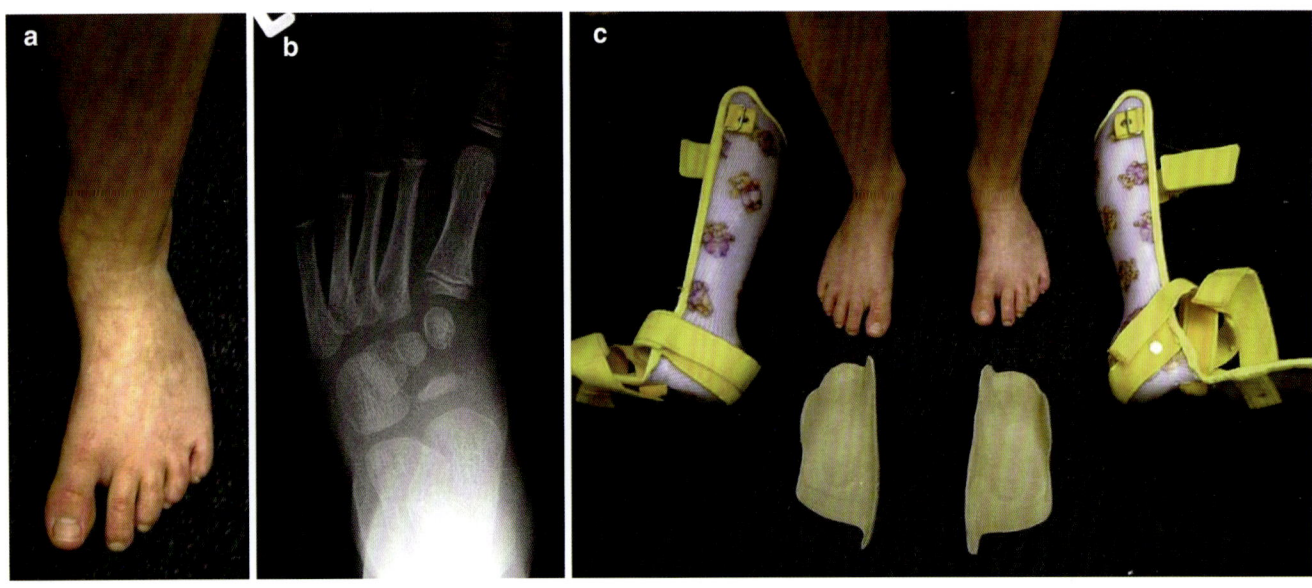

- 图 2.11 一名 5 岁女孩,中度偏斜足,采用保守治疗(a,b)。根据三点矫形原则使用鞋垫和小腿夜用支具(c)进行多年治疗,给孩子和家庭带来了相当大的不便

的，因此值得介绍。

手术技术

在跖跗交界处作内侧切口，通过一个或在多个位置部分切断拇展肌的肌腱来实现肌腱延长。不暴露距舟关节。显露内侧舟楔关节和第一跖跗骨关节内侧半及关节间隙。在第一跖跗关节解剖过程中，必须小心保护胫前肌腱的止点和第一跖骨基底部的骨骺骺板。如果胫前肌腱的止点较靠远侧，则可以将肌腱转位到 Lisfranc 关节的近端，也可以在第一跖骨基底的远端靠近附着点的地方纵向劈分肌腱后转位（图 4.14）。术后，足部应维持在外展位置，以确保关节附近骨骼良好的适应性生长，从而实现彻底矫正。

由于部分原因，早期 Heyman 和 Herndon 所建议的中央跗骨关节囊松解技术现在被认为是不合适的。与跖骨基底截骨术相比，该方式具有明显的缺点（2.7 节）。

2.7 截骨术

部分研究建议在出生的第 2 年和第 3 年进行软组织手术矫正（2.6 节）。然而，作者在实践中发现，当自发的矫形不充分时，在出生后的第 3 年开始可通过畸形部位的截骨术进行矫正（Cahuzac et al., 1993）。手术矫正的指征为跟骨-第二跖骨角大于 +20°~+30°。由于偏斜足的自然病程中畸形角度持续减小（图 2.6），因此只有畸形较明显的病例需要手术矫正，必要时通过影像学随访畸形进展；另一方面，手术矫正后的结果是非常令人满意的（图 2.14、图 2.15 和图 2.16），因此，在畸形明显的情况下，手术治疗肯定是可取的。

手术技术

在第二至第五跖骨基底部水平做斜行皮肤切口（图 2.13）。通过纵向解剖分离，小心保护神经血管结构、趾长伸肌腱和短肌腱的同时，逐个暴露每一个跖骨的基底部，并用小 Hohmann 拉钩在骨膜下绕过跖骨基底部前开。用小锯片在靠近跖骨基底的部位进行横向楔形截骨（图 2.12），通常是将跖骨

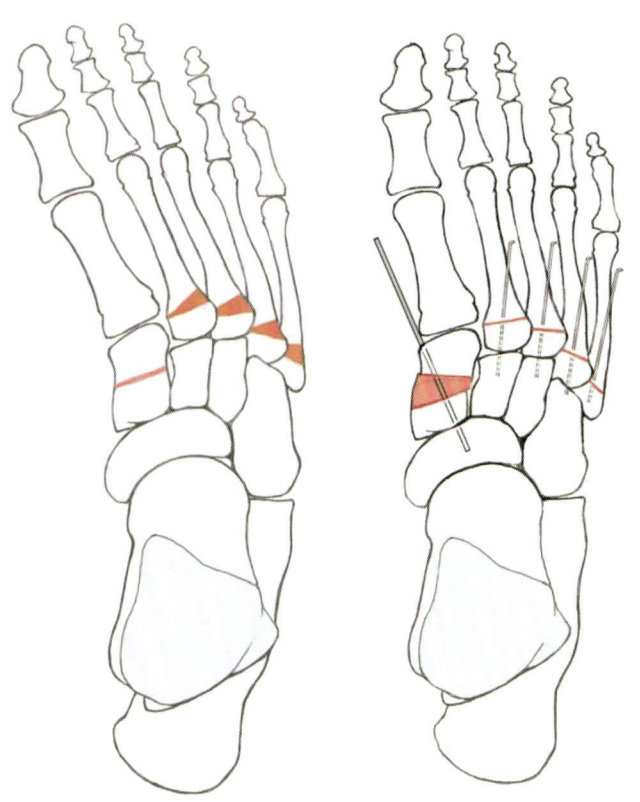

● 图 2.12 通过内侧楔骨和第二到第五跖骨基底部截骨术矫正偏斜足

基地完全离断，如有必要也可按照计划将其长度稍微短缩。在内侧楔骨上方作一个额外的皮肤切口，首先行拇展肌延长，随后在透视下将 2 根克氏针植入内侧楔骨近端和远端，并在 2 根克氏针之间将楔骨中部完全切断，并使用截骨撑开器通过 2 根克氏针撑开。根据患儿的年龄，可在截骨部位选择适宜的植骨材料。对于较小的儿童，该步骤可以省略；在年龄较大的儿童和内侧楔形骨远端关节面明显倾斜的情况下，可以植入带皮质骨和松质骨的髂骨植骨块。此时，5 个跖列在截骨后可以手法矫正内收畸形。5 个跖列截骨术后均使用细的克氏针固定。为达到此目的，在第二至第五跖骨基底部的截骨远端先使用较粗克氏针从背侧开孔，方便较细克氏针从远端经皮穿针（图 2.13）。克氏针固定的目的是精确地将截骨两端对齐，从而防止相邻跖骨发生融合。矫形后的位置在膝关节处于屈曲状态下采用长腿石膏进行维持。可通过更换石膏达到截骨后的二次矫正。

Mosca（2014）描述了内侧楔形骨截骨的相关应

用。研究表明，在第二至第五跖骨基底部（即畸形部位）进行矫正，是治疗偏斜足畸形最重要的步骤。对于畸形较轻的病例而言，即使没有内侧楔形骨的截骨术，通过随后的适应性生长也可以实现关节面对位矫正（图2.14）。Knörr等（2014）提出了不用进行楔骨截骨的经皮手术操作也证实了这一点。如果内侧楔骨的骨化尚不完全，为保护近端骨骺骺板，第一跖骨基底部截骨术可以作为一种替代方法（图2.15）。Napiontek等（2003）曾报道过1例对较小儿童成功完成的内侧楔骨截骨术。中足内收消除后可能导致伴发的后足外翻畸形得到相应改善（图2.16），因此可能不需要进一步的手术干预。Feng和Sussmann（2016）也描述了类似的观察结果。

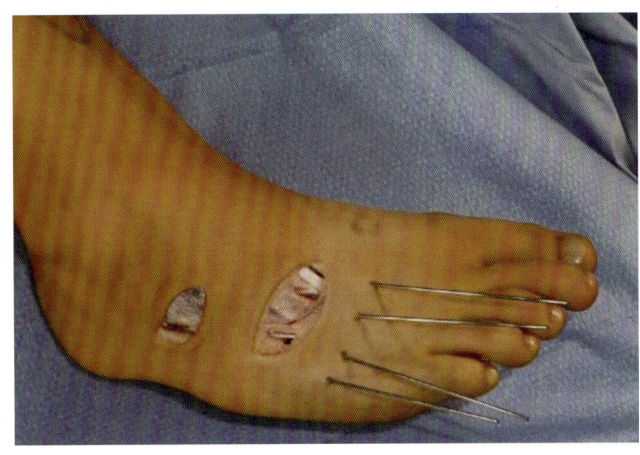

• 图2.13 跖骨基底部截骨术采用经皮克氏针固定的术中透视。在本例中，也进行了骰骨楔形截骨，并将此处得到的楔形骨块于内侧楔骨截骨处植骨

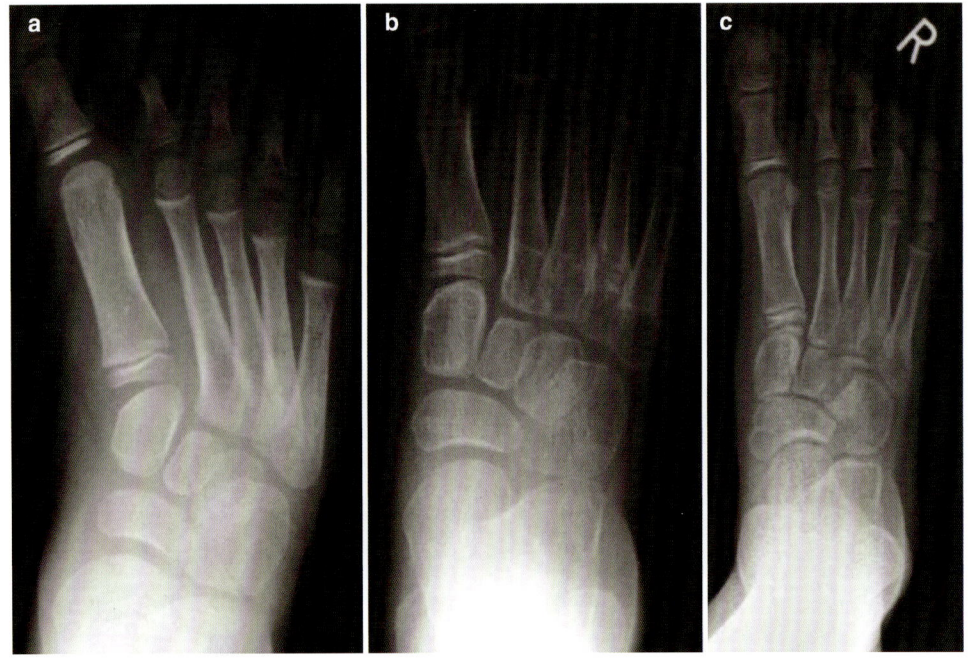

• 图2.14 一名5.5岁女性患者，明显偏斜足（a）。第二到第五跖骨基底截骨术和拇展肌松解后的1年（b）和5年（c）均实现了畸形的完全矫正。值得注意的是，在本例中即使没有截骨矫形，内侧楔形骨的远端关节面也存在自发矫正

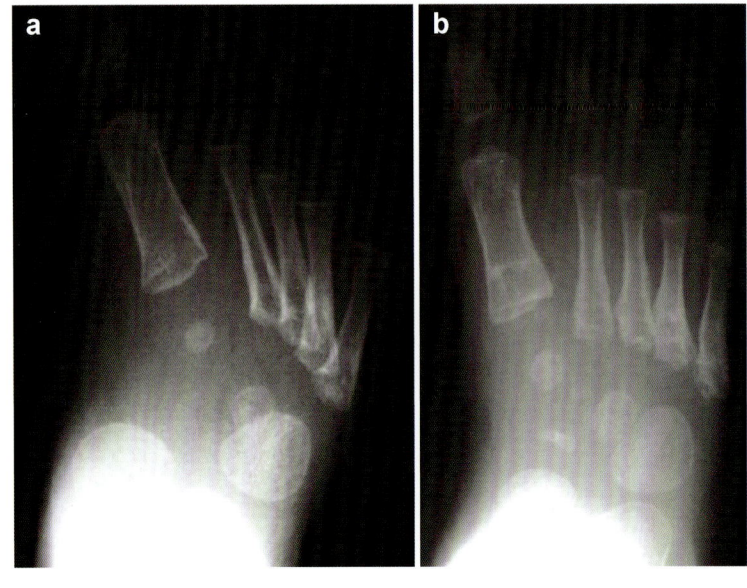

• 图2.15 2.8岁男孩，有明显的偏斜足和内侧楔骨的早期骨化状态（a）。在第一到第五跖骨截骨、拇展肌松解和第一跖楔关节松解的7个月后，足部畸形得到明显矫正（b）

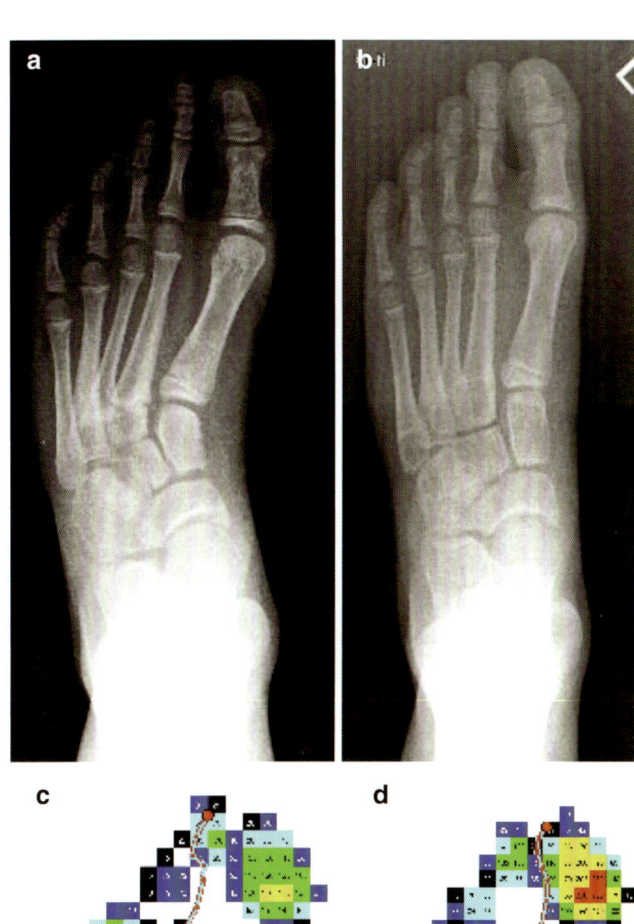

偏斜足/蛇形扭转足的骨性手术

中足内收
- 第二至第五跖骨基底部截骨术
- 内侧楔骨开放楔形截骨术（出生后4年内，或进行第一跖骨截骨术）
- （骰骨闭合楔形截骨术）

后足外翻
- 跟骨延长截骨术
- 跟骨滑移截骨术
- 关节制动术

2.8 蛇形扭转足

在蛇形足畸形的情况下，除了如上所述的内收畸形的矫正外，在明显畸形的病例中，应考虑采取减少后足外翻的干预措施。较轻的后足畸形可以通过中足截骨术自行纠正（图2.16）。对于严重的后足外翻，可行跟骨延长截骨术（图2.18和图2.19）、跟骨双截骨术或跗骨关节制动术（图2.20，4.9节）。跟骨截骨延长会加重中足内收，因此必须在操作过程中加以纠正。

然而，在决定手术的适应证时必须考虑到中足

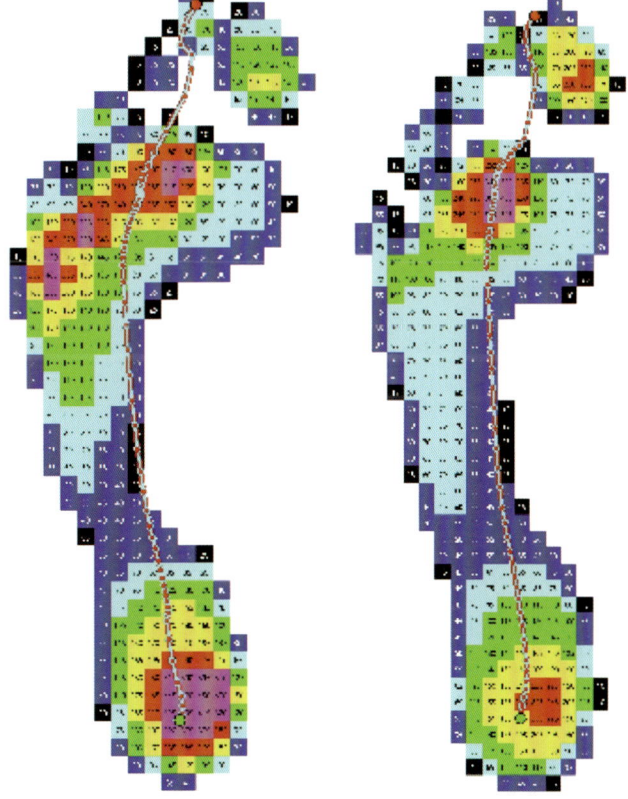

- 图2.16 女性患者，8岁，在手术矫正前是明显的偏斜足（**a**和**c**），术后1年（**b**和**d**）矫形效果良好（手术方式为第二到第五跖骨基底截骨术，第二跖骨骨骺固定，骰骨楔形截骨及内侧楔骨的开放性楔形截骨，拇展肌延长）。影像学表现为明确的距舟关节自发性矫正（**b**），后足外翻经手术治疗也得到了纠正。由于术前足外侧负荷大（**c**），距周关节复合体被迫进入外翻位，术后恢复正常（**d**）

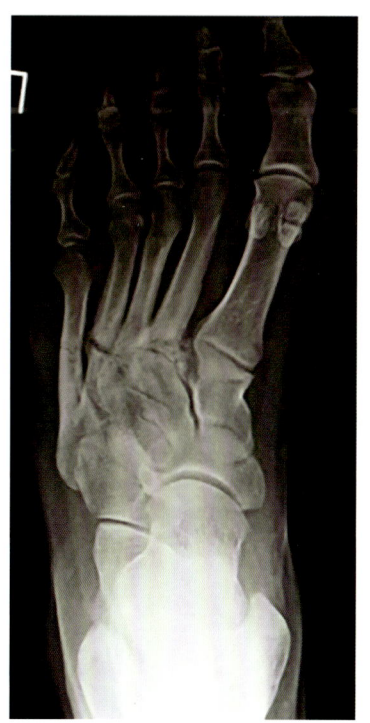

- 图2.17 成年偏斜足患者，在出生后最初几年接受治疗，但未进行充分矫正。由于该区域的慢性过度负重，在外侧跖骨观察到疼痛性应力性骨折

内收和后足外翻之间的相互代偿关系，这导致临床上畸形表现往往不十分明显。病人通常可以完全不表现出症状，至少在一定程度上可以实现自我纠正（图 2.6）。如果这两种畸形都需要矫正，手术难度将会很高。因此，在畸形不那么严重的情况下，必须仔细考虑这种干预是否合理，简单的跟骨内移截骨术是否足够，是否伴有明显的后足外翻畸形。

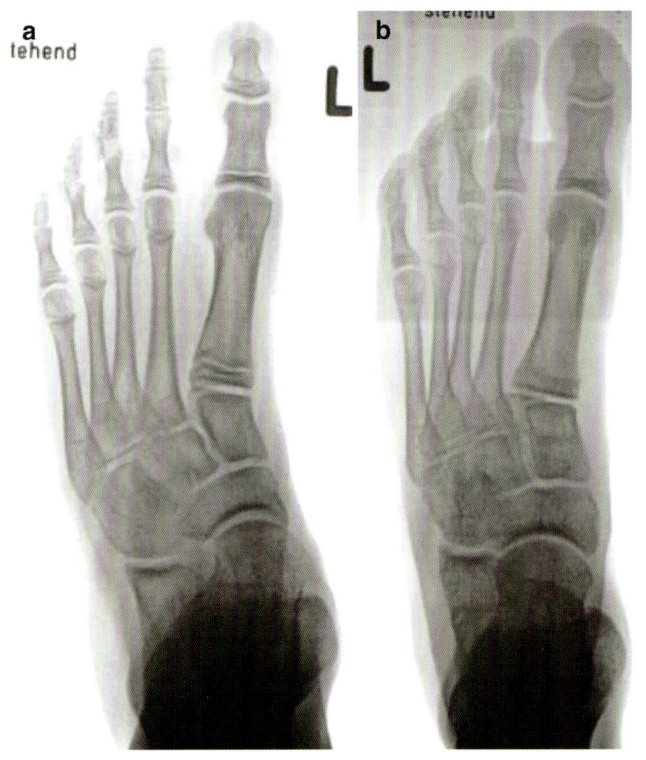

• 图 2.18　12 岁患者，蛇形扭转足畸形（代偿内收畸形），轻度中足内收及明显的后足外翻（a）。采用中足跗骨截骨术加跟骨延长，术后 2.5 年矫正效果良好（b）

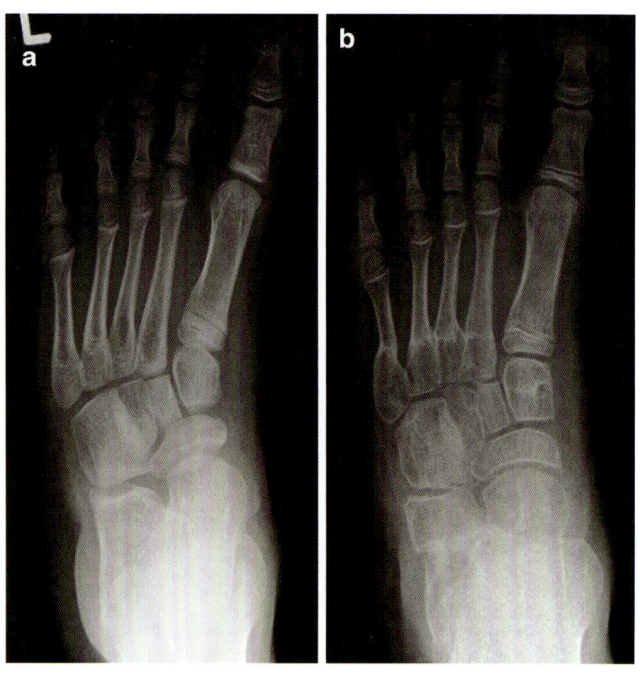

• 图 2.19　10 岁患者，中度蛇形扭转足畸形（a）。跟骨延长截骨术、内侧楔骨截骨术、第二至第五跖骨基底截骨术后，距舟骨关节完全复位，跗跖关节整体对位良好（b）

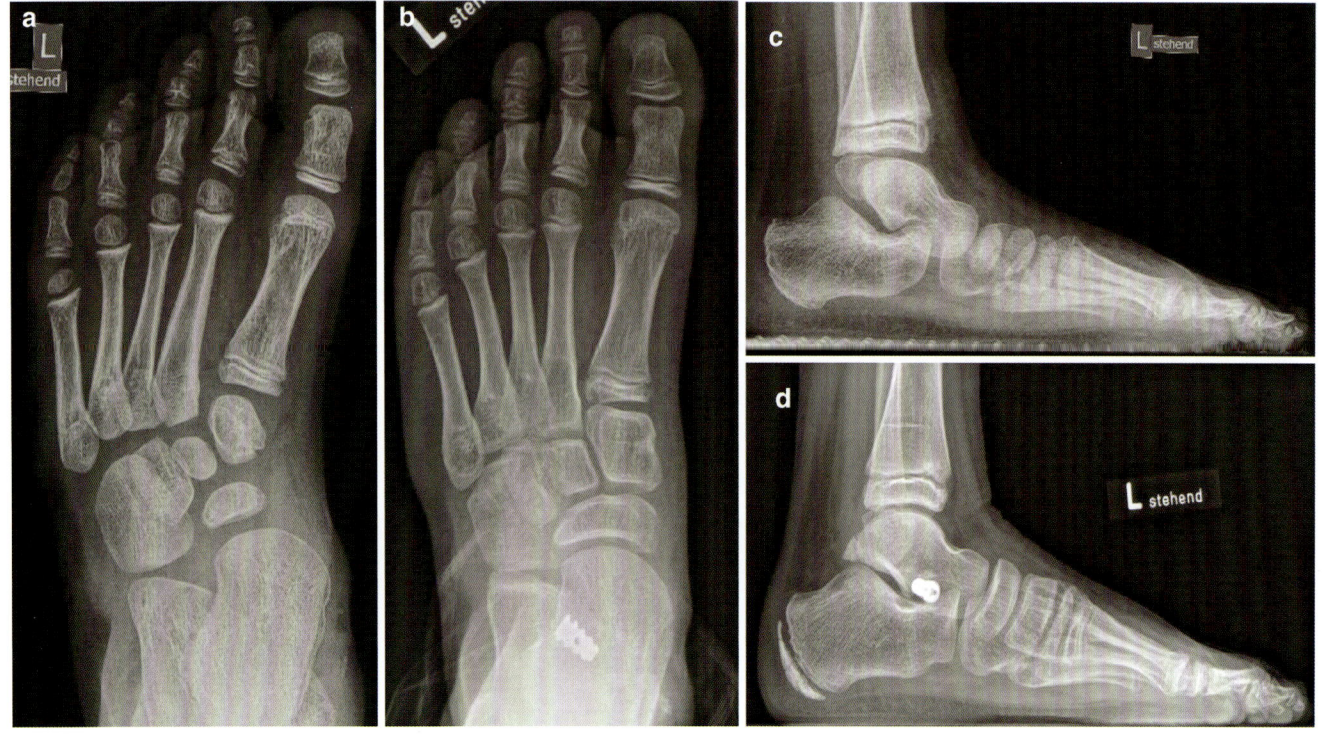

• 图 2.20　8 岁男孩，偏斜足伴后足外翻（a 和 c）。跟骨截骨术后，内侧楔骨开放性楔形截骨和跗骨窦制动术后 2.5 年，跗跖关节对位明显改善（b 和 d）

参考文献

Asirvatham R, Stevens PM (1997) Idiopathic forefoot-adduction deformity: medial capsulotomy and abductor hallucis lengthening for resistant and severe deformities. J Pediatr Orthop 17:496–500

Cahuzac JP, Laville JM, Sales de Gauzy J, Lebarbier P (1993) Surgical correction of metatarsus adductus. J Pediatr Orthop B 2:176–181

Coleman SS (1983) Complex foot deformities in children. Lea & Febiger, Philadelphia

Farsetti P, Weinstein SL, Ponseti IV (1994) The long-term functional and radiographic outcomes of untreated and non-operatively treated metatarsus adductus. J Bone Joint Surg 76-A:257–265

Feng L, Sussmann M (2016) Combined medial cuneiform osteotomy and multiple metatarsal osteotomies for correction of persistent metatarsus adductus in children. J Pediatr Orthop 36:730–735

Ghali NN, Abberton MJ, Silk FF (1984) The management of metatarsus adductus et supinatus. J Bone Joint Surg 66-B:376–380

Knörr J, Soldado F, Pham TT et al (2014) Percutaneous correction of persistent severe metatarsus adductus in children. J Pediatr Orthop 34:447–452

Mosca VS (2014) Principles and management of pediatric foot and ankle deformities and malformations. Wolters Kluwer, Philadelphia

Napiontek M, Kotwicki T, Tomaszewski M (2003) Opening wedge osteotomy of the medial cuneiform before age 4 years in the treatment of forefoot adduction. J Pediatr Orthop 23:65–69

Thompson GH, Abaza H (2010) Metatarsus adductus and metatarsus varus. In: McCarthy JJ, Drennan JC (eds) The child's foot and ankle. Wolters Kluwer, Philadelphia

3 垂直距骨

（杨雄刚 译 马昕 王 晨 审校）

先天性僵硬性扁平足的发病率约为 1∶10 000，远低于先天性马蹄内翻足的发病率，并常常与关节挛缩症等疾病有关。

3.1 治疗相关的病理形态学

在病理形态学上，垂直距骨表现为距舟关节完全脱位且无法实现手法复位（图 3.1）。舟状骨在幼儿期之前完全由软骨组成，位于距骨颈部的背外侧，距骨在踝关节跖屈位时处于极度跖屈位置。伴发的跟骰关节畸形通常较轻。小腿肌肉、所有的伸肌和腓骨肌的短缩，导致距下关节呈摇椅状态。前中足复合体呈明显外展畸形（Drennan，1995）。

3.2 临床诊断

可通过细致的查体来确定肌肉及腱性组织挛缩的程度和 Chopart 关节的剩余活动度及可复位程度。为此目的，可尝试进行以下手法复位（图 3.5）：用拇指从足底向距骨头内侧施加压力，用另一只手将前中足跖屈和内收，可以感受畸形的可复性。如果距舟关节几乎可以完全矫正，则这种畸形称为距骨倾斜（4.8 节）。跟腱（小腿肌肉组织）在真正的垂直距骨中往往出现明显短缩，这与婴儿柔性平足或仰趾外翻足（一种畸形表现重但却无害的新生儿体位性畸形）有所不同。

3.3 影像学

可通过超声的背侧纵截面来评估距舟关节的畸形中心，但通常只有在预先矫形后才能进行检查。根据临床检查所描述的步骤，将足尽可能地保持在最佳矫正的位置（图 3.5）。超声图像中可以显示相对于距骨头，尚未骨化的舟状骨在多大程度上可以复位，以此评估畸形的严重程度（Hamel 和 Becker，1995，图 3.2）。

影像学检查需要正位与侧位摄片。在侧位摄片中，正常足的第一跖骨中轴线的延伸线或多或少应该

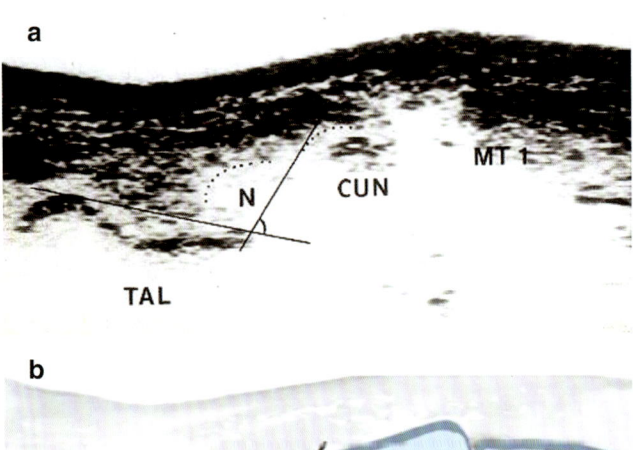

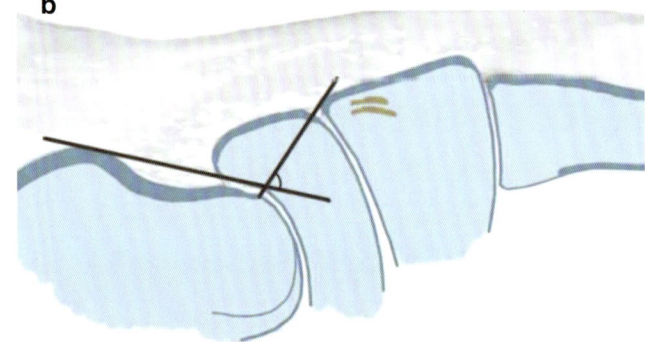

● 图 3.2 一名 2 岁的垂直距骨患儿，内侧跖列位于极度跖屈位，经预先手法复位后，在最宽处的超声切面图（a）及其示意图（b）。标记的 TnC$_p$ 角（跖屈状态下距骨 - 舟骨 - 内侧楔骨角）正常足约为 0°（Hamel 和 Becker，1995）。本例中角度约为 70°

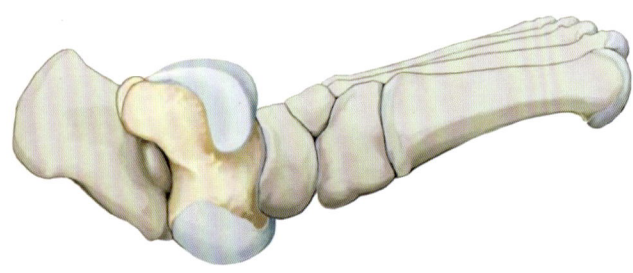

● 图 3.1 垂直距骨伴僵硬性、不可复位的距舟关节脱位的骨骼病理形态。舟状骨位于距骨颈的顶部，距骨和跟骨明显跖屈，小腿肌肉往往短缩

穿过距骨头；然而，在垂直距骨中这条线位于距骨头背侧（图3.3）。如同上述超声检查一样，在前中足复合体跖屈位时拍摄侧位片，可以提供更多的诊断信息来评估畸形的可复位程度。在临床诊断不明确的病例中，可以通过这种方式来明确或排除伴有肌肉挛缩的垂直距骨（图3.4）。

Hamanishi（1984）描述了TAMBA角（距骨轴-第一跖骨基底角）来量化内侧跖列的脱位（正常值接近0°）。它由距骨的纵轴和一条连接距骨前缘和第一跖骨基部的线形成。当用自然位置和最大跖屈位的侧位片进行对比时，两个侧位片中TAMBA角的差异可以反映畸形的可复性，从而衡量挛缩的严重程度。在严重的病例中，这个角度可以超过120°，并且通过手法复位仅可减少不足25°（Eberhart et al., 2012）。在这些病例中，根据作者的经验，使用微创治疗方法（3.4节）意义不大，有必要通过开放手术进行复位矫形。

3.4 畸形矫正和力线维持

初始的治疗方法为手法矫正，牵拉挛缩的软组织，并尽可能地纠正畸形。为此，固定足于跖屈位，通过对向跖内侧脱位的距骨头施加压力，同时跖屈和内收前中足复合体，使Chopart关节尽量复位（图3.5）。这是通过对严重挛缩的背外侧关节囊结构、伸肌腱和腓骨肌腱进行持续牵拉而实现的。长腿矫形石膏尽可能在最佳矫正位置进行固定，每周更换一次。

近年来，通常在出生后1年时考虑进行手术松解进行治疗，在此之前不需要任何处理。可采用著名的

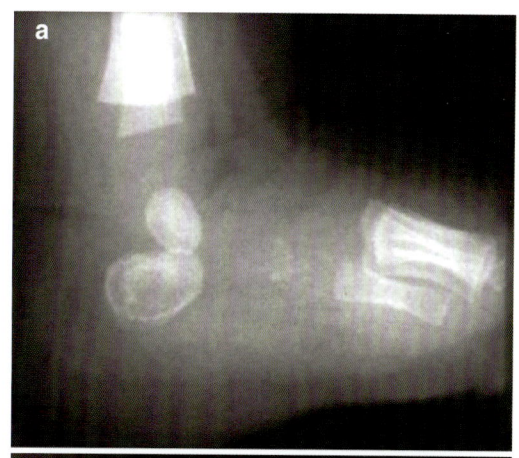
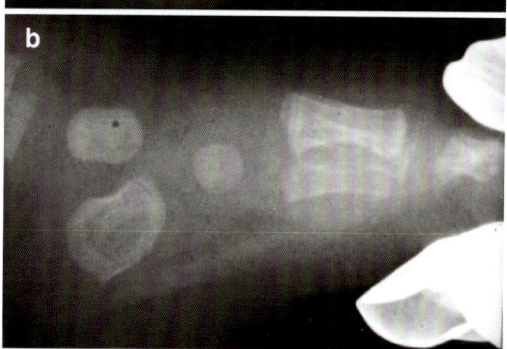
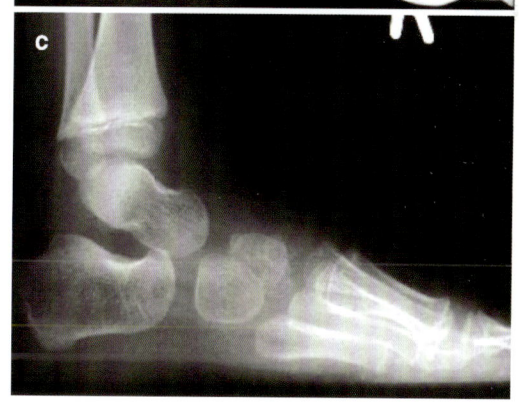

• 图3.4 婴儿足侧位X线片显示为疑似垂直距骨（**a**）。然而，跟骨并非处于极度跖屈位，否定了垂直距骨这一诊断。2个月后在最大跖屈位拍摄的X线片明确了距骨和第一跖骨的正常对线（**b**）。随访至4岁时足发育正常，无需进一步治疗（**c**）

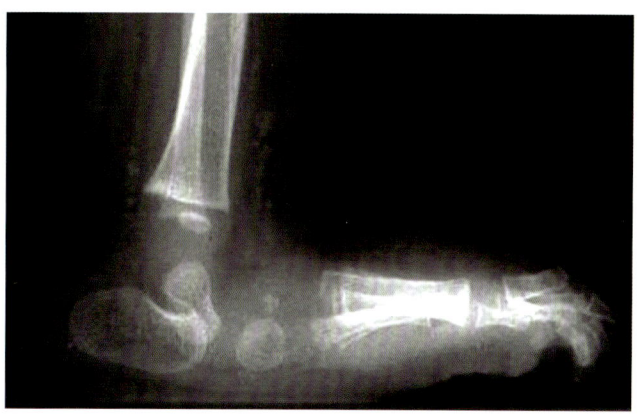

• 图3.3 一名9月龄的患儿，经预先复位的垂直距骨。舟状骨尚未骨化，因此在X线片上无法识别。第一跖骨纵轴的延伸线没有与距骨头相交说明有严重的距舟关节脱位。在本例中，根据Hamanishi（见下文）提出的TAMBA角几乎是90°

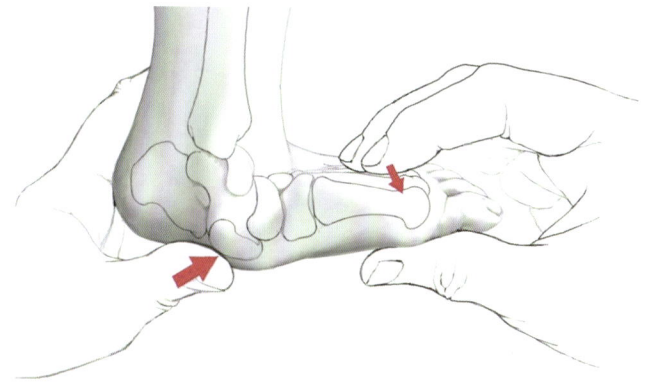

• 图3.5 手法复位垂直距骨。将前中足复合体跖屈，并在足底内侧距骨头的位置提供反向支撑。被动拉伸足背部挛缩的软组织

Cincinnati 术式（Krssspe 和 Raab，2000）或其他形式的手术方法（Mosca，2014）。

在 Ponseti 法治疗特发性马蹄足被普遍接受后，Dobbs 等（2006）提出了一种早期治疗垂直距骨的"反 Ponseti 法"，并在随后的几年对该方法进行了改良（Chalayon et al., 2012）。Eberhardt 等（2011）也提出部分畸形较轻的垂直距骨病例可以采用纯粹保守的方法矫正，或在跟腱松解后克氏针临时固定距舟关节，以获得良好的结果（图 3.6）。因此，如今普遍认为，先通过连续的石膏矫形尝试保守治疗是合理的选择。即使在后来接受手术治疗的病例中，这种操作方法也有助于早期松解拉伸软组织，使后期手术更容易。

垂直距骨的治疗被认为是极其困难的，其结局往往伴随着较高比例的矫形不足和复发。因此，在实现了矫形后，有必要通过矫形器或特定的鞋垫来确保长期的结果（图 3.7）。

3.5 手术松解和复位

如果保守的复位方法不够，可以采用不同的手术方法进行进一步矫形：

- 根据 Dobbs 等（2007）的微创概念（"反 Ponseti 法"），通过足底内侧纵向微创切口切开距舟关节，克氏针固定以及胫骨前肌腱移位通常可以满足矫形需求。必要时可以通过肌内松解的方法延长其他肌肉-肌腱组织。
- 传统上，对于中度和重度畸形病例，建议通过

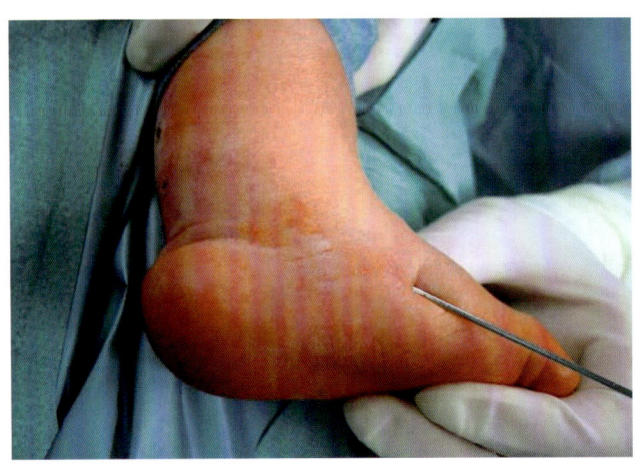

- 图 3.6 在对中度垂直距骨畸形进行保守的矫正处理后，经皮置入克氏针使距舟关节临时固定在复位位置上，并经皮切断跟腱

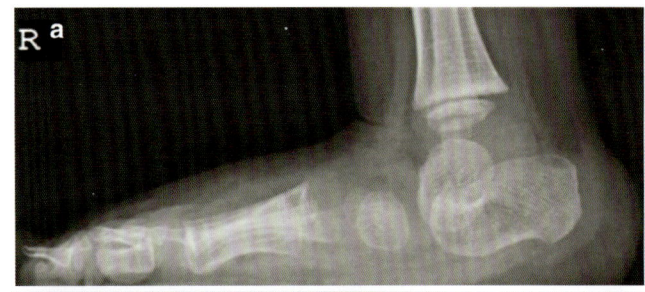

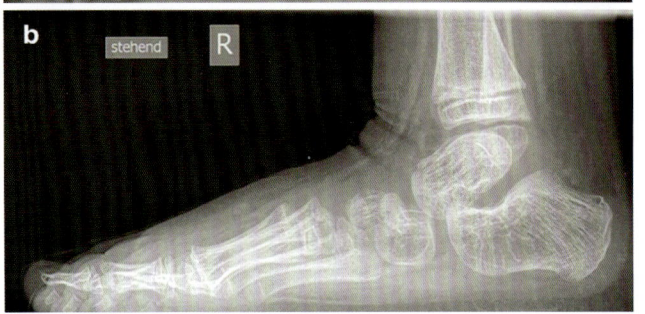

- 图 3.7 3 岁，中度垂直距骨畸形（a）。在开放跟腱延长术和临时克氏针固定 26 个月后，观察到内侧跖列（b）的位置明显好转，但未完全矫正。术后石膏固定 3 个月，足部矫形器治疗 6 个月，然后使用具有足够纵弓支撑力的定制鞋垫治疗

Cincinnati 切口显露外侧距周关节（Krssose 和 Raab，2000）。松解后侧软组织结构（跟腱、踝关节囊）、腓骨肌腱和伸肌腱。距舟、跟骰和距下关节在直视下重新复位，并进行关节囊成形和临时克氏针固定。胫前肌腱重新转位至距舟关节区的跖内侧关节囊。

- Mosca（2014）和早先的 Coleman（1983）描述了通过足背横行切口进行同样广泛的软组织松解，通过切口暴露挛缩的伸肌腱和距舟关节。此外，可进行经皮跟腱切断术。Ramanoudjame 等（2014）的方法相比于距下关节松解，更注重处理距舟和跟骰区域，而未做距舟松解，部分病例也未行跟腱延长。

前两种形式的入路在距舟关节囊成形术中具有优势，而背侧入路能够更直接地暴露挛缩的软组织。手术治疗的一个重要考虑因素是距舟关节复位后的软组织稳定。这包括关节囊成形术实现，使用不可吸收缝合线加固松弛的跖内侧关节囊结构，并将胫前肌腱转位到跖内侧距舟关节囊上。通常，将胫骨前肌腱附着点收紧或向远端移位也是可行的。这与历史上 Schede（1929）所描述的软组织手术相似。胫骨前肌腱的转位消除了其对距舟关节畸形的促进作用，并对距骨头产生悬吊作用。而背伸肌力的轻微减弱通常是有利的。

现今，与早期的临床实践相比（Drennan，1995），遵循"反 Ponseti 法"理念似乎是有意义的。例如对婴儿期特发性马蹄足，它包括患儿走路之前的闭合或切开距舟关节复位和经皮跟腱延长。然而，由于垂直距骨的关节挛缩和伴发畸形不同，需要多种术中或术后治疗方式组合。这就产生了一个问题：何时是手术最佳时间点？此问题必须考虑到患足整体功能障碍和临床必要的随访情况。

3.6　治疗结果及典型病例

文献中鲜有报道早期垂直距骨矫形后的长期随访结果。约 80% 的病例报道了整体令人满意的短期和中期随访结果，但有时也有部分患者残留明显未纠正的畸形（Ricco et al.，2014）。初次手术干预的最佳时机至关重要。为了对骨和关节结构的进一步发育产生积极作用，矫形手术通常在 6～18 个月时或患儿开始行走后进行（图 3.8 和图 3.9）。Napiontek（1995）描述了 32 例年龄较大儿童的中长期治疗结果，53% 表现为良好或非常良好。Eberhardt 等（2012）发现，在 20 名接受反 Ponseti 法治疗的儿童中，有 70% 的儿童得到了完全的纠正；而 Chalayon 等（2012）在所有 15 例接受治疗的垂直距骨综合征病例中均观察到这一点。Yang 和 Dobbs（2015）证明了微创方法优于广泛的软组织松解手术。

不理想的治疗结果往往是距舟关节的矫形不足或矫形后复发。根据 Grice（1952）的研究，除了二次软组织矫正，根据患者的临床表现和年龄，还需要考虑进行距下关节外融合术（图 3.10）或切除整个舟状骨并在 Chopart 关节进行融合手术（图 3.12）。

图 3.7、图 3.8、图 3.9、图 3.10、图 3.11 和图 3.12 展示了手术治疗垂直距骨的病例，揭示了该疾病治疗后的一些典型后遗症和合并问题：在疾病进展过程中往往容易出现矫形不足的情况，矫形后通过支具

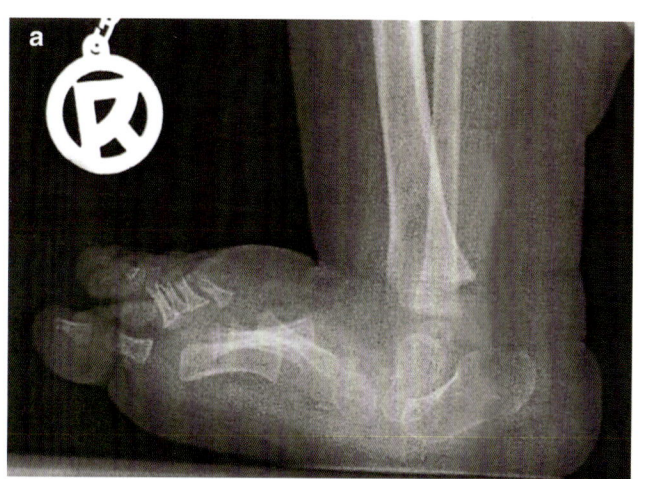

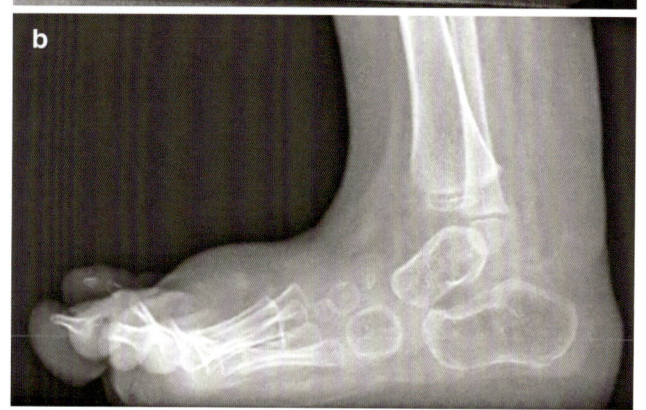

● 图 3.8　严重的垂直距骨（a），15 个月时行距骨周围软组织松解手术矫正：跟腱和腓骨短肌腱延长，胫前肌腱转位和距舟关节囊成形术。术后 7 个月（b）显示明显改善但不完全复位

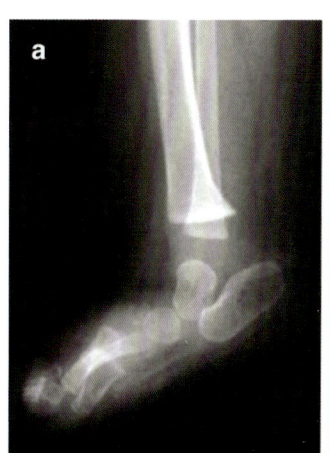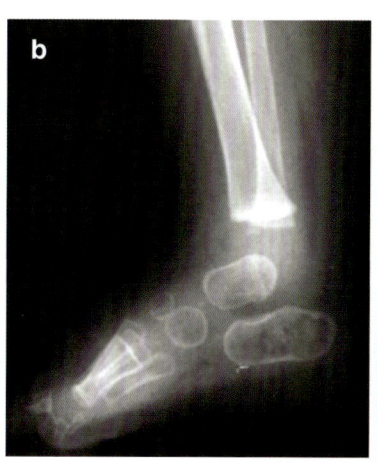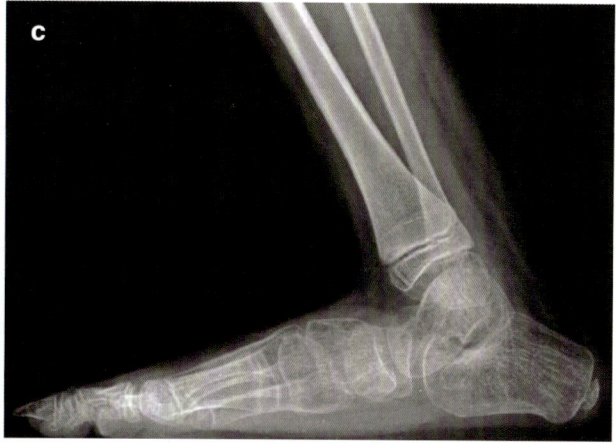

● 图 3.9　合并系统疾病的垂直距骨畸形（a）。9 个月时手术松解（跟腱、腓骨肌腱和趾伸肌腱的延长以及胫前肌腱的转位）。术后 5 个月完全矫正，甚至轻微过度矫正（b）。术后 7 年矫正效果丢失，但在踝关节最大背伸位的影像中，足内侧跖列仍然能够维持足够稳定性（c）

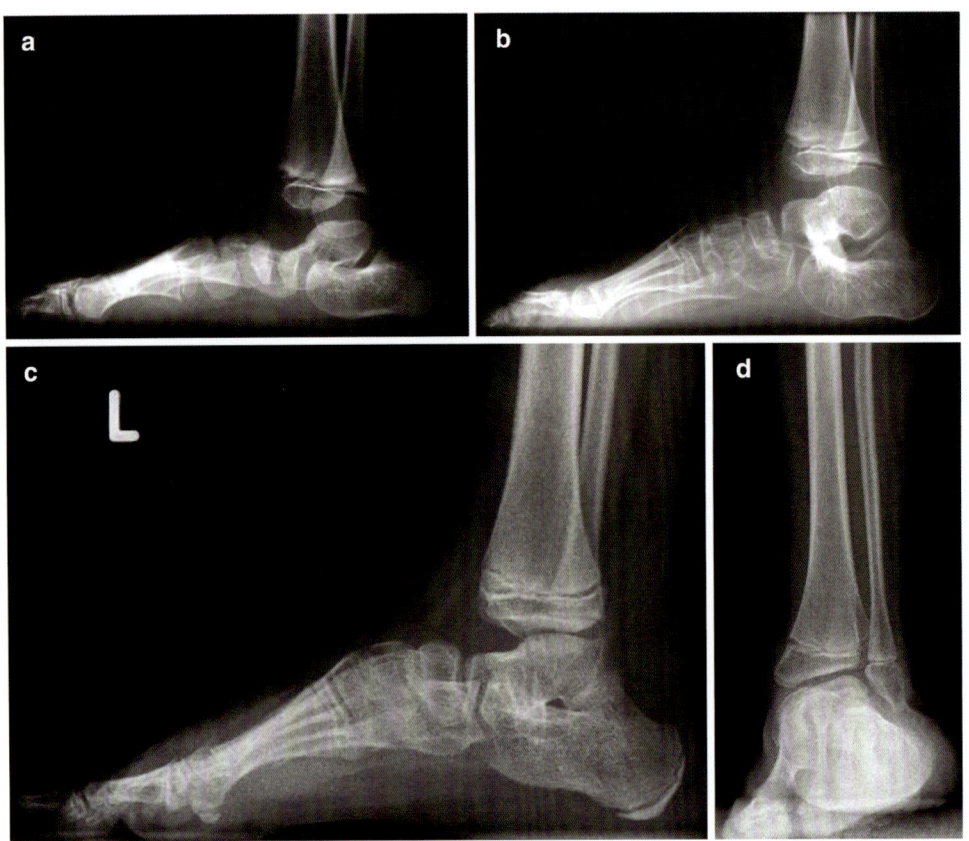

- 图 3.10 复发的原发性垂直距骨畸形，6 岁时出现术后复发（a）。通过距下关节外 Grice 融合术（图 6.13）和胫前肌腱转位对后足进行矫正和稳定，术后 2 年距舟骨对位良好（b）。在疾病发展过程中，出现了明显的踝上外翻畸形（第 8 章），术后 6 年显示后足稳定，伴有轻微高弓畸形（c、d）

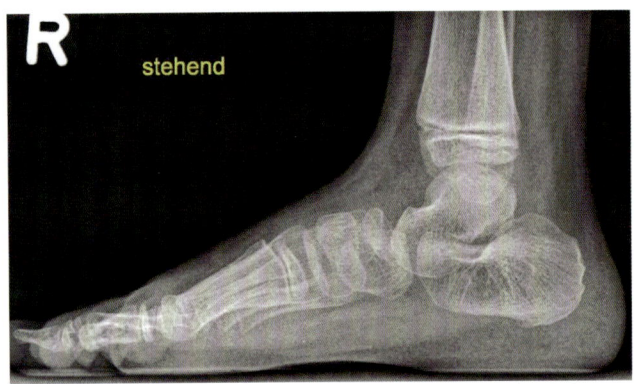

- 图 3.11 7 岁患儿，垂直距骨，婴儿期进行了矫正和内侧软组织松解，未行跟腱延长，目前对位良好。距舟关节的形态提示矢状面存在病理活动。如果距骨滑车结构正常，可以考虑在这个年龄进行软组织矫正和胫骨前肌腱转位，也可以联合 Grice 关节融合术

加强治疗十分必要（图 3.7），有时也需要二次手术矫正（图 3.10）。

在婴儿期后经常会面对这样的问题：是否可以接受仍然存在的距舟骨对位不佳的情况，还是需要再次进行手术治疗。在这些情况下，尤其应该考虑踝关节的情况：如果踝关节背伸明显受限（最大背伸的侧位 X 线片），矢状面活动更依赖距舟关节，对于年

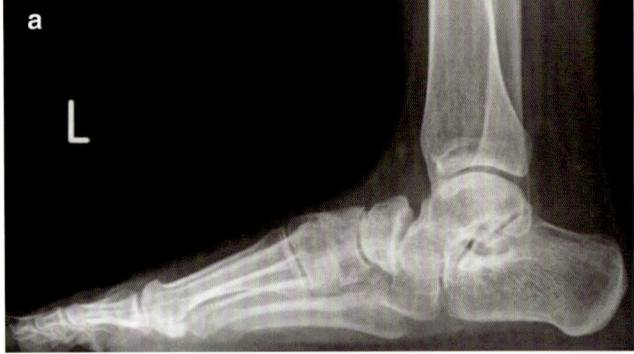
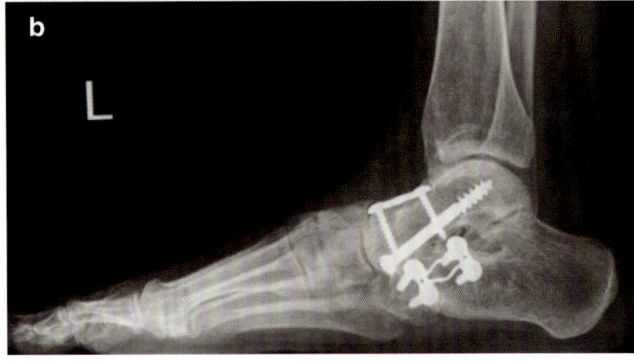

- 图 3.12 成年女性患者主诉距舟关节不适伴症状加重（a）。应考虑结合距骨滑车成形与 Chopart 关节融合术。由于距舟关节复位不完全，同时由于加做了距骨切迹成形术，使得踝关节术后可以获得足够的背伸活动度（b）

龄小的患儿应考虑进一步通过距舟关节软组织稳定、胫前肌腱转位和跟腱延长进行矫正，以优化踝关节的生长发育（图 3.11）。术后需要关注踝关节活动度（图 3.12）。

参考文献

Chalayon O, Adams A, Dobbs MB (2012) Minimally invasive approach for the treatment of non-isolated congenital vertical talus. J Bone Joint Surg 94-A:e73

Coleman SS (1983) Complex foot deformities in children. Lea & Febiger, Philadelphia

Dobbs MB, Purcell DB, Nunley R, Morcuende JA (2006) Early results of a new method of treatment for idiopathic congenital vertical talus. J Bone Joint Surg 88A:1192–1200

Dobbs MB, Purcell DB, Nunley R, Morcuende JA (2007) Early results of a new method of treatment for idiopathic congenital vertical talus. Surgical technique. J Bone Joint Surg 89-A:111–121

Drennan JC (1995) Congenital vertical talus. J Bone Joint Surg 77-A:1916–1923

Eberhardt O, Fernandez FF, Wirth T (2011) Die Behandlung des Talus verticalis mit der Methode nach Dobbs. Z Orthop Unfall 149:219–224

Eberhardt O, Fernandez FF, Wirth T (2012) The talar axis-first metatarsal base angle in CVT treatment: a comparison of idiopathic and non-idiopathic cases treated with the Dobbs method. J Child Orthop 6:491–496

Grice DS (1952) An extra-articular arthrodesis of the subastragalar joint for correction of paralytic flat feet in children. J Bone Joint Surg 34-A:927–940

Hamanishi C (1984) Congenital vertical talus: classification with 69 cases and new measurement system. J Pediatr Orthop 4:318–326

Hamel J, Becker W (1995) Sonographische Diagnostik bei Talus verticalis im Säuglings- und Kleinkindesalter. Ultraschall Klein Prax 9:185–189

Krauspe R, Raab P (2000) Die Operation des Talus verticalis congenitus. Oper Orthop Traumatol 12:154–170

Mosca VS (2014) Principles and management of pediatric foot and ankle deformities and malformations. Wolters Kluwer, Philadelphia

Napiontek M (1995) Congenital vertical talus: a retrospective and critical review of 32 feet operated on by peritalar reduction. J Pediatr Orthop B 4:179–187

Ramanoudjame M, Loriaut P, Seringe R, Glorion C, Wicart P (2014) The surgical treatment of children with congenital convex foot (vertical talus). Bone Joint J 96:837–844

Ricco AI, Richards BS, Herring JA (2014) Chapter 23: Disorders of the foot. In: Tachdjian's pediatric orthopaedics. Elsevier Saunders, Philadelphia

Schede F (1929) Die Operation des Plattfußes. Z Orthop Chir 50:528–538

Yang JS, Dobbs MB (2015) Treatment of congenital vertical talus: comparison of minimally invasive and extensive soft-tissue release procedures at minimum five-year follow-up. J Bone Joint Surg 97-A:1354–1365

4 可复性平足畸形

（曹圣轩 王 硕 译 马 昕 王 晨 审校）

可复性平足畸形是儿童足踝外科最常见的疾病。在与患儿父母的交流中，经常会讨论到有关此疾病的问题，比如正常足弓形态的范围，畸形进展，长期预后和治疗的必要性。因此，为了进一步理解该疾病，需要一些基础知识。显然，该疾病与我们现代生活方式相关，例如儿童期和青春期越来越缺乏运动、体重过重，可能会造成持续性平足畸形。临床诊疗中发现，那些喜欢运动的年轻人很少会出现平足问题。然而，这一现象的因果关系尚不清楚。

> **生长发育期可复性平足相关的综述性文献推荐**
> - Döderlein L et al（2002）. Der Knickplattfuß-Extensive lexical work, child and adult age group（in German）.
> - Mosca VS（2010a）. Flexible flatfoot and skewfoot. In：The child's foot and ankle.
> - Mosca VS（2010b）. Flexible flatfoot in children and adolescents—Perspective of American pediatric orthopedics.
> - Mahan KT, Flanigan KP（2013）. Flexible valgus deformity. In：Mc Glamry's comprehensive textbook of foot and ankle surgery—Aspects of American Podiatry.

4.1 发育阶段：自然病程

人的足部经过生长发育的各个阶段，直到成年发育成熟。生理性变异与年龄相关，为了区分生理和病理状况，需要考虑到发育的因素。儿童和幼儿蹒跚学步时通常表现出扁平足的形态特征，足跟外翻，没有内侧纵弓。在儿童早期直至 8～10 岁，足部形状自发地变为足跟中立位或轻度外翻，以及形成内侧纵弓（图 4.1）。这个过程会在 8～10 岁之后减速，因此以后不会出现较大程度的自发矫正。自发矫正在形态上主要具有以下特征。

> **婴儿扁平外翻足在发育过程中的自发矫正**
> - 在新生儿时期和开始步行阶段的内侧足底区域存在足底脂肪垫，并将逐渐减少
> - 儿童期的踝上外翻力线将逐渐矫正
> - 由于跗骨软骨结构和韧带的发育，关节过度活动逐渐减少
> - 足踝部内在肌与外在肌的肌力的增加
> - 据推测，跗跖关节区域（例如，跟骨）的骨骼发育过程对足弓形成发挥一定作用，但这一点迄今为止尚未有研究详细论证

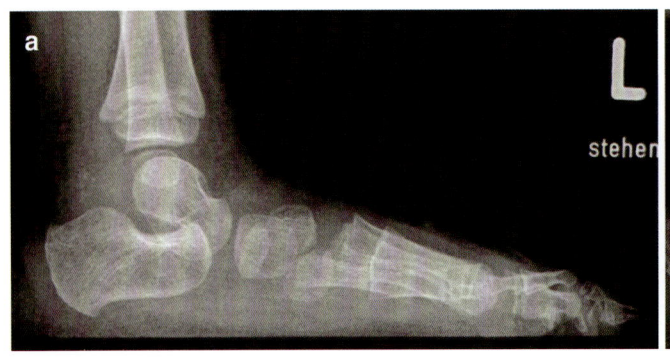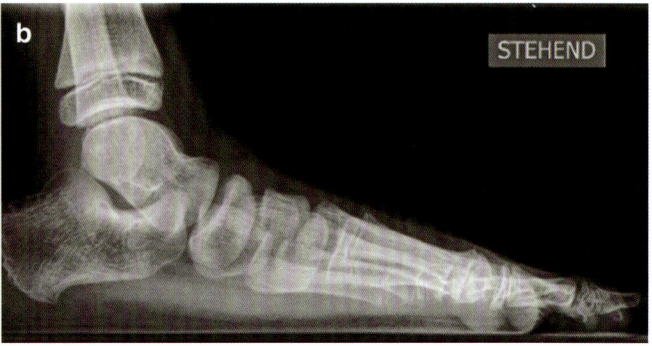

- 图 4.1 3 岁半的扁平外翻畸形患者（a）自然生长至 9 岁半（b）。通过对比可以发现在没有治疗的情况下有一定的自发矫正，比如距骨倾角和距骨第一跖骨角的变化。然而，这种自发矫正仍然不完全

由于开始行走后的发育过程，以及负重对足部形态的影响，在大约 8 岁之前，对可复性扁平足极少进行手术干预。

> **影响自发矫正预后的危险因素**
> - 腓肠肌挛缩
> - 副舟骨疼痛
> - 明显的膝外翻畸形
> - 全身关节过度松弛
> - 高体重指数

目前尚不清楚自发矫正停滞于哪个确切的年龄或发育状态。一般认为 8～10 岁是自发矫正的年龄上限。在一篇深入研究儿童平足的文章中，Park 等（2013）发现，侧位片上距骨第一跖骨角每年平均自发矫正 0.7°直至发育结束。在 3～8 岁之间的 5 年间，前后位片上的距骨第一跖骨角减少 6.3°，而在 10～15 岁仅为 1.8°。Choi 等（2020）发现，在 10 岁到生长发育成熟期间，无论是否使用矫形足弓垫，侧位片中的距骨第一跖骨角都矫正了约 4°～5°。本书作者自己对接受手术的患儿进行放射学随访，结果表明，在大多数 8～10 岁以上的病例中，没有显著的自发矫正（图 4.2 和图 4.3）。另一方面，在一些情况下可以观察到畸形的进一步进展。

4.2 长期预后

无法预测儿童的平足畸形是否一定会在以后的生活中引起症状。没有科学证据表明此类患者在青春期后会频繁出现静息疼痛。然而，我们自己的经验表明——与同样从事儿童和成人足部研究数十年的 Hansen（2010）一致——严重的扁平外翻足畸形患儿在长大或成年后常需要手术矫正（图 4.4）。

并且，从儿童时期持续存在的平足畸形与成人获得性平足畸形（AAFD）的跗骨内侧软组织变性（即年龄较大的患者距舟关节周围关节囊变性和胫后肌腱撕裂）之间的联系不明。然而，如今退变的软组织结构更多地被视为畸形的"结果"而不是"病因"。因此，假设儿童时期严重的平足畸形与成年后的退变存在松散的联系，似乎有一定道理。

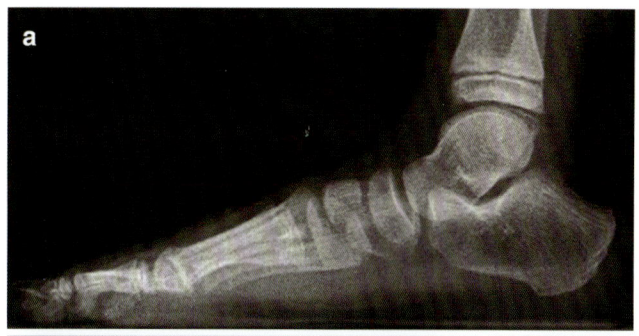
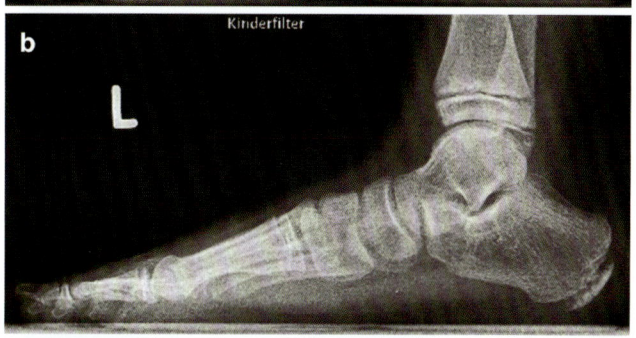
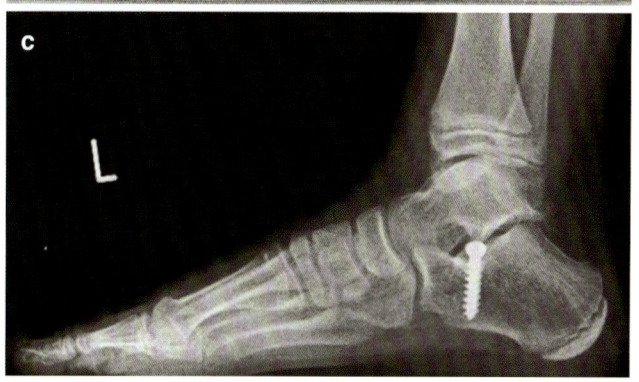

• 图 4.2 这个男孩在 7 岁（a）和 10 岁（b）之间没有观察到自发矫正。10 岁行距下关节制动术后，12 岁时跗骨-跖骨排列明显改善（c）

4.3 手术相关的平足畸形病理形态学

临床上，平足畸形是一种负重时的三维畸形，包括后足外翻、前中足外展和内侧纵弓塌陷。

可复性平足畸形可以在病理形态学上理解为距跟舟关节复合体过度外翻和足内侧柱在负重状态下不稳定的综合改变。这两种现象是相互依存的，不是彼此孤立地发生。使这两个"感兴趣区域"重获稳定也是治疗的目标。步态分析表明，可复性平足畸形患儿存在显著的功能性异常（Hösl et al., 2014）。

在许多明显的平足畸形病例中，存在孤立的腓肠肌挛缩。目前尚不清楚这是平足畸形力线不佳的原因还是结果。与平足畸形相关的副舟骨疼痛并不少见（图 4.18），这在某种意义上是胫后肌腱功能障碍在青少年中的表现。肌腱本身在儿童期和青春期没有改

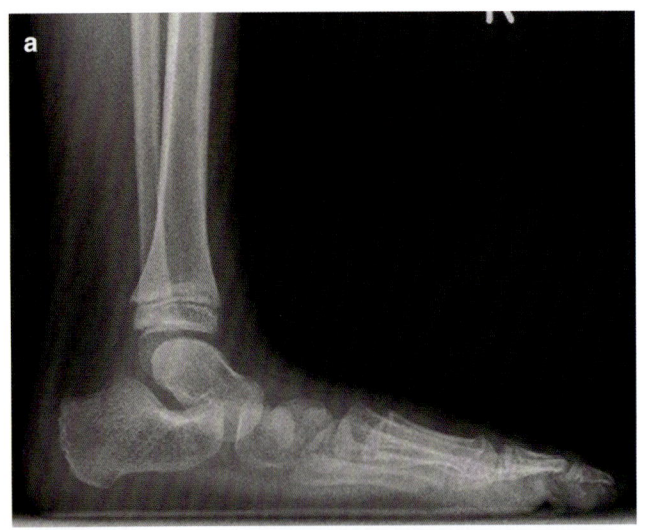

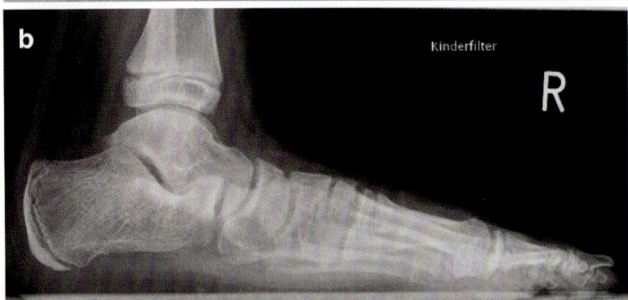

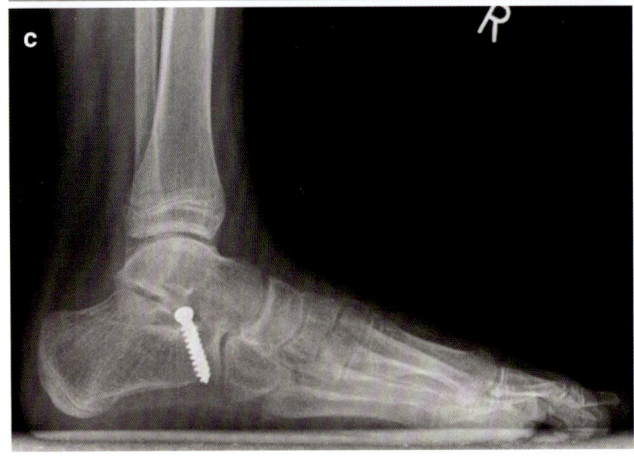

● 图 4.3 这个男孩在 6 岁（a）到 12 岁（b）只表现出小范围的自发矫正。距下关节制动术后 3 年，畸形显著矫正（c）

变。在治疗无效的情况下，需要手术切除副舟骨并重新固定肌腱（Mosca，2014）。

4.3.1 过度的后足外翻

在后足复合体过度外翻的情况下，跟骨、骰骨和舟骨间的韧带连接相对于距骨发挥承重作用，表现为外展（横断面）、外翻（冠状面）和背伸（矢状面）（图 4.5b）（Inman，1976）。从负重足（闭链）的角度来看，距骨的位置相对于固定的跟骨发生内旋和跖屈。这种位置关系可以在距舟关节处观察得最为明显，该关节在跗骨关节中活动度最大。

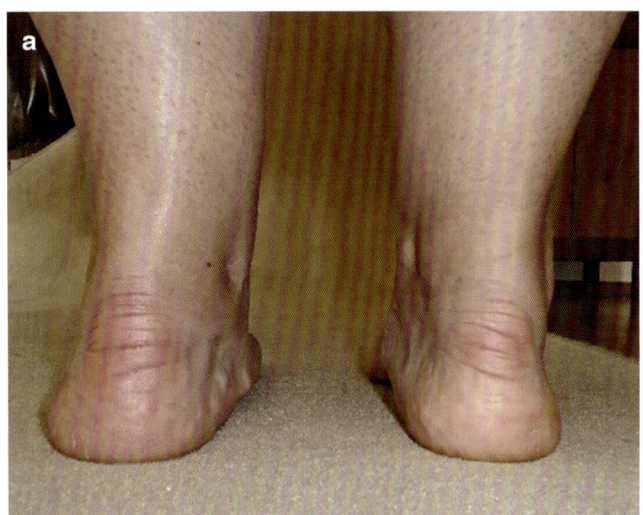

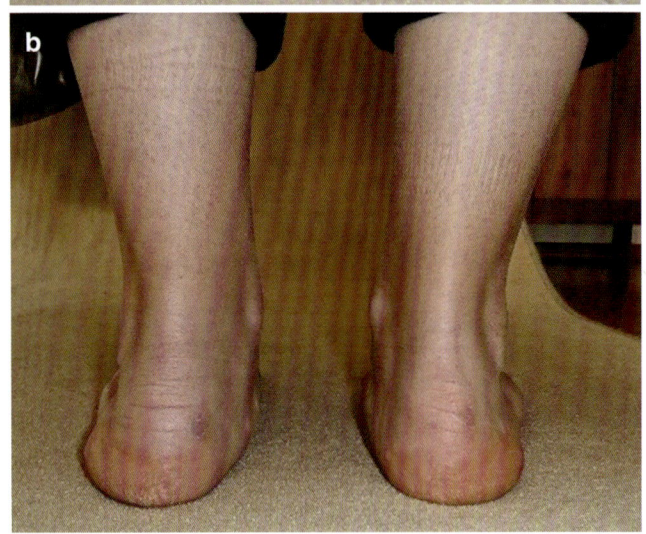

● 图 4.4 母亲（a）和女儿（b）分别为 56 岁和 18 岁，均有左足慢性不适主诉，可以见到后足外翻畸形需要矫正

距下关节复合体的运动轴自跖外侧至背内侧穿过距下关节的中心（图 4.6）。需要注意的是，这个关节运动轴的走向因人而异，尤其是在矢状面（Isman et al.，1968）：如果关节轴的走向更为水平，则冠状面畸形加重（后足外翻），内侧纵弓更为塌陷；如果关节轴线更竖直，则横断面畸形加重（前中足外展），纵弓塌陷不明显。这种情况被称为"平面优势"（Mahan，1992），研究者解释了平足畸形的完全不同的临床表现，在某些情况下，中前足外展更明显，而在其他情况下，后足外翻畸形更明显。因为平面优势，所以只有两个不同角度的摄片才能对畸形程度进行有意义的评估（4.5 节）。Bourdet 等（2013）的放射学研究也证明了这种平面优势现象，他们区分了"距下型平足"和"跗骨型平足"两种类型。

儿童和青少年除了弹簧韧带和距舟关节内侧关节囊有一定的松弛外，不像成人平足中那样存在胫后

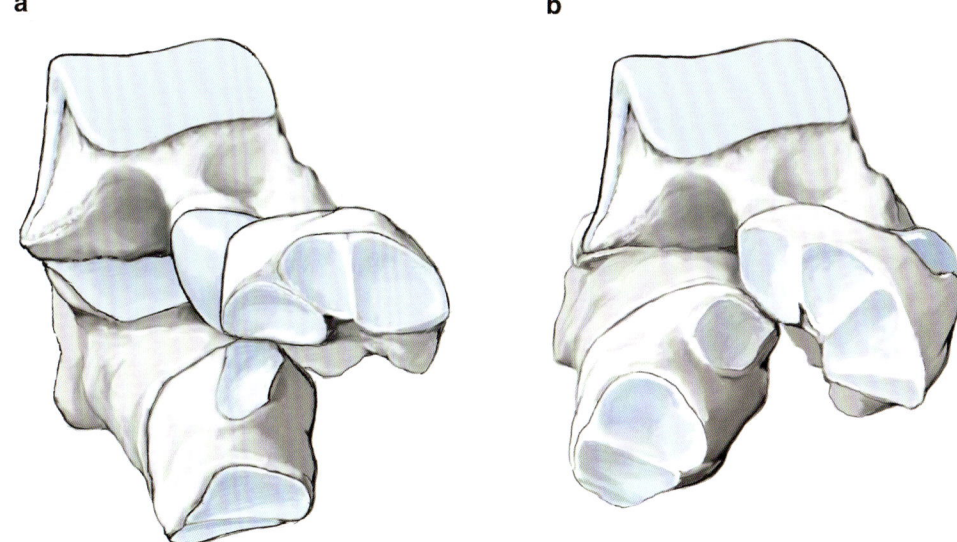

• 图 4.5 内翻（a）和外翻（b）位置的后足复合体（见正文）。由跟骨、骰骨和舟骨组成的骨韧带复合体作为一个功能单元相对于距骨运动。因此，在内翻位置，后足复合体锁定；在外翻位置，距舟关节和跟骰关节的关节轴更为平行，这使后足更为柔韧

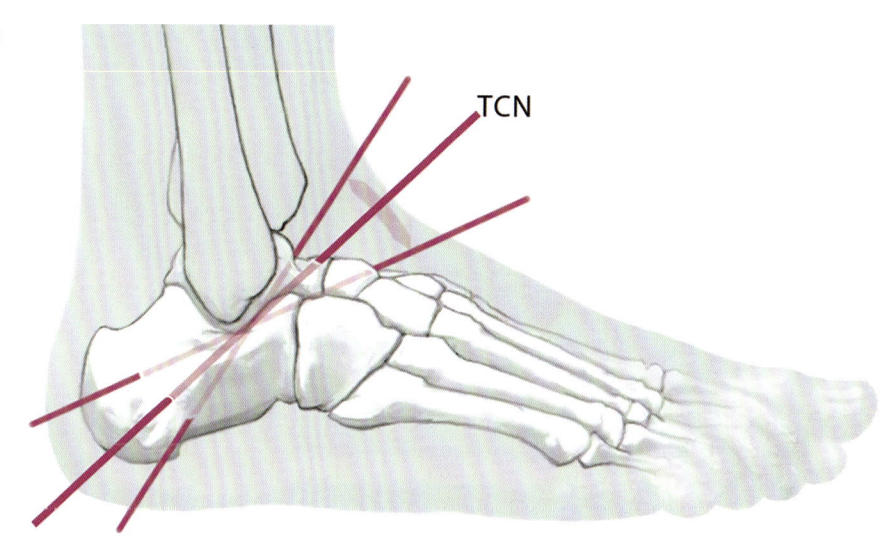

• 图 4.6 矢状面距跟舟骨复合体（TCN）不同的关节轴线

肌腱或足内侧软组织病变。然而，副舟骨痛经常与平足畸形一起出现，可以被认为是儿童和青少年中的胫后肌腱功能障碍。后足复合体的主动稳定结构是胫后肌，儿童期胫后肌功能丧失（例如，创伤性的）会导致严重的平足畸形。

4.3.2 内侧跖列不稳定

第二个具有病理形态学意义的现象，即内侧跖列相对于正常人群的不稳定（Roling et al., 2002），会不同程度地影响儿童时期及青春期的距舟关节轴线，尤其是舟楔关节轴线（"舟楔关节塌陷"），而对跗跖关节影响较少。图 4.7 显示了圆柱状的舟楔关节的运动特点，在平足畸形（Hamel, 2016）中舟楔关节矢状面活动度更大，在矢状面过度活动。内侧跖列最重要的主动稳定结构是腓骨长肌，其对足内侧跖列具有强大的跖屈作用。

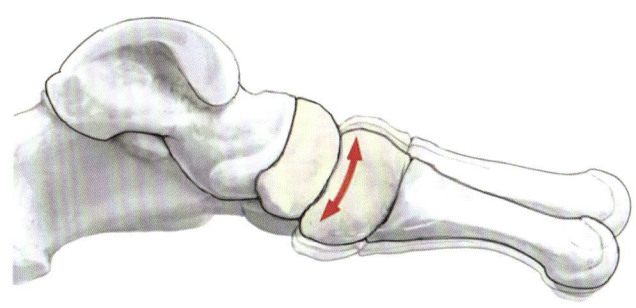

• 图 4.7 舟楔关节在矢状面上的活动度。生理状态下稳定的内侧跖列主要活动度在舟楔关节，在平足畸形中舟楔关节活动度大大增加

4.3.3 单纯后足外翻畸形

单纯后足外翻畸形是一个特例，临床和放射学检查未见明显内侧跖列过度外翻和不稳定，但存在明显的后足外翻畸形。为了更合适地进行跟骨的截骨，需

要在治疗中识别这样的特例。限制距下关节运动的关节制动术不适合此类病例（4.11.1 节）。

4.4 病史和临床体格检查

当询问可复性平足畸形患儿的父母时，病史几乎总是：孩子"一直"有平足，鞋垫"没有帮助"。除了排除其他相关基础疾病外，应进一步就运动表现询问患儿和家长。在这里，必须非常具体地提问，更长的步行距离、长时间站立是否会造成"足部疲劳"或过早出现疲劳。尽管有时难以区分因果关系，但这些患儿通常不太热衷或几乎不参加运动。

由于患儿很少主动表达疼痛，疼痛区域通常是位于足纵弓但定位不明确。其他造成疼痛的原因，例如有症状的副舟骨或跗骨联合，应通过触诊、特定区域的压痛或活动度检查排除，可通过手术措施治疗。正如 Mosca（2010a）所说，疼痛和小腿肌肉挛缩密切相关。在典型案例中，在内侧纵弓区域可以观察到压力集中区域形成胼胝，通常因为矫形鞋垫的支撑而更为显著（图 4.8）。

回顾性调查我们自己的进行距下关节制动器治疗的病例库，只有 35% 的病例在术前主诉"严重不适"，即从父母或患者的角度来看，存在畸形更重要。术前较少主诉运动能力降低，但据报道，在 62% 的病例中，术后运动能力显著提高。通常，青少年患者仅在与未经治疗的对侧相比后，才感觉到术后运动能力的提高。这些结果提示需要采集术前数据以便对比。

在临床检查中，对腓肠肌挛缩的评估尤为重要。在后足中立或轻度内翻的位置，完全伸直膝关节，踝关节背伸可达至少 10°。在测试后足的活动度以排除跗骨联合时，由于相邻关节的过度活动的代偿，后足活动的受限常常被忽略。并非所有婴幼儿平足畸形都表现出跗骨过度活动。在部分病例中还观察到整体活动度正常，但关节位置更为外翻的情况。

当步态周期进入前足支撑相时，后足离地（转变为内翻位置），拇指被动背伸，足纵弓形成，这一现象与后足的柔韧性关系更大，而不代表平足的严重程度。即使在严重的婴幼儿平足畸形中，后足主动活动范围的差异也通常存在。

4.5 X 线诊断

与运动系统的其他骨科相关畸形一样，标准化的 X 线诊断是量化严重病例中足部骨韧带系统畸形的适当方法，摄片时需要双足站立，尽量放松，从而消除肌肉力量的影响。诊断中应该强调完全负重位对显示对位关系的重要性（图 4.9）。X 线诊断通常包括一个侧位图像和一张正位图像，拍摄正位图像时球管倾斜约 20°。如果怀疑有胫骨远端外翻的情况（第 8 章），还必须加拍踝关节正位图像。在文献中，有许多影像

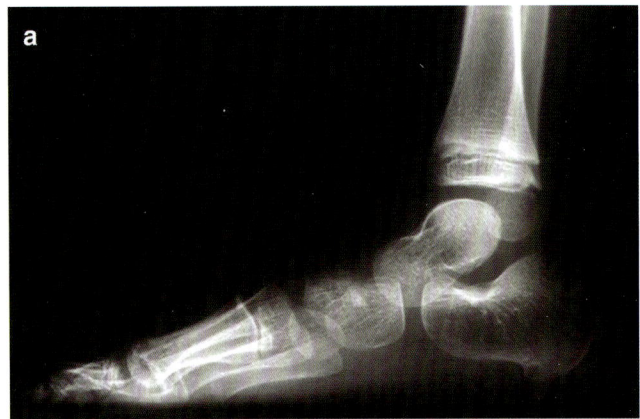

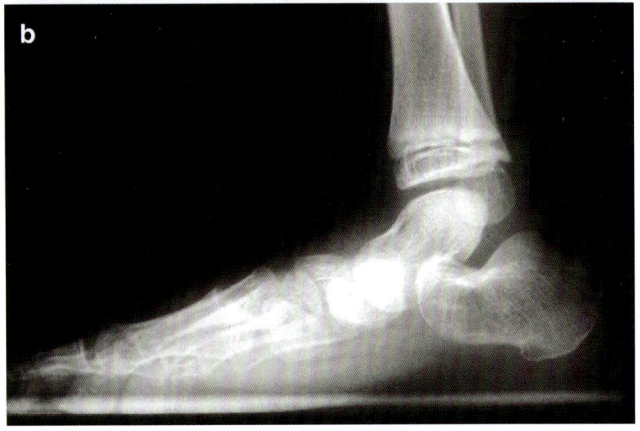

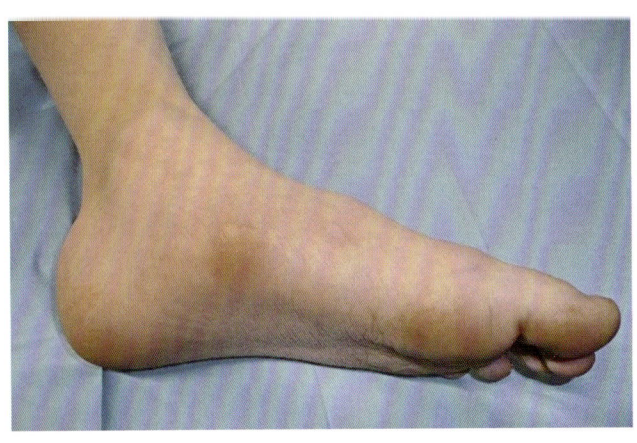

● 图 4.8 可复性平足畸形患者在距舟区域具有特征性的胼胝

● 图 4.9 一个 7 岁男孩"负重位"的侧位 X 线图像。两张图像都是在同一天拍摄的。在第一张图（a）中，患儿小心翼翼地部分负重，而再次拍摄的图像（b）中，双足站立完全负重。距骨位置的差异清晰可见

学定量测量婴幼儿平足畸形的建议。以下是一些重要研究的简介：

- Vanderwilde 等（1988）和 Davids 等（2005）记录了 X 线片中常见角度的正常范围，发现随着年龄的增长有相当大的变化，在婴儿期正常范围变异较大。
- 在两个投照角度上，距骨跟骨角变异度都较大，实用性不如距骨跖骨角。将两个距骨跟骨角（TC 指数）相加，可以比单一角度更好地区分马蹄足和正常足（Beatson 和 Pearson，1966）。
- 很多作者提出，侧位片的 TMT-Ⅰ角（距骨第一跖骨角）是一个定义明确，变异度较小的参数。类似的还有 Costa-Bartani 角（Vontey，1978）。
- 几位作者提出了应当在足正位 X 线片中测量距舟关节角度：Gould（1983）"过度旋前"，Alman 等（1993）"距舟覆盖"，Giannestras（1976）"距舟角"。

下面将介绍作者的方法，其中部分采用了上述文献中的结果：由于三维性和"平面优势"（4.3.1 节）与马蹄内翻足的角度测量相似（Beatson 和 Pearson，1966），总是需要至少两个角度的 X 线摄片用于定量评估，没有单一的角度测量可以定量评估畸形的严重程度。Hamel 和 Kinast（2006）提出的跗跖关节指数（TMT 指数）是一种实用且方便地量化平足畸形的参数。它由 X 线侧位片中测得的 TMT-Ⅰ角和投照中心正对前中足的正位片中的"TMT-Ⅰ角"之和形成（图 4.10）。因此，该双平面角指数既体现了距骨舟骨复合体的过度外翻，也体现了内侧跖列不稳定的平足畸形病理形态学因素（4.3 节）。然而，该指数在不同年龄组中的可信度仍有待验证。对于侧位片 TMT-Ⅰ角，Davids 等（2005）报道 10 岁儿童的正常值为 −13°（s = 7.5°）。作为 TMT 指数的一部分，横断面中的 TMT-Ⅰ角优于文献中更常见的足正位片中的距骨第一跖骨角（图 1.18）。原因是除了后足外翻之外，可能存在额外的 Lisfranc 关节外展内收（蛇形足或严重的拇外翻），对影像学测量产生影响。

最近由一组德国专家（Hell et al.，2018）发布的儿童扁平足 S2 指南推荐了 9 个角度来量化平足畸形。在作者所在小组中（Hamel et al.，2020），将 10 ～ 14 岁儿童和青少年的严重平足与年龄匹配的正常足进行了比较，并对这 9 个参数进行了统计分析。区分两组的最佳参数是 TMT 指数（Hamel et al.，2006），它考虑了两个平面上的畸形程度。

此外，以下放射学参数在评估平足畸形时很重要：

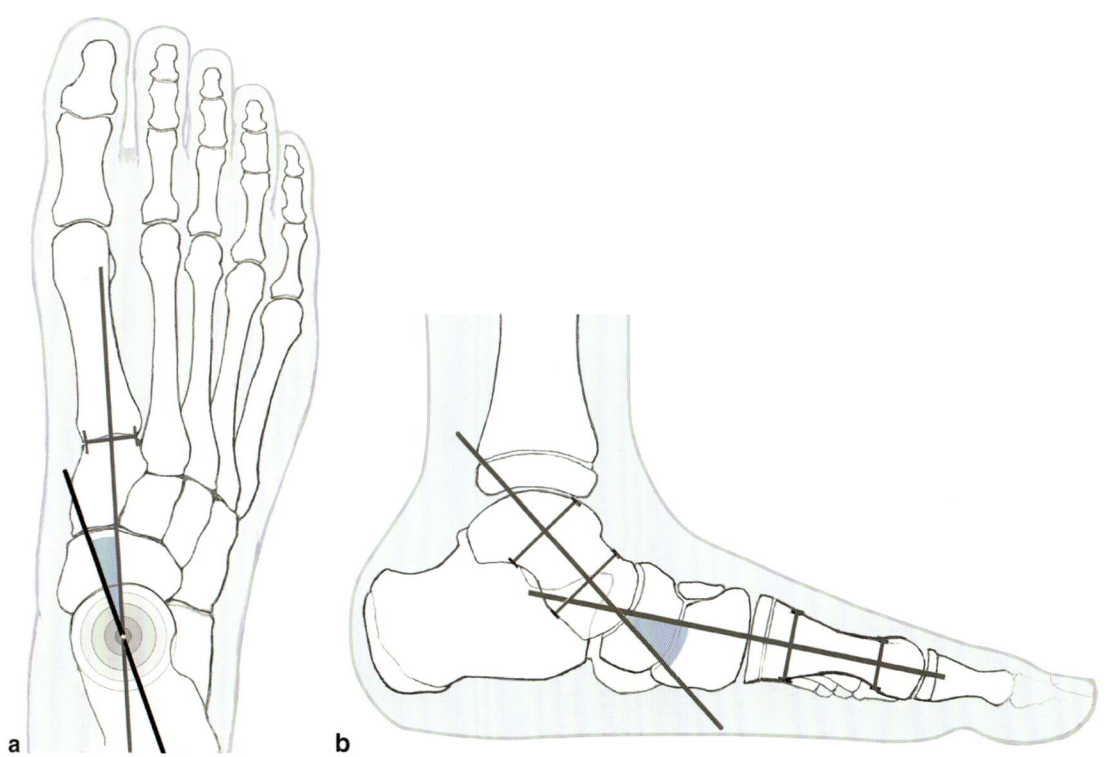

● 图 4.10 Hamel 和 Kinast（2006）描述的 TMT 指数对平足畸形的量化是可靠的，它是 TMT-Ⅰ基底角（a）和 TMT-Ⅰ侧位角（b）之和。TMT-Ⅰ基底角是由平行于距骨内侧缘的纵轴线和一条连接距骨头几何中心与第一跖趾关节中心的第二条线，相交而成

- 跟骨倾斜角的变平与小腿肌肉挛缩有一定的关联（图 4.20）。
- 距骨倾角的增加是衡量距跟舟复合体过度外翻的一个重要指标，同时也是衡量距骨跖屈代偿情况的重要指标。
- 根据 Aiyer 等（2016）的研究，X 线侧位片上舟骨与第一跖骨形成的 MASA 角（"舟骨-第一跖骨角"）（图 4.27b 和图 4.49a、图 4.49b）反映了舟楔关节的情况，但只有在内侧跖列负重的情况下才对评价稳定性有意义。因此，它并不能完全取代侧位片 TMT-Ⅰ角。
- 内侧纵弓的高度可以根据舟状骨到足底负重面的距离来估计。由于它是一个长度的测量，这个参数与体型有关。

定量测量学龄期儿童平足畸形程度的放射学指标	
（"正常范围"是基于本文作者经验）	
TMT 指数（根据 Hamel 和 Kinast）	一般 -10°～-30°
- 侧位片 TMT-Ⅰ角	一般 -10°～-20°
- 正位片 TMT-Ⅰ基底角	一般 -10°
跟骨倾斜角	一般 10°～20°
距骨倾角	一般可达约 30°
MASA 角（"内侧足弓塌陷角"）	一般接近 0°
舟骨处纵弓的高度	根据体型决定

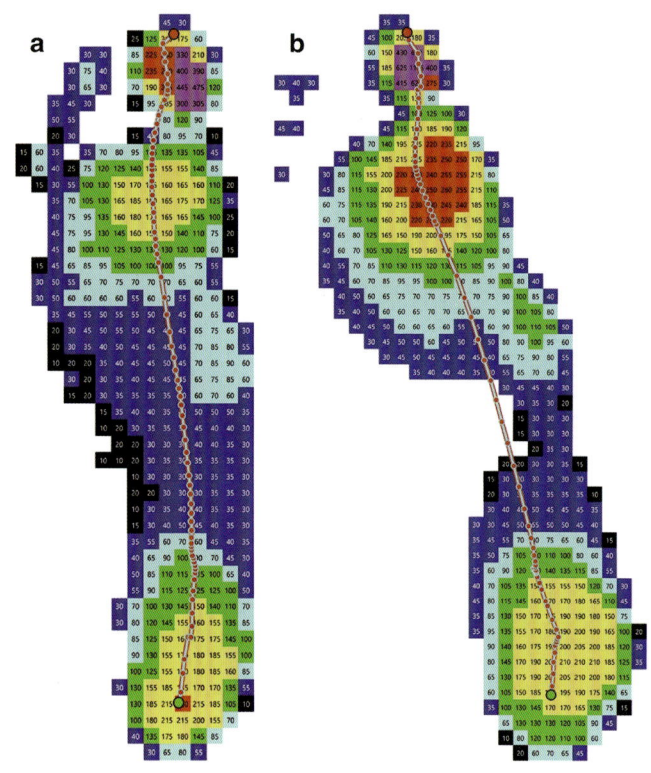

● 图 4.11 一个未经治疗的明显平足畸形的患者在 11 岁（**a**）和 15 岁（**b**）时的足底压力随访。患者病情有明显的加重，特别是与接受手术治疗的对侧相比（图 4.19）

- 前足底的最大受力减少
- 代偿性地增加了足趾的受力
- 在触地后，步态周期中缺少足底的内侧凸出

4.6 足底压力分析

通过 X 线摄片对可复性平足进行静态测量，应辅以对足部功能的评估（Böhm et al., 2019）。足底压力分析（1.4.3 节）可以直观地记录严重平足的状况和疾病的进展（图 4.11）。可复性平足畸形的典型特征是：内侧跖列负荷过重，与鞋垫接触的足底压力范围变化，以及在晚期站立相增加对足趾的（代偿性）使用。术前和术后对比提供了是否有功能提高的信息（图 4.19、图 4.30、图 4.34、图 4.45 和图 4.46）。然而，足底压力并不能作为手术矫正的指征，特别是在指征不确切的病例中，因为记录的足底压力会因为稳定肌肉如趾长屈肌、腓骨长肌的发力而改变，从而造成负重相的记录值变异很大。

平足畸形的足底压力特征
- 足部内侧压力边界的改变
- 跖骨压力和力的分布向内侧移动

4.7 手术指征

对于儿童和青少年平足，文献的建议和相应的手术治疗指南已经发生了很大的变化：在 20 世纪中叶，软组织手术占主导地位（Niederecker, 1959），例如，Imhäuser 强烈反对进行骨性手术。这一观点一直影响到德国 2001 年的 AWMF 指南，导致现在广泛使用的骨性矫治手术还没有被该指南采纳。由于对青少年进行了大规模的筛查，单侧平足患者没有任何功能受限。而且由于跗骨关节部分融合的患者预后不佳（Ricco et al., 2014），在小儿骨科中，手术治疗普遍不被推荐。与此相反，对于有典型并明显症状的患者，Mosca（1995）推广了跟骨截骨延长术，Wagner（1986）则在德国推广了跟骨内移截骨术。此外，美国的足科医生和后来的 Pellegrin（2007）开发了各种关节制动技术，部分术式指征比较宽松。最近发表的 S2 指南推荐了对于严重病例行关节制动术和截骨术（Hell et al., 2018）。在下文，我们将尝试梳理各类手式的指征。

在儿童开始行走之后，对于跗骨关节没有挛缩的可复性平足畸形，只需要随访，部分严重病例，才应从 3～4 岁左右开始使用矫形器。在这个年龄阶段存在踝上外翻，全身韧带松弛，稳定肌肉组织强度不足，以及纵弓区域脂肪垫，常常导致在开始行走时站立位会出现显著平足畸形（4.1 节）。原则上，所有这些现象都有自发矫正的趋势。因此，过去通常推荐软组织手术，如 Schede（1929），Niederecker（1959），现在此年龄段已不再推荐了。

极少数情况下，需要对距骨倾斜进行处理（4.8 节）。从病理形态学上看：小腿肌肉短缩，距舟关节不能完全复位，介于可复性平足畸形和垂直距骨之间（第 3 章），是一种轻微的挛缩。

如果到了 9～11 岁还没有足够的自发矫正，通常会考虑采取手术措施动态矫治（关节制动）。目前，对于 10 岁以后自发矫正可以预期的程度，仍然没有足够的认识。然而，自发矫正的程度很小（Park et al.，2013；Choi et al.，2020），而在每个个案中都会出现的问题是，足踝发育期的最后几年是否应该进行手术动态矫治，以改善足部平衡并进一步成熟（也包括踝关节），同时进行有限的手术干预。如果在踝关节（足部）生长结束前没有足够的时间通过动态矫治来达到足够的效果，则需要考虑骨性矫正手术。关节制动术与截骨手术的适应证有很大的不同，关节制动术与年龄相关并且是微创手术，而截骨手术与年龄无关且相对复杂。最近，可以看到将两种手术结合起来的趋势，以扩宽关节制动术的年龄限制至青少年（4.11.3 节）。

需要从不同的观点出发来讨论手术治疗生长期平足症的利弊，我们将在此简要介绍几种观点。

观点 1

手术原则上只在有症状主诉或者挛缩情况下进行（尽管腓肠肌挛缩经常需要另行判断），因为没有足够的证据表明，儿童和青少年的平足以后会出现继发性损伤和疼痛（例如，胫后肌腱功能障碍）。Vince Mosca 等专家一般不建议行距下关节制动手术，特别是在没有任何症状的情况下（Mosca，2010a）。

观点 2

即使是轻微的畸形也值得治疗，甚至只因父母的要求而治疗（父母通常对关节制动术的结果感到满意），否则后期也会出现症状主诉。在关于成人获得性平足畸形（AAFD）的讨论中，近年来人们越来越强调，距舟关节囊和胫后肌腱功能不全是这种常见畸形的结果而不是病因。因此纠正生长过程中存在的畸形比以前认为的更为重要。

作者在这里提出的两种说法之间采取了折中立场，并对适应证采取了更独特的观点，详细来说就是：在决定手术时，应结合考虑病史、畸形程度和临床需求（图 4.12）。在谈话过程中也应强调并发症问题（4.10.2.3 节和 4.10.3.3 节）。事实证明，告知患者和家长手术本身并非"必要"是十分有用的。相反，在评估适应证时应该考虑，哪种治疗可能获得最好的预后结果。

手术治疗发育期平足的适应证，要根据畸形的程度并结合临床表现确定，如腓肠肌挛缩、胼胝形成和穿鞋不适。腓肠肌挛缩和明显的跗骨过度活动适合手术（从而限制过度活动）。病史主诉中的功能受限（de Pellegrin et al.，2014）是一种重要的附加参数，通常只能在术后回顾时进行更精确的评估。与骨科的所有其他领域一样，畸形的程度通过摄片测量（TMT 指数）确定，后足外翻的程度通过临床评估确定。如果畸形严重，即使没有"主诉"，也可以进行治疗；如果畸形轻微，只有在参照相关临床指标（见上文）时才进行治疗。de Pellegrin 等（2014）报道，在接受关节制动手术的儿童中，只有 16% 的儿童术前表现出运动受限（"疲劳"），其中只有 11% 的儿童存在疼痛问题。这意味着，主要是畸形程度决定了适应证。我们自己的回顾性调查也显示，术前对功能受限的描述往往不太清楚，只是回顾性地对比得出（4.10.2.2 节）。

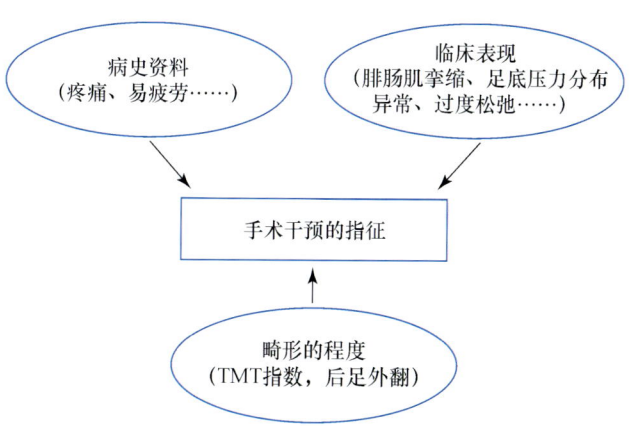

• 图 4.12 儿童可复性平足畸形中决定手术的标准

提供保守的物理治疗和矫形治疗方法不是本书的主题。尽管使用了几十年，仍然没有证据表明通过支撑或运动鞋垫进行被动或主动矫正有效。最近 Choi 等（2020）观察到，10～11 岁的扁平足患儿在有或没有支撑鞋垫的情况下，直到发育结束时，其 X 线片参数的改善几乎同样有限。从物理治疗的角度来看，螺旋动力法可能是最好的治疗方法，前提是在足部最重要的主动稳定器——胫后肌和腓骨长肌的激活下进行相应的强化训练。由于缺乏个人经验，该物理治疗方法需参考专门的文献。

4.8 婴幼儿的软组织矫正

较旧的教科书中包含了关于关节囊成形和胫骨肌腱转位等的各种术式［见 Schede（1929），Niederecker（1959）］。除了切除疼痛的副舟骨外，单独运用这些术式进行手术治疗已基本过时，因为它们复发频繁，也存在继发性问题。在稍大的年龄进行的关节制动术显然是更为合适的。婴儿期和学龄早期单纯软组织矫正的罕见例外情况仅限于：

- 距骨倾斜［极端状况和大部分时候是轻微挛缩导致倾斜，以及没有距舟关节挛缩的先天性垂直距骨（第 3 章）］。
- 伴有特别明显的小腿肌肉挛缩的平足畸形（图 4.13）。

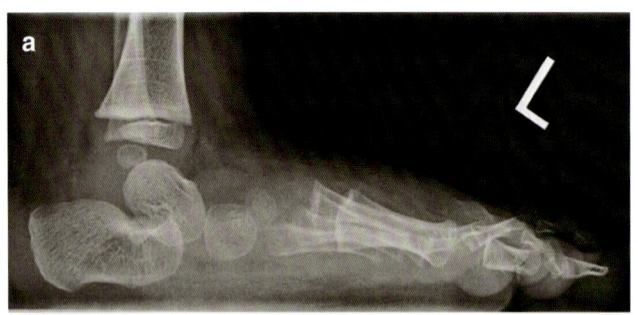
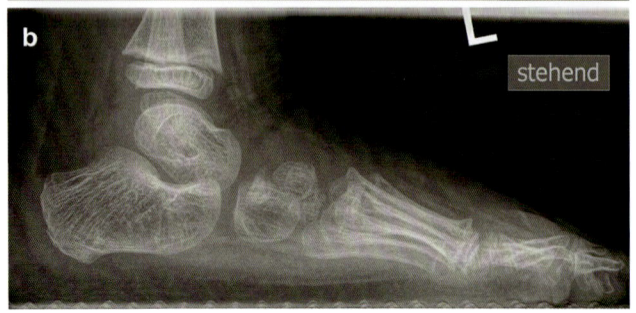

● 图 4.13　3 岁儿童，小腿肌肉明显挛缩（a）。因小腿肌肉挛缩对足弓的自发塌陷有负面影响，行开放跟腱延长与距舟关节囊成形术，临时克氏针固定。术后 26 个月后足对位显著改善（b）

手术技术

在距舟关节内侧纵行切口显露胫前肌和胫后肌的止点以及过度延展的距舟关节囊。Z 形切断胫后肌腱，两个肌腱断端牢固地短缩缝合。或者，将胫后肌止点向远端移位到内侧楔形骨（"远端转位"）。从距舟关节囊上切除一个卵形部分并紧缩缝合，或者切开关节囊后以叠瓦状缝合关节囊，从而使距舟关节复位。可以通过克氏针穿过距舟关节来达到临时稳定。此外，胫前肌腱远端劈分部分可以向近端转位至距舟关节囊和胫后肌止点。这与 Schede 在 1929 年（Hamel et al.，1994）描述的软组织手术方式大致相当（图 4.14）。

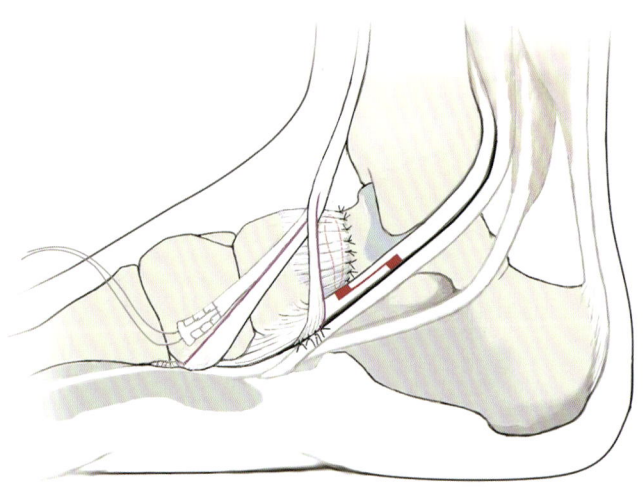

● 图 4.14　平足畸形的单纯软组织矫正包括距舟关节囊的紧缩缝合、胫后肌腱的短缩和胫前肌腱远端劈分部分转位到舟状骨跖内侧

4.9 学龄期儿童的矫形原则

根据病理形态学的不同，青少年平足畸形的外科矫正基本上可以在后足复合体和（或）内侧跖列进行（4.3 节）。在大多数情况下，应首先考虑后足的关节制动术、截骨术或关节融合术等骨性手术。然而，必须始终关注内侧跖列的情况：在较年幼的儿童中，关节制动术后随着生长发育，可以预期在腓骨长肌的动态影响下具有一定的自发矫正。在较年长儿童和青少年中，应考虑在舟楔关节区域加做截骨术或关节融合术矫形。根据成人足踝外科的经验，可以推断，内侧跖列稳定手术可以对于后足恢复中立位的作用是独立的（Benthien et al.，2007）。因此，后足距跟舟复合体和内侧跖列的稳定性可作为矫形中互补的两个因素。

相反，如儿童期行单纯舟楔关节融合术以稳定内侧跖列（Ricco et al.，2014，Coleman et al.，1983），效果不佳。如果副舟骨痛与平足畸形有关，或可能是导致平足畸形的病因，则作为平足畸形手术的一部分，应切除副舟骨后，经胫后肌腱止点重建于舟状骨的跖内侧。

也可以考虑软组织矫正，例如胫前肌腱转位和胫后肌向远端转位（"向远端转位"），但仅作为后足稳定手术的补充（Hamel et al.，1994）。Basmajian和Stecko（1963）反复论证肌肉力量对足弓结构的完整性没有影响，但他们的结论仅在站立姿势且不考虑动态效应时成立。例如，生物力学作用支持胫前肌腱止点转位，拮抗肌腓骨长肌的作用增强了，进一步稳定内侧跖列。由于后足处在中立位，这种效果更为显著。

4.10 通过距下关节制动在生长发育中动态矫形

关节制动术是一种限制运动的干预措施，旨在减少距跟舟复合体的过度外翻。它们旨在通过发育中的动态矫治实现稳定，即使在发育完成移除植入物后仍可保持稳定。关节制动术是一种微创手术，术后可立即负重，因此不会导致儿童远期功能受限。通常情况下，进行关节制动术的先决条件是需要大约剩余2~3年的生长发育期。然而，在年龄较大时进行手术也有获益，并且，与其他手术相结合，关节制动术现在即使在发育完成后也可以进行。我们将对两种在儿童期最常用的、理念完全不同的关节制动术进行详细描述。据推测，关节制动的机制既包含单纯机械的因素，也包含感觉运动的因素。已证实跗骨窦区域内存在大量感受器，具有本体感觉受体（Rein et al.，2013）。在关节制动的影响下，距下关节面和起稳定作用的软组织都会产生重塑，因此在移除植入物后，不会复发。

关节制动术除了对后足的稳定作用外，对内侧跖列的不稳定没有直接影响。在进一步的发育中，腓骨长肌很可能使内侧跖列足够稳定（参见图4.19中的足底压力图）。如果手术中过度压低内侧跖列，则无法实现术后立即完全负重，从而患者获益减少。

4.10.1 距下关节制动的指征

TMT指数−35°是临床实践中距下关节制动术的下限。腓肠肌挛缩的标准是伸膝时踝关节被动背伸小于10°。疼痛可能广泛存在于内侧纵弓区域（此处应排除副舟骨疼痛）或膝关节内侧区域。这一点必须仔细问诊。患儿在矫形成功后常回忆术前有弥漫性压痛，术前很难意识到这一点。父母经常注意到孩子的运动功能有所提高，例如，长距离行走时，或者发现他们的孩子在手术后变得"更活跃"。

如果X线测量的TMT指数明显低于−35°，似乎不适用关节制动术。然而，如果临床上观察到明显的后足外翻，则应考虑采用跟骨内移截骨术。

如果有跗骨联合（僵硬的平足畸形）存在的情况下，切除骨桥后最好做关节制动术（图5.32）。如果忽略了跗骨联合，或者如果它只是在关节制动后才变得明显，那么无法达到矫正畸形和缓解疼痛的预期（图4.29）。

如果有特殊适应证，可在7~8岁进行关节制动术；然而，通常情况下，由于该年龄组具有自发矫正潜力，宁愿等待患者自愈（de Pellegrin et al.，2014）。女孩的理想年龄约为10~11岁，男孩约为10.5~12岁，取决于他们的"生物学年龄"（骨化状态、身高、初潮、第二性征等）。年龄上限存在争议；在年龄较大的患者中也报告了良好结果（会议通讯，Dr.G.Mindler，Wien-Speising），尤其适用于发育延迟和骨龄延迟的患者人群（de Pellegrin et al.，2014）。

4.10.2 跟骨阻挡距下关节制动

Pellegrin（2007）在中欧引入跟骨阻挡关节制动术，并进行了早期的实践。在跟骨前部置入6.0~7.0 mm的螺钉，螺钉头阻挡距骨外侧突，从而机械地限制外翻（图4.15）。此外，也存在本体感觉介导的限制外翻效应。跗骨窦区域的感受器密度较高（Rein et al.，2013）。在英美地区，这种关节制动术做得很少。

4.10.2.1 手术过程

不同手术之间主要有三个区别：单侧或双侧手术，有无腓肠肌松解，有无硬石膏临时固定。作者与de Pellegrin等（2014）一样，通常单侧进行该手术，但在大多数情况下，该手术与腓肠肌松解术（6.3.1节）相结合，并在小腿硬石膏中固定4周，可完全负重。通常在取下石膏后，立即可见后足矫正的效果（图4.17）。

4.10.2.2 结果和治疗实例

Pellegrin等（2014）在跟骨阻挡手术方面拥有

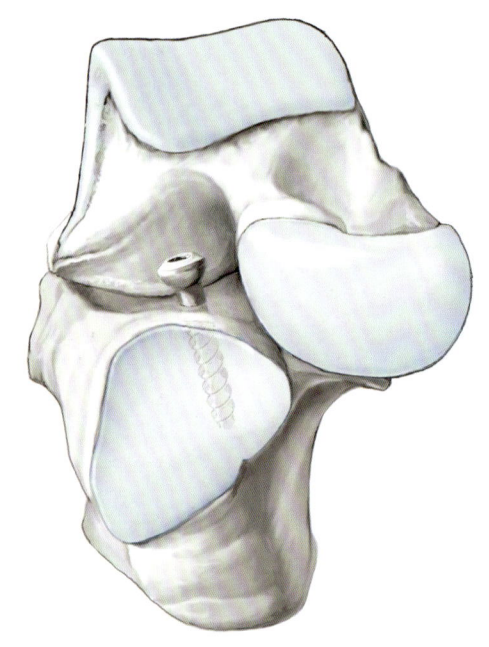

- 图 4.15 跟骨阻挡螺钉的位置，螺钉头阻挡距骨外侧突。可以通过前后转动螺钉来调节制动程度

最多的经验。根据其他作者的早期通信，de Pellegrin 自 20 世纪 90 年代以来一直在推广这种方法，并可被视为该方法的创始者。他报道，在许多其他方面健康的儿童以及患有综合征疾病的患儿中，术后 3 个月有 93.7% 的优良率。de Pellegrin 等（2014）侧位片上测量的角度在短期内改善了 17°（Costa-Bartani 角）、18°（距骨倾角）和 3°（跟骨倾斜角），因此术后各角度均处于各自的正常范围。在螺钉拆除后的 2.9 年，这些患者中的部分亚组矫形效果更为显著。不过未再次行 X 线随访，因此只能在有限的范围内评估矫形效果（4.5 节）。Abbara-Czardybon 等（2014）根据 Hamel 和 Kinast（2006）的方法发现 68 例患者效果良好，TMT 指数平均矫正了 19.3°；Arbab 等（2017）发现在部分相同的患者群体（73 例）中，术后 30.6 个月平均矫正值为 15.2°。

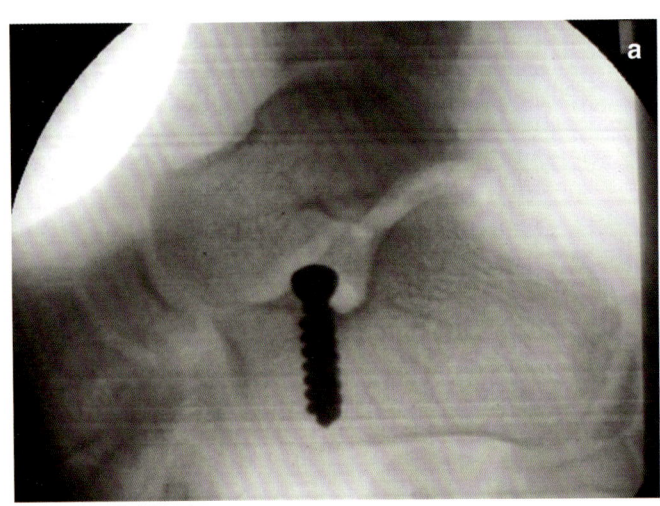 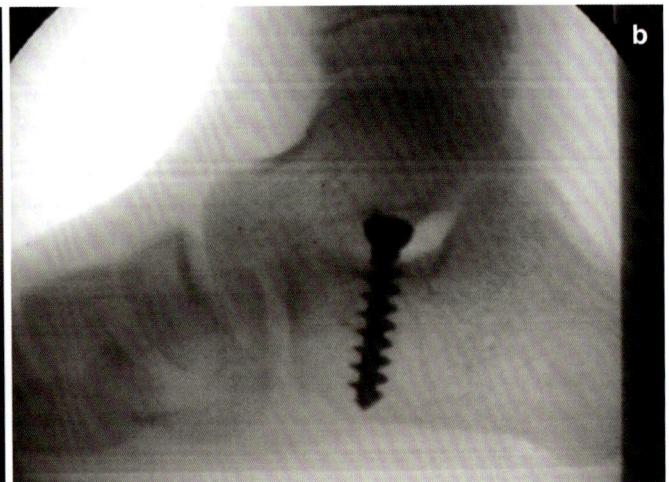

- 图 4.16 距跟舟复合体内翻（a）和外翻（b）术中透视图片，螺钉头阻挡外翻位置的距骨外侧突（b）

手术技术

沿着皮肤线在跗骨窦上方做长 1.5 cm 的切口。为了保护腓肠神经的分支，将皮下软组织平行于其解剖走行切开，并将伤口牵开，直到用剥离子探及跟骨顶面隆起处。当后足处于极度内翻位时，在跟骨距下关节面凹陷的最低点或稍远端置入一根斜向克氏针，方向从背后至跖前侧，并透视检查其位置。克氏针紧靠腓骨前缘。适当扩宽钉道，以便置入 2.0 mm 克氏针，易于直视下拔出。将末端弯曲的较细的克氏针插入准备好的钉道中，从而可以确认置钉位置。当弯曲的克氏针在后足外翻位置按要求与距骨外侧突接触时，使用 3.2 mm 钻头钻孔，置入 25～30 mm 长、6.5 mm 全螺纹松质骨螺钉（图 4.15）。应通过略微加宽切口和保护软组织来避免切向穿透的皮肤损伤。透视确认位置后，置入空心螺钉。通过前后调整螺钉的角度，可以调整限制外翻的程度。在接近中立位的轻微外翻位时，应该可以观察到"制动"。可以在透视下内翻和外翻测试制动程度（图 4.16）。螺钉不能太靠外侧，否则螺钉头无法与距骨外侧突接触（图 4.24）。原则上，可以即时完全负重。由于在许多情况下需要进行额外的腓肠肌松解延长（6.3.1 节），因此需要应用小腿石膏。根据作者的经验，由于儿童时期的实际原因（返校、快速重返运动、减少意外伤害而采取保护），即使不进行石膏固定，也是可取的。

• 图 4.17 1 名 10 岁女性患者，左侧跟骨阻挡关节制动+腓肠肌松解延长术后 4 周（a），与术前受影响较小的对侧（b）相比，可以看到完全的临床矫正

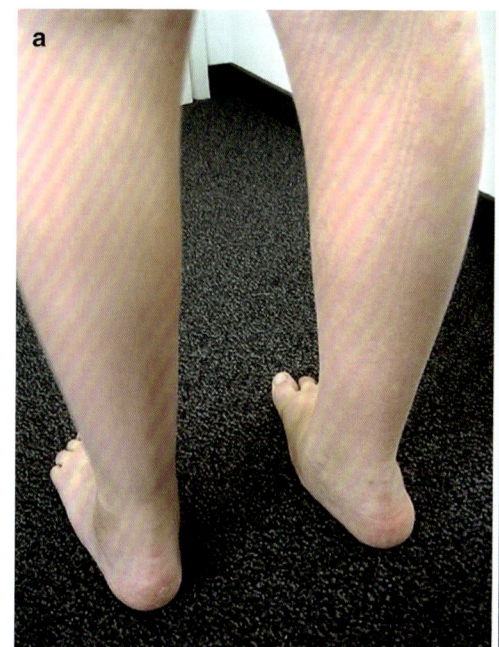
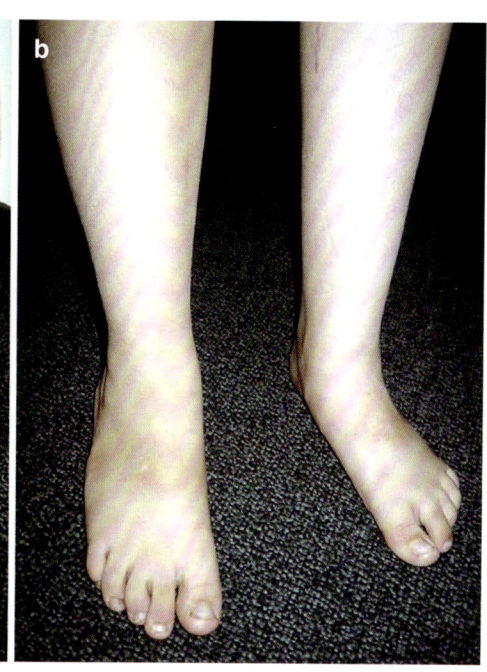

自 2004 年以来，作者共实施该手术 200 余例，大多数效果优良。手术后平均 26 个月对 37 名患者进行的回顾性调查（未公开发表）显示，约 35% 的患者术前有严格意义上的负重时症状。据报道，62% 的父母在手术后发现患儿活动增加。27% 的病例在术后报告运动时出现轻微或偶发疼痛，这似乎取决于矫正程度（图 4.22）。86.5% 的患者"非常满意"，13.5% 的患者"满意"，没有患者不满意。

通过放射学评估 TMT 指数（Hamel 和 Kinast，2006），一组 26 名患者术后关节对位改善了 22.8°（从 −42.3° 到 −19.5°），略低于跟骨延长截骨术矫正达到的 29.8°（Hamel，2010a）。尤其在横断面上，跟骨截骨术平均矫正 13.8°，高于关节制动术的平均值 8.7°。

下面将介绍 6 个具有代表性的治疗实例：图 4.18 和图 4.19 展示了两个术后力线良好的典型病例，尤其侧位片上距骨倾角的矫正。在图 4.19 中，距下关节面在术后也明显比术前更为水平，这可能与距骨向跖内侧方向的压力减小有关。足底压力中心轨迹显示步态周期站立相的压力分布接近正常化，前足区域的最大受力增加。如图 4.20 所示的案例特点是小腿肌肉明显的挛缩，术前几乎无法足跟着地（图 4.20c），需要跟腱延长。即使是非常严重的畸形也可以通过关节制动术成功矫正，如图 4.21、图 4.22 和图 4.23 所示，后者为三体综合征患者。严重畸形患者术后螺钉部位疼痛的可能性更大（图 4.22）。

4.10.2.3 错误、问题和并发症

跟骨阻挡关节制动术是一种微创手术，不会对任何关节结构造成不可逆转的损伤。然而，必须特别指出，尤其是在适应证不明确的病例中，它并非完全没有并发症。在文献中，几乎没有任何不良结果的详细报告。Pellegrin 等（2014）报道短期并发症发生率为 6.3%。Hamel（2010b）在第一篇文章中描述了良好的矫形效果，然而，有较大比例的患者出现暂时的并发症。在大多数患者中，这是一种临时性的手术，因术者的学习曲线而造成并发症。下面将介绍一些不良预后的例子，其中一些是由于不正确的手术操作造成的。

跟骨阻挡关节制动术的问题和并发症
- 螺钉进钉位置错误
- 撞击导致疼痛
- 腓骨肌痉挛
- 矫形效果不足
- 术后发现的跗骨联合

由于这种手术方法的机械阻挡效应是其作用机制的主要组成部分，因此螺钉的位置对于结果非常重要。该手术的原理是螺钉头在一定程度上与距骨外侧突接触，防止进一步外翻。因此，螺钉的位置（图 4.24 和图 4.57）以及置入深度都很重要。如果螺钉过

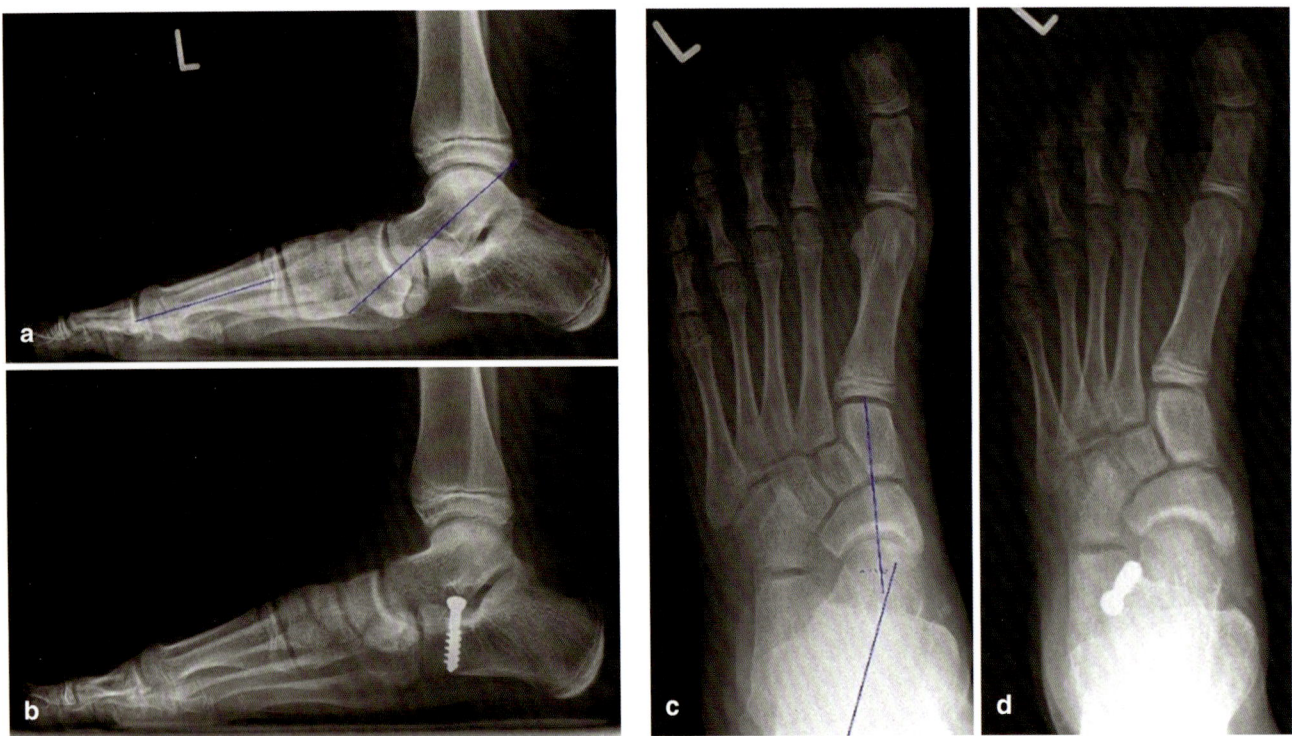

- 图 4.18　一名 9 岁女孩，平足畸形伴无症状性副舟骨，在术前（a 和 c）和跟骨阻挡关节制动+腓肠肌松解延长术后 5 个月（b 和 d）。可见两个平面畸形的完全矫正。TMT 指数可以从约 - 45° 提高到约 - 18°

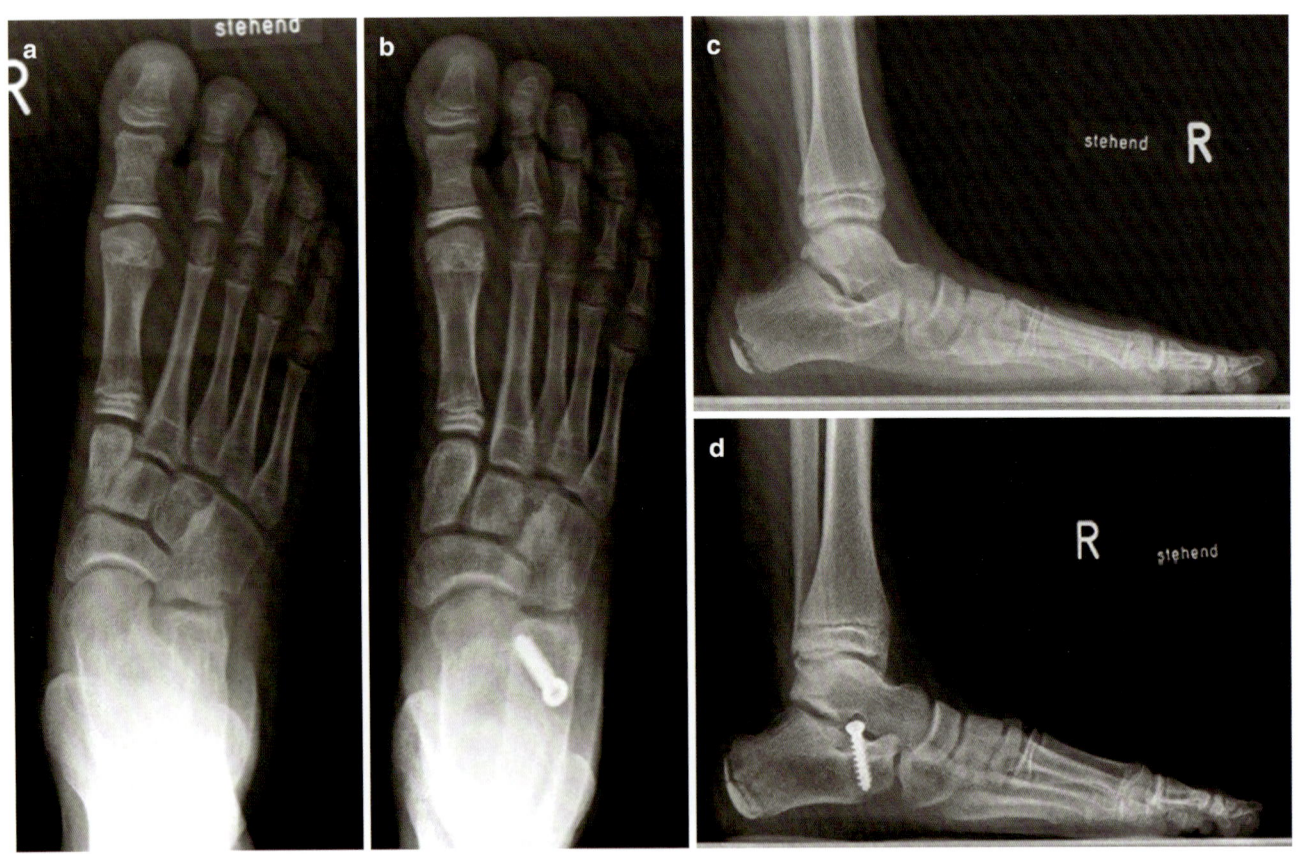

- 图 4.19　12 岁男性患者，术前（a, c, e）、跟骨阻挡关节制动+腓肠肌松解延长术后 18 个月（f）和术后 4 年（b, d, g）。距下关节的关节面在术前侧位片（c）中呈倾斜位，术后更趋于水平方向（d）。足底压力中心轨迹在术后 18 个月（f）与术前（e）相比，足部外侧跖骨的负荷仍然增加，术后 4 年（g）该负荷减少。与术前情况（h）相比，术后 18 个月（i）和 4 年（j），前足区域与体重相关的最大受力显著增加，术前代偿性足趾受力的程度显著减少。图 4.11 显示未经治疗的左侧的对侧在 4 年同期的足底压力分析结果，出现了明显的功能受限

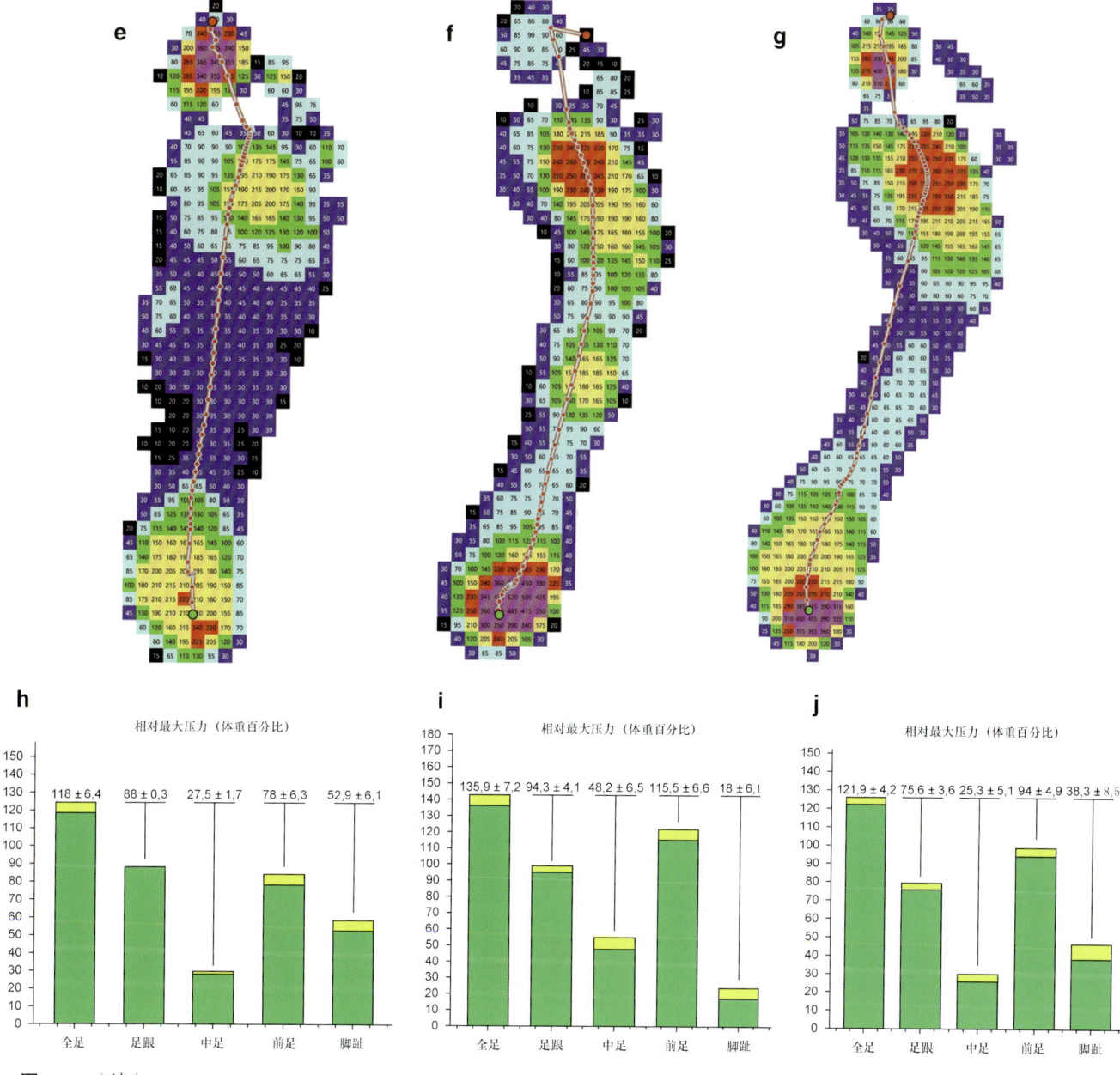

图 4.19 （续）

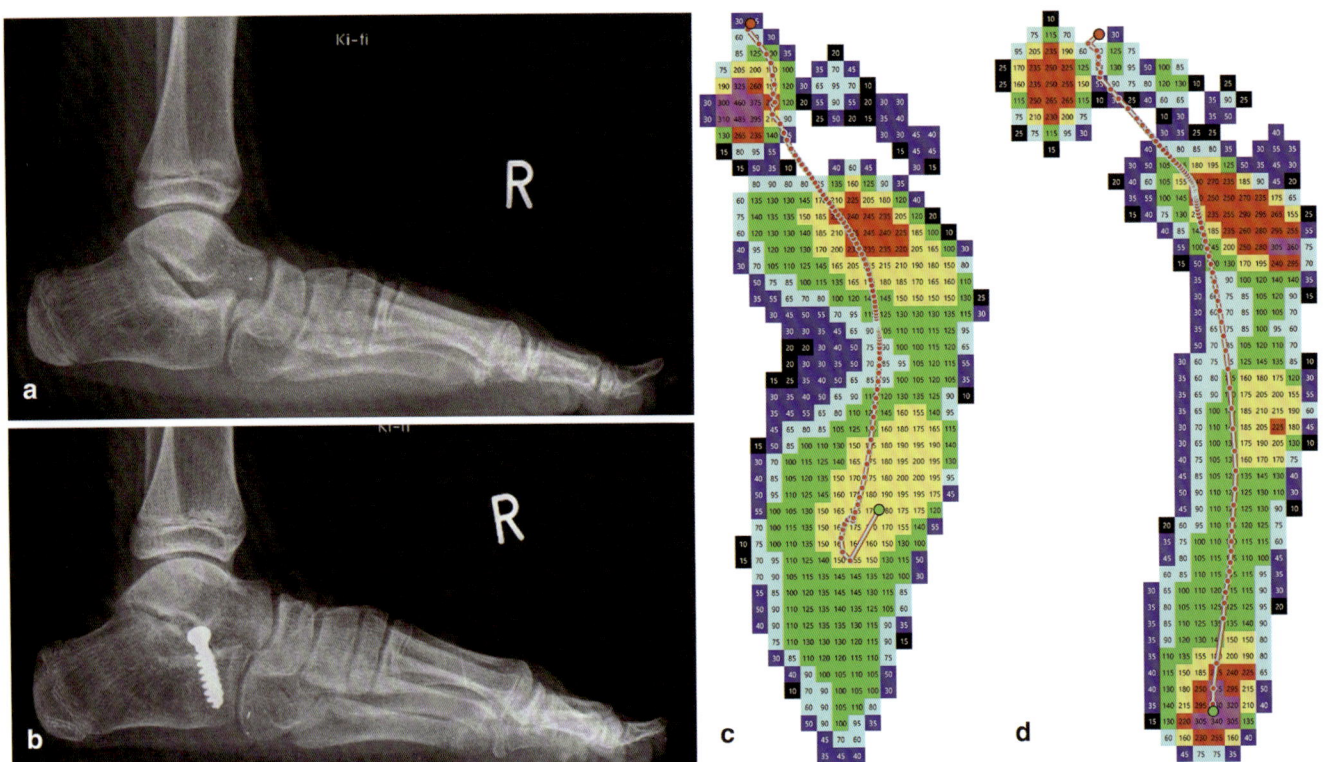

- 图 4.20　11 岁男孩，患有 Chiari 畸形，术前（**a**，**c**）小腿肌肉挛缩特别严重，可以看出呈轻微负角度的跟骨倾斜角。跟骨阻挡关节制动＋腓肠肌松解延长＋Z 形跟腱延长术后 7 个月（**b**，**d**），开始呈足跟负重。术后内侧跖列的抬高在放射学和足底压力图上仍然清晰可见

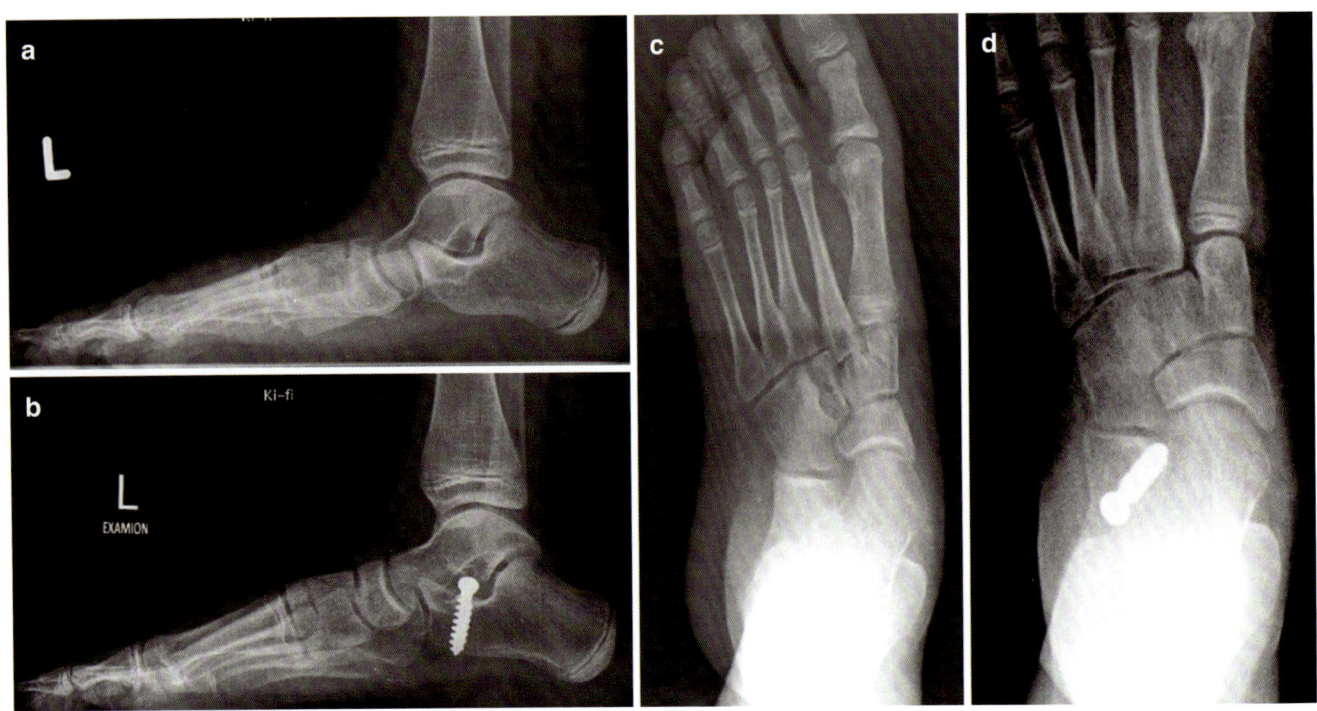

- 图 4.21　一名 11 岁男童，患有严重的平足畸形，关节松弛，术前（**a**，**c**）和术后（**b**，**d**）距骨位置的矫正清晰可见，TMT 指数从 －60°降至 －28°

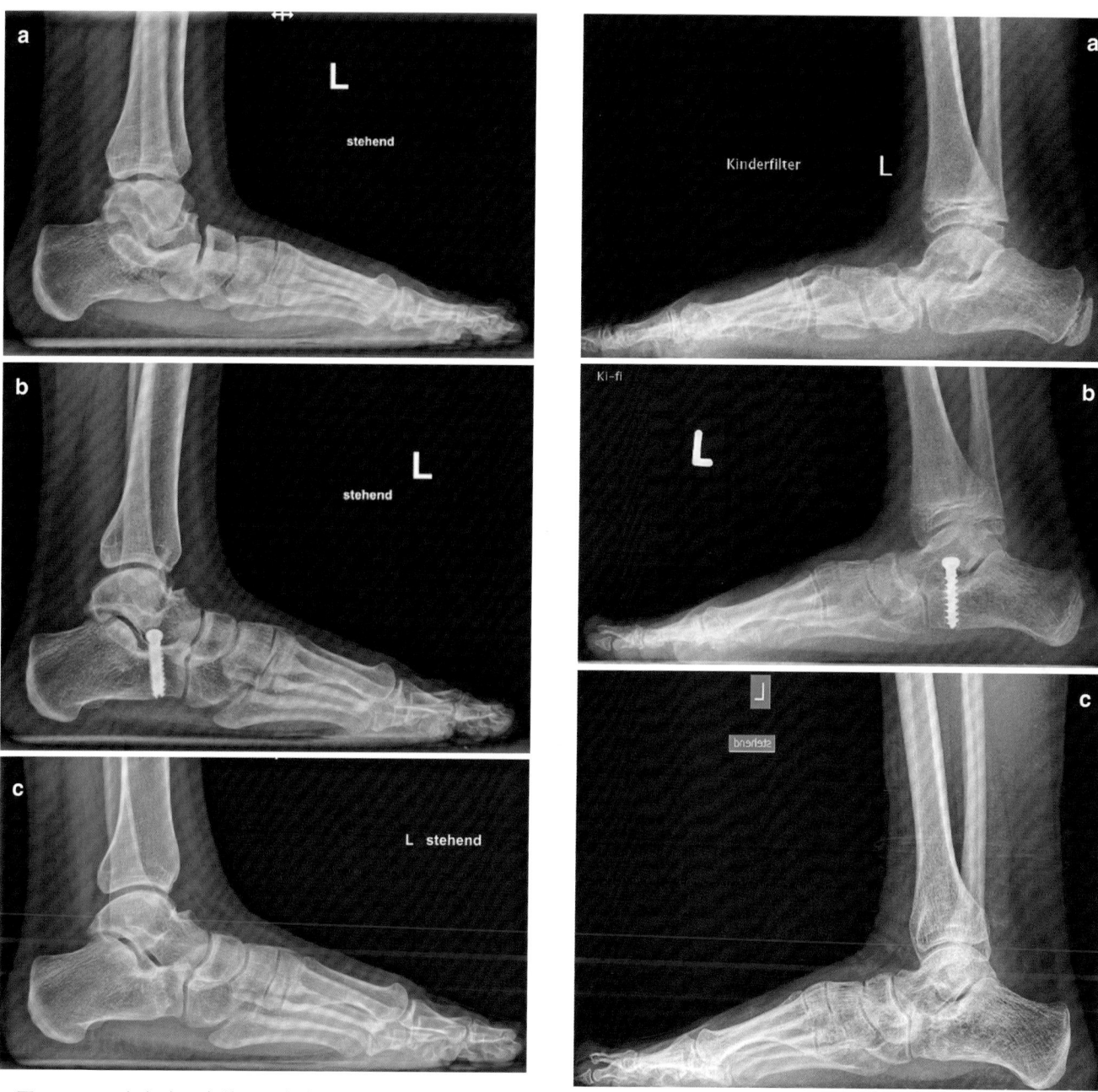

- 图 4.22 12 岁女孩,术前距骨倾斜特别明显(a),术后完全矫正(b),但患者在螺钉完全耐受前有几个月的疼痛。螺钉取出后,距周复合体保持稳定(c)

- 图 4.23 12 岁男童,患有唐氏综合征和极度平足畸形(a)。跟骨阻挡关节制动+腓肠肌松解延长术后 9 个月(b)+螺钉取出术后 5 年(c),力线显著改善

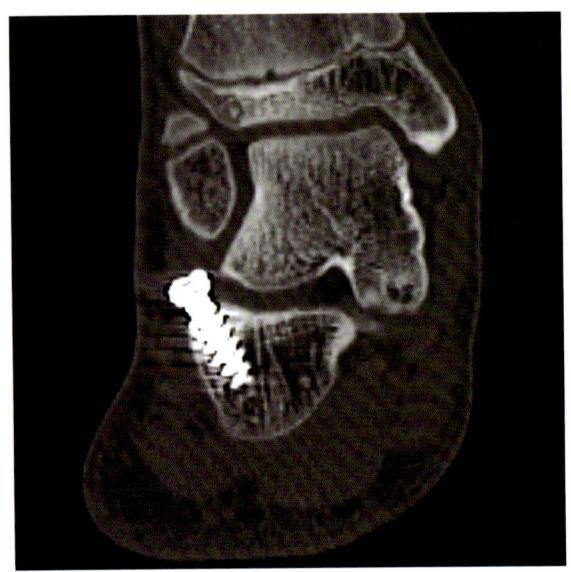

- 图 4.24 外院行跟骨阻挡制动螺钉，对距骨外侧突没有任何影响（CT 冠状位）

度突出（过度矫正，"撞击"）导致外翻严重受限，则可能会出现持续的疼痛和腓骨肌痉挛（图 4.25 和图 4.26），在某些情况下可通过局部应用皮质激素予以纠正；如果拧得太深，则后足力线矫正不足（"欠校正"）。然而，实践经验表明，即使是一个次优的螺钉位置也可以获得良好的结果。有关螺钉定位的更多细节可参考 Hamel 的论著（2010b）。

然而，不良预后的评估仍存在不确定性。例如，不清楚为什么在图 4.27 和图 4.28 所示的病例中，没有达到预期的矫正效果是否是因为螺钉位置关系。在上述情况下，可能会考虑调整螺钉以增加矫形效果。也许，年龄、舟楔关节对位、内侧跗列失稳未得到矫正都是原因。存在明显病理性 MASA 角的情况下，关节制动与内侧跗列稳定（内侧楔骨截骨术或舟楔关节融合术）手术的结合可能会达到更好的矫形效果（4.11.3 节）。一个切实可行的解决方案可能是改用跗骨窦制动器行距下关节制动术（图 4.28）。

如果在僵硬平足畸形的情况下错误地进行关节制动术，并且有未发现的跗骨联合，则达不到良好的效果（图 4.29）。另一方面，在适当的情况下，关节制动术可与跗骨联合切除术联合使用（第 5 章）。

4.10.3 跗骨窦制动器

跗骨窦制动器在 20 世纪 70 年代就已经被使用了（Smith 和 Millar，1983；Green 和 Williams，2013）。通过圆锥状螺纹制动器扩张平足畸形中塌陷的跗骨窦，而矫正距下关节的力线。市面上有不同设计的制

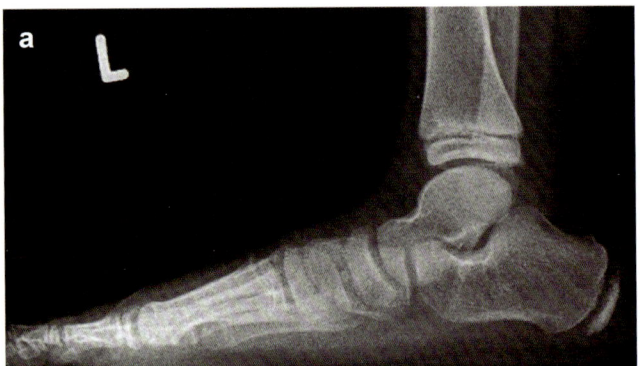

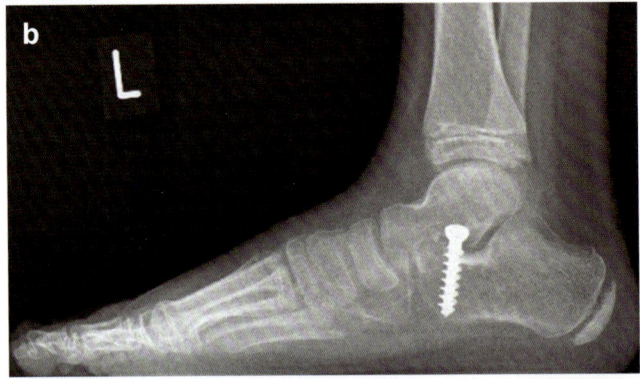

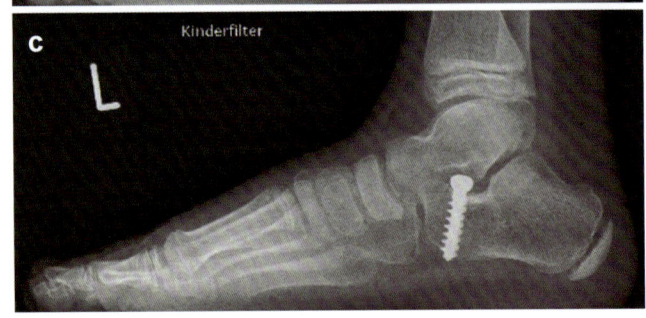

- 图 4.25 10 岁男童，患有平足畸形（a）。关节制动和腓肠肌松解延长后，有相当大的矫正（b），但螺钉处有明显疼痛。术后 4 个月将螺钉拧入跟骨，功能恢复良好，完全矫正（c）

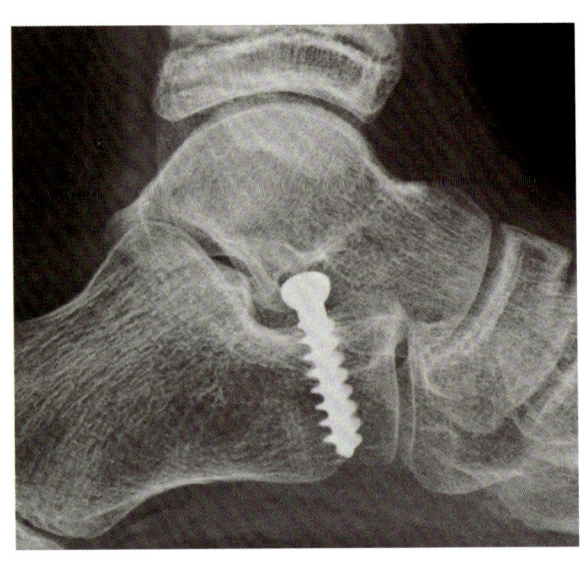

- 图 4.26 明显的螺钉撞击，伴有疼痛和长时间的腓骨肌痉挛。在外侧突处形成骨性隆起。如图 5.32 所示，骨溶解并不总是引起疼痛

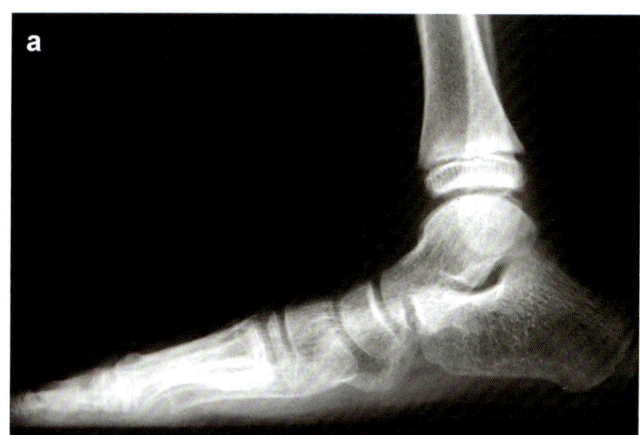

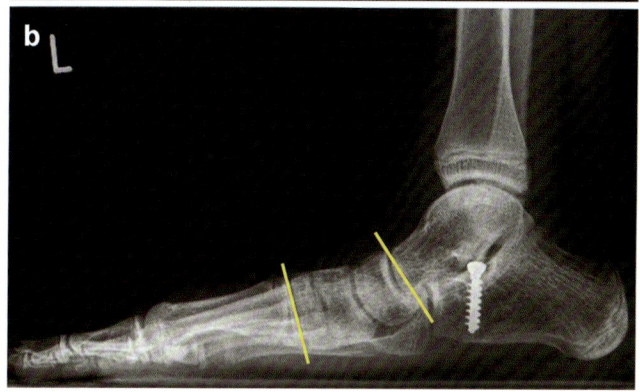

● 图4.27 9岁男童跟骨阻挡关节制动+腓肠肌松解延长术前（a）和术后（b）。没有出现明显的矫正。MASA角（"内侧纵弓塌陷角"，见于Aiyer等2016年的报道）约为17°，提示明显的舟楔关节不稳定

动器（Needleman，2005）。在英美文献中，长期以来，一直是足病医生实施这种形式的关节制动术，但由于缺乏长期疗效随访和儿童平足畸形的自发矫正，许多儿童骨科医生仍然拒绝使用这种形式的关节制动术（例如，Ricco et al.，2014）。

4.10.3.1 手术过程

手术技术

跗骨窦上方作1.5～2 cm长的皮肤切口，并在跗骨窦中插入一根导针，内侧可以触及导针尖端，此处可相对应做切口以便术后取出导针。必须注意跗骨窦从前外侧至后内侧的轻微倾斜的解剖走行。沿导针置入不同大小的试模，逐次撑开跗骨窦，直到达到预期的矫形效果和距下关节稳定。必须从两个平面进行透视确认，确定植入物大小后置入。在足正位透视中，制动器尾端应与距骨颈轮廓的外侧面完全匹配（图4.30和图4.50）。根据Vulcano等（2016）的经验，应将其再向内侧置入约4 mm。取

出导针。术后，在完全负重状态下，维持约2～6周小腿硬石膏固定，以避免早期制动器脱位。然而，部分外科医生认为没有必要行石膏固定。

4.10.3.2 结果和典型病例

Needleman（2005）和Metcalfe等（2011）对儿童跗骨窦制动器植入术的儿童骨科文献进行了详细的综述，这些文献大多获得了阳性结果。Gutierrez和Lara（2005）报告了良好的临床和放射学结果。然而，部分儿童骨科领军专家仍然对该手术持怀疑态度，并对适应证提出质疑（Mosca，2010b；Ricco et al.，2014）。相比之下，关于这一主题的足病学文献非常丰富（例如，Tompkins et al.，1993）。通常使用制动器进行距下关节制动术。在德语国家，已经发表了一些较小病例数的回顾性研究，这些研究也报道了良好的结果（Schröder et al.，2006；Kuhn et al.，2010；Arnold和Weber，2010）。最近Indino等（2020）报道了112例连续治疗的中度儿童平足畸形病例，所有放射学参数都出现了显著改善。作者的初步经验也是积极的，特别是与其他手术结合使用使得治疗方法更为丰富（4.11.3节，例如图4.54和图4.55）。

通常情况下，制动器距下关节制动术可以即刻达到矫形效果，而不会显著丧失距下关节的活动性（图4.28、图4.30和图4.31）。根据作者的经验，如果术后没有内侧跖列的持续抬高，则距下关节制动术更为有效。这是由于儿童足部的高度灵活性以及可预期的腓骨长肌的适应性和肌力增加。另一方面，如果前中足旋后持续存在，则在站立相末期后足复合体上有一个外翻的扭矩，可能导致跗骨窦区疼痛或制动器脱位。

4.10.3.3 错误、问题和并发症

配合术中透视时，此种手术技术难度不高。困难在于选择内植物尺寸：可能存在过度矫正和矫正不足。由于成人通常仅加用和临时使用跗骨窦制动器，相当一部分患者出现术后症状。经常可以观察到制动器脱位（图4.32）。所选植入物的形状显然也会有影响。另一方面，即使存在脱位，部分病例仍然实现了预期的矫正效果。但应用跗骨窦制动器过度矫正，继发马蹄内翻足畸形，仍需得到重视（图4.33）。

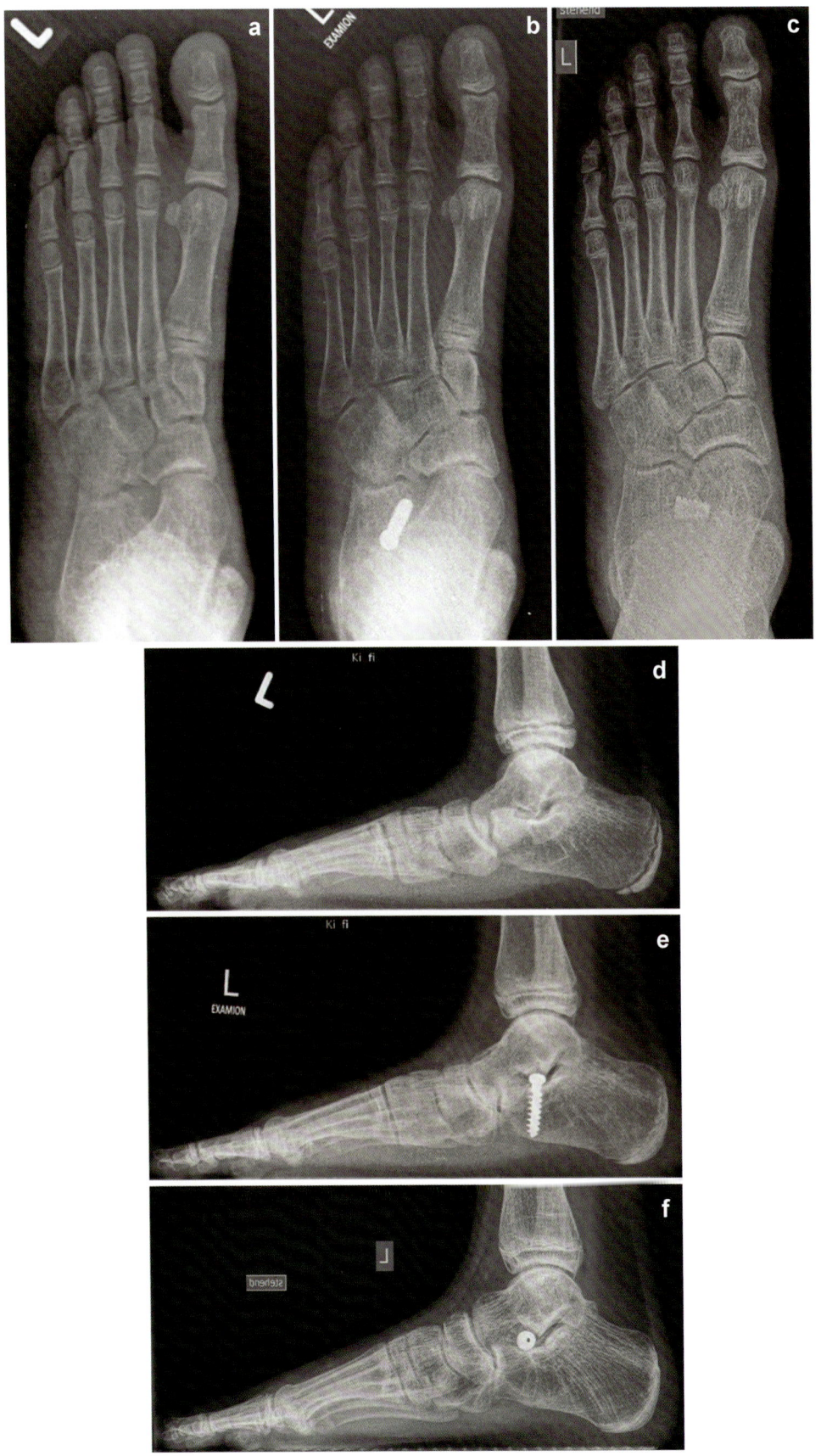

- 图 4.28 12岁男童，有明显的平足畸形（a，d）。跟骨阻挡关节制动+腓肠肌松解延长术后，尽管螺钉头明显接触到了距骨外侧突（b，e），但并未达到预期的矫正效果。术后9个月，取出螺钉，并在15个月后进行制动器距下关节制动术，矫正效果良好（c，f）

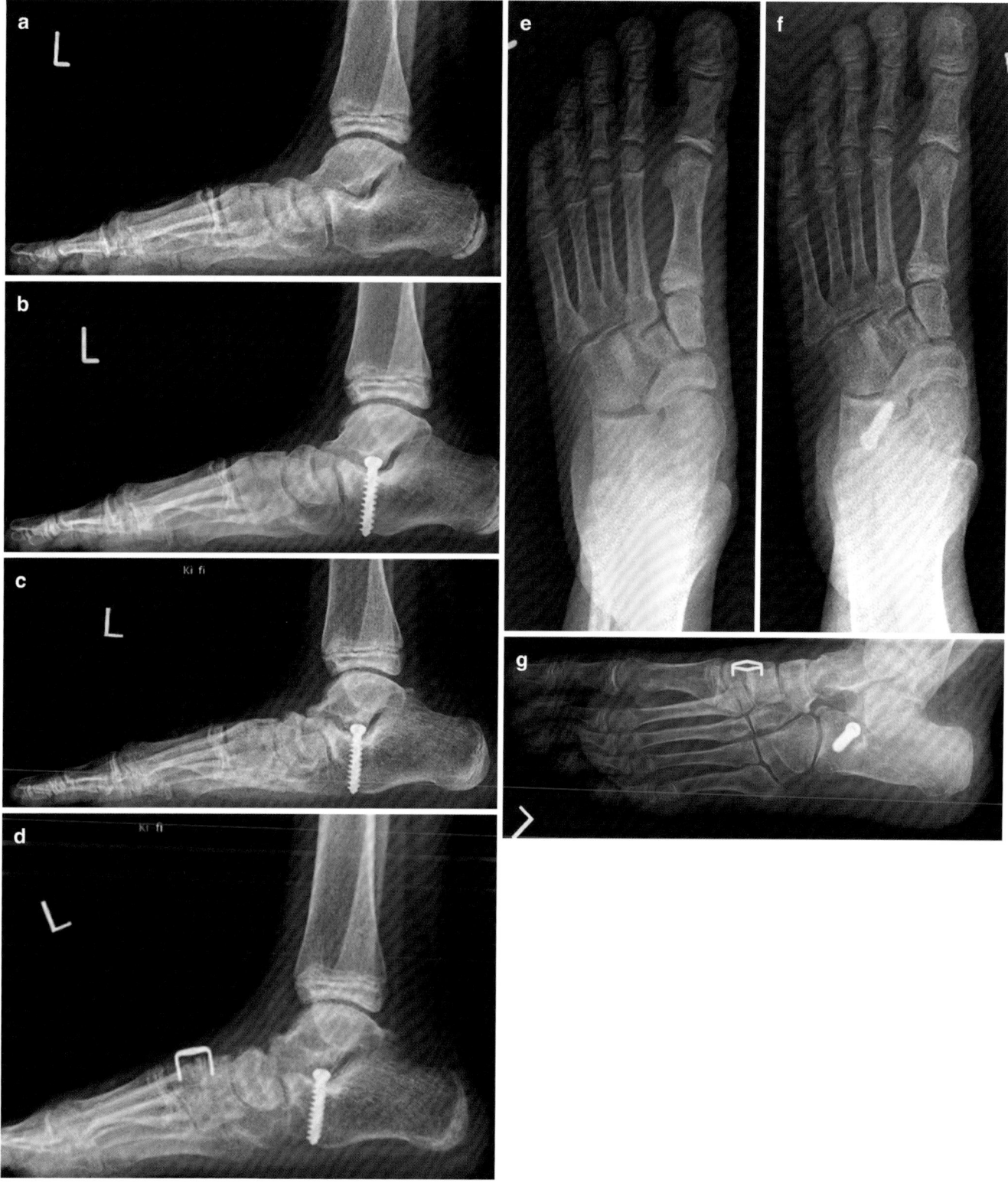

● 图 4.29　一名 11 岁平足男童行关节制动术（a、e）未显著矫正畸形（b、c 和 f）。15 岁时，才发现跟舟联合是矫正失败的原因（c、f）。在跟舟联合切除（g）、腓骨短肌腱延长和跖列楔形内侧和中间截骨术（d）后，力线得到充分矫正。关节制动螺钉留在原位

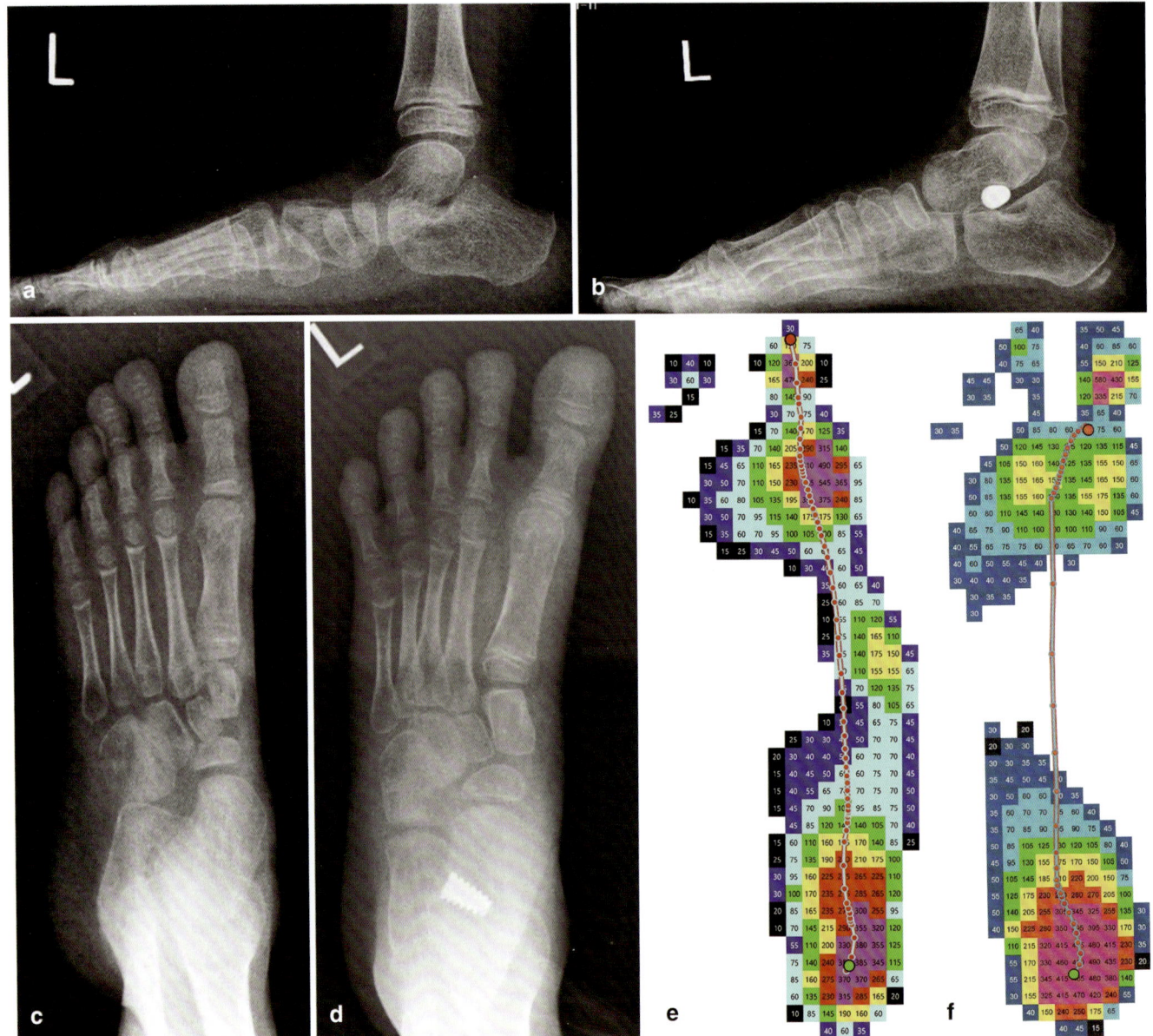

• 图 4.30 一名 8 岁半患者，有非常明显的平足畸形（**a**，**c**），术前足底压力图（**e**）显著异常。术后（**b**，**d**）完全矫正。通过 TMT 侧位角变化可见，术前高度跖屈的距骨（**a**）在术后明显复位。在足正位片（**d**）中，制动器尾端与距骨颈的外侧轮廓完全匹配。术后 20 个月（**f**）足底压力分布基本正常

4.10.4 距下关节制动术式汇总评估

根据目前的知识水平和作者的经验，关节制动术是随生长发育动态矫治的、有效的微创措施，如果适应证合适，可以推荐使用。然而，这几种手术都不能完全避免并发症，这将限制其应用于明显的平足畸形。

在成人足部手术中，距下关节制动器制动术越来越多地与其他手术结合使用（4.11.3 节）。例如，通常需要联合内侧跖列稳定术式（图 4.29）。在未来，联合手术可能会越来越多地用于儿童，关节制动只是整体手术方案的一个组成部分（图 4.53）。结合跟骨内移截骨术也可以矫正后足力线（图 4.54 和图 4.55）。

根据现有文献，哪种类型的关节制动术更好似乎还没有定论。跟骨阻挡法的优点是跗骨窦的软组织结构（骨间韧带、本体感受器）不受影响。目前尚不清楚在使用跗骨窦距下关节制动器时，对软组织结构的影响是否会导致长期的副作用。作者目前仍然建议在发育结束后取出制动器，而部分学者仅推荐在假体局部疼痛的情况下才这样做。

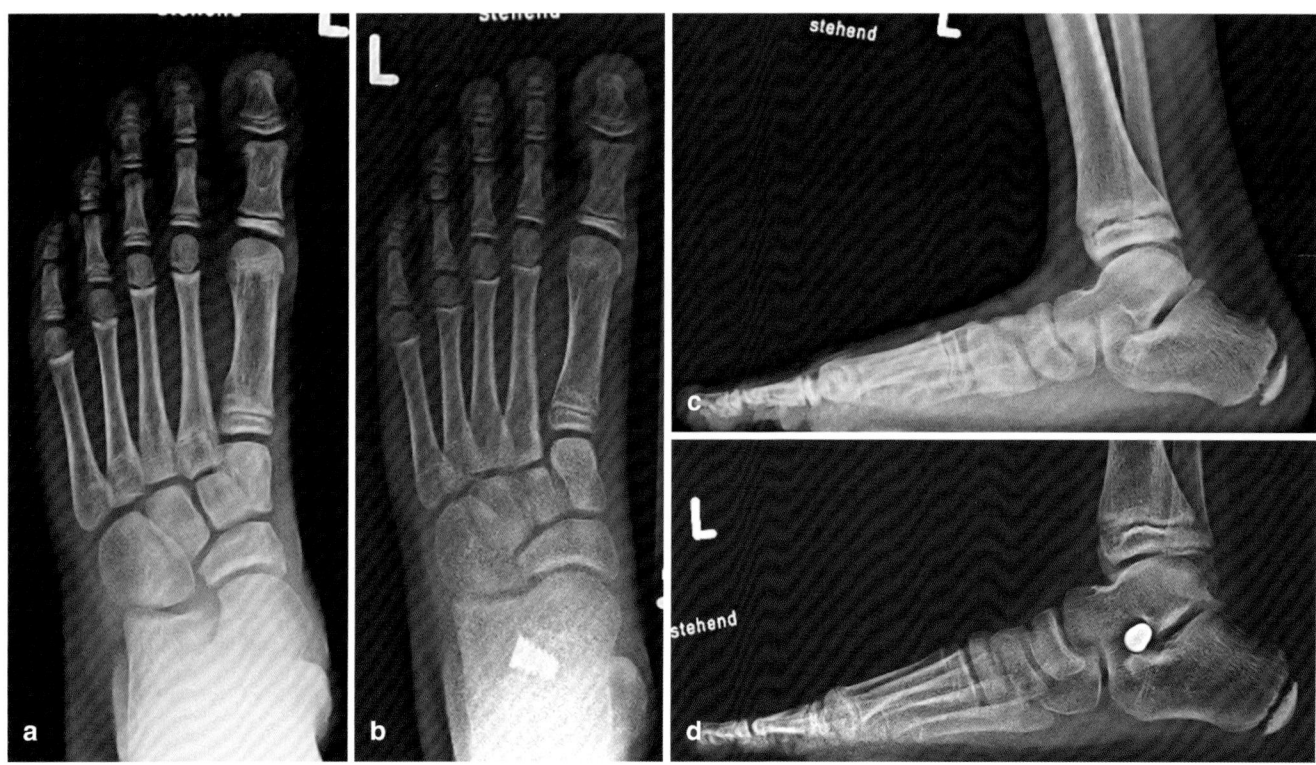

- 图 4.31　11 岁患者制动器关节制动术术前（a，c）和术后（b，d），无腓肠肌松解延长，矫正效果良好

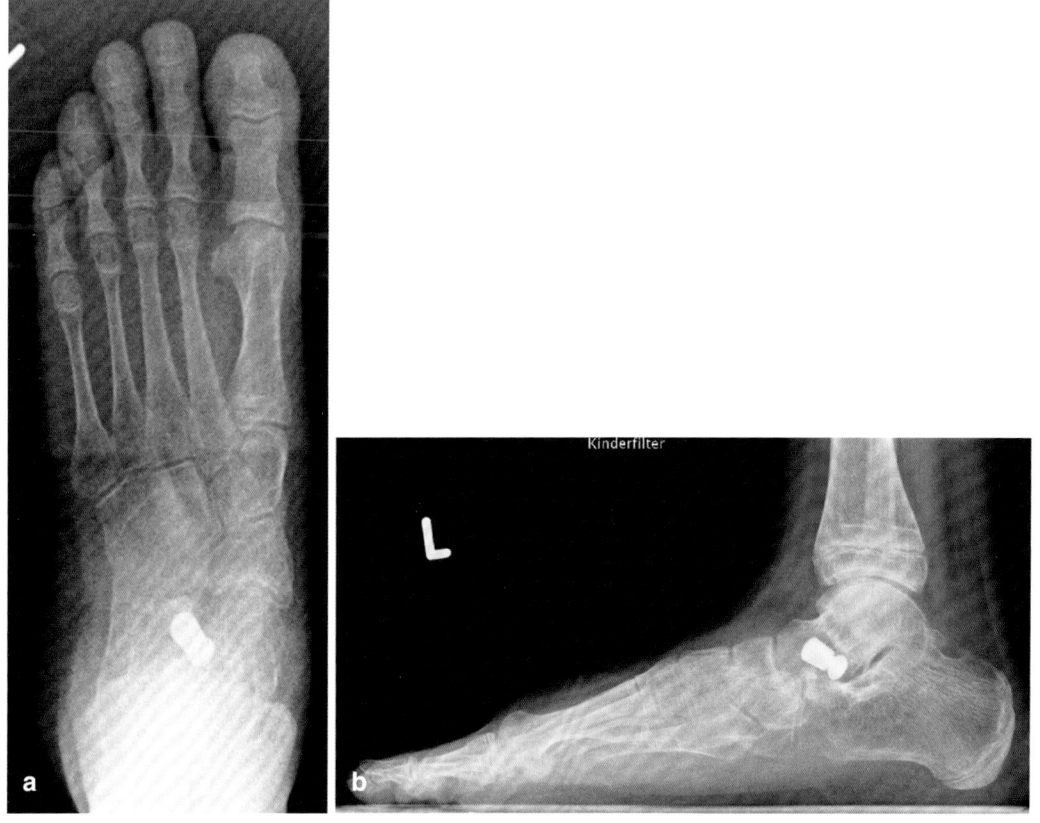

- 图 4.32　一例制动器位于跗骨窦之外的患者，术后有明显的制动器脱位，位于跗骨窦外（a，b）

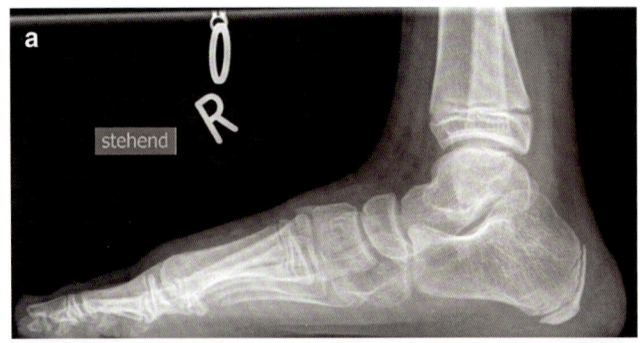
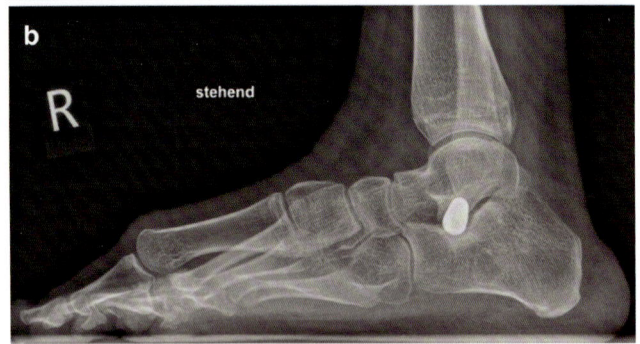

- 图 4.33　一名 11 岁女孩，跗骨窦制动器置入，矫正过度导致马蹄内翻足畸形（a）。患者植入物处持续疼痛，并在 2.5 年后出现明显的足背骨性增生畸形（b），可能是由于胫骨前肌代偿活动以避免疼痛

4.11　大龄儿童及青少年的截骨矫形术和联合手术方案

截骨矫形术（有些矫形手术非常复杂）的指征和前述距下关节制动术的适应证类似（4.7 节）。如果距离患儿发育成熟的时间已不足以获得预期的足够稳定，则不能实施单一的距下关节制动术，应考虑截骨矫形术。此外，据我们的临床经验：尽管个体差异较大，跟骨延长截骨术矫形的潜力平均要优于距下关节制动术（Hamel，2010a）；其术后跟骨倾斜角的改善也较后者更加明显（图 4.47）。因此，特别是对于力线不良较显著的病例而言，实施截骨矫形术较单纯的距下关节制动术可能更具优势。还应谨记的是，距下关节制动术绝大多数都是单一的手术，仅仅影响后足，而截骨矫形术在此基础上还可以稳定足内侧跗列（这在绝大部分病例中均有体现）。

原则上，对于年龄超过青春期的患者可实施截骨矫形术。因为年轻患者对术后足部情况改变有更好的愈合及适应能力，故有论点主张在患者发育期结束时尽早实施干预。下面，将介绍两种效果显著的截骨矫形术——跟骨滑移截骨术和跗骨三联截骨术。单纯的跟骨延长截骨术作者已多年未实施。

4.11.1　跟骨滑移截骨术

单一的跟骨滑移截骨术（Wagner，1986）可用于后足冠状面畸形的矫正，而对中足及前足旋后无不良影响，这已被反复验证且疗效显著。故此，该术式对后足外翻明显而其他部分畸形异常不明显的病例尤其适用（4.3.3 节）。除对后足平衡有积极作用外，此术式还可增强胫后肌的效能。正如图 4.34 所示，从功能的角度而言，术后足底压力分析可明显改善。目前，该术式已越来越多地采用微创技术进行。

手术技术

于跟骨外侧面作一个 3～4 cm 长的斜行切口，暴露跟骨结节-跟骨体交界处；切口下方有腓肠神经，腓肠神经应保留在软组织内不必暴露。无需逐层分离软组织，锐性剥离直至骨皮质。分别向远端与近端剥离骨膜，避免损伤跟腓韧带的止点；用 Hohmann 拉钩在两侧将骨与骨膜分开。用摆锯（特别是近端和远端部分靠近 Hohmann 拉钩处）、骨

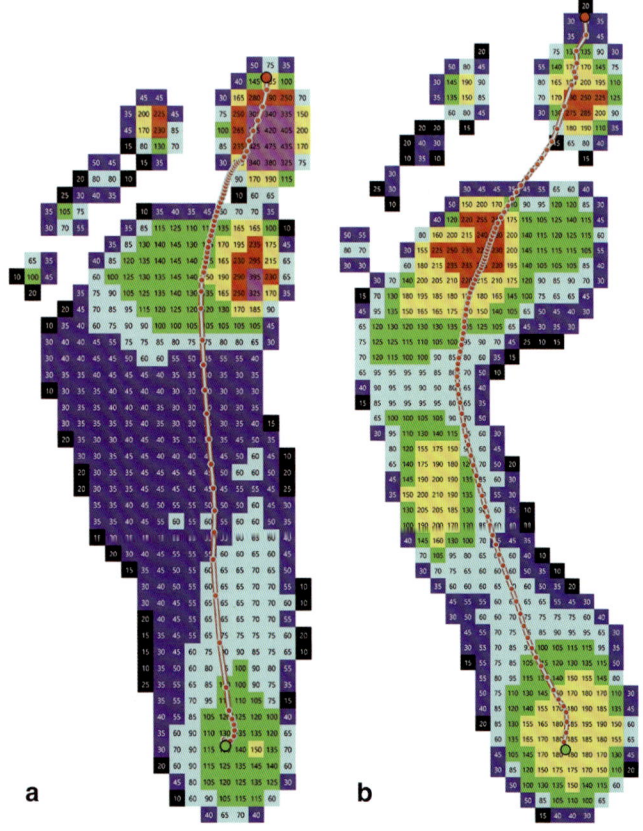

- 图 4.34　一名 12 岁男童，跟骨滑移截骨术+腓肠肌松解术前（a）和术后 22 个月的足底压力图（压力峰值图像）（b）。特别值得注意的是，在对足底压力的定量分析中，术后仅在站立相后期（b）达到最大压力，这表明在胫骨后肌的影响下，足部稳定性好

凿彻底截断跟骨。摆锯和骨凿的交替配合使用（见下述内容）可保护软组织，并可防止摆锯产生的热损伤。将跟骨结节骨块内移，直至后足外翻得到完全矫正（图 4.40）。儿童患者一般是经皮置入 2 枚克氏针固定 4 周。

跟骨滑移截骨术的手术步骤（原则）
- 用摆锯截骨至对侧骨皮质（不断冲洗降温）
- 用骨凿截断摆锯未完全锯断的部位
- 用摆锯截断对侧骨皮质（务必非常小心）
- 旋转已置入的骨凿分离骨截面
- 在水平方向借助骨凿置入骨撑开器
- 撑开截骨线（松解内侧骨膜结构）
- 矫形并固定

4.11.2 跗骨三联截骨术

据 Evans（1975）的报道，跟骨延长截骨术是于中关节面和前关节面间完全截断跟骨。该术式由 Mosca 于 20 世纪 90 年代（1995）详细报道，可有效地矫正年长儿童和青少年平足外翻畸形。Oh 等（2011）报道将其与跟骨内移截骨术联合作为常规术式。Hintermann（2015）报道将此术的截骨部位后移，于后关节面和中关节面进行截骨，作撑开楔形截骨术（图 4.35），其中 Hintermann 截骨的方向是由前外侧轻度斜至后内侧。跟骨延长截骨术不仅纠正水平面中足-前足的外展畸形，还可以矫正后足外翻畸形。但仍不明确该术式如何影响中-前足的旋后运动。总体而言，跟骨延长截骨术可以看做是关节制动术的一种，原因是它限制了距周复合体在外翻方向的运动。根据以往治疗儿童及成人平足的经验、足底压力的观测以及近期 Deland 研究团队所发表的（如 Oh et al., 2013）研究，笔者开展了跗骨三联截骨术（图 4.36）（Hamel 和 Nell, 2016；Hamel et al., 2014）；在笔者自己的临床实践中，该术式已成功取代单纯的跟骨延长截骨术。接下来将介绍该手术的主要注意事项。

4.11.2.1 生物力学基础及矫正原则

基于下述原理及临床效果，跗骨三联截骨术（TTO）应用较广：

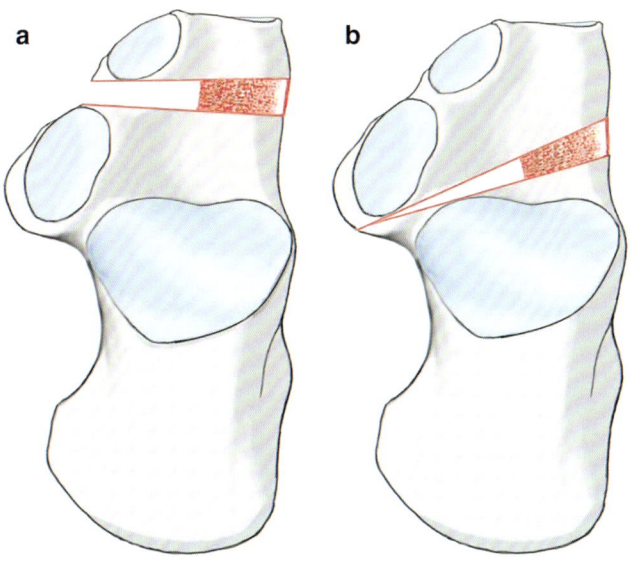

• 图 4.35 跟骨延长截骨术。Evans 跟骨截骨术（**a**），跟骨完全离断；Hintermann 截骨术（**b**），一种截骨线后移的跟骨撑开楔形截骨术

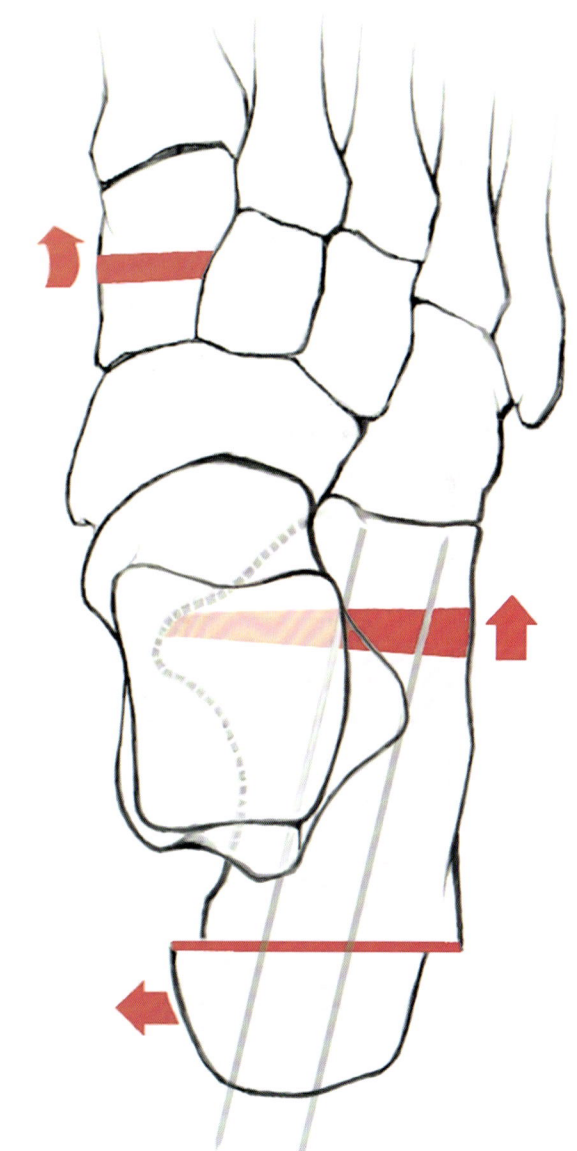

• 图 4.36 跗骨三联截骨术的原则。通过一系列矫正对平足畸形的三个不同平面进行了分别处理

- 应将平足畸形理解为三个平面的畸形（4.3 节）。后足复合体的过度外翻及内侧柱稳定性的降低经常同时出现。
- 对于畸形中的后足外翻，跟骨延长截骨术也具有一定的矫正效果，但效果有限；因而，有必要进一步延长跟骨，以便更能有效地矫正畸形中的后足外翻。
- 跟骨延长到更大程度时，可能会引起距下关节活动度的明显减少，也会带来足外侧缘持续的负重过度（图 4.37、图 4.38）和跟骰关节压力过大等风险（Xia et al.，2013）。这些作用都与矫形程度有关。
- 尤其是在明显的跟骨延长术中，跟骰关节半脱位频繁发生（Moraleda et al.，2012），其临床意义尚未完全清楚。
- 跟骨延长术对于中足旋后的影响尚存争议。根据笔者的观察，通常，这部分畸形不能得到充分矫正，因此，一般需要加做压低内侧跖列的术式（图 4.41）。

由上述论述可以得到以下结论：

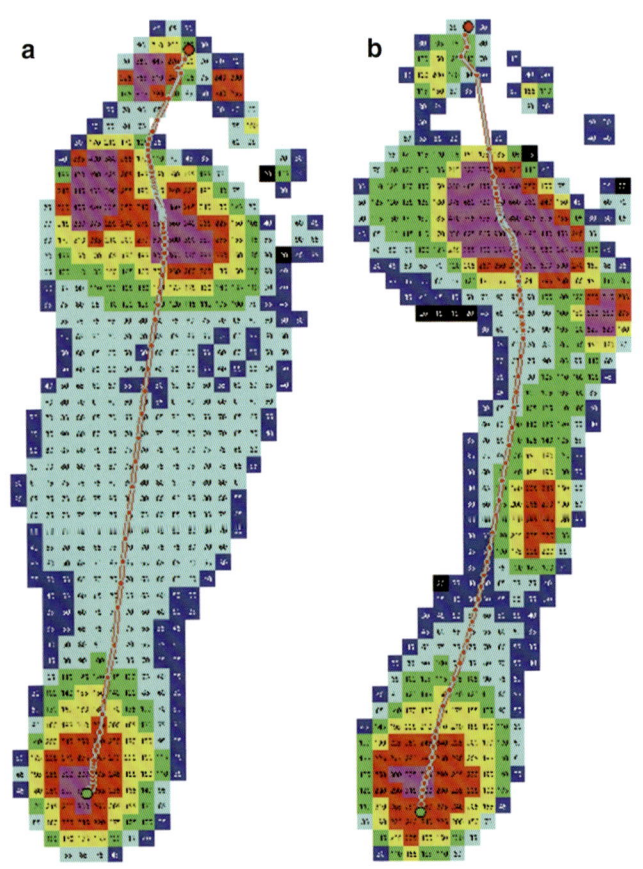

- 图 4.37 一青少年重度平足畸形患者矫正术前（a）与术后（b）足底压力图。实施单纯的跟骨延长术后，足外侧缘过度负重，从而引起第一跖骨所受压力大幅降低

- 由于跟骨延长术在水平面矫正方面存在优势，现已将其作为跗骨三联截骨术的一部分；但是，此时矫形程度比单纯行跟骨延长术所产生的矫形程度小，植骨块基底长度一般为至多 15 mm。对于不是特别严重畸形的患者，可以按照 Hintermann（2015）推荐的方法行外侧撑开截骨术。
- 一般从生物力学角度而言，为了彻底矫正冠状面上的后足外翻畸形，通常也必须将跟骨滑移截骨术加入手术方案中。
- 由于后足外翻不可避免地带来矢状面内侧柱的抬高，因此，通常有必要实施压低内侧跖列的术式。在后足存在过度活动的病例中，可以对内侧楔骨实施撑开楔形截骨，这是因为该操作对舟楔关节对位具有稳定的作用（Cotton，1936；Hirose 和 Johnson，2004）；在后足稳定的病例中（比如跗骨联合中的僵硬性平足畸形），闭合楔形截骨术一般更合适，这是因为它可轻度缩短过长的足内侧柱（Rathjen 和 Mubarak，1998；Mosca，2014）。

显然，根据相似的临床经验，还可行跟骨骰骨楔骨截骨术（3C 截骨术）（Rathjen 和 Mubarak，1998）；不过，该术式未采用跟骨延长截骨术，而采取了骰骨撑开楔形截骨术。它同样延长了足外侧柱，但并未减少后足外翻的程度，因此不具备稳定距跟舟复合体的作用。因此，Moraleda 等（2012）在一项影像学研究中论证：该术式对距舟关节力线矫正程度明显不如跟骨延长截骨术。

4.11.2.2 手术过程

下面，将叙述跗骨三联截骨术 3 种不同切口入路的手术步骤（Hamel，2016）。关于跟骨延长截骨术术式的选择，对于非常严重畸形的病例，可以采用 Mosca（1995）术式；否则，建议采用 Hintermann（2015）术式（图 4.35b）。作为备选术式，跟骨滑移截骨术一般也可采用微创术式。关于内侧柱手术方式的选择，对于僵硬性足畸形，应优先选择闭合楔形截骨术；而对于后足活动过度的平足畸形，应优先选择开放楔形截骨（Cotton，1936）。

手术技术

患者仰卧位，将同侧臀部抬高并约束对侧骨盆；应用止血带，并准备同侧髂前上棘取骨。手术先行腓肠肌松解（6.3.1 节），其效果一般比较明显；

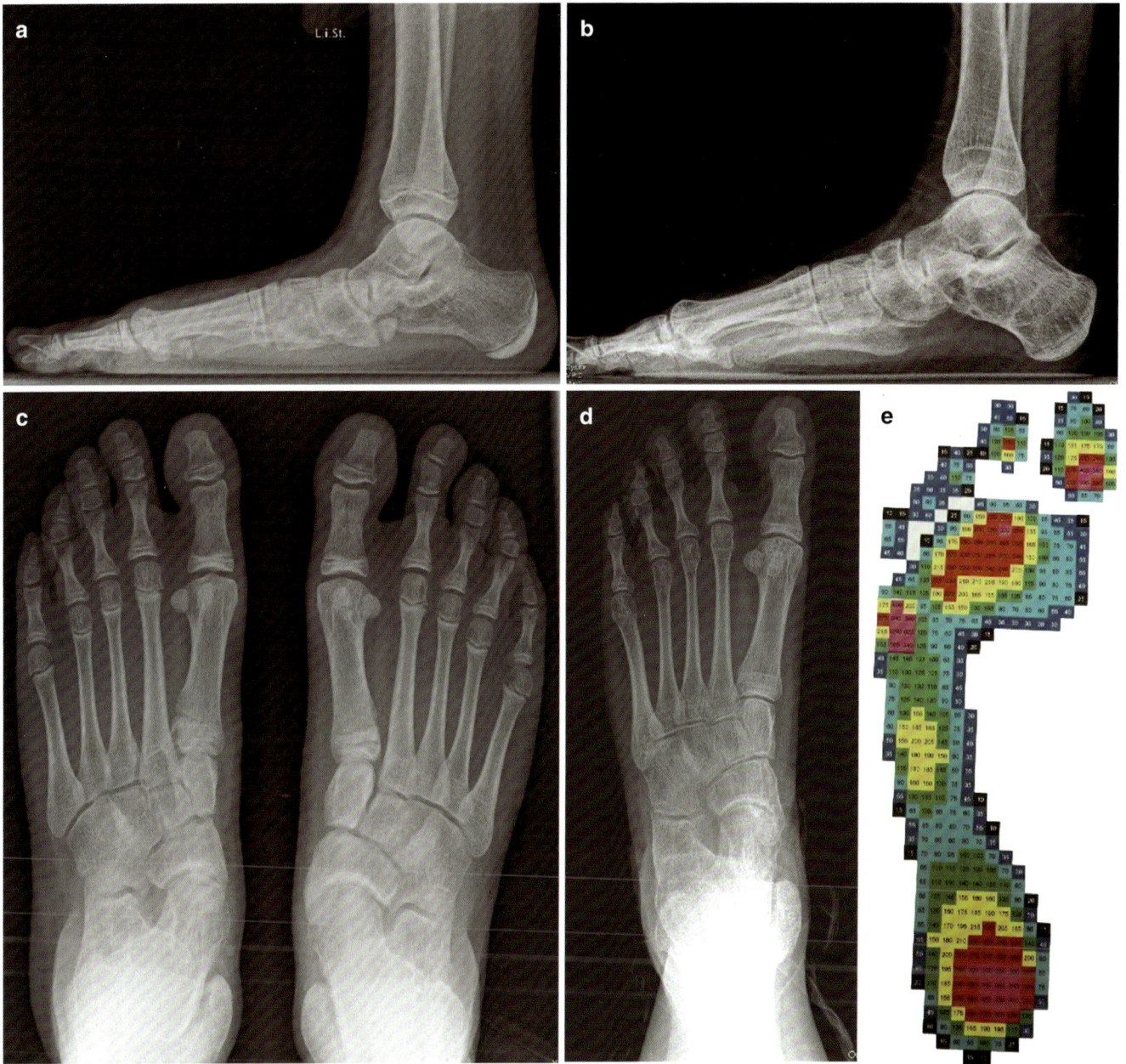

- 图 4.38 患儿，女性，11 岁，明显平足畸形，左侧为甚（a，c）；实施双侧跟骨截骨延长 10 mm 后 3 年可见后足畸形获得良好矫正（b，d）；然而足底压力图显示足外侧缘明显存在过度负重、内侧跖列压力存在过度降低等现象（e），这种情况持续多年。对于此病例，若对跟骨延长采取更保守的方式，并压低内侧跖列，其临床效果可能会更佳

如不明显，可于手术结束时实施经皮跟腱延长。于跟骨前结节上方的皮肤褶皱切开皮肤（图 4.39a）。在入路的跖侧，暴露一小段腓肠神经，进一步暴露时应该注意保护该神经；在入路的背侧，应注意保护腓肠神经的背侧支及腓浅神经的分支。于腓骨短肌的正上方 L 形切开趾短伸肌的起点（图 4.39a 和 4.42a），而后，在距下关节后关节面远端 6 mm 处即跟骰关节近端 15~20 mm 处，分离跟骨骨膜暴露截骨部位。Evans 截骨相对来讲更向远侧一点。在预定截骨区域的两侧，置入 2 枚 1.6 mm 克氏针锚定骨撑开器；用骨撑开器（如 Hintermann 撑开器）将预定截骨区域撑开。为了方便截骨，需要去除骨撑开器。先使用摆锯进行截骨，而后使用骨凿完成。对于非常严重的畸形病例，需要确定截骨是否完全离断，或就大部分情况而言仅需楔形撑开。通常，Hintermann 截骨的方向是由前外侧到后内侧（图 4.35b）。这时，可用骨撑开器显露跟骨，从而可于外侧获得一个 5~8 mm（最大 8 mm）宽的撑开间隙（图 4.39b）。在水平面足正位片上，距舟关节不应过度矫正，而应在被动外翻的情况下保留轻度

的外展。像串肉串一样的方式，用克氏针置入较大的三面皮质骨的髂嵴自体骨骨块（图 4.39b），而后用 1.6 mm 克氏针从远端进行固定（图 4.40a）。如果跟骨只是轻度延长，无需固定跟骰关节。

而后，通过另一切口（图 4.40a 和图 4.42b）实施跟骨滑移截骨术（4.11.1 节）。选择合适的内移宽度以便在外观上完全矫正后足外翻畸形。将前述已置入的克氏针穿出足跟皮肤，为防止旋转，另平行置入第二枚克氏针（图 4.40b）。

两次跟骨截骨后，仔细检查后足及前足的位置关系。通常，可以通过内侧跖列是否过度抬高确认中足-前足旋后情况是否需要矫正。如果不能确定是否需要手术，应宁可行截骨使前中足跖屈。于内侧楔骨的背侧作一 4～5 cm 纵行切口，保护皮神经分支及拇长伸肌肌腱。于内侧楔骨的近端和远端垂直置入 2 枚 1.6 mm 的克氏针。行足正位透视，仔细确认 2 枚克氏针间的预定截骨位置。在许多病例中，该截骨线会外延至中间楔骨；要注意保护第二跖跗关节。通过 2 枚定位克氏针，用撑开器撑开截骨线（图 4.41 和图 4.42c）。从髂嵴取第二个骨块，基底宽度约 4～6 mm，将其置入截骨的位置。Scott 等（2016）曾行尸体研究测定，植骨块基底每增加 1 mm，矫正角度增加 1.9°。内侧跖列压低程度可由置入楔形骨块的深浅来调整。这里不一定需要内固定。或者，Cotton 截骨后（图 4.53），也可以在跟骨截骨块外侧凸起上取松质骨植骨，并通过背内侧小钢板固定。特别的是，跟骨延长截骨可以用跗骨窦制动术替代（4.11.3 节），这样也避免了从髂嵴取骨。

在具体个案中，经过仔细临床检查后，有可能无需楔骨截骨。关于楔骨截骨压低内侧跖列，除了 Cotton 截骨方式外，也可实施闭合楔形截骨（图 4.43）。原则上，对半足畸形而言，闭合楔形截骨这种变式是很好的选择，这是因为它可以轻度缩短过长的内侧跖列。因此，当内侧跖列稳定时，这种术式是优先选项。然而，根据临床经验，舟楔关节矢状面上经常明显过度活动，开放楔形截骨操作对于该关节对位具备更强的稳定作用。

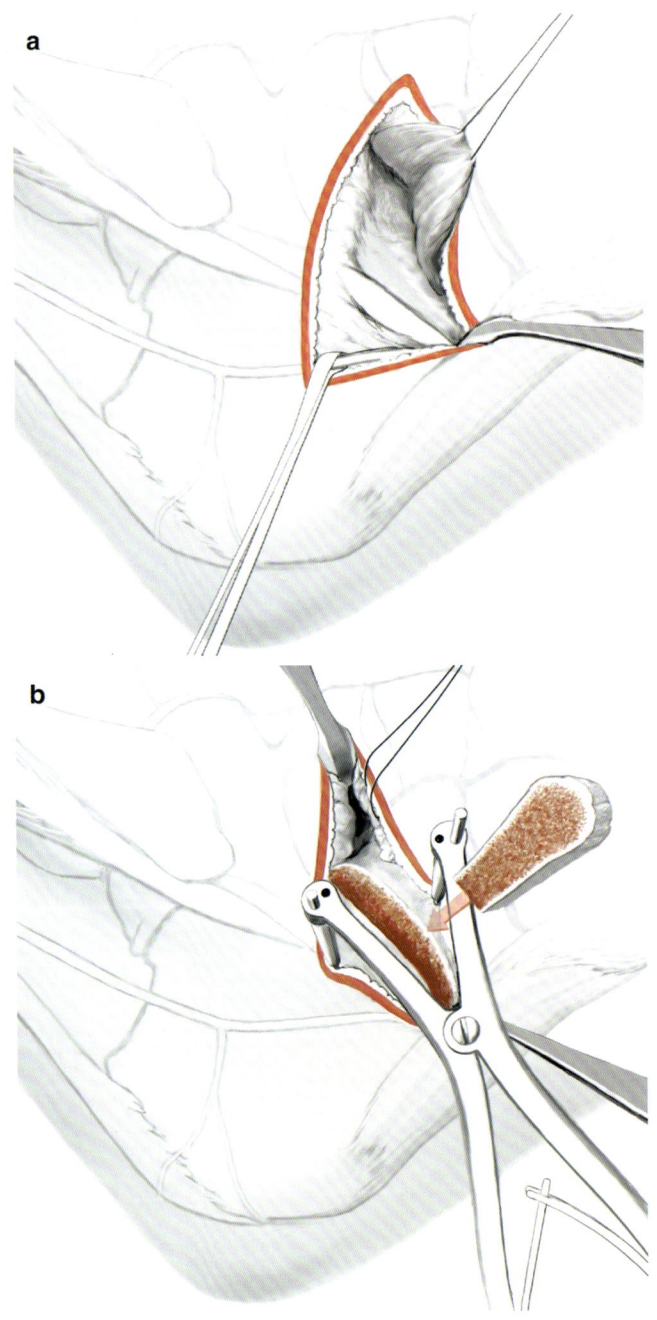

● 图 4.39 外侧斜行皮肤切口入路的跟骨延长截骨术，对趾短伸肌起点处 L 形的分离（a），跟骨截骨后三面皮质骨块的置入（b）

术后，用短腿石膏对患儿制动 6 周避免负重，直至克氏针从跟骨处移除。此后，可用小腿助行辅具逐渐负重，直至术后 10 周达到完全负重。完全负重后，应穿戴鞋垫支具支撑足纵弓，且对足跟适度固定 6～8 周。

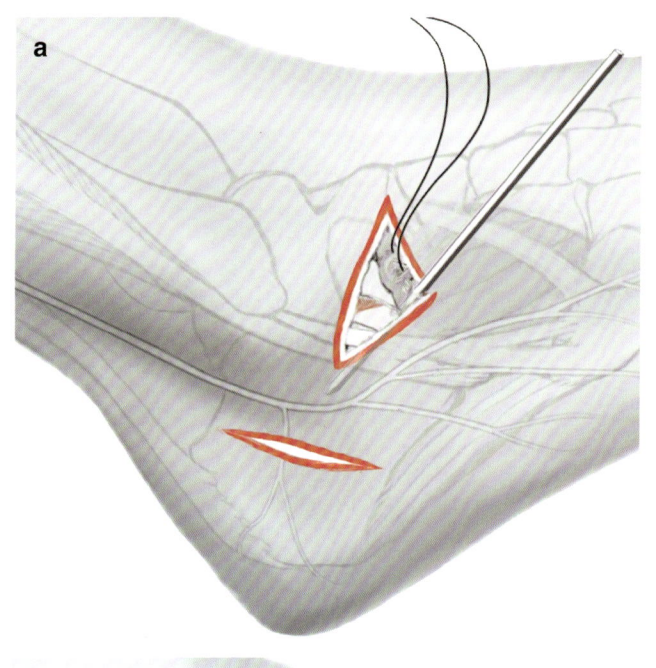

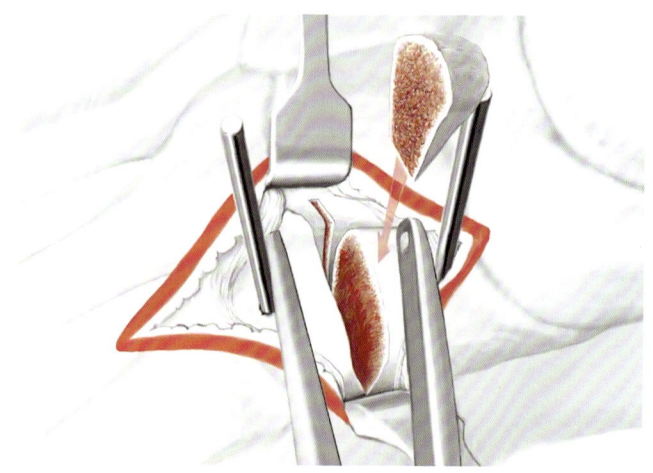

● 图 4.41 从足背侧观察的内侧楔骨开放楔形截骨及中间楔形截骨

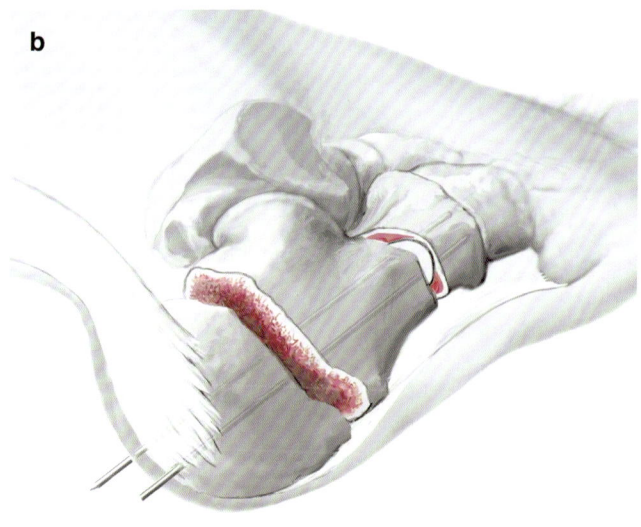

● 图 4.40 跟腱延长后通过另一切口辅以跟骨滑移截骨术（a），并用 2 枚克氏针固定（b）

4.11.2.3 临床效果及典型案例

跗骨三联截骨术治疗后的临床效果通常令人满意。一般残留轻度的足弓扁平，而冠状面及水平面会得到良好的矫正。与笔者 2008 年以前经常实施的单纯跟骨延长截骨术相比，通过足底压力定量分析，跗骨三联截骨术后中足区域的压力分布会更合理（图 4.44）。尽管同时实施了跟腱延长术，在步态支撑相末期，通过前足传递至地面的压力仍显著增加（图 4.47）。前足区域的相对最大压力值和相对压力-时间积分逐渐接近成人正常值（图 4.44）。在严重平足畸形中，外侧中足区域步态支撑相末期的负重大幅度减少；实施跗骨三联截骨术后，该区域负重恢复（Hamel et al., 2014）。两个足底压力分析图的示例展示了跗骨三联截骨术后动态足底压力正常，而且足外侧缘没有过度负重（图 4.45 和图 4.46）。

影像学上，一项包含 10 例平足患儿的研究显示：TMT 指数的矫正角度平均由 -47.7° 矫正至 -23.7°（Hamel et al., 2014）；TMT-I 外侧角和基底角获得矫正的角度平均值分别为 12.8° 和 11.2°；跟骨倾斜角平均提升约 4.9°。随后的一项研究评估了 19 例青少年患者的疗效，研究显示：MASA 角的矫正角度平均约为 9.4°，提示矢状面上舟楔关节区域稳定性恢复。在跗骨三联截骨术术前与术后的对比演示中可以发现（图 4.47、图 4.48 和图 4.49），特别是距舟关节处的畸形得到了大幅度的矫正。在 Oh 等（2011）所发表的文献中可以发现，实施各类跗骨截骨术后，大量畸形患者获得良好的临床效果，但这些患者畸形明显较轻。

4.11.2.4 跗骨三联截骨术预后欠佳案例与局限性

对具体个例而言，在进行跗骨三联截骨术治疗的过程中，已实施的跟骨延长也可能会引起足外侧边缘第五跖骨区域和第五跖骨头负载过多。在青少年患者中，这种情况通常会在手术的进一步过程中自行调整。若不能自行调节的话，则跟骨颈部再次截骨，轻度抬高截骨远端部分，并使远端部分在冠状面上以距骨头为中心而旋转，进而促进中-前足（有限）的旋前。

笔者也曾见过跗骨三联截骨术矫正效果欠佳的个例（图 4.50）。应当个性化确定矫正程度。在极端过度活动的病例中，正如学习曲线初期的一病例所示（图 4.51），仅仅实施保留关节的措施是不够的；此例本应该实施关节部分融合术（4.12 节）。

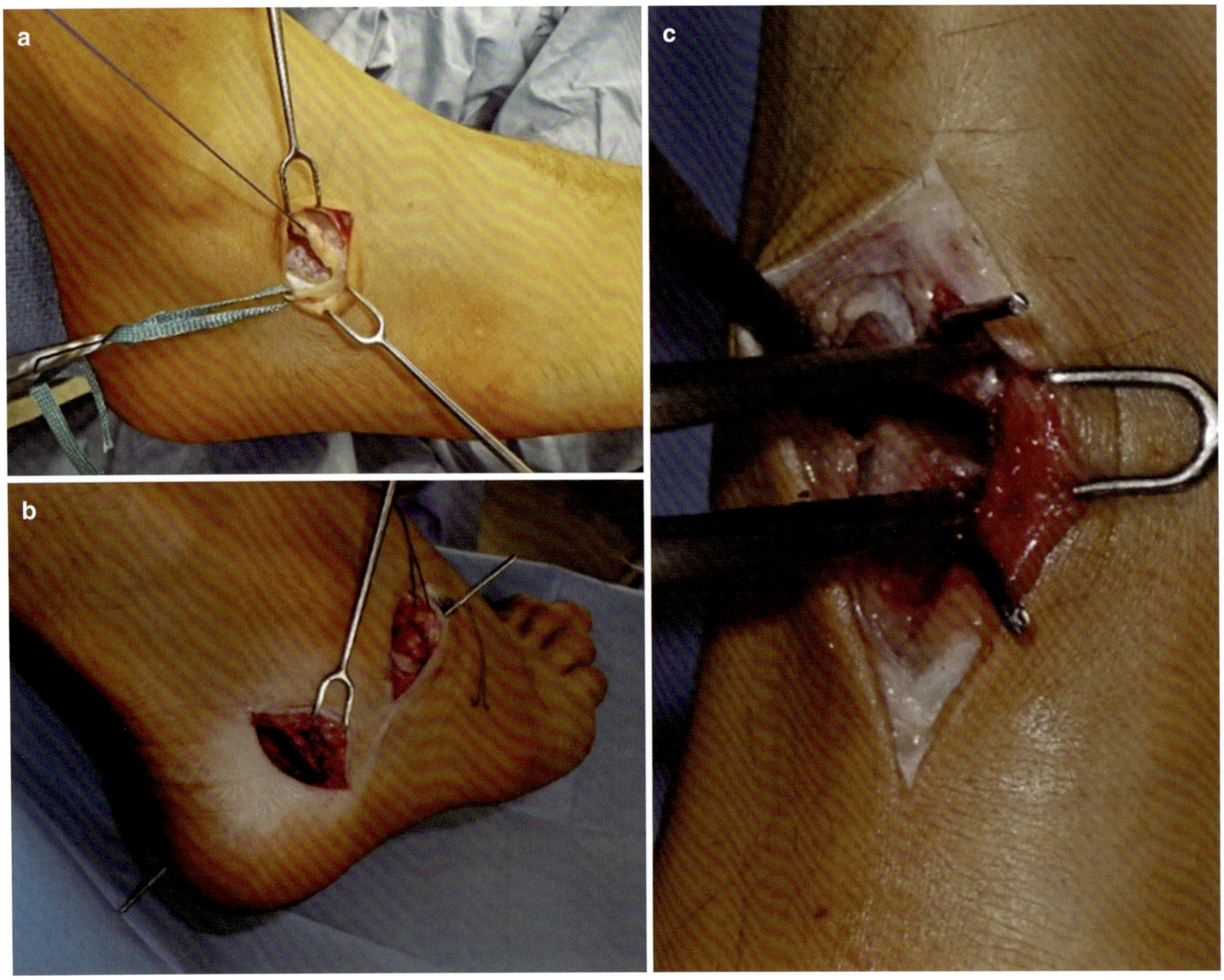

• 图 4.42　跗骨三联截骨术三截骨位置各自入路的手术演示，跟骨延长截骨（a），跟骨滑移截骨（b），Cotton 截骨（c）

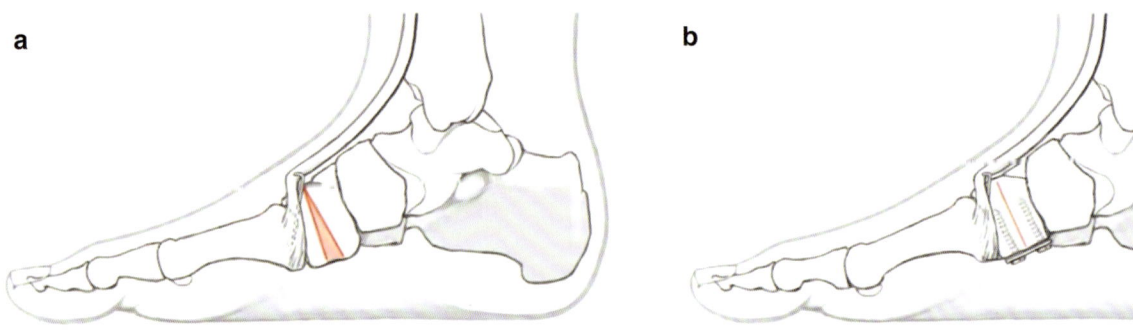

• 图 4.43　内侧楔骨的闭合楔形截骨（a），跖侧钢板固定（b）

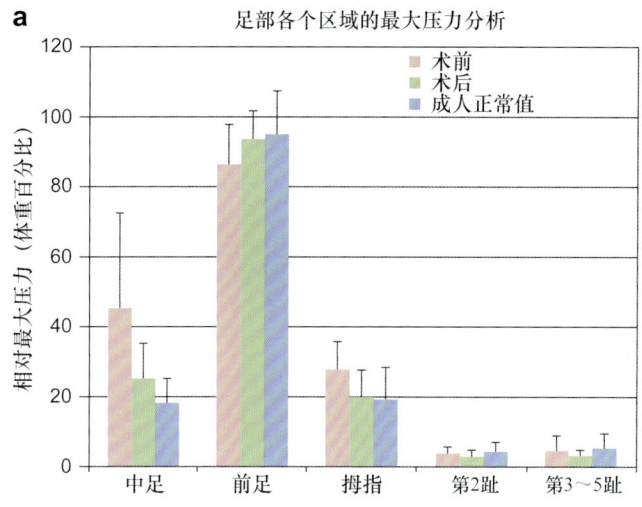

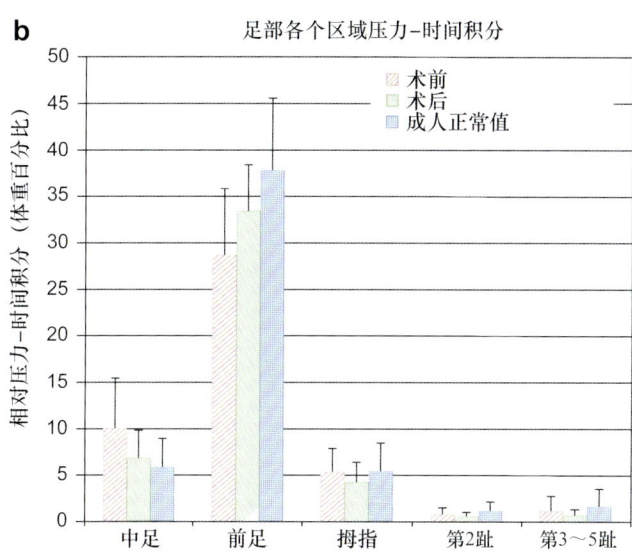

● 图 4.44 10例青少年患者的各个足部区域显示的相对最大压力值（a）和相对压力-时间积分（b）跗骨三联截骨术术前（红色条带），术后（绿色条带）及成人正常值（蓝色条带）（引自 Hamel et al., 2014）

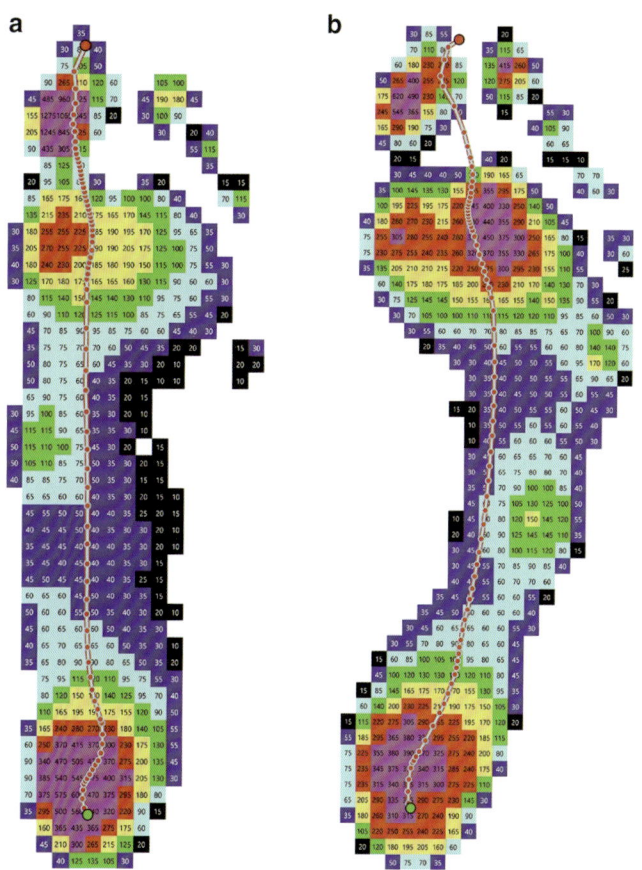

● 图 4.45 患儿，14岁，实施跗骨三联截骨术前（a）和术后 22个月（b）的足底压力图显示，术后中足外侧仅轻微过度负重

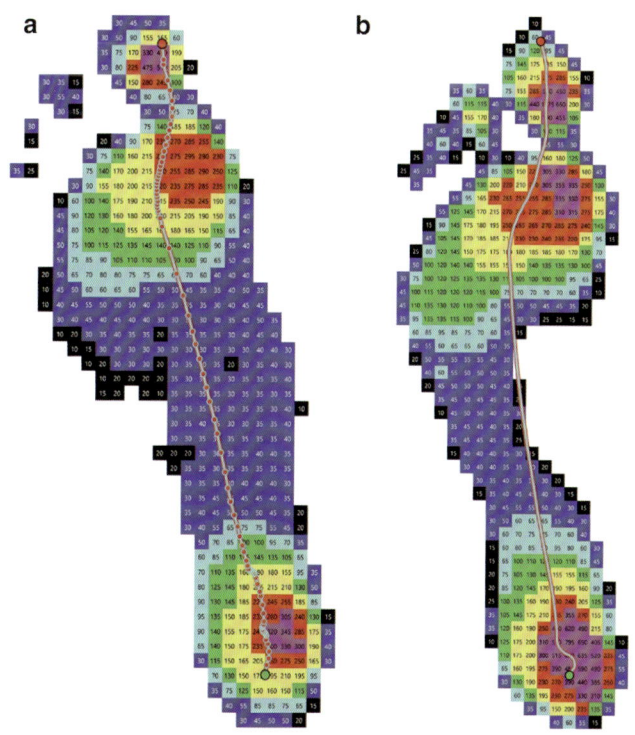

● 图 4.46 患儿 13岁，实施跗骨三联截骨术前（a）和术后 26个月（b）的足底压力图

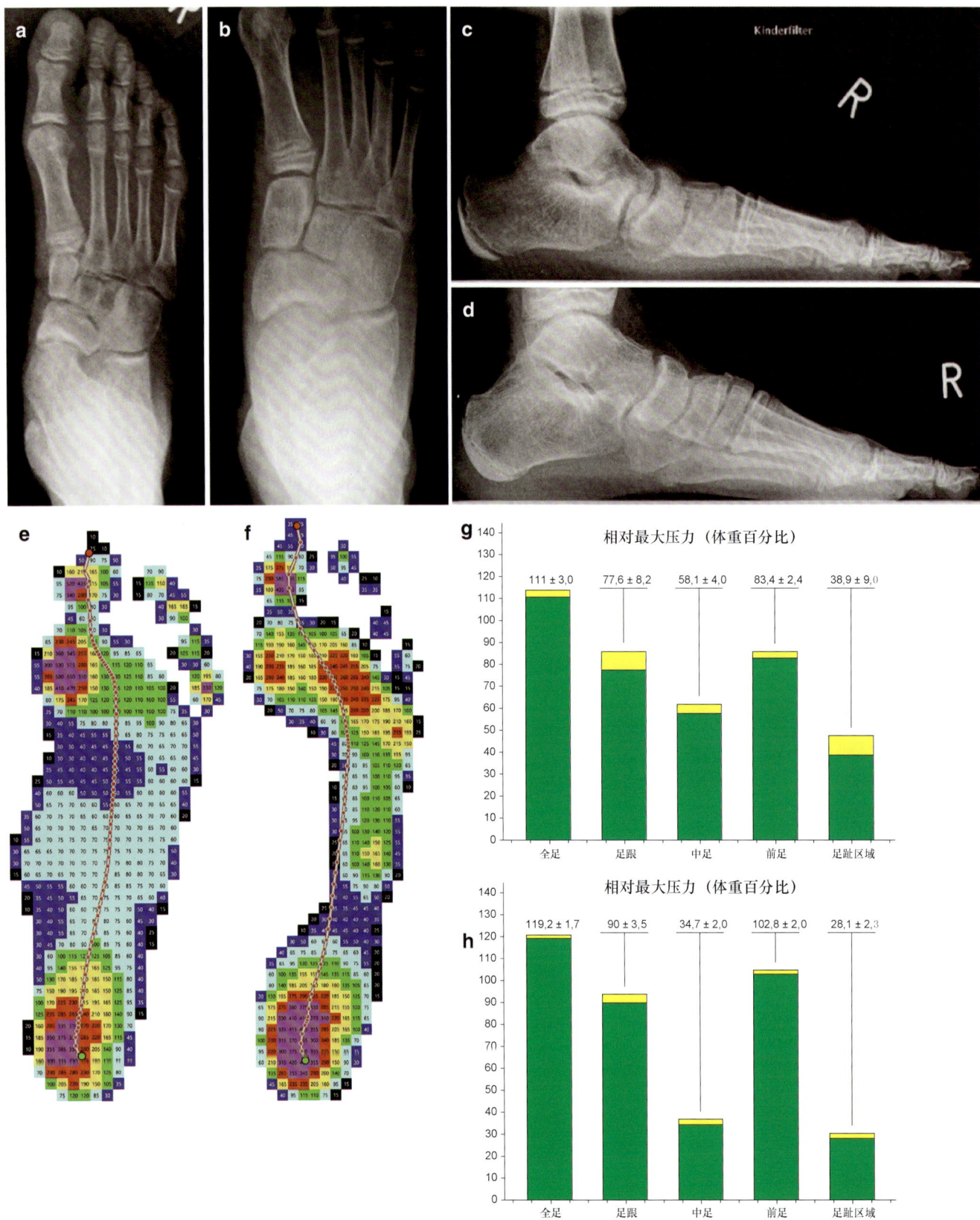

- 图 4.47 患儿，男性，13 岁，严重平足畸形，实施跗骨三联截骨术前（a，c，e）和术后 20 个月（b，d，f）。与术前 TMT 指数－58°对比，术后 TMT 指数－23°，影像学上获得完全矫正。术后足底压力图（f）可见，压力分布明显正常化、中足内侧及外侧压力分布更合理。压力分析显示，在步态支撑相末期，相较于术前（g），术后（h）前足所受压力明显增加，而拇指所受压力降低（"中足"是指跗骨区域，而不是跖骨头区域）

4 可复性平足畸形 117

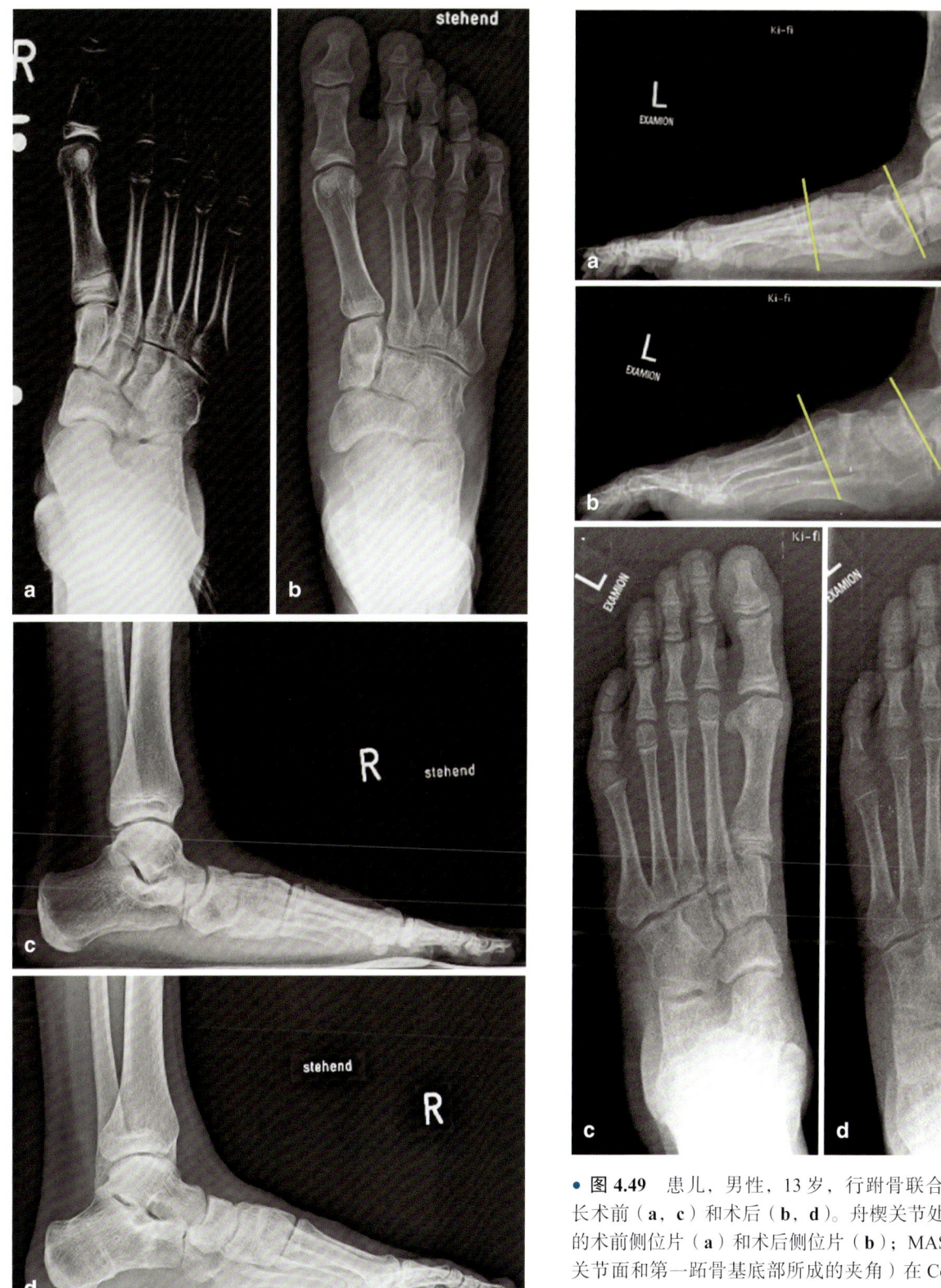

• 图 4.48 患儿，13 岁，行跗骨三联截骨术＋跟腱延长术前（a，c）和术后（b，d）

• 图 4.49 患儿，男性，13 岁，行跗骨联合截骨术＋跟腱延长术前（a，c）和术后（b，d）。舟楔关节处于最大背伸位置的术前侧位片（a）和术后侧位片（b）；MASA 角（舟骨近端关节面和第一跖骨基底部所成的夹角）在 Cotton 截骨术后得到显著的矫正（从 15° 左右至 5° 左右）

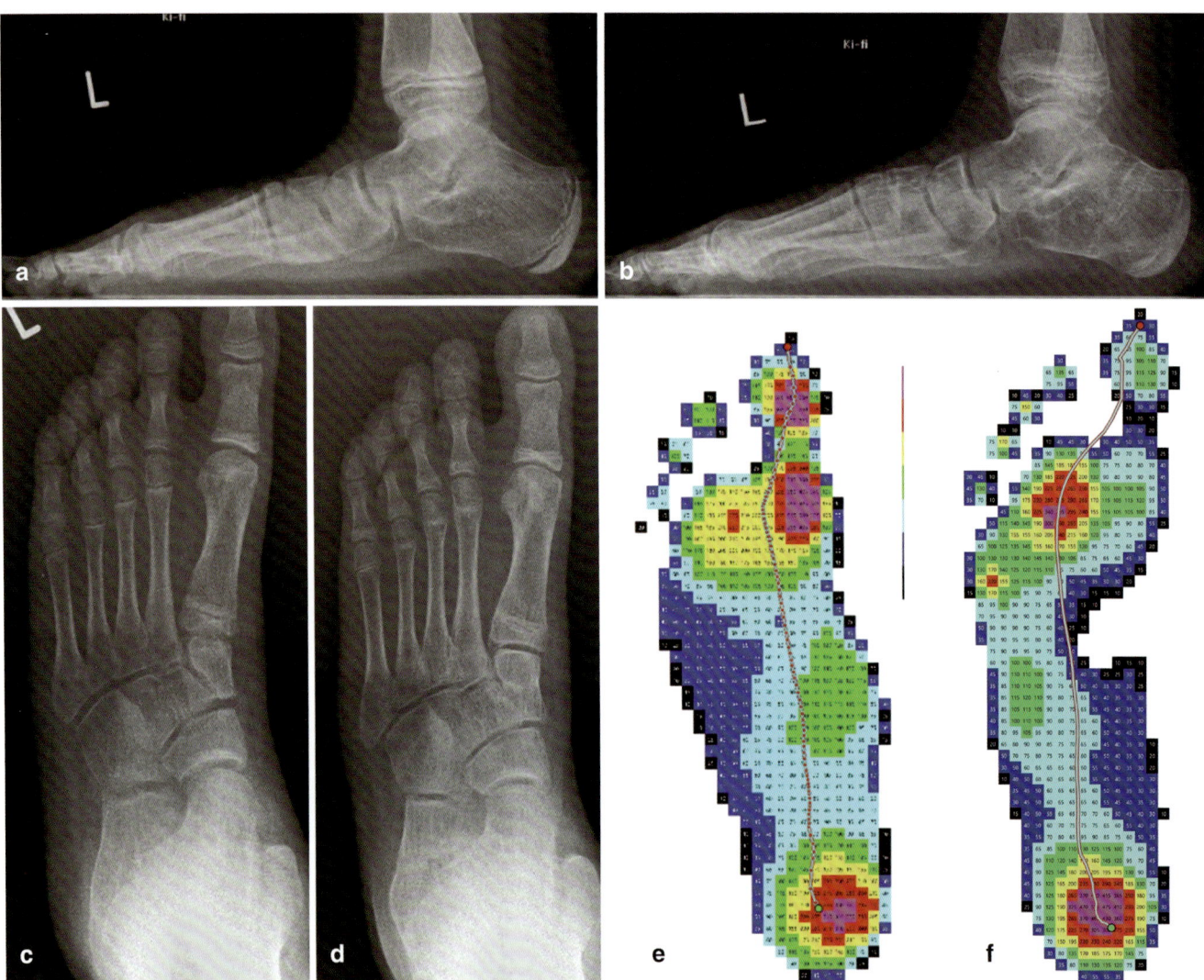

- **图 4.50** 患儿，男性，13 岁，扁平足畸形，实施跗骨三联截骨术前（**a**，**c**，**e**）和术后（**b**，**d**，**f**）；手术实施时，跟骨延长 7 mm，移动 11 mm，内侧楔骨矫正 5 mm。术后足底压力图（**f**）可见矫形并不彻底

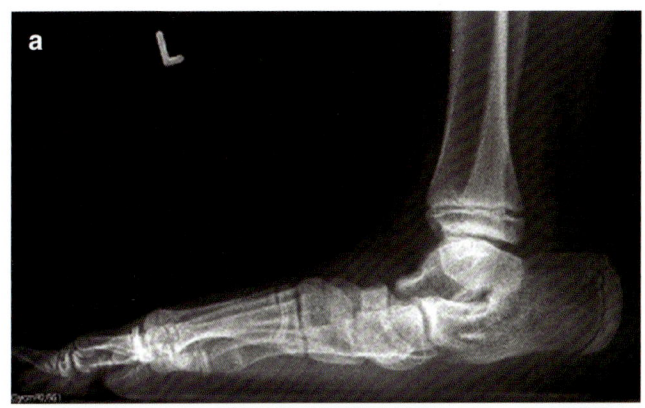
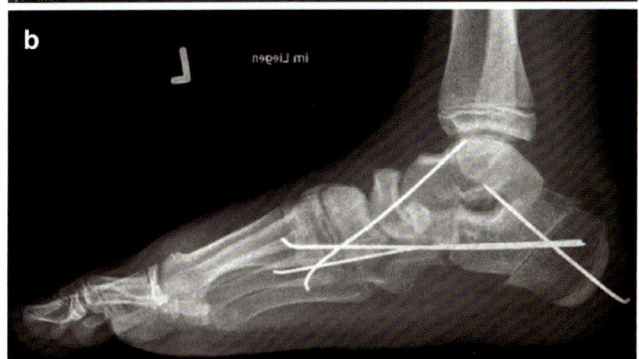
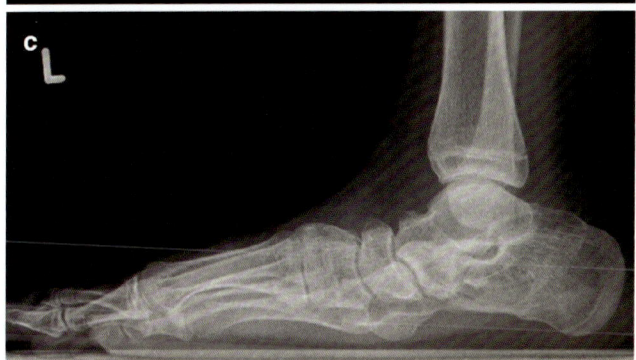

- 图 4.51 患儿，男，12 岁，极度扁平足畸形合并跟舟联合，矫正术前（a），术后即刻（b）和术后 2 年（c）。切除跟舟联合可能增加了跗骨的不稳定，因此，跗骨三联截骨术（还实施了跟腱、腓骨短肌肌腱 Z 形延长及距舟关节囊成形术）并不能提供永久性的矫正效果。此病例适合实施舟楔关节和距下关节的融合手术

4.11.3 距下关节制动联合截骨术

基于初期临床发现和患儿年龄，可以考虑实施不同类型的关节制动术联合跗骨截骨术（图 4.52）。如果患儿的生长发育尚未完全，具备一定的空间，跟骨阻挡型距下关节制动术可以联合其他截骨手术一起实施，比如联合压低内侧跖列的楔骨截骨术（图 4.53）。生长发育结束后，跗骨三联截骨术中的跟骨延长截骨术可以用制动器型距下关节制动术来替代（图 4.54）。即使在非常严重的畸形病例中，为获得在水平面中足-前足外展畸形的矫正，仍可以用制动器取代跟骨延

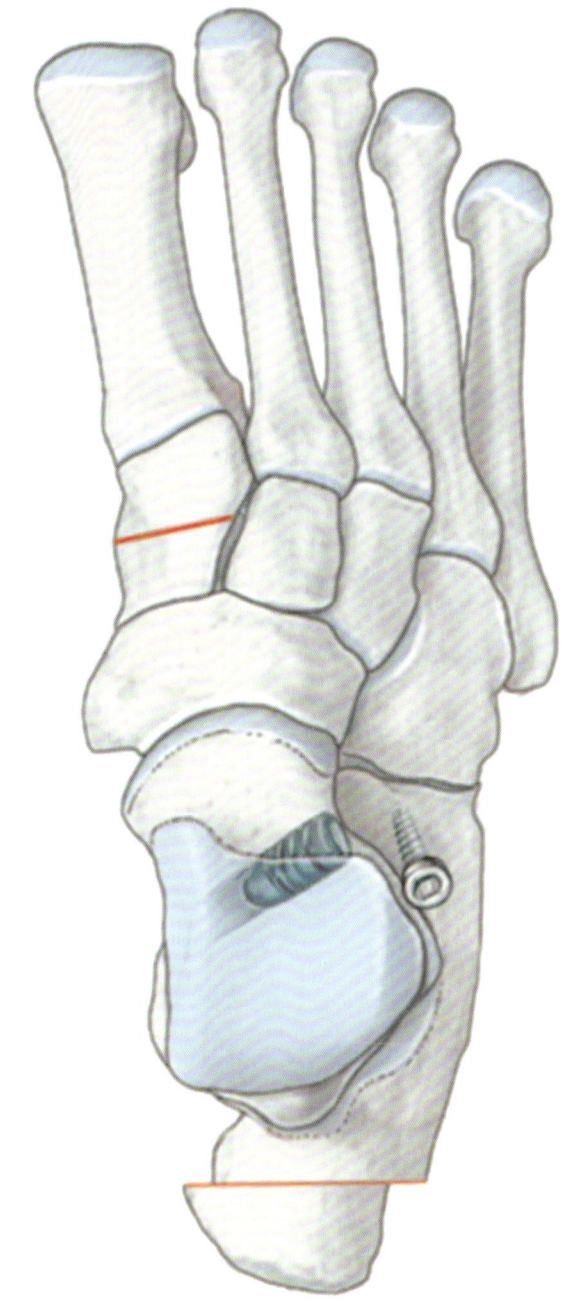

- 图 4.52 两种关节制动术（跗骨窦制动器或跟骨阻挡型关节制动术）中的任何一种都可以与跟骨滑移截骨术和内侧楔骨截骨联合实施

长截骨术（图 4.55）。该手术名称表示为"距下关节制动联合截骨术（AOC）"；一些病例因年龄太大或畸形太严重已不能实施单纯的距下关节制动术，笔者在此类病例中实施该术式已有丰富的经验。该手术的三部分对三个平面的稳定有不同程度的作用，因此，彼此间作用互补。制动器或阻挡螺钉所受应力似乎是减少的，因此，术后疼痛或脱位的风险可以减少至最低程度。

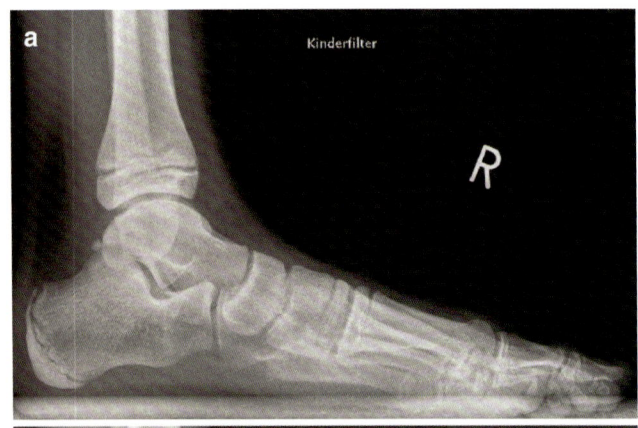

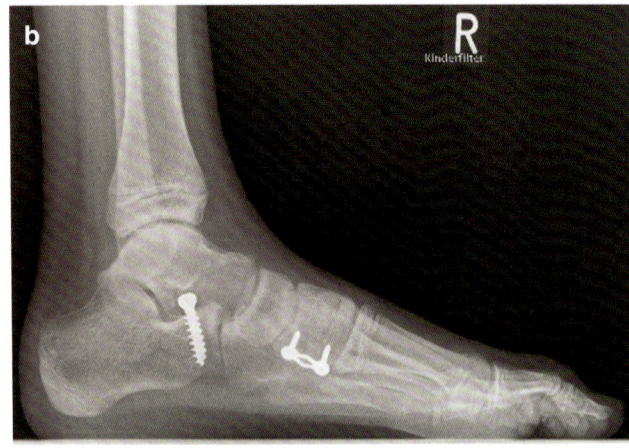

• 图 4.53 患儿，男性，12 岁，实施跟骨阻挡型距下关节制动联合腓肠肌延长和压低内侧跖列的楔形截骨术前（a）和术后（b）

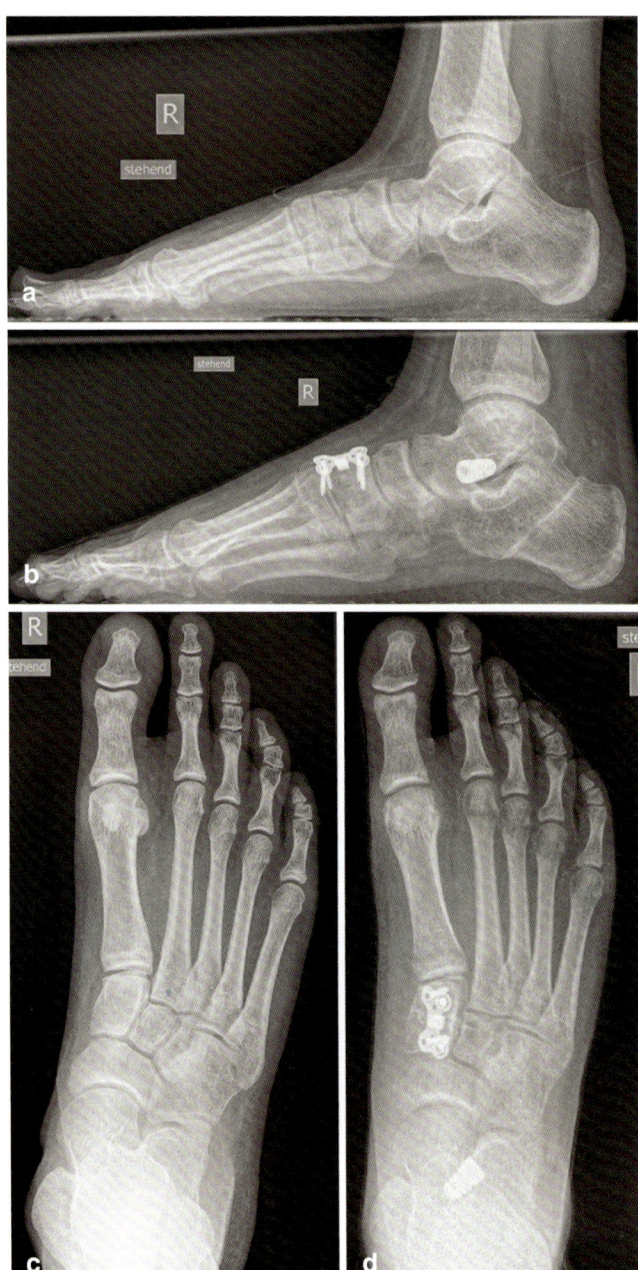

• 图 4.54 患儿，女性，14 岁，主诉为持续存在的显著平足畸形，实施跗骨截骨术（跟骨滑移截骨和 Cotton 截骨）联合制动器型距下关节制动术前（a，c）和术后（b，d）

4 可复性平足畸形

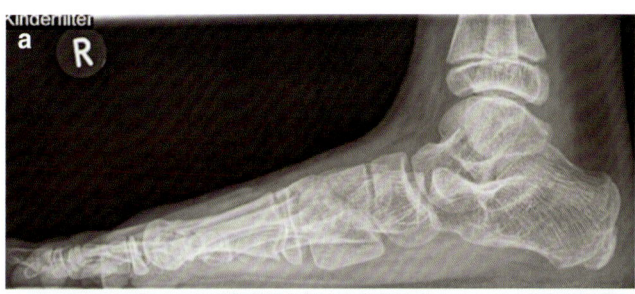
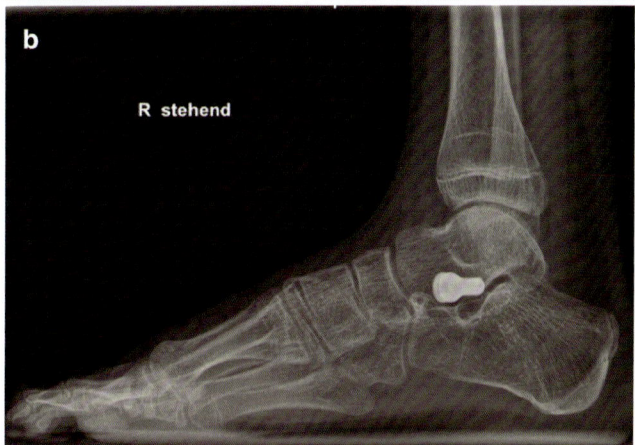
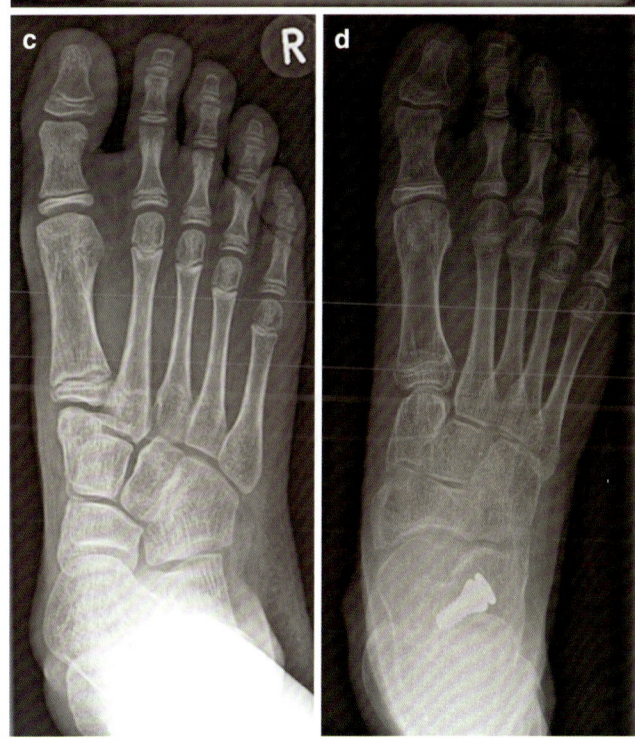

- 图4.55 患儿,男性,12岁,严重可复性平足畸形,实施跟骨滑移截骨联合内侧楔骨闭合楔形截骨术前(a,c)和术后2年(b,d)

4.12 跗骨融合矫形术

学龄期儿童如果畸形不稳定性程度更高时,应考虑(部分)融合术。比起融合所带来的功能上的缺失,其在稳定方面的积极效果更加重要。然而,必须考虑后足所涉及关节影响活动功能的"等级"(6.2.2节),尤其是距舟关节,其在活动中的作用很重要。单纯的舟楔关节融合、距下关节融合或联合Chopart关节的融合都是可行的。下面将介绍不同的治疗案例。

在正常足,舟楔关节(图4.56)仅矢状面上有轻微的活动;平足畸形的舟楔关节有可能存在严重的活动过度,将此关节融合并不会带来明显的功能缺失。然而,为获得中足区域理想的压力分布,必须正确地处理后足-前足力线。更多治疗案例可见图4.57、图4.58和图4.59。

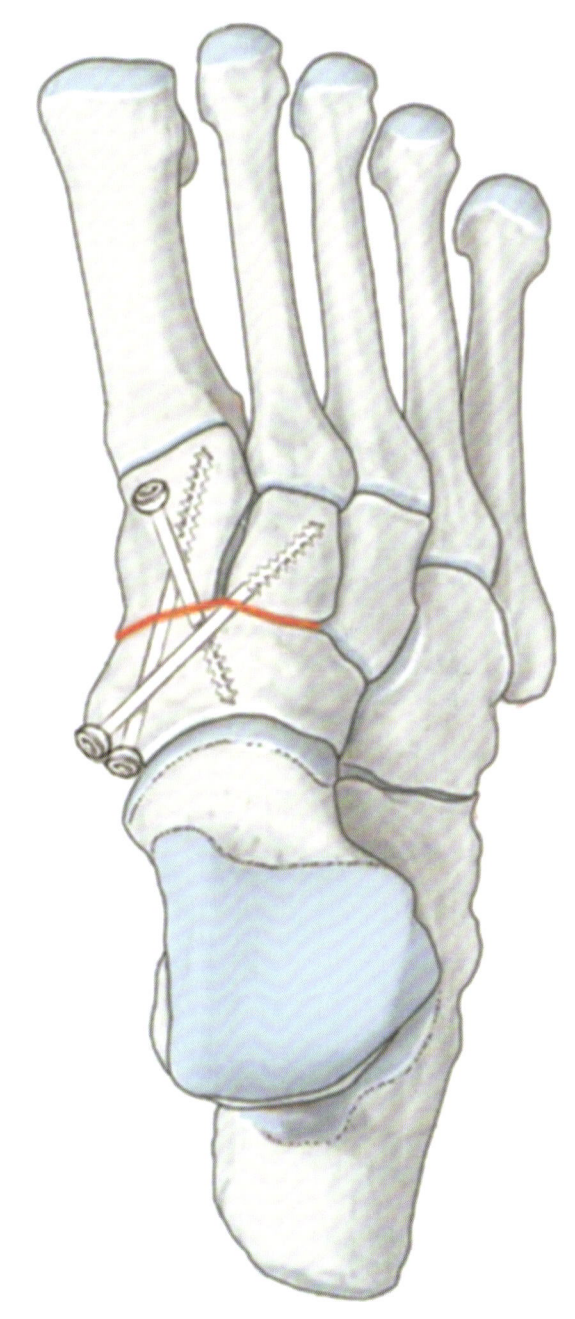

- 图4.56 内侧和中间舟楔关节融合。用3枚加压螺钉固定来获得稳定;其中,2枚螺钉从舟骨内侧置入,通过内侧舟楔关节的螺钉自跖侧置入

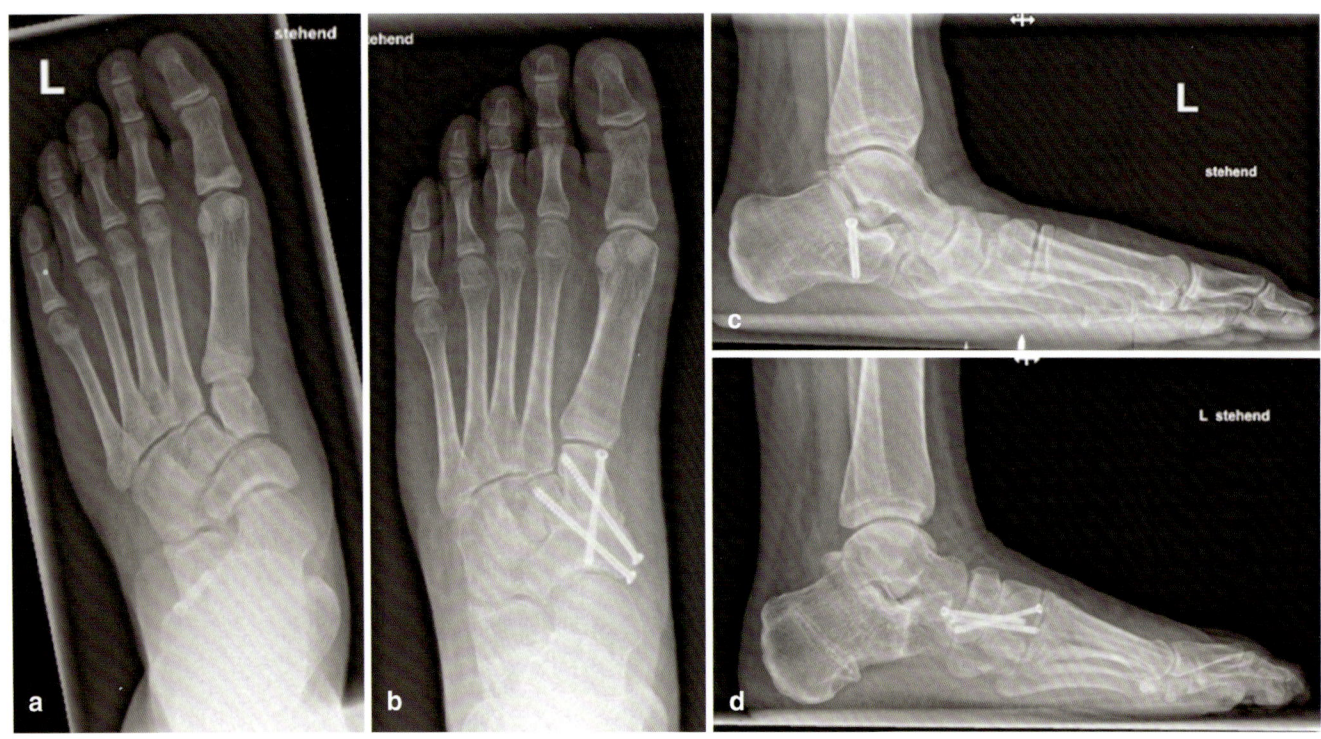

• 图 4.57 患儿，15 岁，此前在外院行距下关节制动术，手术效果不佳（a，c）；跟骨双截骨联合舟楔关节融合术后（b，d）

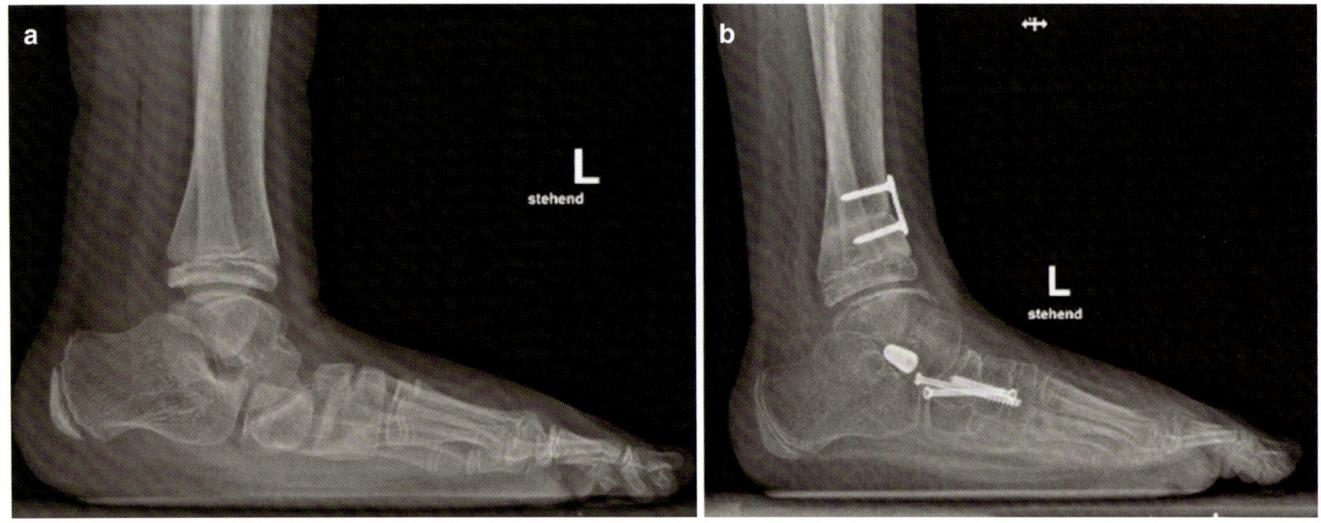

• 图 4.58 患儿，男性，15 岁，舟楔关节的极度畸形（a）；通过舟楔关节融合获得内侧跖列稳定（b）。为防止踝关节过度代偿，实施踝上截骨术

手术技术

舟楔关节行内侧切口，用骨撑开器进一步暴露，注意保护胫前肌肌腱。去除内侧舟楔关节和中间舟楔关节的软骨，对软骨下骨钻孔。利用撑开器旋转，以获得跖屈位置上的良好对位对线，而后用克氏针进行临时固定。在透视下，置入 3 枚加压螺钉固定（图 4.56）。

非常明显的跗骨过度活动也可在发育期通过距下关节融合术来获得稳定，例如，据 Grice（1952）（图 4.60 和 图 4.63）或 Denneyson 和 Fulford（1976）等报道，可使用关节外融合方法融合；该治疗效果非常理想，它可以保留 Chopart 关节的部分活动度（图 6.15），而 Chopart 关节在功能上非常重要。应避免矫正过度；通常有必要对内侧跖列进行压低，以消除因此而带来的中足及前足过度旋后。

对于极度平足畸形患者（如图 4.51、图 4.61a 及图 4.61c 所示），应在患儿 10～12 岁期间实施跗骨关节融合术（应包含距舟关节）来获得稳定；否则，畸形矫正难以达到预期效果。在此类病例中，功能上的

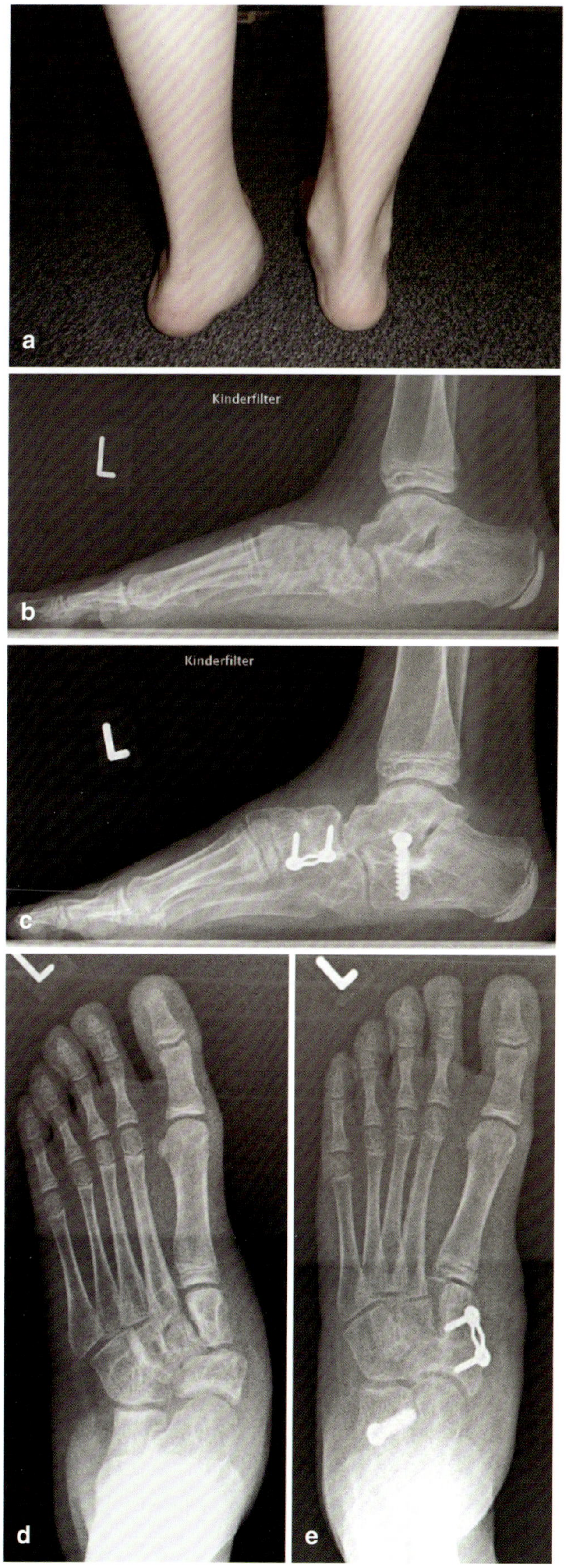

• 图4.59 患儿，女性，10岁，神经纤维瘤病导致的单侧严重平足畸形，由于内侧跗骨区域丛样神经纤维瘤加重视觉上的畸形（a，b，d）。后足利用跟骨阻挡制动术稳定，舟楔关节通过三维矫形融合来矫正（c，e）

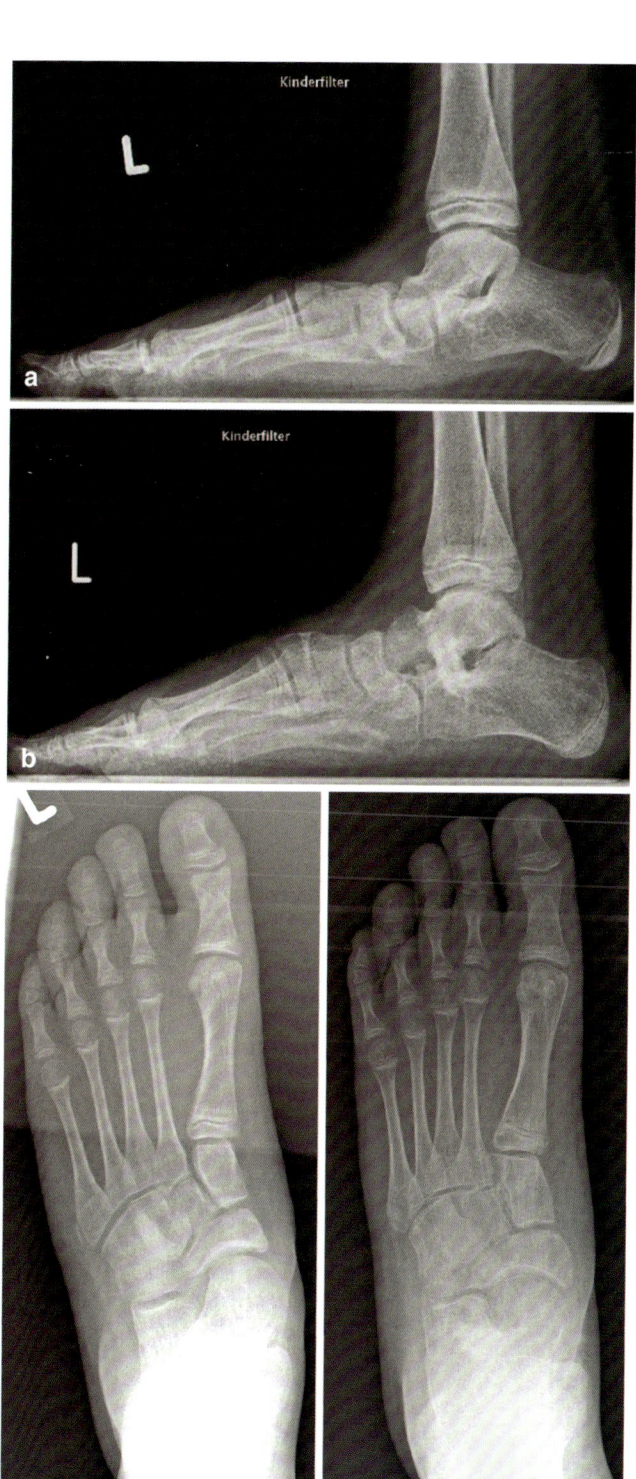

• 图4.60 患儿，男性，11岁，跗骨过度活动伴距骨严重跖屈畸形（a，c）。Grice距下关节外融合术稳定后足，内侧楔骨跖屈截骨矫正中-前足的旋后畸形，实施开放跟腱延长术（b，d）

• 图 4.61 患儿，男性，11 岁，伴基础疾病和关节过度活动的严重平足畸形（a 和 c）。对于此病例，仅实施距舟关节、距跟关节融合术已足够矫正畸形并获得长期稳定（b 和 d）。此外，通过在骰骨外侧区域实施截骨以矫正中足-前足内收畸形。在远端距骨矢状面畸形获得矫正后，可见踝关节轻度不匹配（d）。可通过内侧楔形截骨来矫正内侧柱持续的抬高

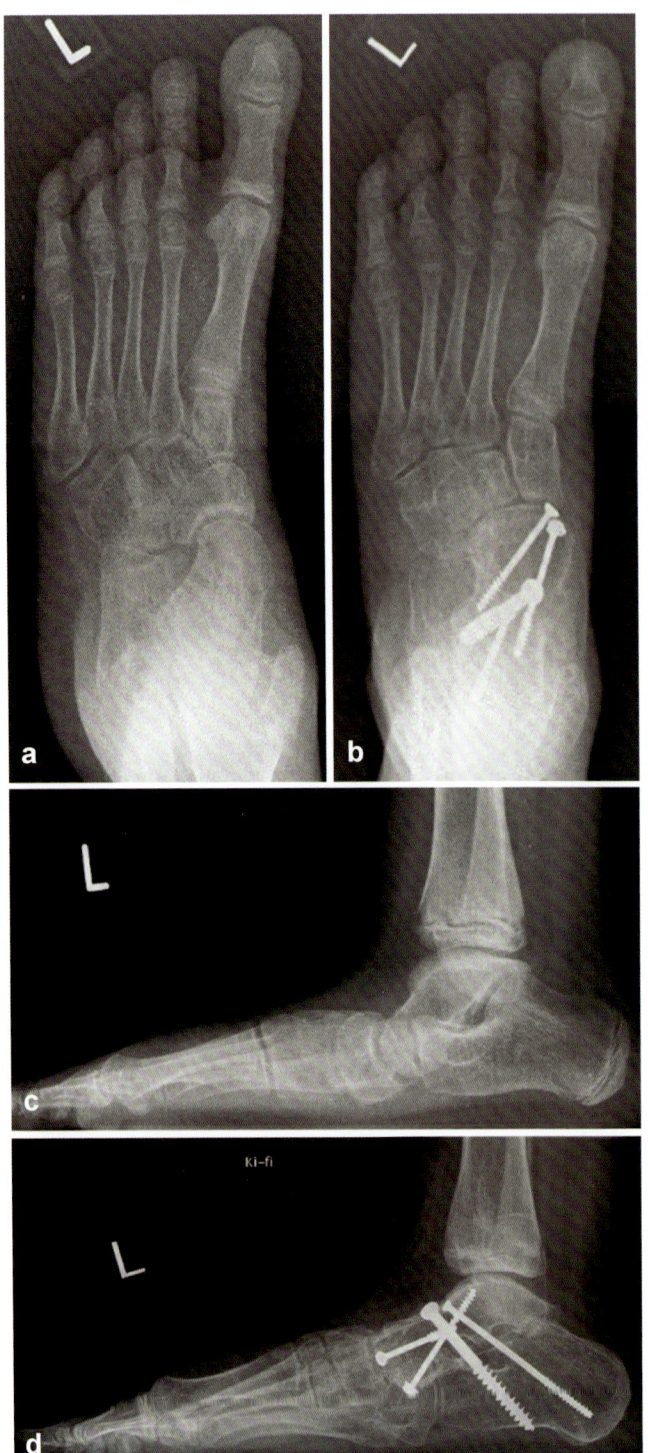

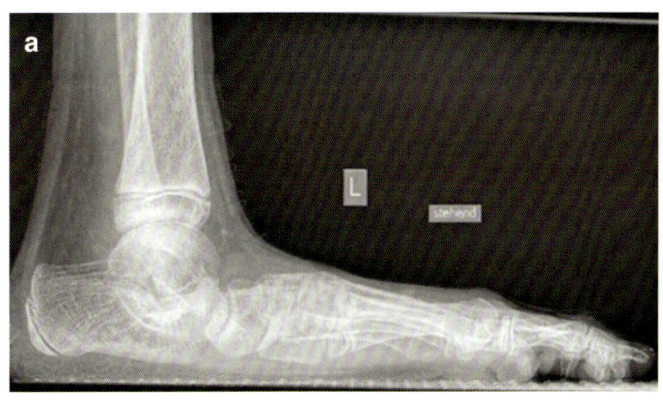 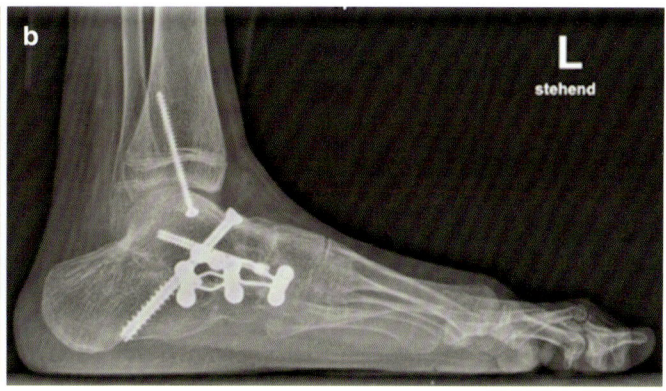

- 图 4.62 患儿，男性，14 岁，患有马方综合征和跗骨极度不稳定（a）。三关节融合+舟楔关节融合对于力线长期矫正而言是非常必要的（b）；附加胫骨远端骨骺阻滞术，以矫正胫骨远端外翻畸形

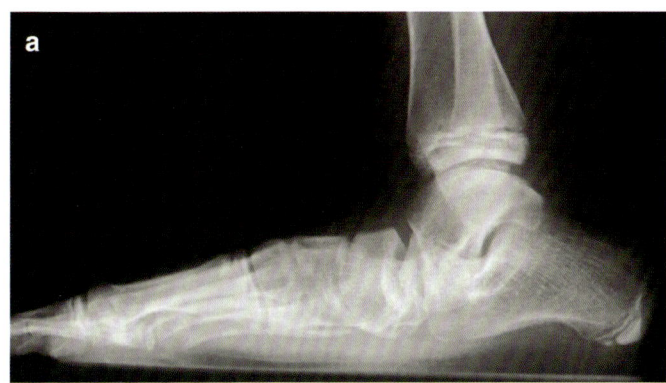 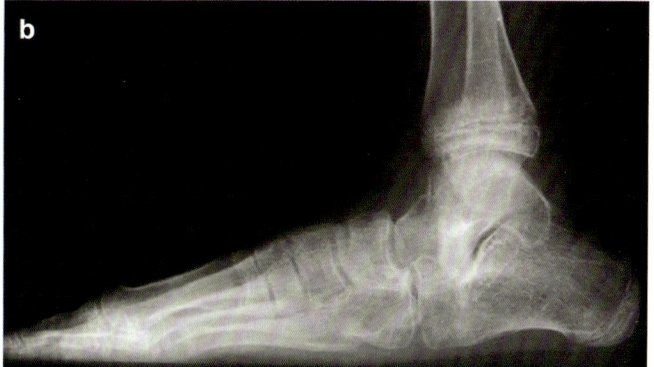

- 图 4.63 在此病例中，一名年龄已达到 12 岁的女性患儿，距骨极度跖屈畸形（a），通过实施 Grice 关节融合术实现跗骨部分矫正，为避免踝关节的过度代偿，有意使距骨仍保留中度跖屈位（b）

改善非常显著，表现为小腿肌肉力量的提升及随之而来的前足负重增加。

在距骨严重跖屈的病例中，必须考虑踝关节的代偿能力（图 4.58 和图 4.61）。为避免踝关节前方出现不匹配或早期退变，可能更应优先选择对跗骨实施融合矫形（图 4.63 和图 6.14）。

4.13 治疗指征的差异

关于学龄期儿童和青少年严重平足的外科治疗，图 4.64 展示了一个简单的临床方案。当治疗指征处于临界或将行联合治疗方案时，需要全面评估治疗计划。目前，个体化精细化的矫形方案并未得到太多重视。由于个体间存在不同的跗骨生物力学情况（平面优势），因此，有必要实施非常个体化的入路。Bourdet 等（2013）提倡，对于"距下型平足"，使用距下关节制动术，对于"跗骨型平足"，使用跟骨延长术。可以预期，该疾病治疗方案将在未来进一步优化。特别注意的是，对于中-前足外展畸形不是特别明显的病例，在实施跗骨矫正性截骨过程中，可以使用临时跗骨窦制动器取代跟骨延长术，也因此无需再从髂嵴取骨。

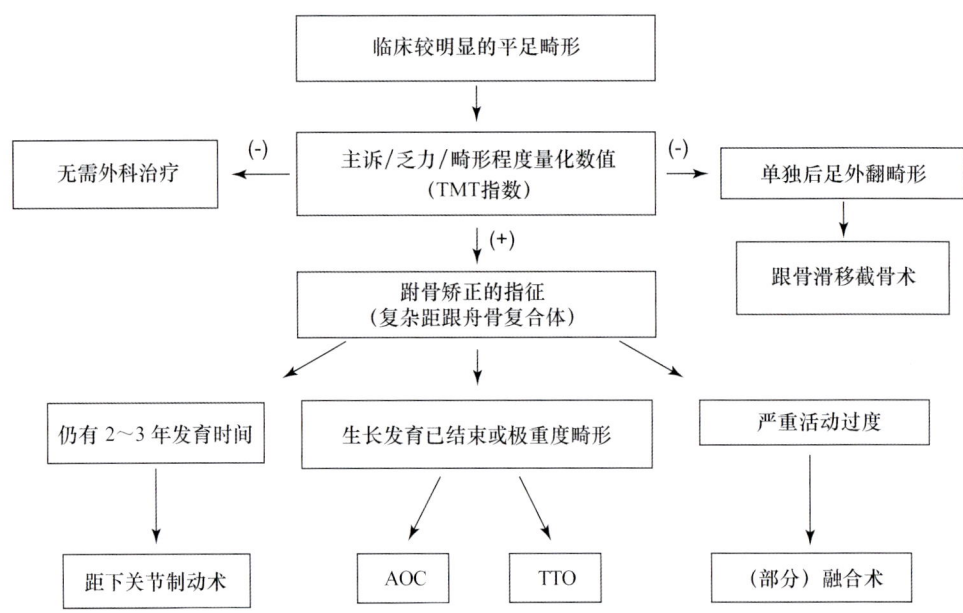

● 图 4.64 年长的学龄期儿童和青少年可复性平足的外科治疗方案（AOC，距下关节制动术联合截骨术；TTO，跗骨三联截骨术）

参考文献

Abbara-Czardybon M, Frank D, Arbab D (2014) Die Talus-Stopp-Schraubenarthrorise beim flexiblen kindlichen Pes planovalgus. Oper Orthop Traumatol 26:625–631

Aiyer A, Dall GF, Shub J, Myerson MS (2016) Radiographic correction following reconstruction of adult acquired flat foot deformity using the Cotton medial cuneiform osteotomy. Foot Ankle Int 37:508–513

Alman BA, Craig CL, Zimbler S (1993) Subtalar arthrodesis for stabilization of valgus hindfoot in patients with cerebral palsy. J Pediatr Orthop 13:634–641

Arbab D, Frank D, Bouillon B, Lüring C, Wingenfeld C, Abbara-Czardybon M (2017) Die subtalare Schraubenarthrorise zur Behandlung des symptomatischen, flexiblen Pes planovalgsu—Ergebnisse und eine aktuelle Literaturübersicht. Z Orthop Unfall 156:93–99

Arnold H, Weber J (2010) Die subtalare Arthrorise mittels Endorthese zur Behandlung des "idiopathischen" kindlichen Pes planovalgus—Indikation und Ergebnisse. FussSprungg 8:253–258

Basmajian JV, Stecko G (1963) The role of muscles in arch support of the foot. J Bone Joint Surg 45-A:1184–1190

Beatson TR, Pearson JR (1966) A method of assessing correction of clubfoot. J Bone Joint Surg 48-B:40–50

Benthien RA, Parks BG, Guyton GP, Schon LC (2007) Lateral column calcaneal lengthening, flexor digitorum longus transfer and opening wedge medial cuneiform osteotomy for flexible flatfoot: a biomechanical study. Foot Ankle Int 28:70–77

Böhm H, Döderlein L, Fujak A, Dussa CU (2019) Is there a correlation between static radiographs and dynamic foot function in pediatric foot deformities? Foot Ankle Surg. https://doi.org/10.1016/j.fas.2019.10.006

Bourdet C, Seringe R, Adamsbaum C, Glorion C, Wicart P (2013) Flatfoot in children and adolescents. Analysis of imaging findings and therapeutic implications. Orthop Traumatol 99:80–87

Choi JY, Lee DJ, Kim SJ, Suh JS (2020) Does the long-term use of medial arch support insole induce the radiographic structural changes for pediatric flat foot? A prospective comparative study. Foot Ankle Surg 26(4):449–456. https://doi.org/10.1016/j.fas.2019.05.017

Coleman SS (1983) Complex foot deformities in children. Lea & Febiger, Philadelphia

Cotton FJ (1936) Foot statics and surgery. N Engl J Med 214:353–362

Davids JR, Gibson W, Pugh LI (2005) Quantitative segmental analysis of weight-bearing radiographs of the foot and ankle for children—normal alignment. J Pediatr Orthop 25:769–776

Davitt JS, Williams BAM, Armstrong PF (2001) Plantar pressure and radiographic changes after distal calcaneal lengthening in children and adolescents. JPO 21:70–75

Denneyson WG, Fulford GE (1976) Subtalar arthrodesis by cancellous grafts and metallic internal fixation. J Bone Joit Surg 58-B:507–510

Döderlein L, Wenz W, Mau H, Axt M (1998) Die Behandlung des Knick-Plattfußes mit der Kalkaneusverlängerungsosteotomie. Oper Orthop Traumatol 10:219–231

Döderlein L, Wenz W, Schneider U (2002) Der Knickplattfuß. Springer Verlag, Berlin, Heidelberg, New York

Evans D (1975) Calcaneo-valgus deformity. J Bone Joint Surg 57-B:270–278

Giannestras NJ (1976) Foot disorders, Second edition. Lea & Febiger, Philadelphia

Gould N (1983) Evaluation of hyperpronation and pes planus in adults. Clin Orthop 181:37–45

Green DR, Williams ML (2013) Arthroereisis. In: Southerland JT et al (eds) Mc Glamry's Comprehensive textbook of foot and ankle surgery. Wolters Kluwer Lippincott Williams & Wilkins, Philadelphia

Grice DS (1952) An extra-articular arthrodesis of the subastragalar joint for correction of paralytic flat feet in children. J Bone Joint Surg 34-A:927–940

Gutierrez PR, Lara MH (2005) Giannini prosthesis for flatfoot. Foot Ankle Int 26:918–926

Hamel J (2010a) Radiologisch-dokumentierte Korrektureffekte beim kindlichen Pes planovalgus mit der Calcaneostop-Arthrorise und der Calcaneus-Verlängerungsosteotomie. FussSprungg 8:42–46

Hamel J (2010b) Die Calcaneostop-Arthrorise—eine retrospective klinische Studie mit Komplikations-Analyse. FussSprungg 8:35–41

Hamel J (2016) Planovalguskorrektur durch tarsale Triple-Osteotomie (TTO). In: Hamel J, Zwipp H (eds) Sprunggelenk und Rückfuß. Springer-Verlag, Berlin, Heidelberg

Hamel J, Hörterer H, Harrasser N (2020) Der Talometatarsalindex ("TMT-Index"), Orthopäde. https://doi.org/10.1007/s00132-020-03954-0.

Hamel J, Kinast C (2006) Der TMT-Index zur radiologischen Quantifizierung von Planovalgus-Deformitäten. FussSprungg 4:221–226

Hamel J, Nell M (2016) Instabilität und Deformität in der Naviculo-Cuneiforme-Gelenklinie—fußchirurgische Bedeutung und eigene Beobachtungen bei Planovalgus-Korrekturen. FussSprungg 14:195–203

Hamel J, Kissling C, Heimkes B, Stotz S (1994) A combined bony and soft-tissue tarsal stabilization procedure (Grice-Schede) for hindfoot valgus in children with cerebral palsy. Arch Orthop Trauma Surg 113:237–243

Hamel J, Nell M, Kalpen A (2014) Das Konzept der Tarsalen Triple-Osteotomie (TTO) zur 3-D-Korrektur schwerer Pes planovalgus-Deformitäten—erste radiologisch-pedographische Ergebnisse im Adoleszentenalter. FussSprungg 12:160–169

Hansen ST (2010) Adult consequences of pediatric foot disorders. In: McCarthy JJ, Drennan JC (eds) Drennan's the child's foot and ankle, second edition. Lippincott, Philadelphia, pp 526–530

Hell A, Döderlein L, Eberhardt O et al (2018) S2-Guideline: pediatric flat foot. Z Orthop Unfall 156:306–315

Hintermann B (2015) Laterale Verlängerungsosteotomie des Kalkaneus. Oper Orthop Traumatol 27:298–307

Hirose CB, Johnson JE (2004) Plantarflexion opening wedge medial cuneiforme osteotomy for correction of fixed forefoot varus associated with flatfoot deformity. Foot Ankle Int 25:568–574

Hösl M, Böhm H, Multerer C, Döderlein L (2014) Does excessive flatfoot deformity affect function? A comparison between symptomatic and asymptomatic flatfeet using the Oxford Foot Model. Gait Posture 29(1):23–28

Indino C, Villafane JH, D'Ambrosi R et al (2020) Effectiveness of subtalar arthroereisis with endorthesis for pediatric flexible flat foot: a retrospective cross-sectional study with final follow up at skeletal maturity. Foot Ankle Surg 26:98–104

Inman VT (1976) The joints of the ankle. Williams & Wilkins, Baltimore

Isman RE, Inman VT (1968) Antropometric studies of the human foot and ankle. Biomechanics Laboratory, University of California, San Francisco and Berkeley. Technical Report 58. The Laboratory, San Francisco

Kuhn H, Zuther W, Heine A, Küster HH (2010) Die subtalare Arthrorise mittels Kalix-Implantat beim flexiblen Knick-Senkfuß. FussSprungg 8:48–54

Mahan KT (1992) Pes planovalgus deformity. In: Mc Glamry ED, Banks AS, Downey MS (eds) Comprehensive textbook of foot surgery, second edition, vol 1. Williams & Wilkins, Baltimore

Mahan KT, Flanigan KP (2013) Flexible valgus deformity. In: Southerland JT et al (eds) Mc Glamry's Comprehensive textbook of foot and ankle surgery. Wolters Kluwer/Lippincott Williams & Wilkins, Philadelphia

Metcalfe SA, Bowling FL, Reeves ND (2011) Subtalar joint arthroereisis in the management of pediatric flexible flatfoot: a critical review of the literature. Foot Ankle Int 32:1127–1139

Moraleda L, Salcedo M, Bastrom TP, Wenger DR, Albinana J, Mubarak SJ (2012) Comparison of the calcaneo-cuboid-cuneiform ostotomies and the calcaneal lengthening osteotomy in the surgical treatment of symptomatic flexible flatfoot. J Pediatr Orthop 32:821–829

Mosca VS (1995) Calcaneal lengthening for valgus deformity of the hindfoot. Results in children who had severe, symptomatic flatfoot and skewfoot. J Bone Joint Surg 77-A:500–512

Mosca VS (2010a) Flexible flatfoot and skewfoot. In: McCarthy JJ, Drennan JC (eds) The child's foot and ankle. Wolters Kluwer/Lippincott Williams & Wilkins, Philadelphia

Mosca VS (2010b) Flexible flatfoot in children and adolescents. J Child Orthop 4:107–121

Mosca VS (2014) Principles and management of pediatric foot and ankle deformities and malformations. Wolters Kluwer, Philadelphia

Needleman RL (2005) Current topic review: Subtalar arthroereisis for the correction of flexible flatfoot. Foot Ankle Int 26:336–346

Niederecker K (1959) Der Plattfuß. Ferdinand Enke Verlag, Stuttgart

Oh I, Williams BR, Ellis SJ, Kwon DJ, Deland JT (2011) Reconstruction of the symptomatic idiopathic flatfoot in adolescents and young adults. Foot Ankle Int 32:225–232

Oh I, Imhauser C, Choi D, Williams B, Ellis S, Deland J (2013) Sensivity of plantar pressure and talonavicular alignment to lateral column lengthening in flatfoot reconstruction. J Bone Joint Surg 95-A:1094–1100

Park MS, Kwon SS, Lee SY, Lee KM, Kim TG, Chung CY (2013) Spontaneous improvement of radiographic indices for idiopathic planovalgus with age. J Bone Joint Surg 95-A:e193; (1–8)

De Pellegrin M (2007) 15-jährige Erfahrung mit der subtalaren Schrauben-Arthrorise beim kindlichen Plattfuß. FussSprungg 5:12–20

De Pellegrin M, Morahamzadeh D, Strobl WM, Biedermann R, Tschauner C, Wirth T (2014) Subtalar extra-articular screw arthroereisis (SESA) for the treatment of flexible flatfoot in children. J Child Orthop 8:479–487

Rathjen KE, Mubarak SJ (1998) Calcaneal-cuboid-cuneiform osteotomy for the correction of valgus foot deformities in children. J Pediatr Orthop 18:775–782

Rein S, Hanisch U, Zwipp H et al (2013) Comparative analysis of inter- and intraligamentous distribution of sensory nerve endings in ankle ligaments: a cadaver study. Foot Ankle Int 34:1017–1024

Ricco AI, Richards BS, Herring JA (2014) Chapter 23: Disorders of the foot. In: Tachdjian's pediatric orthopaedics. Elsevier Saunders, Philadelphia

Roling BA, Christensen JC, Johnson CH (2002) Biomechanics of the first ray. Part IV: The effect of selected medial column arthrodesis. A three-dimensional kinematic analysis in a cadaver mode. J Foot Ankle Surg 41:278–284

Schede F (1929) Die Operation des Plattfußes. Z Orthop Chir 50:528–538

Schröder S, Ihme N, Kochs A, Niedhart C (2006) Subtalare Arthrorise mittels Kalix-Schraube beim Knick-Senkfuß. FussSprungg 4:214–220

Scott RT, Bussewitz BW, Hyer CF, Berlet GC, Philbin TM (2016) The corrective power of the Cotton osteotomy. FussSprungg 14:9–13

Smith SD, Millar EA (1983) Arthrorisis by means of a subtalar polyethylene peg implant for correction of hindfoot pronation in children. Clin Orthop Relat Res 181:15–23

Tompkins MH, Nigro JS, Mendicino S (1993) The Smith STA-peg: a 7-year retrospective study. J Foot Ankle Surg 32:27–32

Vanderwilde R, Staheli LT, Chew DE, Malagon V (1988) Measurements on radiographs of the foot in normal infants and children. J Bone Joint Surg 70-A:407–415

Vontey H (1978) Manuel de chirurgie orthopedique et de reeducation du pied. France Publisher, Paris, Masson

Vulcano E, Maccario C, Myerson MS (2016) How to approach pediatric flatfoot. Word J Orthop 7:1–7

Wagner H (1986) Calcaneus displacement osteotomy in pediatric flatfoot. Orthopade 15:233–241

Xia J, Zhang P, Yang YF, Zhou JA, Li QM, Yu GR (2013) Biomechanical analysis of the calcaneocuboid joint pressure after sequential lengthening of the lateral column. Foot Ankle Int 34:261–266

5 跗骨联合和僵硬性平足畸形

（滕兆麟 宋佳峰 译 马昕 王晨 审校）

推荐文献
- Downey MS, DeWaters AM（2013）. Tarsal coalition. In: Mc Glamry's comprehensive textbook of foot surgery, 4. Ed., Vol. 1（Hrsg.: Southerland JT et al）Wolters Kluwer, Lippincott, Williams & Wilkins, Philadelphia.
- Cass AD, Camasta CA（2010）. A review of tarsal coalition and pes planovalgus: clinical examination, diagnostic imaging and surgical planning. J Foot Ankle Surg 49: 274-293.

联合是指常见于跗骨区域单个关节连接的分割紊乱。早至约在胚胎发育的第8~9周，在晚期骨骼形成的过程中，两个跗骨的早期实体发生不完全分离（Kawashima和Uhthoff，1990）。文献中提及的发生率大不相同，大概为1%~2%，其中约半数情况中双足都受到影响。Mosca（2015）甚至指出其发生率为2%~13%。除了本章节所述前两种联合形态（它们发生率大致相当，共占所有病例的95%以上）之外，还描述了多种罕见的形态（非典型联合，5.3节）。距跟联合涉及具有软骨关节表面的真实关节，而在跟舟联合中，骨桥部分存在于生理情况下局部韧带（分歧韧带）连接的区域。在某些情况下，这两种较常见的联合都与足部畸形有关，主要是平足畸形（Hamel，2013）。如果跗骨骨骼完全融合而没有残留关节区域，这被称为骨性联合，应单独处理。

5.1 距跟联合

在笔者行手术治疗的患者中，距跟联合约占所有病例的45%。它表现出多种形态，并引出了许多鉴别诊断和治疗问题。此外，部分患者手术效果不佳，因此有时需要慎重考虑手术。

5.1.1 治疗相关的病理形态学和病理生理学

本文根据"重点关注区域"的原则来介绍距跟联合的解剖定位和病理形态学。联合常位于距跟关节的内侧（图5.1）。关节的内侧面（图5.2）最常受分割紊乱的影响（"内侧面联合"），但除此之外，大多数情况下载距突更靠后部分和距跟关节后关节面也会受到影响。在较早的少量文献报道之后，Hamel（2008）详细描述了距跟联合的背内侧形态，其中内侧面和载距突区完全正常发育（图5.3），对应Rozansky等

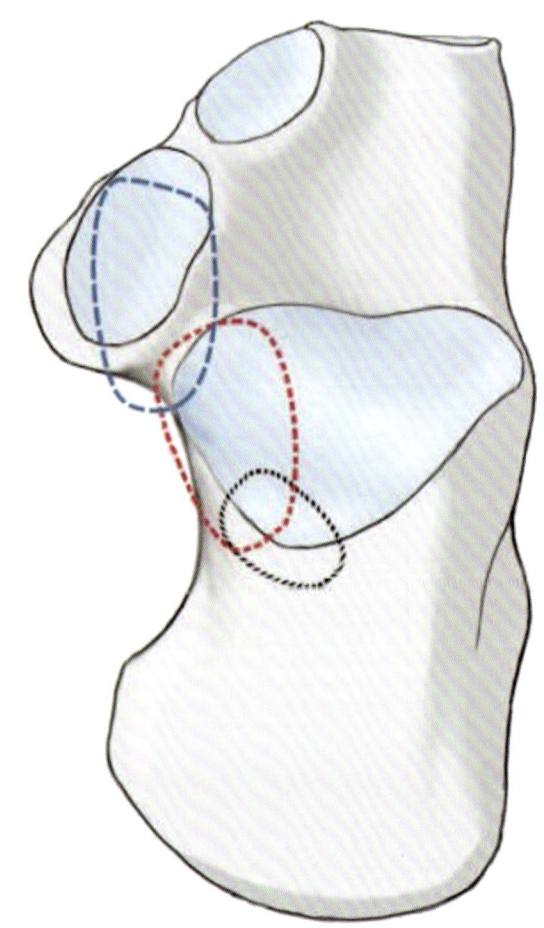

● 图5.1 距跟联合定位与三个关节面相关性：内侧（蓝色）、背内侧（红色）和后方（黑色）

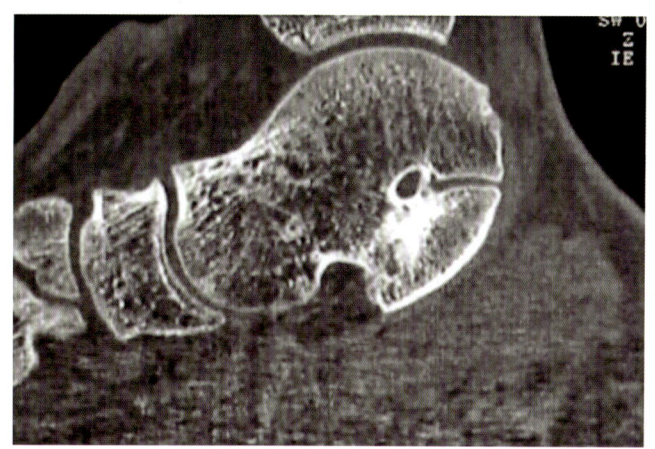

• 图 5.2 一名 17 岁患者完全内侧面联合的 CT

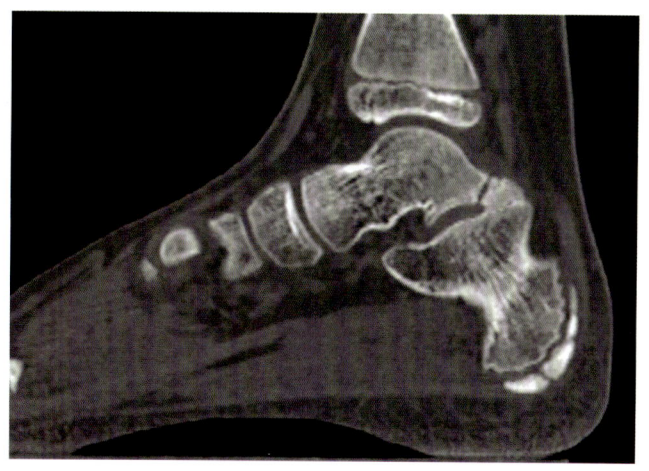

• 图 5.4 一名 7 岁患者的局部后距跟联合（CT）

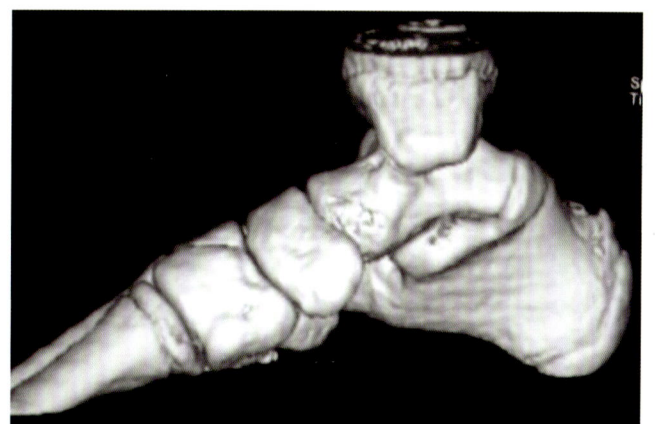

• 图 5.3 一名 11 岁女性患者的背内侧不完全距跟联合的三维重建

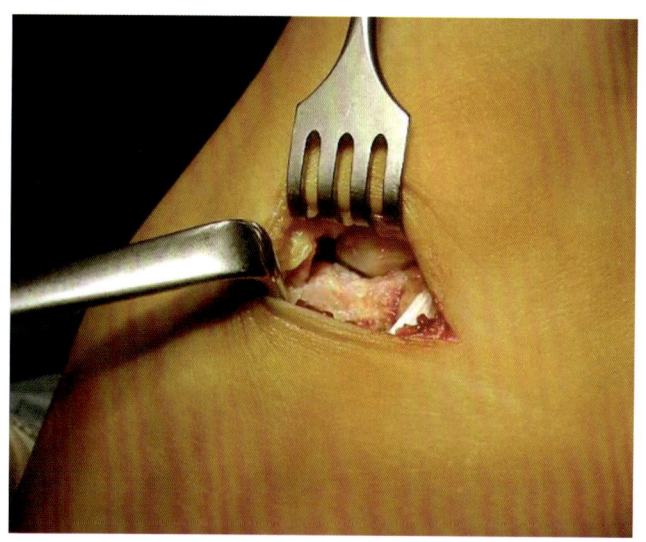

• 图 5.5 距跟联合患者前外侧距下畸形的术中图片。外侧突如同"埋"在跟骨的颅鞍形凹痕中一样。尽管联合导致疼痛的距下前外侧撞击，但仍保留了距跟关节的最小残余活动度

（2010）提出的 V 型。此外，特别是在年幼的儿童中发现了单纯后关节面联合（图 5.4），这一情况有时与三角骨综合征重叠或组合存在（Hamel，2008）。完全僵硬的联合（图 5.2）和具有纤维间隙的不完全联合（图 5.13）之间有显著区别。联合形态可以有很大不同。除了间隙形成过程中的形态外，还可观察到过渡形态（5.1.3 节），及未成熟形态（El Rassi et al，2005）。

外侧距跟联合尚未有描述。然而，"距下前外侧撞击"这一典型的、明显继发的、经常引起疼痛的现象发生在该区域：由于内侧联合导致距跟关节活动度降低，使关节运动机制受到干扰，距骨外侧突在倾斜的距下关节后关节面上滑动活动减少。存在联合时，距下关节的旋转中心不再位于骨间韧带连接区域的中心，而是位于联合中。这会导致生长过程中关节前外侧区域出现特征性的适应性解剖改变。距骨外侧突就像"埋"在跟骨的颅鞍形凹痕中一样（图 5.5），皮质会明显增厚（图 5.10、图 5.11 和图 5.12）。这在合并存在平足畸形和距跟舟复合体外翻挛缩的情况下最为

明显，被称为"前外侧距下畸形"（5.1.3 节）。

在多达 50% 的病例中，距跟联合的患者会表现为僵硬性平足外翻。这可能与腓骨肌痉挛相关。尚不清楚为何某些病例中会出现平足外翻畸形，而其他患者不会。

5.1.2 临床表现

典型的临床表现是在 10 ~ 13 岁时，随着骨化增加，后足出现较广泛的疼痛，尤其是在运动时或运动后。通常，创伤是最初症状发作的诱因。压痛通常位于内侧的联合上方，但也经常仅在跗骨窦区，与距下前外侧撞击对应（5.1.1 节）。

患者或父母通常不会注意到距跟关节越来越僵硬。由于 Chopart 关节过度活动，如果不彻底检查，很容易被忽视。剧烈的过度活动和肉眼可见的跟骰关

节明显张开应该引起对距下关节运动受限的怀疑。距周复合体内翻明显受限（图 5.6）。当从后面观察时，在踮起脚尖站立时，后足没有像跗骨可活动的患者一样出现生理性内翻。

在被动内翻时，检查者在某些案例中会发现到腓骨肌的明显痉挛。在极端情况下，强烈绷紧的腓骨肌腱完全限制了 Chopart 关节区域的内翻（图 5.7），而试图被动对抗腓骨肌腱会使患者不适、疼痛。对于受此影响的患者，胫后肌（腓骨肌的拮抗肌）的主动紧缩是不可能的。这种"腓骨肌痉挛"在麻醉后立即完全消除，这表明它不是结构性肌腱短缩，而是反射性的。明显的腓骨肌痉挛会使整个距跟舟复合体处于功能上不利的外翻位置，这比由联合本身引起的距跟关节僵硬更加严重。然而，腓骨肌痉挛不仅见于跗骨联合，也存在于其他疾病中（Cass 和 Camasta，2010；Mosier 和 Asher，1984）。小腿肌肉，尤其是腓肠肌，通常在僵硬性平足中短缩。

5.1.3 影像学

在影像学中，可以识别出距跟联合的直接和间

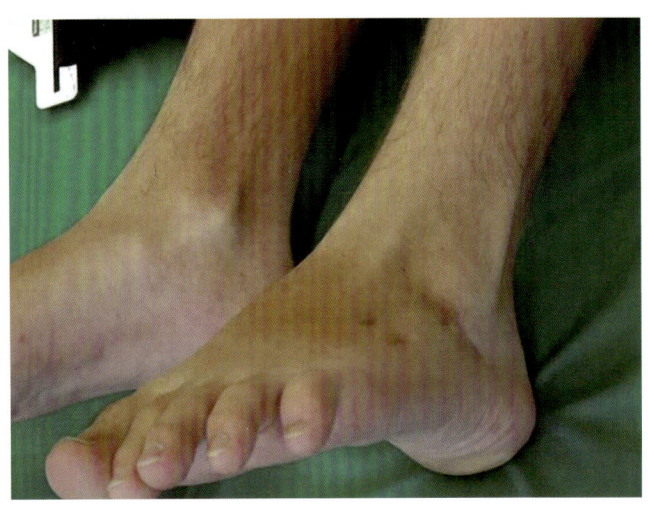

- 图 5.7 严重腓骨肌痉挛的 12 岁患者进行了联合切除和跟骨截骨延长术。紧张的腓骨肌腱清晰可见。在全身麻醉诱导后，立即表现出自由的活动，表明这不是腓骨肌腱的解剖缩短，而是疼痛引起的肌肉痉挛

接征象。一般可以在侧位片中识别出距跟联合，例如，通过踝正位或跟骨轴位（"Harris 位"）中内侧面的缺损诊断。但平片已经很少使用，逐渐被三维成像取代。可疑病例可以用（负重）CT、DVT 或 MRI 来进行更精确的评估。为了证实临床怀疑，三个间接 X 线征象十分重要：

距跟联合的间接放射学征象
- C 型征
- "距骨鸟嘴征"
- 前外侧距下畸形

- C 型征（Lateur et al.，1994）是距骨滑车和跟骨载距突的连续轮廓线，是广泛距跟联合的特征（图 5.8），但也可存在于严重平足外翻畸形。
- "距骨鸟嘴征"是指位于距骨头背外侧的牵引性骨赘，需与退行性关节炎区分，是由于距舟关节代偿性病理运动产生的关节囊反应性增生。这一征象几乎是距跟联合的特征性表现（图 5.9），并且在距舟联合中很少观察到。Luhmann 和 Schoenecker（1998）发现 52% 的距跟联合病例中存在距骨鸟嘴征。
- 前外侧距下畸形——在跟舟联合中有类似表现——侧位片中变宽变圆的外侧突和跟骨颈的在空间上很接近，跟骨侧有明显的皮质增生，在增生区域下方跟骨海绵窦有放射状骨小梁（图 5.10）。这显然是由于关节力学紊乱导致的撞击现象，而撞击现象可能是跗骨窦区域的疼痛原因；也可能与腓骨肌痉挛有

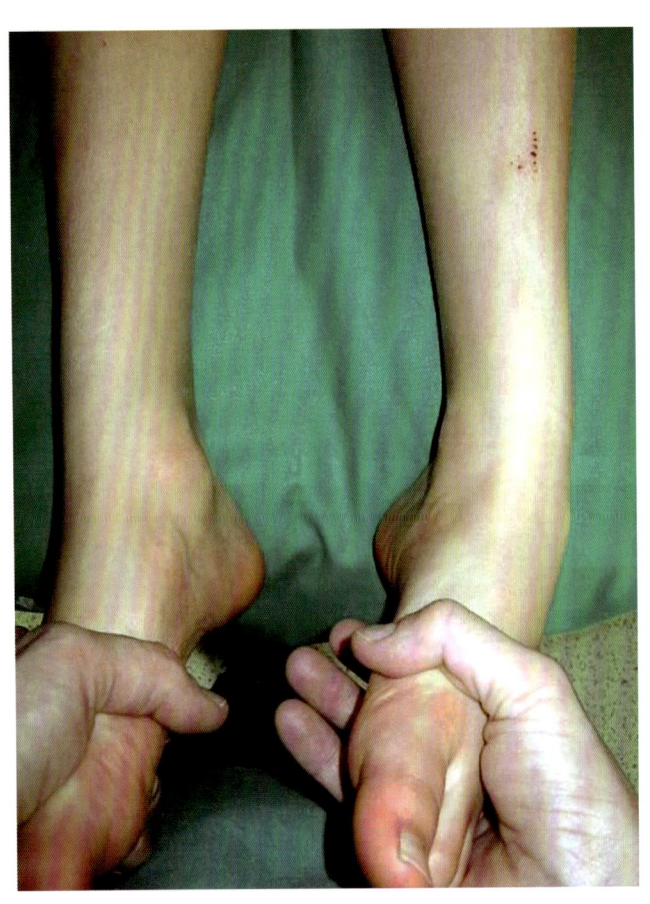

- 图 5.6 11 岁女性患者，右足背内侧距跟联合，被动活动有明显内翻受限（与图 5.3 为同一患者）

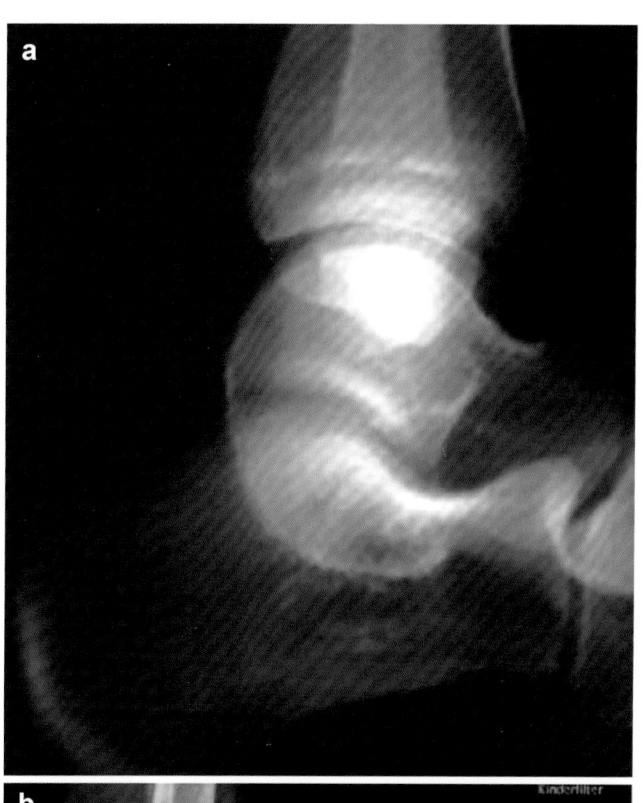

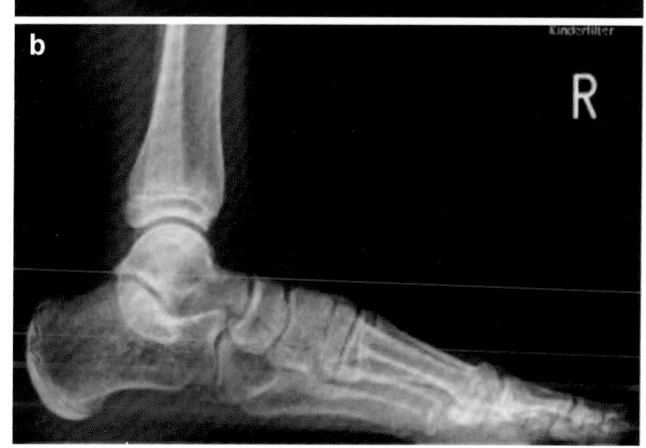

• 图 5.8 13 岁（a）和 14 岁（b）患者的 C 型征，是距跟联合的间接 X 线征象，并通过 CT 和手术证实

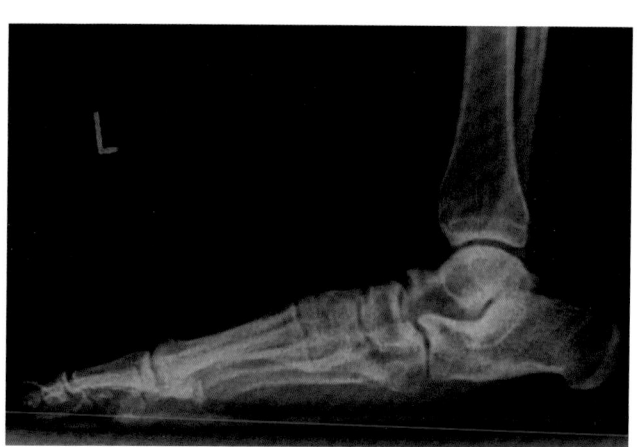

• 图 5.9 一名 16 岁的距跟联合女性患者的"距骨鸟嘴征"，经 CT 已证实。这种位于距骨头背侧的"牵引性骨赘"实际是关节囊附着处的骨反应，应与骨关节炎中的退行性骨赘区别

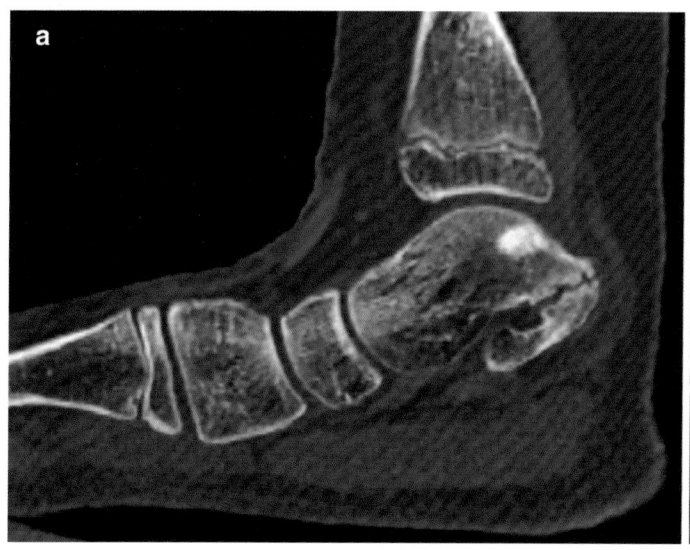

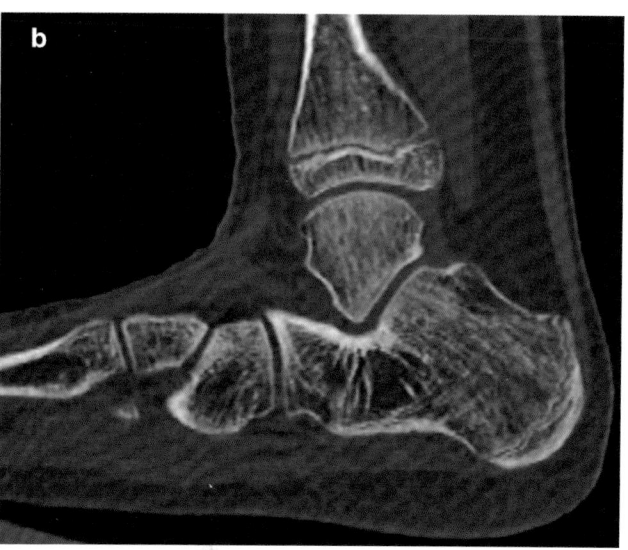

• 图 5.10 10 岁患者背内侧距跟联合（a）和由于距下前外侧撞击引起的跟骨颅面皮质显著增生（b）。这种"前外侧距下畸形"通常在传统 X 线中就能被发现

关（图5.11）。然而，类似的前外侧距下畸形偶尔会在没有联合的情况下观察到（图5.12），并且可能与关节的增生形成额外的关节面有关（Martus et al., 2008；Niki et al., 2015；Vossen et al., 2020）（图5.12）。

在影像诊断中，MRI 不仅能判断联合，还能评估其他骨软骨病变（例如跟骨骨髓水肿，见于距下前外侧撞击中），以及伴随的病理改变；但是，CT 更适合评估联合的大小、延伸范围情况、位置和间隙走向（图5.13）。纵向和横向延伸范围可在 CT 矢状面和横断面中确定。在大多数情况下，纵向延伸范围约 15～25 mm，横向延伸范围约 10～20 mm。文献报道，联合横断面与后关节面的大小有关（Wilde et al., 1994）。成像时冠状面要与足底平面垂直，防止误导，并且要覆盖后足，避免忽略可能存在的局部联合。

Rozansky 等（2010）基于三维 CT 提出距跟联合分为 5 类。常见的距跟联合除了水平走行的形态（图5.13），还有向跖内侧"叠瓦状"竖直走行的形态（图5.20）。这对于术中是否保留载距突有重要意义。Kernbach 和 Blitz（2010）从 CT 冠状面判断了距下关节退行性改变的程度。

在制订治疗方案时，（负重）CT 中距下关节后关节面的关节间隙宽度是一个重要因素。通过与踝关节间隙宽度进行比较，如果该部位关节软骨不受联合骨桥形成的影响（图5.14 和 5.15），则保关节手术成功的可能大。青少年存在软骨下硬化和囊肿形成等情况则说明已经出现了退行性改变（Blitz, 2010）。

在评估距跟联合相关的平足畸形（僵硬性平足

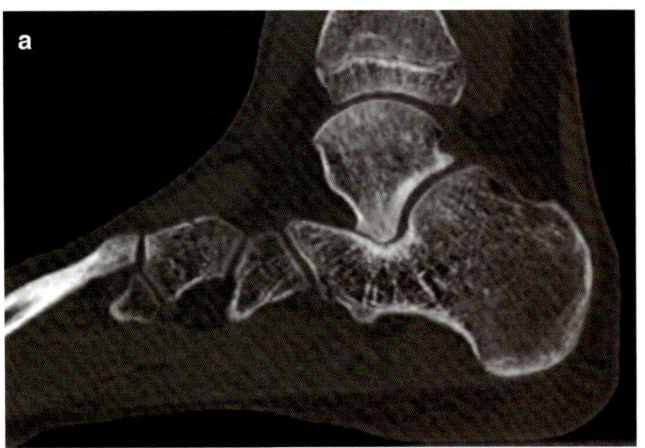

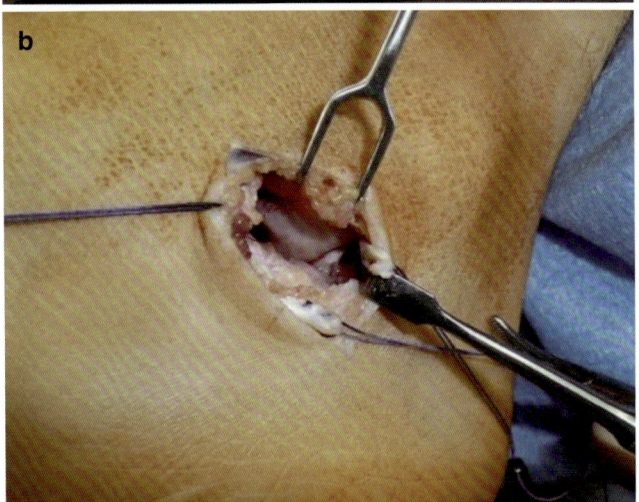

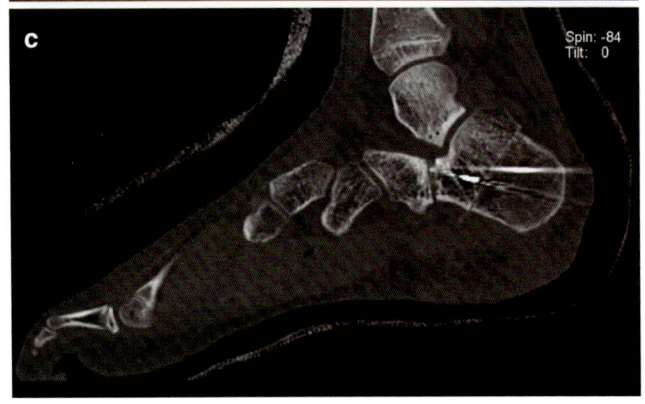

• 图5.12 13岁患者，跗骨窦区明显疼痛。CT 显示有前外侧撞击，副关节面形成（a），并在术中证实（b）。术中检查未发现内侧距跟联合。由于存在平足外翻畸形，术中切除了副关节面，并行跟骨截骨延长术，缓解骨性撞击（c）

畸形）时，两个平面的负重 X 线可用于诊断（4.5节）。根据 Hamel 和 Kinast（2006）的报道，可以使用 TMT 指数进行量化。CT 冠状面可以判断后足外翻程度（图5.16b），在某些典型病例中还可发现腓骨跟骨撞击（Blitz, 2010）。做术前规划时，利用 CT 进行三维重建，能清楚显示联合的位置和延伸范围（图5.3 和图5.16c）。数字体积断层扫描（digital volume

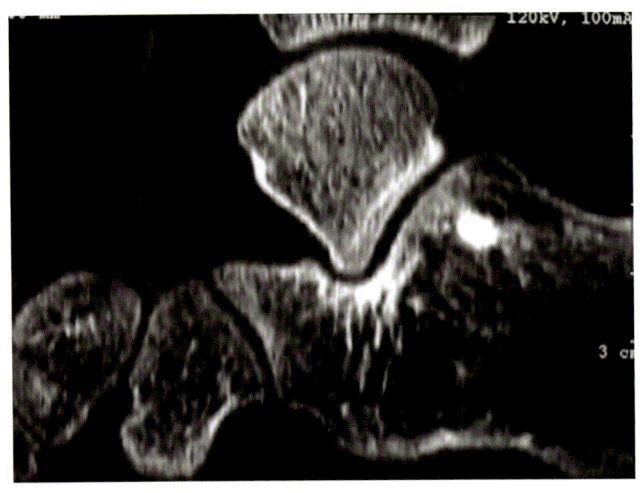

• 图5.11 13岁患者距跟联合，由于距下前外侧撞击，出现显著的腓骨肌痉挛表现

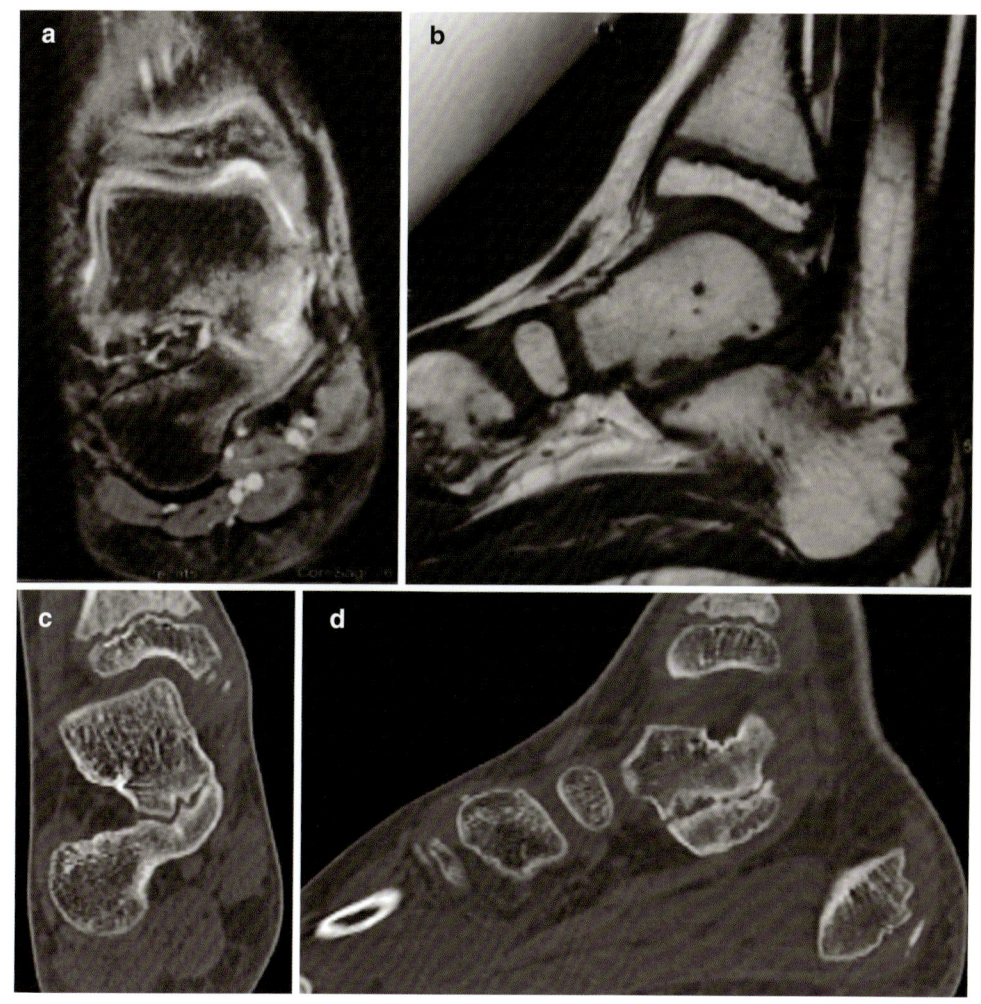

- 图 5.13　8 岁患者，较大的不完全距跟联合。比较 MRI（a，b）和 CT（c，d）后发现，骨软骨病变（骨髓水肿）在 MRI 中较明显，而骨的微观结构和联合间隙的范围与走向在 CT 中更直观

tomogram，DVT）可通过测量相应的角度（图 5.17）进一步定量评估负重时畸形情况。手术前后，尤其对于年轻患者，通过 DVT 了解联合情况十分重要。DVT 比 CT 辐射更少。在联合切除术后存在持续疼痛时，DVT 也可帮助评估情况。

临床怀疑是距跟联合但影像学检查不能明确时，诊断可能十分困难。文献中也描述了此类未成熟形态（El Rassi et al.，2005）。这一类距跟联合在影像学中无法明确判断，有时只能通过手术来确定。Cass 和 Camasta（2010）将临床表现为跗骨联合综合征但没有联合的影像学证据的这部分病人，归为患者群体的"灰色地带"。这些患者往往是肥胖青少年，他们既往表现出可复性平足外翻畸形（Cass 和 Camasta，2010），后又发展出继发性腓骨肌痉挛。

5.1.4　手术指征

距跟联合手术的适应证主要考虑患者的疼痛程度和手术预期效果。疼痛程度通常难以评估，了解患儿病史也要注意询问父母相关信息。除了少数例外，文献中主流认为的一条简单原则是，距跟联合不应在没有疼痛的情况下进行手术，比如只是意外发现有距跟联合。但对幼儿的较小距跟联合手术治疗效果特别良好，这一原则不再适用。在评估联合切除后的预后时必须考虑以下因素：

联合切除手术的预后相关因素
- 年龄
- 联合程度
- 形态学因素（纤维、软骨、骨、完全/不完全）
- 腓骨肌痉挛
- 畸形（后足外翻、平足）
- 距下关节未受累部分的状况
- 切除后术中的距下关节活动度
- 手术史

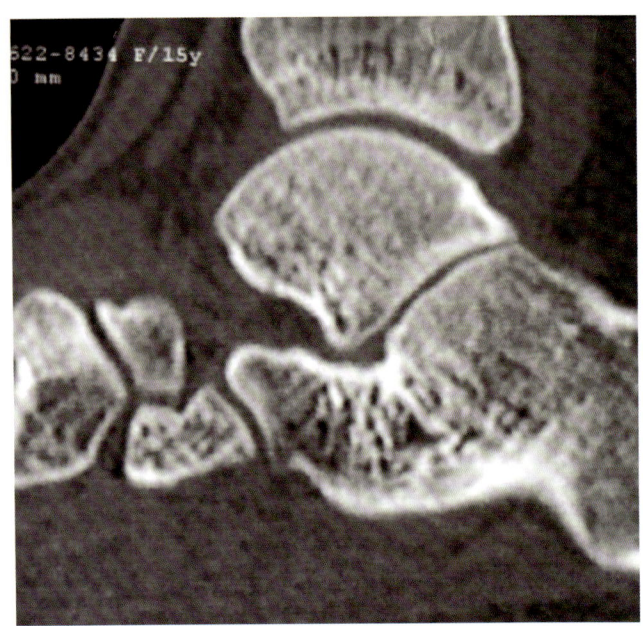

- 图 5.14 15 岁女性患者，距跟联合。与胫距关节相比，距下关节后关节间隙明显变窄，表明软骨覆盖不足

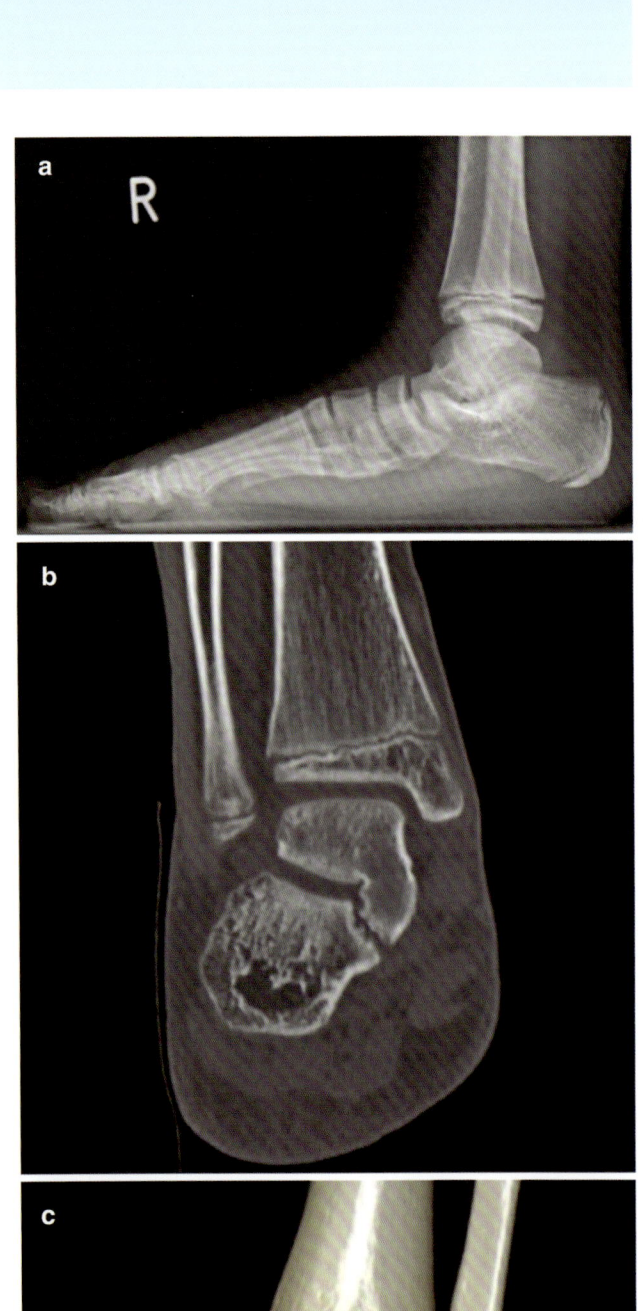

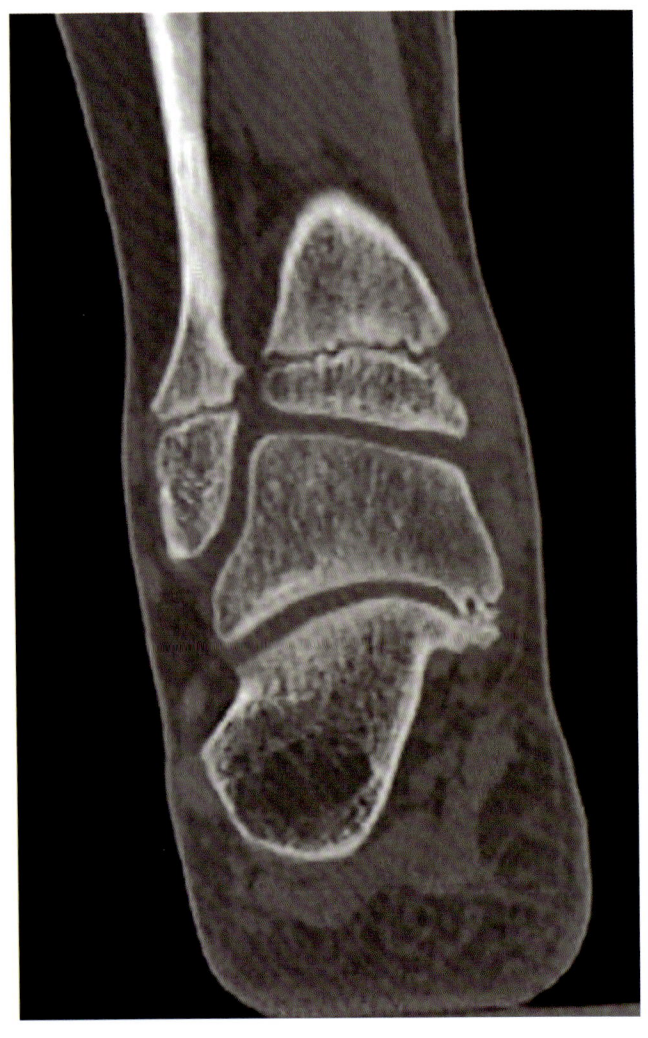

- 图 5.15 10 岁女性患者，内侧距跟联合较小。与踝关节相比，距下关节未受累部分的关节间隙较宽

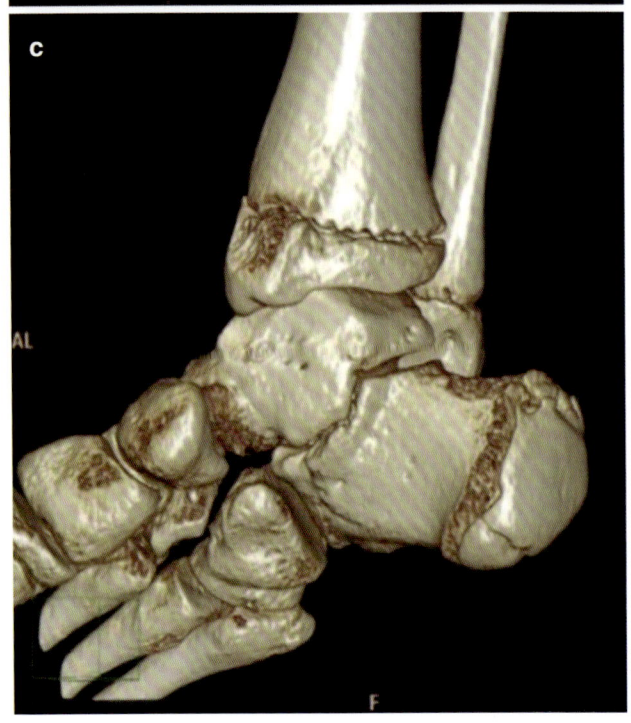

- 图 5.16 14 岁患者，僵硬性平足畸形（a）。后足外翻程度可以根据 CT 冠状面来估计（b）；三维重建能更好地评估联合形态（c）

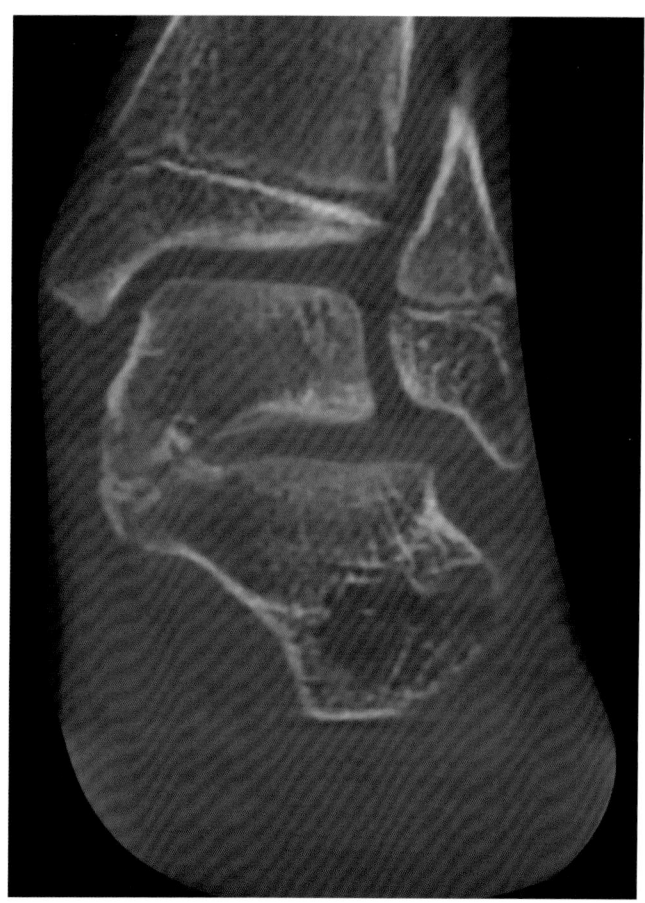

● 图 5.17　12 岁患者，距跟联合。数字体积断层扫描（DVT）可以在负重条件下评估联合形态和后足力线

没有单独一条标准可以独立用于判断切除术后的成功可能性。以下与预后相关的因素部分是文献报道，部分基于笔者经验：

- 患者手术时年龄越小，关节可发育时间就越长，可以有更好的调整适应，效果就比较好。
- 联合的延伸范围（横截面）对预后十分重要。在文献中，后关节面大小的 50% 是联合的可切除阈值（Wilde et al.，1994）。然而，在个别情况下，更广泛的联合行切除也能获得成功（Luhmann 和 Schoenecker，1998）。
- 联合中完整骨桥越少，预后越好，尤其是单纯纤维联合。
- 长期存在腓骨肌痉挛是不利的预后因素，这种痉挛通常会在术后持续存在，合并平足畸形。
- 未受联合影响的剩余关节的状况（Mosca 和 Bevan 2012；Kernbach 和 Blitz，2010）、术中活动度、切除后的关节活动（可以在术中观察）对预后特别重要。
- 根据笔者经验，二次切除经常失败，关节融合通常更合适。

关于保守治疗有效性和自发性病程尚不明确，笔者在这方面的经验也较为欠缺。有些文献建议对慢性主诉的患者尝试保守治疗（例如：Luhmann 和 Schoenecker，1998；Mosca，2014），但其他人认为没有益处（例如 Gantsoudes et al.，2012）。外伤导致首次出现急性症状的情况下，在有限的几周时间内固定制动可能是有用的（图 5.18）。

关于联合切除术后预后的文献较少，对于每例个案，医生在考虑切除术时需权衡上述适应证标准，考虑患者的主诉程度与预期结果。理想情况下，切除术后距下关节可以获得长久且无痛的部分活动度（图 5.33）。但是，有学者通过步态分析发现值得深思的问题：恢复的距下活动度基本没有用处（Hetsroni et al.，2008）。

以笔者经验论，单独距跟融合术在中期随访中预后良好，因此在联合不可切除的病例中，主要考虑患者当前疼痛程度，从而决定是否应建议融合。有症状

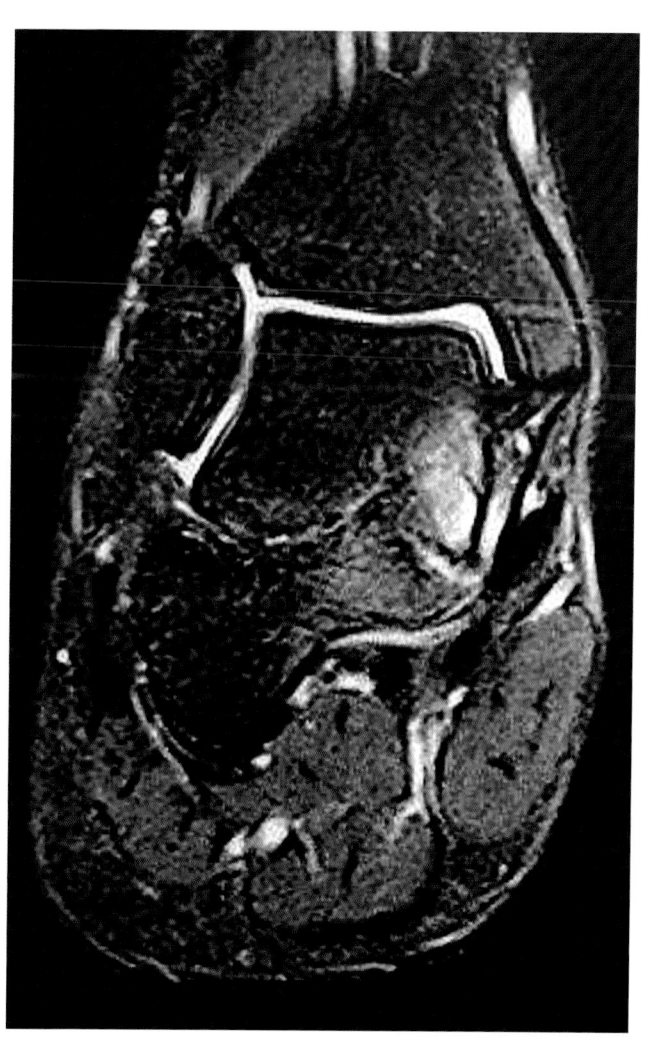

● 图 5.18　14 岁女性患者，严重扭伤后局部疼痛数月。受伤后发现较大的距跟联合。通过长时间固定后症状缓解

的患者在关节融合术后几乎都是满意的。

文献中对于年轻患者，通常把联合切除术和二期关节融合术作为主要治疗方案（例如：Luhmann 和 Schoenecker，1998）。然而以笔者的经验，在初次治疗前应该仔细评估切除术的预期获益，以避免长期持续疼痛，再决定最后手术方案。以下是目前被证实成功的诊疗策略（图 5.19）：在确认症状性距跟联合后，根据上述指征标准进行初步评估，以确定切除术是否可选，或一期关节融合术是否更为合适。如果评估结果有利，即使目前主诉不明显，也建议早期切除。如果只考虑关节融合术，则取决于患者决定接受手术时的主诉程度。如果手术方案存疑，甚至可以在术中观察联合切除后的活动度和剩余距下关节的情况，再作决定。

5.1.5 联合切除术

拟行联合切除时，通过 CT 或 DVT 评估联合的位置和形态。位置（内侧、背内侧、后侧）与手术入路选择相关。联合间隙走向在 CT 冠状面中可能会大不相同（图 5.20），CT 能辅助判断术中如何处理载距突，以尽可能保护载距突，因为载距突是拇长屈肌腱的重要支点。用撑开器强行撑开距下关节被时可

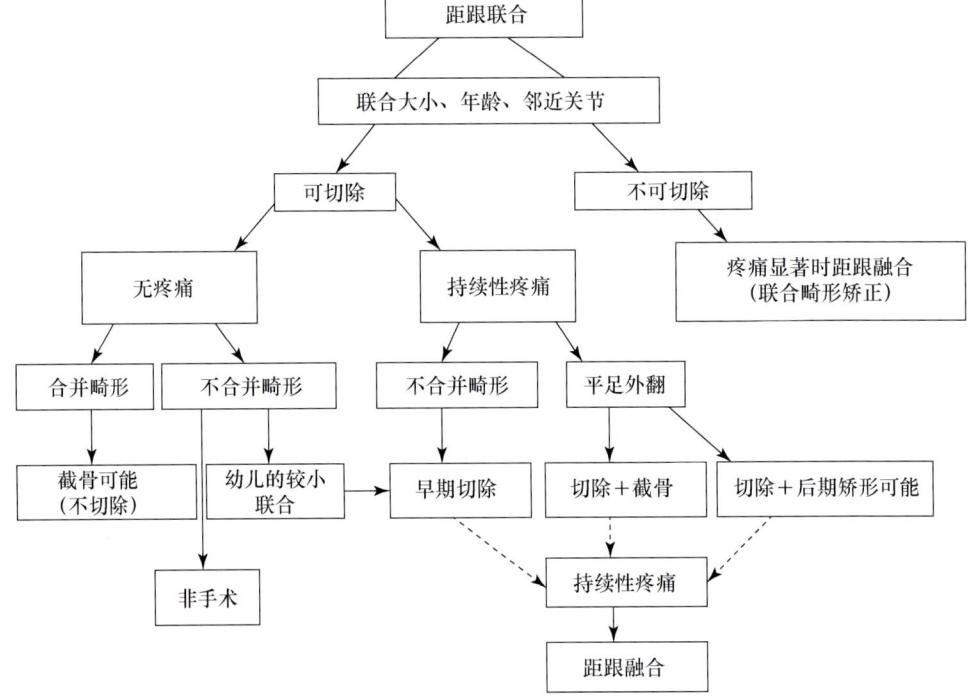

- 图 5.19 距跟联合治疗流程图。对于出现症状的病例，需要鉴别可切除和不可切除的联合（见正文）

能出现载距突骨折的并发症。在较大的、位于背侧较远端的距跟联合中，切除术可能会改变拇长屈肌腱的滑行通道和滑行路径，导致肌腱相对过长和拇指跖屈减弱。

5.1.5.1 手术技术

在内侧跗骨区胫后肌腱与拇长屈肌之间（图 5.21）趾长屈肌腱上方或下方做纵向切口，并用克氏针暴露联合，牵拉开软组织（图 5.22）。使用摆锯、骨凿和电钻进行联合切除，如有必要，先用透视标记。暴露距下关节后关节面的关节软骨，确定进一步切除的方向，需切除联合及其所有延伸，切除宽度至少为 8～10 mm。（图 5.23）。

最后，可以用椎板撑开器或克氏针固定撑开器将

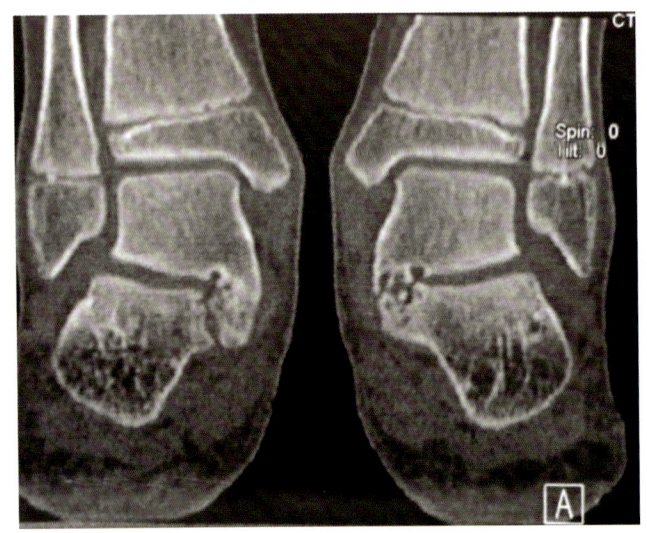

- 图 5.20 一名 10 岁患者，双侧距跟联合 DVT。注意双侧联合间隙走向完全不同，左侧竖直，右侧水平

5 跗骨联合和僵硬性平足畸形 137

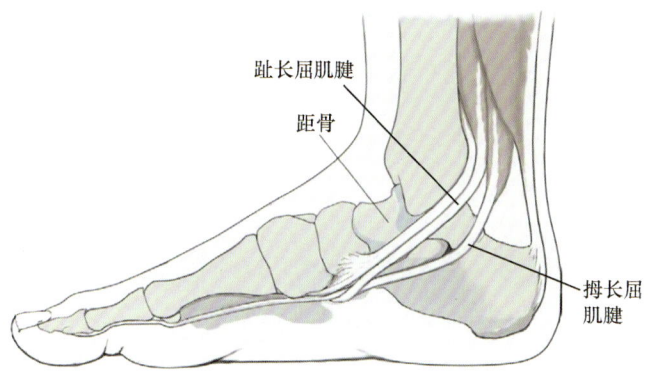

● 图 5.21 跗骨内侧屈肌腱的走向。根据联合位置不同，趾长屈肌腱被推向底侧或顶侧

距下关节小心地撑开几毫米（图 5.24），以便检查未受影响的距下后关节面部分，移开撑开器后评估活动方式和活动度，活动可能是生理性滑动或非生理性单纯成角。避免过度撑开而过度牵拉胫神经或其分支。

如果保留联合切除，松质骨切除表面用骨蜡覆盖，内嵌入脂肪组织移植物（腘区，腹股沟，臀部）（图 5.25），伤口逐层闭合，缝合切断的部分骨膜和三角韧带。如果病例难以判断切除与否的指征，当残余关节的质量及其活动度无法达到无痛且有功能的

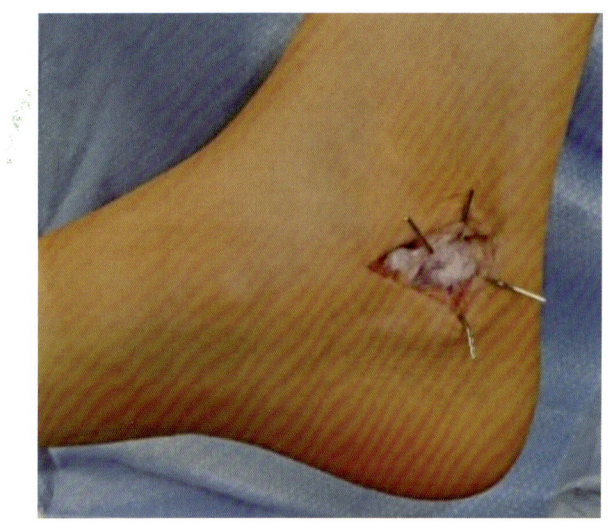

● 图 5.22 距跟联合切除术中使用克氏针牵拉软组织

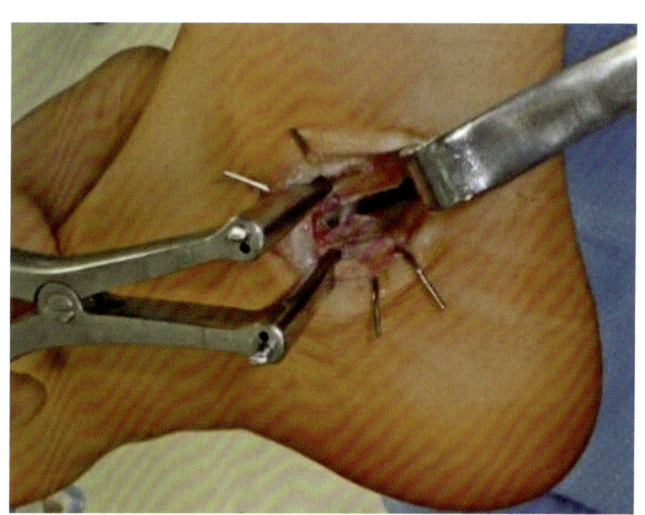

● 图 5.24 完全切除联合后使用克氏针固定撑开器小心牵拉距下关节

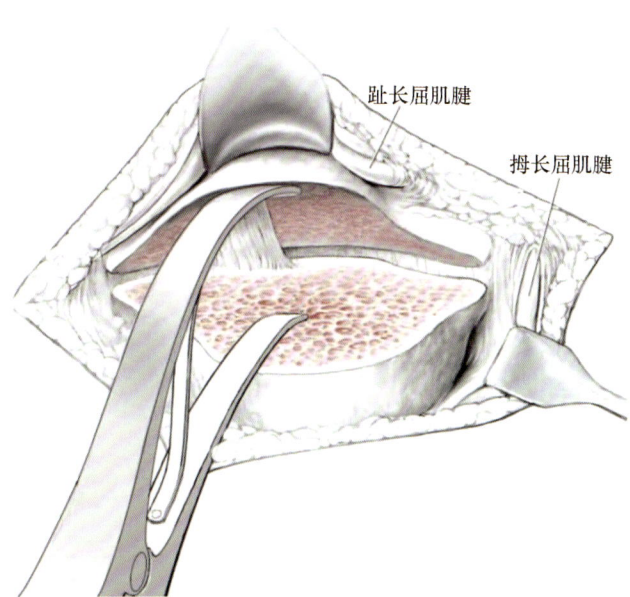

● 图 5.23 联合切除后，距跟切除面之间的距离为 8～10 mm。使用截骨撑开器检查活动性以及切除的完整性。小心避免载距突（图片底部）骨折。此时趾长屈肌腱位于顶部。注意保护拇长屈肌腱

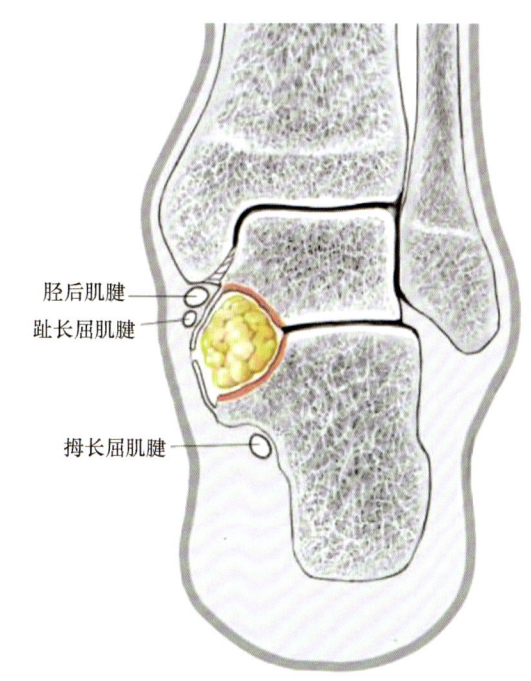

● 图 5.25 联合切除后，松质骨切除涂抹表面骨蜡（红色），并嵌入游离脂肪组织移植物（黄色）。图示为切除区域与屈肌腱（胫后肌腱、趾长屈肌腱和拇长屈肌腱）的解剖关系

预期时，外科医生可从同一入路行单纯距跟融合术（5.1.7节）。

图5.26是距跟背内侧联合切除和嵌入脂肪组织的术中图像。如果有明显的前外侧距下畸形（5.1.1节），通常会在内侧联合切除后进行关节成形术，并在必要时对跟骨颈进行塑形以避免撞击并进一步提高关节活动度；但目前只有少量病例积累（图5.27）。非常明显的"距骨鸟嘴"会刺激软组织，应考虑磨除位于距骨头部背外侧的牵引骨赘。

联合切除术后，后续治疗应争取尽早活动距下关节并针对性理疗。实践经验表明，由于疼痛和肿胀，后续治疗大约术后3～4周开展，在此之前固定为宜。术后固定数周后，物理治疗师和父母开始进行被动和主动活动度练习，主要侧重内翻活动，通常能获得良好的距下活动度。

5.1.5.2 结果

文献中报道的儿童和青春期单独距跟联合切除

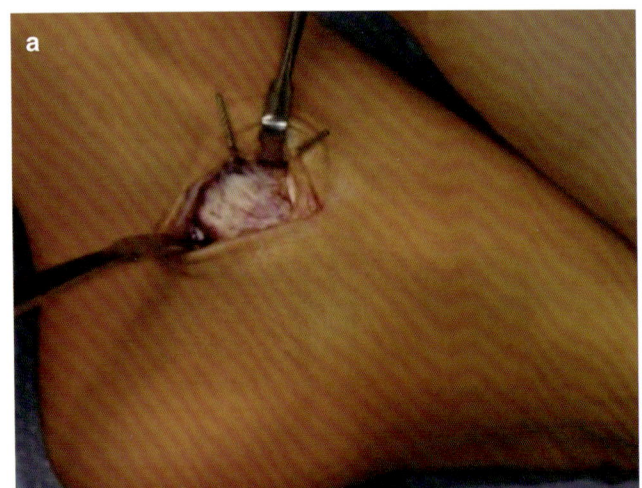
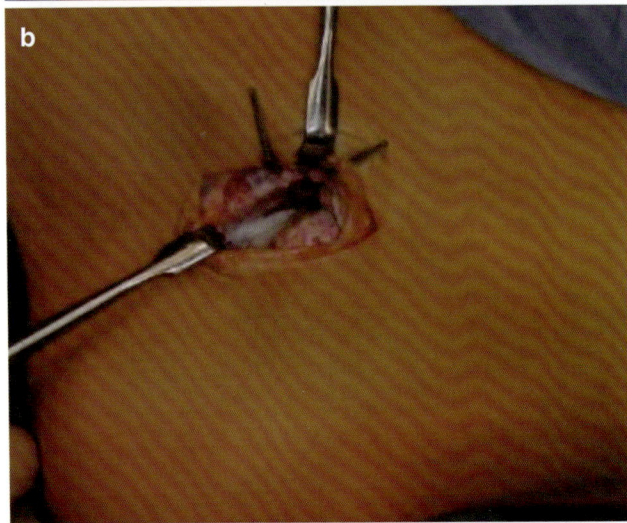
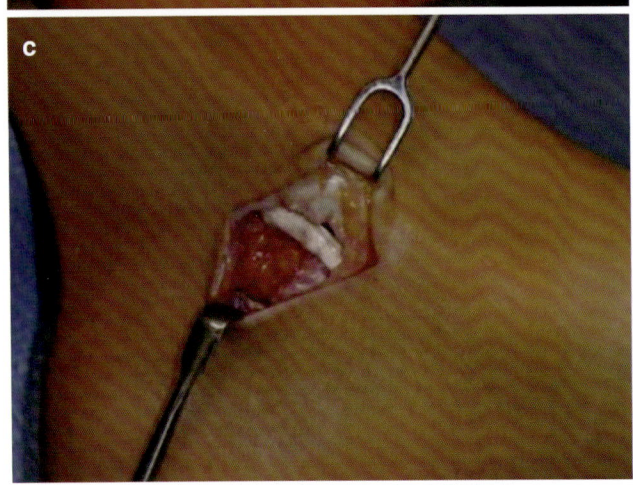

● 图5.26 一名11岁患者，距跟背内侧联合：暴露（a）、切除后（b）和脂肪嵌入后（c）

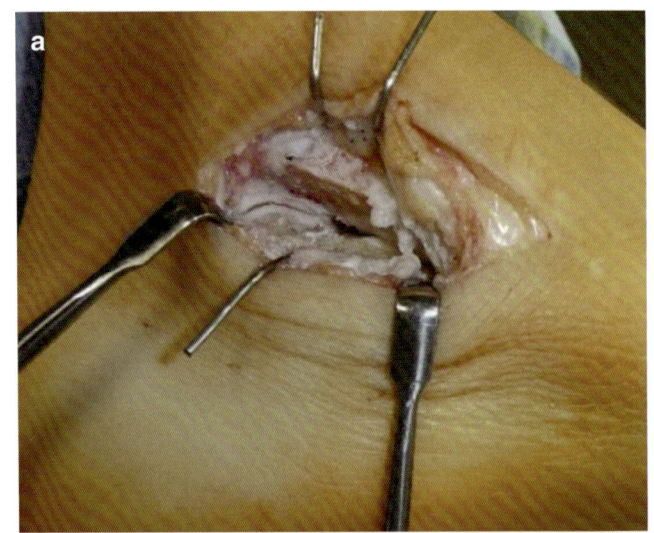
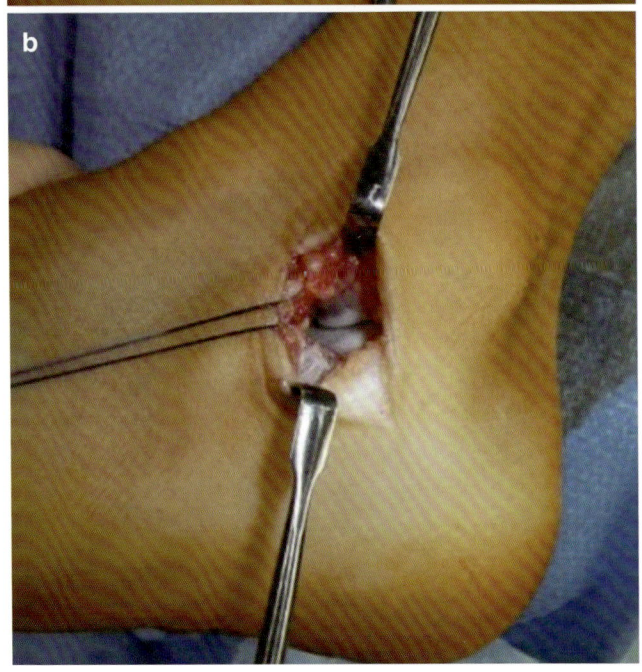

● 图5.27 12岁患者，与图5.17为同一患者，距跟联合切除后（a），跟骨延长前存在明显前外侧撞击（b）

后 50%～100% 预后良好（Luhmann 和 Schoenecker，1998）。近年来最大样本量的回顾性研究（来自 Mubarak 团队）包含 49 例病例，在平均观察 42.6 个月后，尽管有 37% 的病例进行了二次干预（主要是二期畸形矫正），85% 预后良好或非常好（Gantsoudes et al.，2012）。Luhmann 和 Schoenecker（1998）报告的 25 例病例中，预后良好的比例达到了 76%。

在我们自己的病例中，年轻患者中期随访结果一般较良好。在基于病历资料的回顾性研究中，在 31 例单独联合切除术中，4 例（13%）出现不良结果，其中 1 例需要二期距跟融合术（图 5.42）（Hamel et al.，2016）。与文献比较，良好结果占比较高，可能因为从大约 13 岁后对有不利预后因素的病例进行了直接融合。

几乎所有报告的结果都是中期随访。有意义的远期研究极少。McCormack 等（1997）发现在 10 年随访中没有出现退行性改变导致明显的临床恶化。Khoshbin 等（2013）描述了良好的远期功能结果。在评估结果时，必须区别出因不完全切除导致持续症状的患者（图 5.28 和图 5.29）。由于在术后定期检查 DVT 取代了 X 线，因此在疼痛缓解不完全的患者中发现越来越多的联合切除不完全。

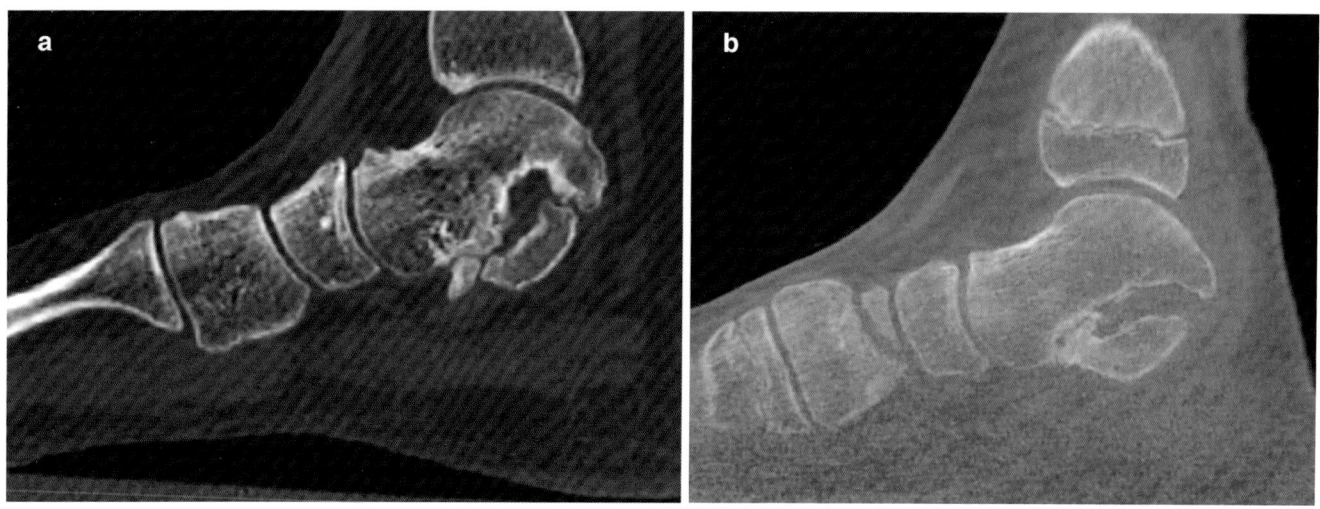

● 图 5.28　两个外院不完全联合切除病例，都是手术前持续疼痛的青少年患者，特别是联合前部分切除不完全。运用 CT（a）或 DVT（b）进行诊断

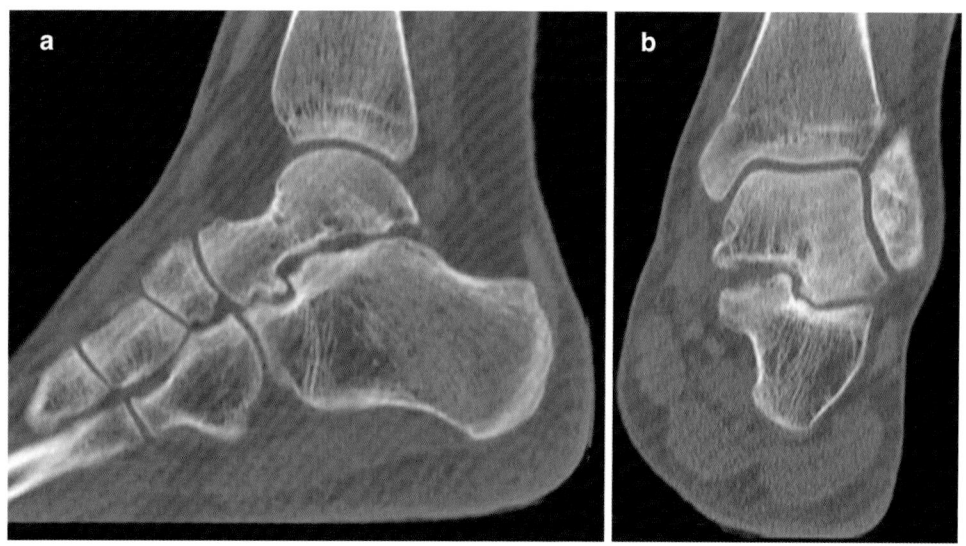

● 图 5.29　一名 13 岁女性患者的负重 DVT，外院切除较大的距跟联合后，症状持续未缓解（a、b）。跟骨侧明显未完全切除

5.1.6 联合切除术和（或）僵硬性平足畸形矫形术

大约在 50% 的病例中，距跟联合合并有平足畸形（僵硬性平足畸形）。此时，单纯联合切除通常无法充分纠正畸形。近年来，对这类患者的治疗理念有所不同：

> **僵硬性平足畸形的治疗选择**
> - 联合切除，有必要时再行畸形矫正
> - 不切除联合的畸形矫正
> - 联合切除，同时畸形矫正

Mubarak 研究团队建议在不矫形的情况下单独切除联合，必要时行二期干预矫正畸形（Gantsoudes et al., 2012）。需要行二期矫形的患者在他们的报道中占到了 34%，但没有明确指出适应证。少数情况下，联合切除甚至可能加重畸形（图 5.30）。剪切力（与错位相关）可能对距下关节的预后不利。

Mosca 和 Bevan（2012）指出，僵硬性平足畸形的主诉可能更多是由畸形导致而不是联合。他们报告了 9 个病例的良好结果，这些病例都接受了跟骨截骨延长术及软组织干预，并未干预联合，受限的距下活动也因此未有改变。

差不多同时，Blitz（Kernbach et al., 2008；Blitz, 2010）、Lisella 等（2011）和 Hamel（2009 和 2012）组成的团队率先发表了通过跗骨截骨术+距跟联合切除来矫正畸形的经验。报道中接纳了距下关节活动延迟这一缺点。下面将更详细地解释这个概念。此外，在特定病例中，也可以使用关节制动来矫正年幼儿童的畸形。

5.1.6.1 手术技术与指征

如 5.1.5.1 节所述联合切除术后，平足畸形（第 4 章）都可通过截骨术矫正（关于跗骨三联截骨术的手术技术，见 4.11.2 节）。（中度）跟骨截骨延长术主要针对前中足外展。同时，如果直接在后关节面边界前截骨，就可以有效地消除距下前外侧撞击（图 5.31）。和可复性平足外翻畸形一样，应避免跟骨过度延长，因为这会进一步降低距下活动度。在个别情况下，一块切除下来的联合也作为骨移植物置于跟骨延长处。剩余的后足外翻部分通过跟骨内移截骨术进行矫正。在内侧足弓抬高时，建议对内侧楔骨进行闭合楔形截骨术，因为这可以很好地短缩内侧跗列，且不会造成显著的过度活动（图 5.34）。通常和可复性平足外翻畸形一样还需要延长小腿肌肉或腓肠肌（6.2.1 节）。文献建议，在联合切除术后同时进行截骨术，术后不能早期活动。根据笔者经验，这并不算缺点，因为后期仍能获得较好

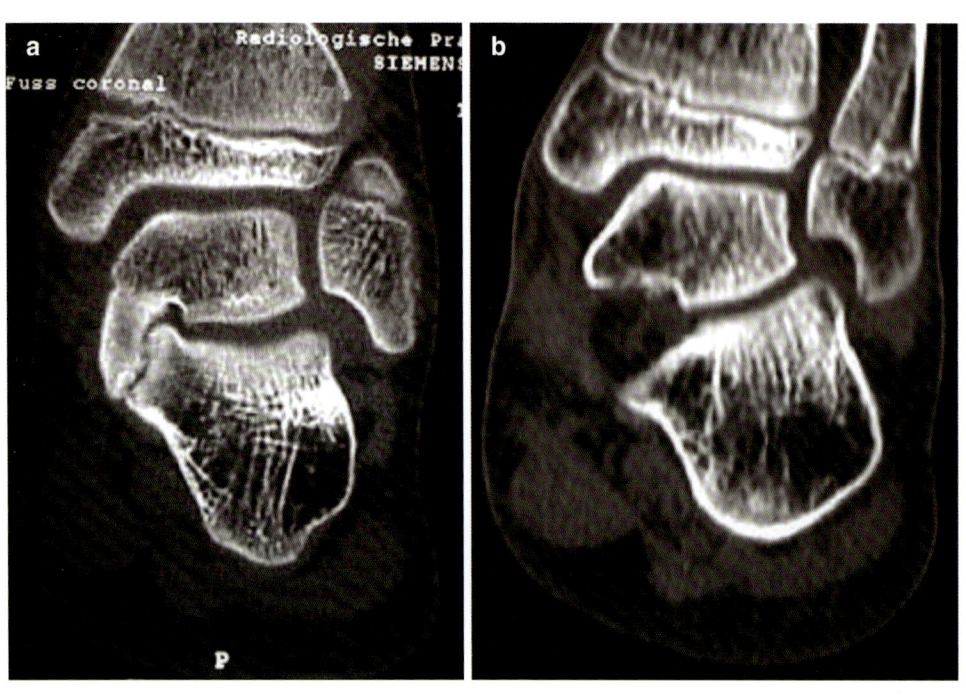

● 图 5.30 一名 12 岁患者，距跟联合切除术前（a）和术后（b）的 CT 冠状面。切除术似乎导致了外翻失代偿后的不稳定

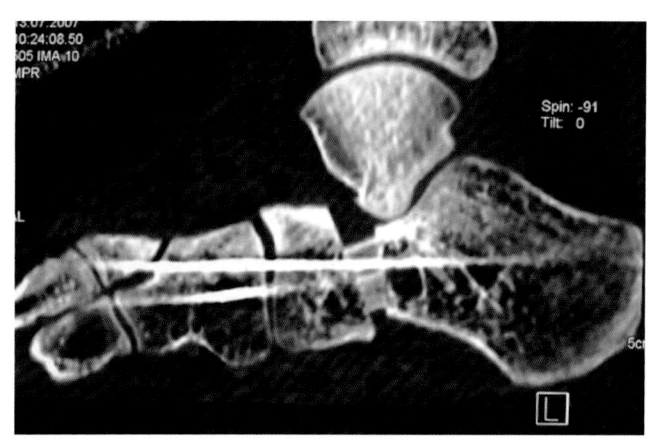

● 图 5.31 一名 14 岁患者,在矫正僵硬性平足时行跟骨延长术后。跟骨皮质显著肥厚表明存在距下前外侧撞击,同样也可以通过延长术解决

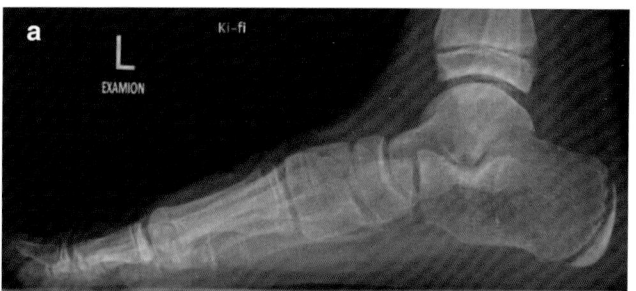

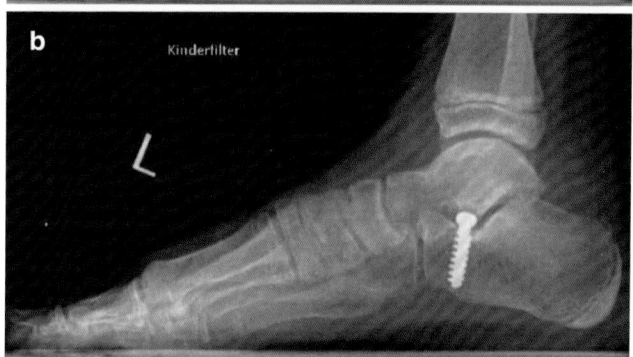

的活动度。

对于年龄在 9~12 岁的患者,除了截骨矫形外,切除跗骨联合后置入制动器(在生长发育过程中逐步矫形)也是一种合适的手术。Giannini 等(2003)建议 14 岁之前都可以切除跗骨联合同时置入距下关节跗骨窦占位器。图 5.32 展示了一个跟骨阻挡制动器的病例。

5.1.6.2 结果和病例

Kernbach 等(2008)和 Lisella 等(2011)分别报道了 6 例和 8 例同时行联合切除和跗骨截骨术患者的良好结果。Hamel 等(2016)在同时行距跟联合切除和截骨矫形术的 26 例患者中发现,77% 的患者在中短期内表现出良好结果。4 例患者存在持续症状主诉;2 例患者进行了二期关节融合术。Mosca 和 Bevan(2012)报道 1 例双侧均接受了治疗的患者,双侧压痛都未缓解。Masquijo 等(2017)报道了 8 例不同的跗骨截骨术(包括跗骨三联截骨术),效果都很好。

图片展示了 4 种情况。图 5.33、图 5.34、图 5.35 和图 5.36 是典型的治疗过程。在一位年纪很小就接受手术的患者中,联合切除+跟骨延长术取得了满意的长期效果(图 5.33)。2 名青少年患者接受了切除和跗骨三联截骨术(4.11.2 节),短期评估提示畸形完全矫正(图 5.34 和图 5.35)。如果一期保留关节的手术不能解决主诉,距跟原位融合术是一种很好的挽救方案(图 5.36)。

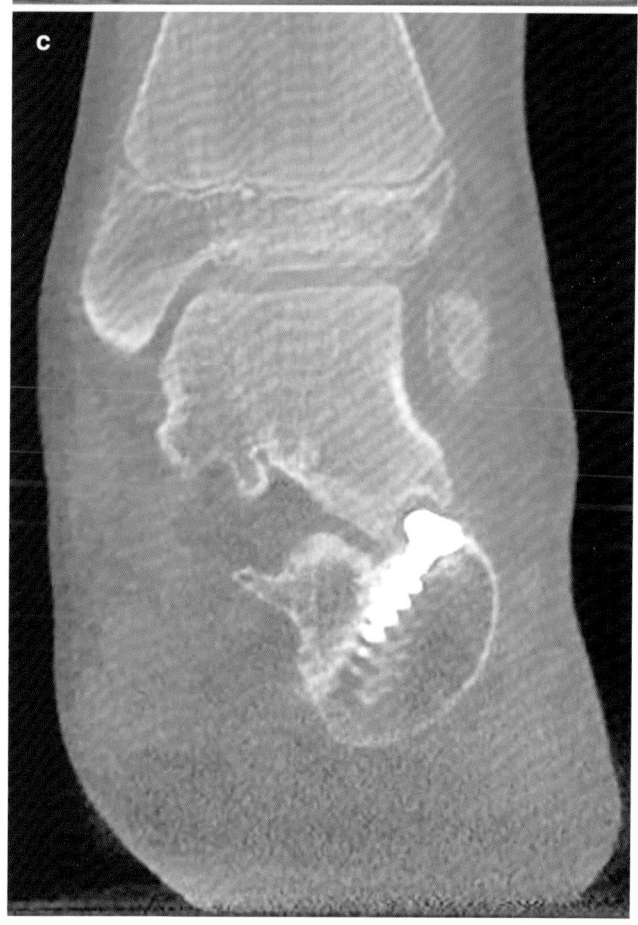

● 图 5.32 一名 10 岁患者,距跟联合合并中度平足畸形的(与图 5.20 同一患者),距跟联合切除和距下关节制动术前(a)和术后(b),后足力线明显改善。术后 3 年,足部活动自如且无疼痛;但是,在 DVT(c)中可以看到无症状的骨腐蚀

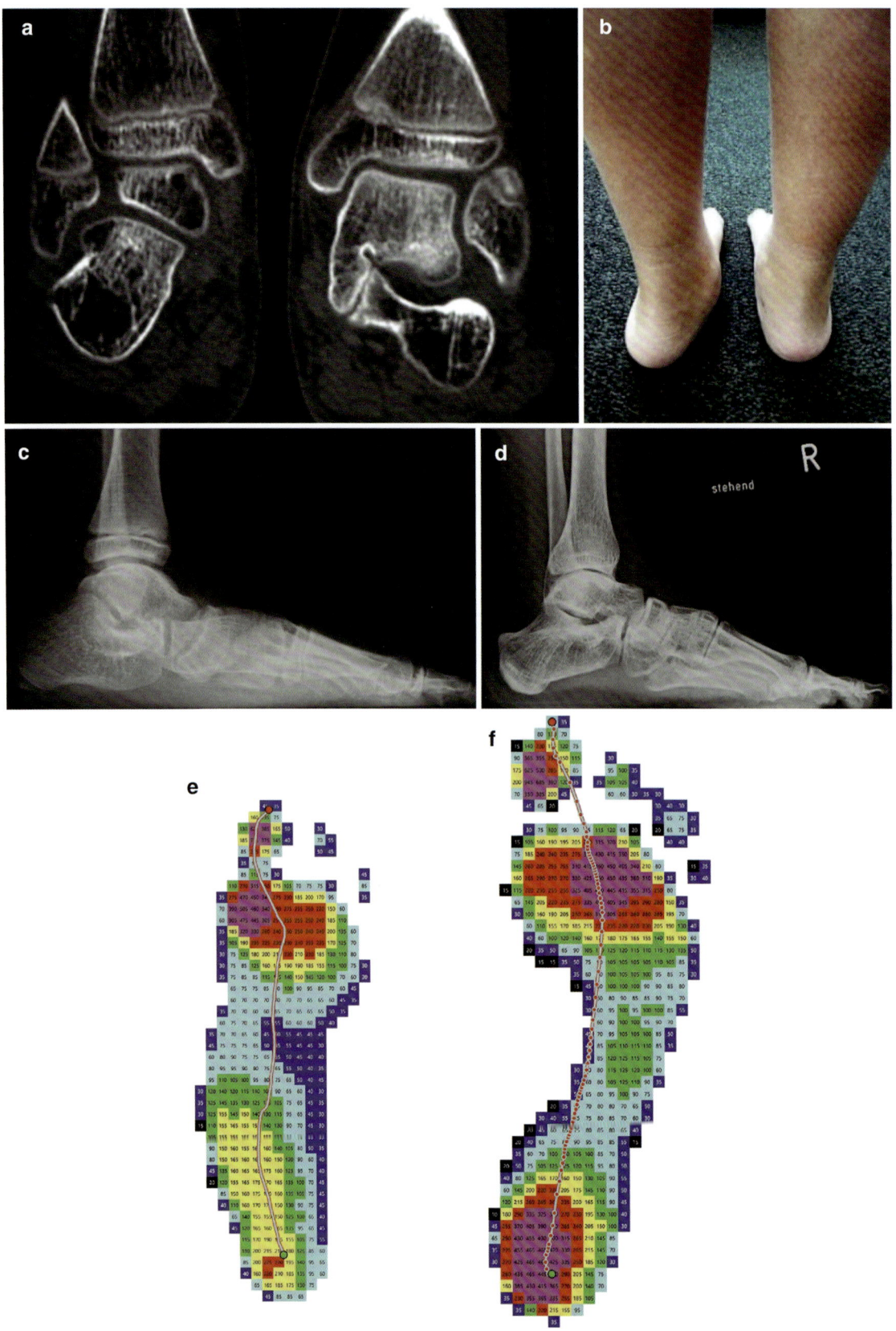

- 图 5.33 9岁患者，双侧僵硬性平足外翻畸形。双侧均有距跟联合（a，联合在 CT 图像的右侧可见）。右侧先进行手术达到了良好的后足矫正效果（b）。术前畸形（c）可通过跟骨截骨延长术+腓肠肌松解完全矫正，术后 9 年图像（d）显示，跗骨骨骺发育良好。足底压力图显示与术前（e）相比，术后（f）达到了生理压力分布和标准步态路线，功能明显改善。足跟开始着地后弧形的足底压力中心曲线表明，临床可复性后足复合体具有良好的减震性

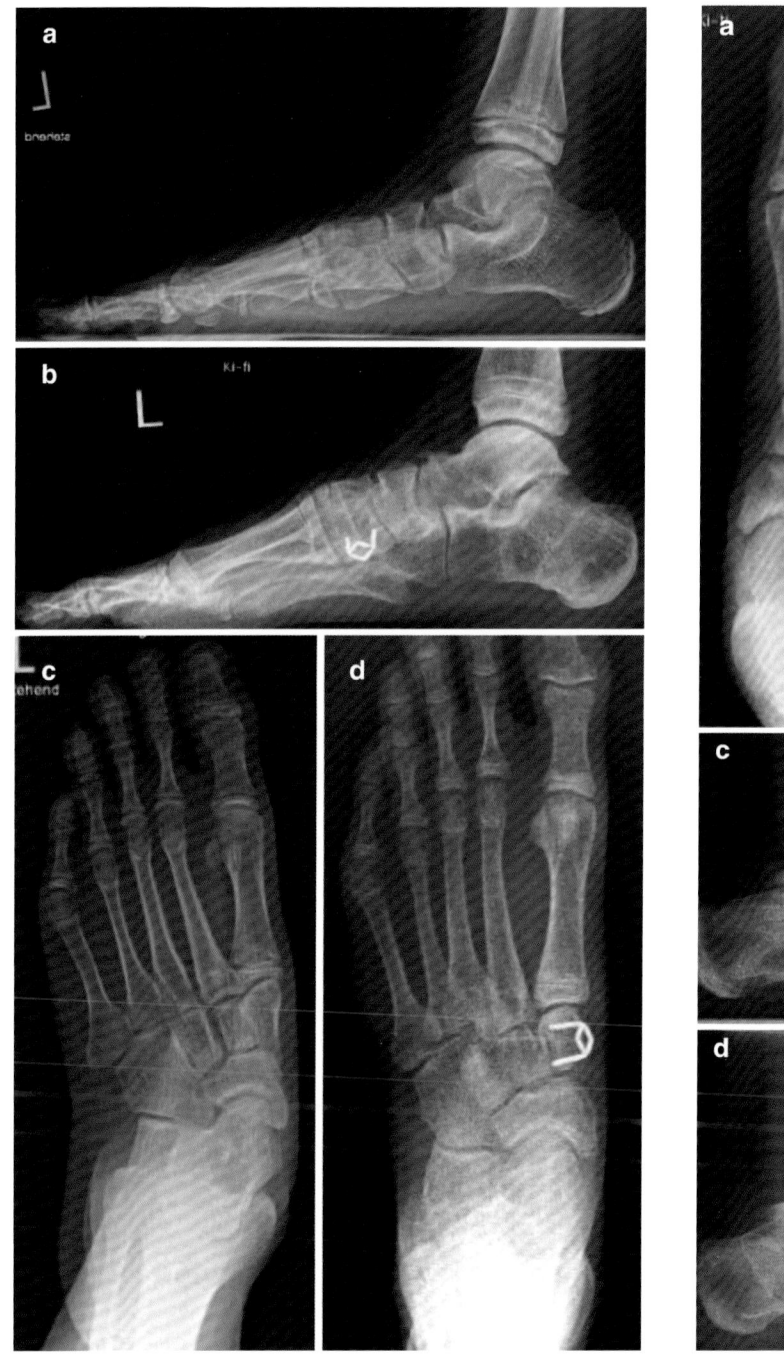

● 图 5.34　15 岁患者，僵硬性平足畸形，术前（a，c）和术后（b，d）图像。患者接受了联合切除、跗骨三联截骨术（4.11.2 节）及腓肠肌松解。其中内侧楔骨行闭合楔形截骨

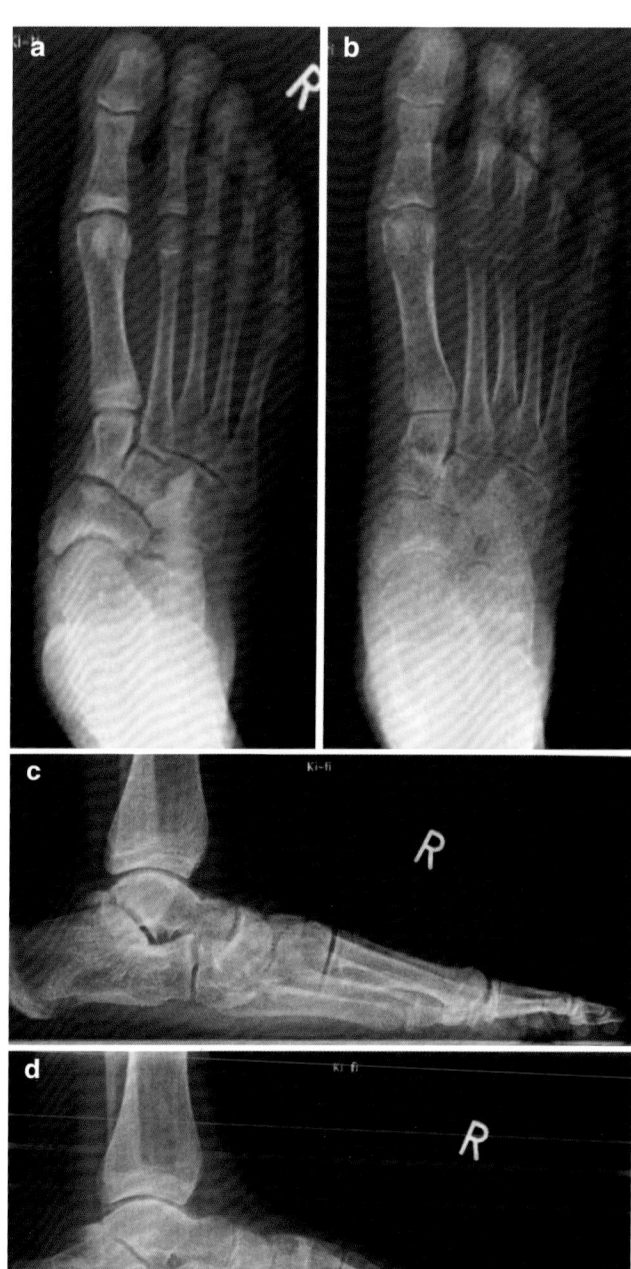

● 图 5.35　15 岁男孩，背内侧联合合并僵硬性平足畸形（a，c）。联合切除后，进行跗骨三联截骨术和腓肠肌延长术。术后 6 个月（b，d），残余活动度和力线矫正良好，但距下关节间隙明显变窄

5.1.7　一期距跟融合术

文献认为，三关节融合术通常是联合不可切除时的治疗方法（例如，Downey 和 DeWaters 2013），特别是对于僵硬性平足外翻畸形（Cowell 和 Elener 1983）。然而，笔者从未遇见将青少年 Chopart 关节线常规纳入融合范围的指征。在最新的文献中，由于邻近关节的预估远期退行性变化，儿童和青春期的一期（距跟）融合术很少会在讨论范围，一般共识是只有在联合切除术后持续不适的情况下才可能作为解决方案。然而，根据笔者的经验，在较年轻患者中也存在预后不良的病例（图 5.37）。对于这些病例，一期距跟融合似乎更合适，能避免多次干预导致的长时间疼痛。在 Blitz（2010）与 Cass 和 Camasta（2010）的文章中可以找到如何平衡两种选择的讨论。

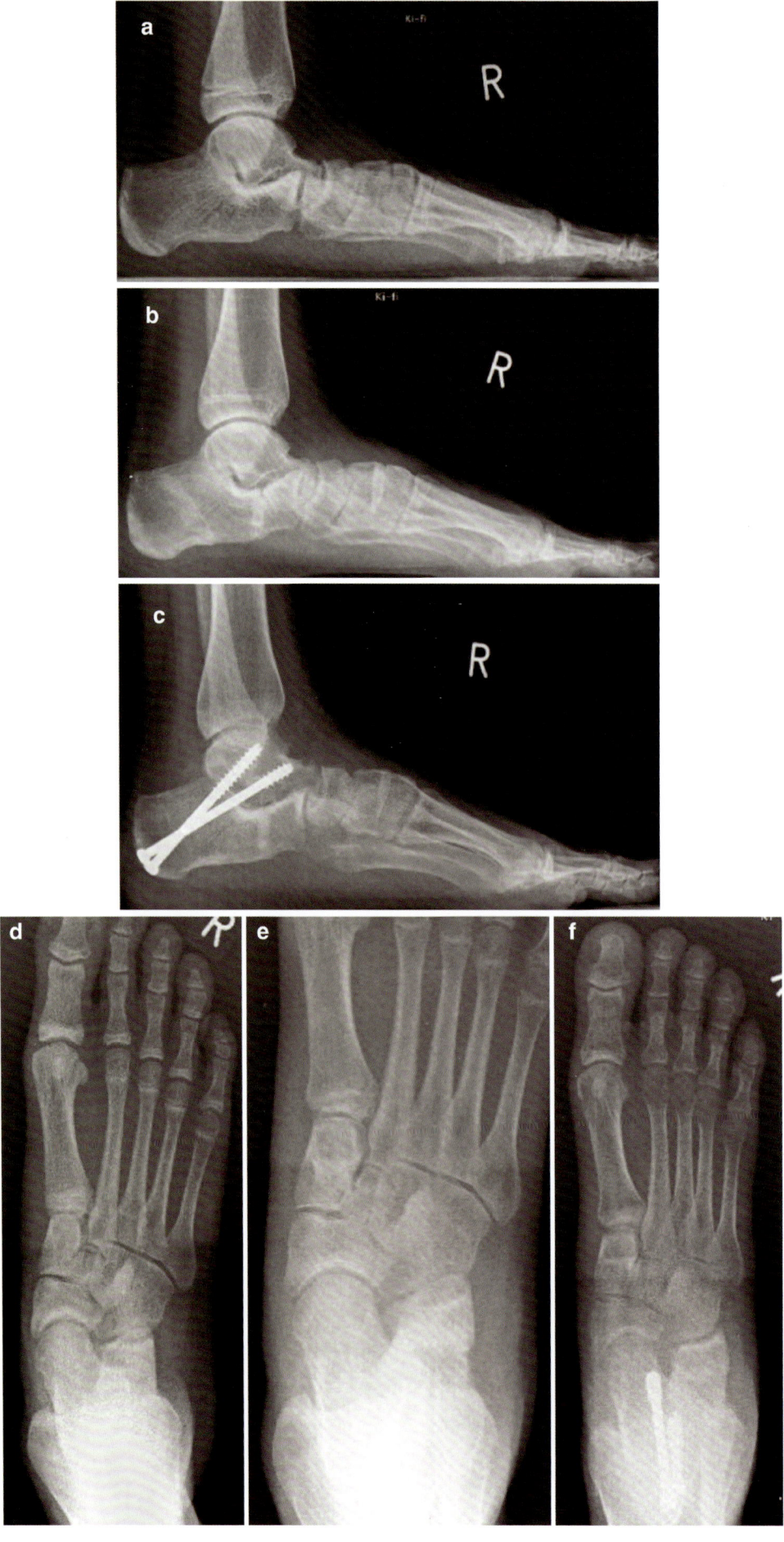

- 图 5.36 16岁患者，距跟联合（a，d）。联合切除和跗骨三联截骨术后（b，e），距下关节持续疼痛不适，力线矫正也不完全，因此1年后进行了距下关节融合（c，f）

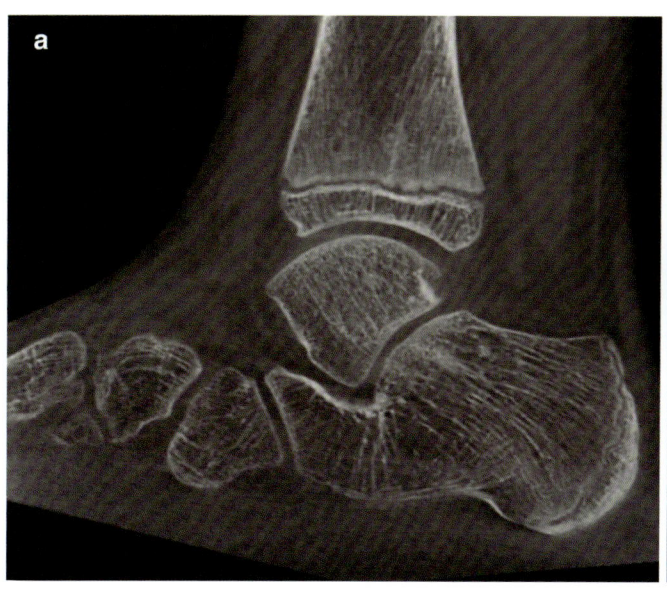 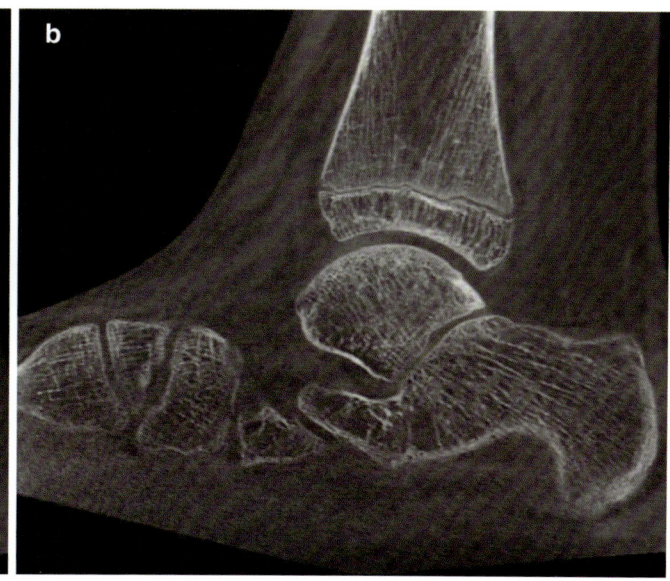

- 图 5.37　一名 13 岁男性患者，DVT 提示双侧僵硬性平足畸形。右侧（a）联合切除+跗骨截骨术并保留距下关节，左侧（b）由于关节间隙严重变窄，一期融合似乎较为合适

5.1.7.1　手术技术

如果评估手术指征表明一期距跟关节融合术优于切除术，可以采用不同的手术方式。

手术技术

1. 先前切除联合用的内侧入路（图 5.38）是最常见的入路。该入路可以从联合中获得自体骨用于松质骨移植；轻度的后足外翻畸形可以通过关节面内侧切除来矫正。内侧入路对于术前指征不明确的病例特别有利，因为可以在术中决定联合切除还是一期融合。用克氏针锚定撑开器撑开后，用刮匙和锉刀尽可能地去除软骨。用导向套筒控制电钻，帮助准备好关节融合面。如果跟骨生长板已经闭合，可以用 2 个强力空心加压螺钉稳定截骨块；外侧螺钉置于距骨体部，内侧螺钉置于体颈交界处。在年幼儿童中则使用克氏针。三角韧带的浅层因入路可能会略有损伤，应仔细缝合，基本不会出现入路相关的内踝不稳。
2. 后入路用于背内侧或局部后侧的联合（图 5.39）。然后从后侧对联合进行截骨。其主要优点在于可以借后方插入楔形骨移植物调整距骨倾斜的位置，从而治疗现有或有可能发生的踝关节撞击，或至少避免加重撞击。缺点是需要俯卧位以免需要增加操作步骤。皮肤切口位于跟腱的外侧，保护腓肠神经。通过 Kager 脂肪三角到达关节囊，确认到距下关节和拇长屈肌腱后打开关节囊。利用透视确定撑开器的克氏针位置，撑开关节。切除联合后，去除后关节面软骨，嵌入精确成型的楔形三皮质骨移植物进行融合。
3. 前外侧关节融合术通常需要移植物，可以通过关节外 Grice 手术（图 6.15）使用皮质海绵状胫骨或腓骨移植物（图 5.42）进行，但也可以在软骨去除后从距下关节后关节面进行内侧联合切除术并嵌入髂嵴松质骨块。此外，如果不需要矫正畸形，则可以保留联合、去除关节软骨、松质骨移植，可不置入内固定（Cass 和 Camasta 2010）。

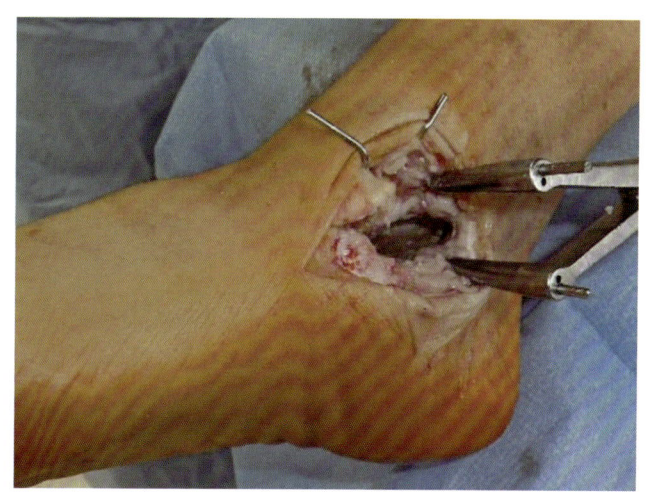

- 图 5.38　从内侧入路切除联合后可进行距跟关节融合术

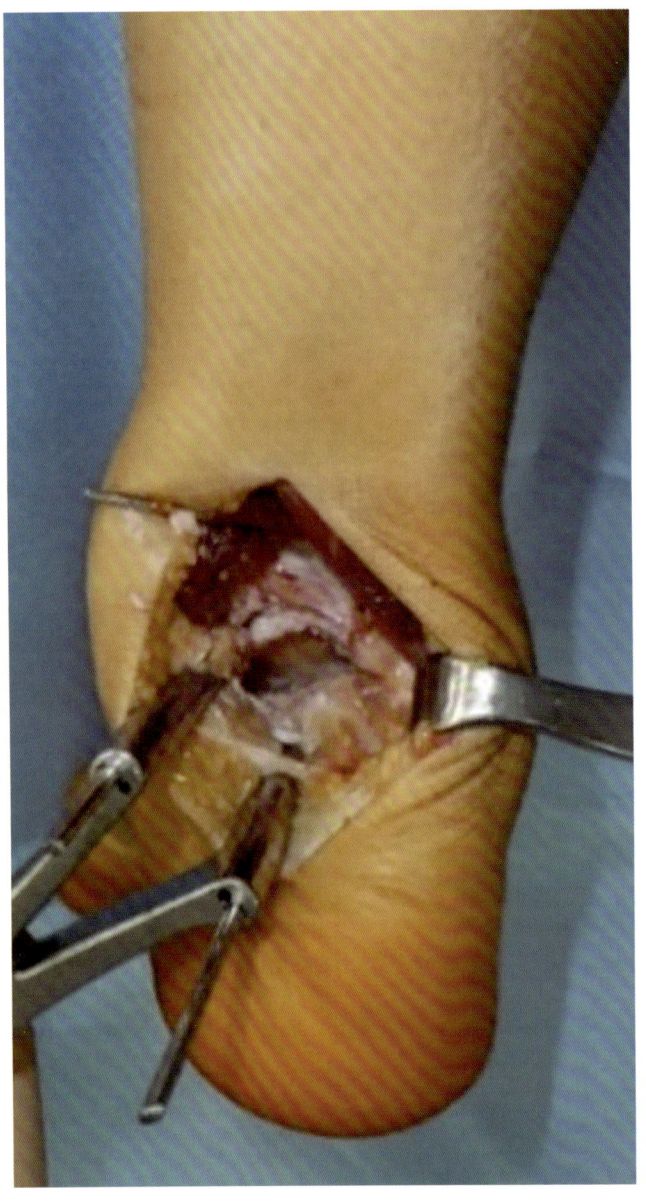

● 图 5.39 背侧入路用于距跟联合中行（原位）关节融合术

5.1.7.2 结果和病例

最近的文献中几乎没有关于距跟联合行关节融合术后效果的数据。笔者对 26 例 18 岁以下患者进行了融合（Hamel et al., 2016），未发现有假关节形成；但是也未常规行 CT 检查。3 例患者进行了额外的截骨术以纠正力线。3 例患者仍有中等程度主诉，明显超重可能是部分原因。一般而言，患者对至少中期的效果都非常满意，并且没有任何明显的活动度受限，因为联合已经导致术前活动度显著受限。对术前腓骨肌痉挛的病例，某些情况下痉挛在仅仅几个月中就有所改善。2 个同期跗骨截骨矫形术的典型病例如图 5.40 和图 5.41 所示。

5.1.8 联合切除术后的二期干预

在距跟联合切除术后，症状可能会暂时持续数月，数月后才能明确症状是否得到缓解。除了联合，在这些患者中必须注意距下关节并不是正常发育的，而是由于联合导致的活动受限，关节面、关节囊、韧带等结构无法正常发育。主诉症状未缓解可能有不同的原因。

联合切除后持续疼痛的可能原因
- 切除不完全（图 5.28、图 5.29 和图 5.43）
- 原联合处的重新骨化
- 持续畸形
- 距下前外侧撞击
- 其他联合没有处理
- 距下关节退行性改变（扩大指征，图 5.42）

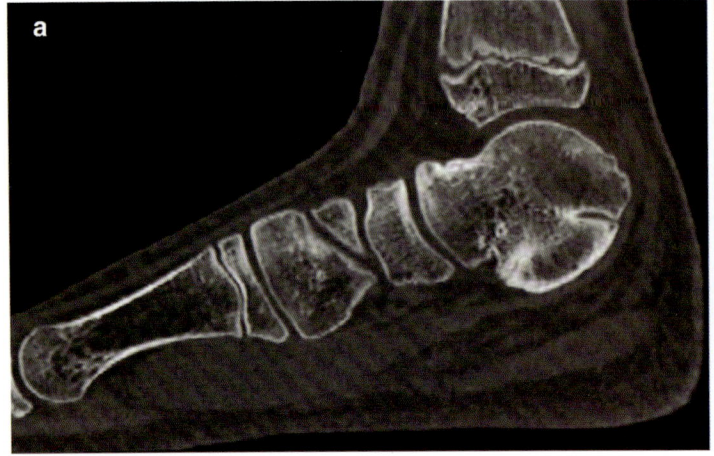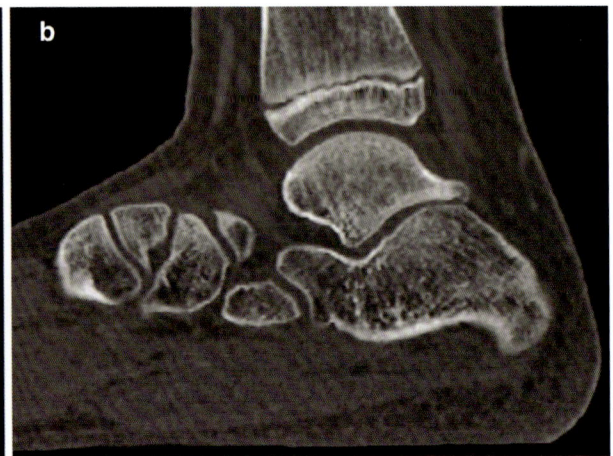

● 图 5.40 13 岁患者，大的完全性距跟联合（a），部分距下关节间隙明显变窄（b）。临床和影像提示学中度平足畸形（c，e）和明显的腓骨肌痉挛。术中，联合切除后仅观察到极小的距跟关节残余活动度。因此决定进行一期距跟关节融合术。通过轻微的跟骨延长和楔骨截骨术矫正力线，松解腓肠肌，术后 9 个月力线矫正良好（d，f）

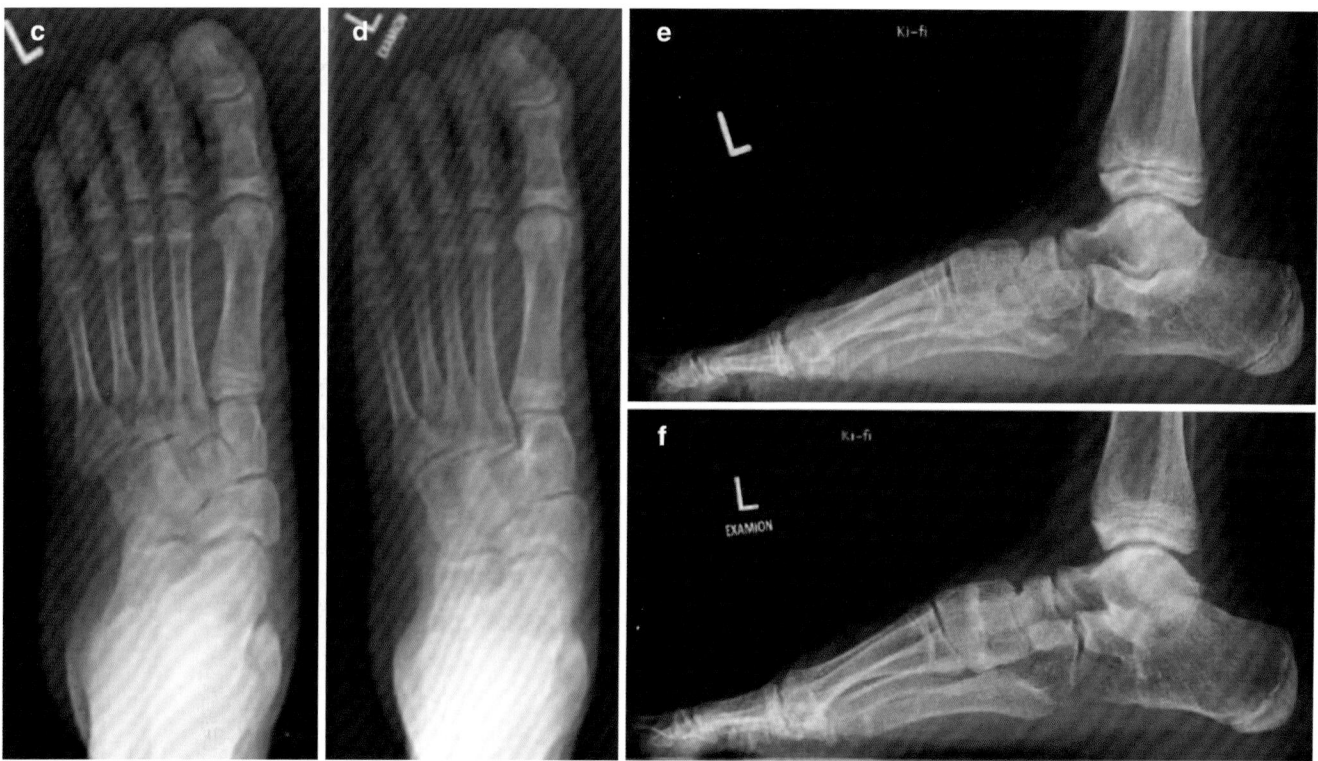

• 图 5.40 （续）

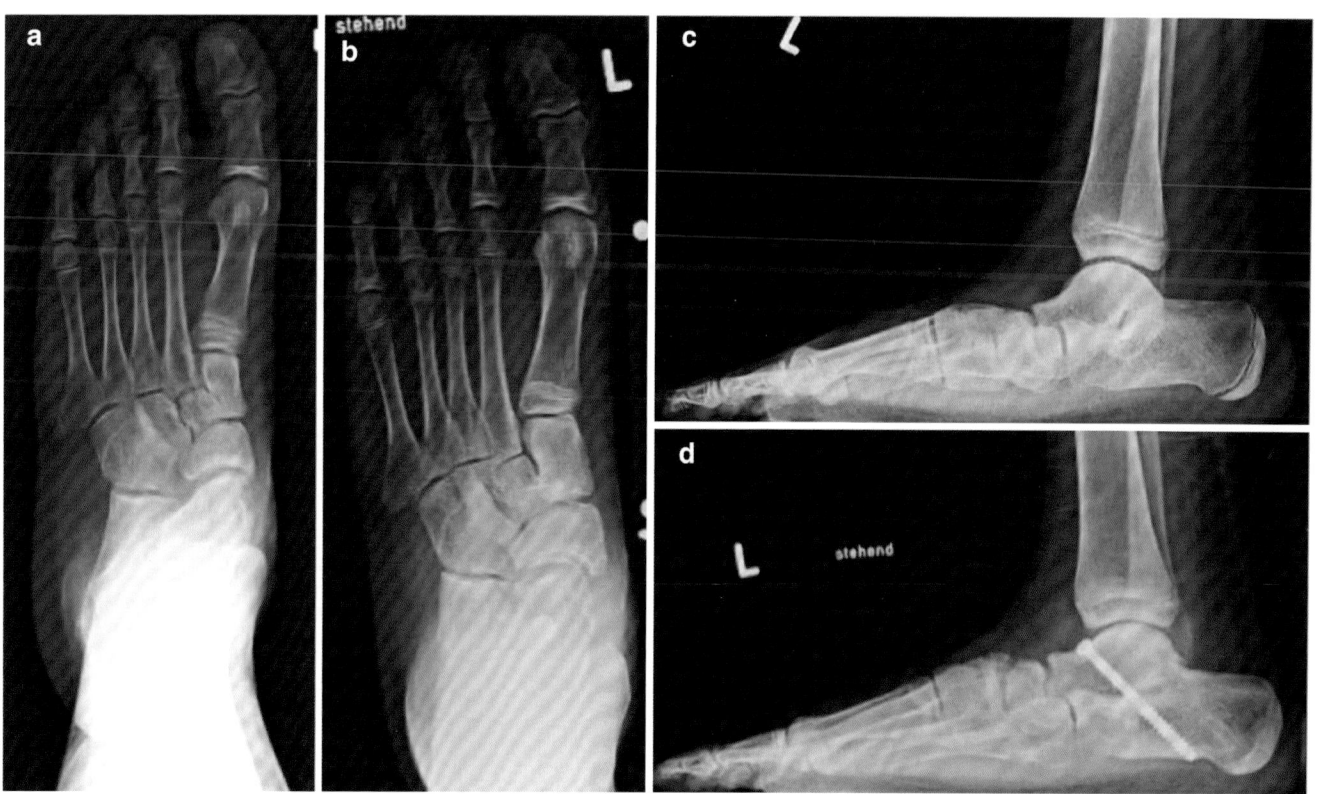

• 图 5.41 13 岁患者，严重平足畸形（a，c）和大距跟联合。距跟关节融合术后，进一步截骨（跟骨延长和楔骨截骨），结合腓肠肌松解和腓骨短肌腱延长术，术后力线良好（b，d）

一些关于联合切除后疼痛未完全缓解患者的经验是：疼痛完全缓解比活动能力更重要（图 5.42）持续性腓骨肌痉挛将整个距跟舟复合体锁定在外翻位，对功能非常不利。尽管如此，患者（和父母）通常对二期融合十分抗拒，即使在功能严重受损的情况下，也需要更长时间术前谈话。通常，手术翻修，例如再次切除，似乎效果不大，最好考虑融合，除非前期手术明显切除得不够完整。图 5.42 和图 5.43 是 2 个二期关节融合的病例。

5.1.9　小结：笔者的治疗经验

2002—2019 年期间，笔者对 138 名儿童或青少年

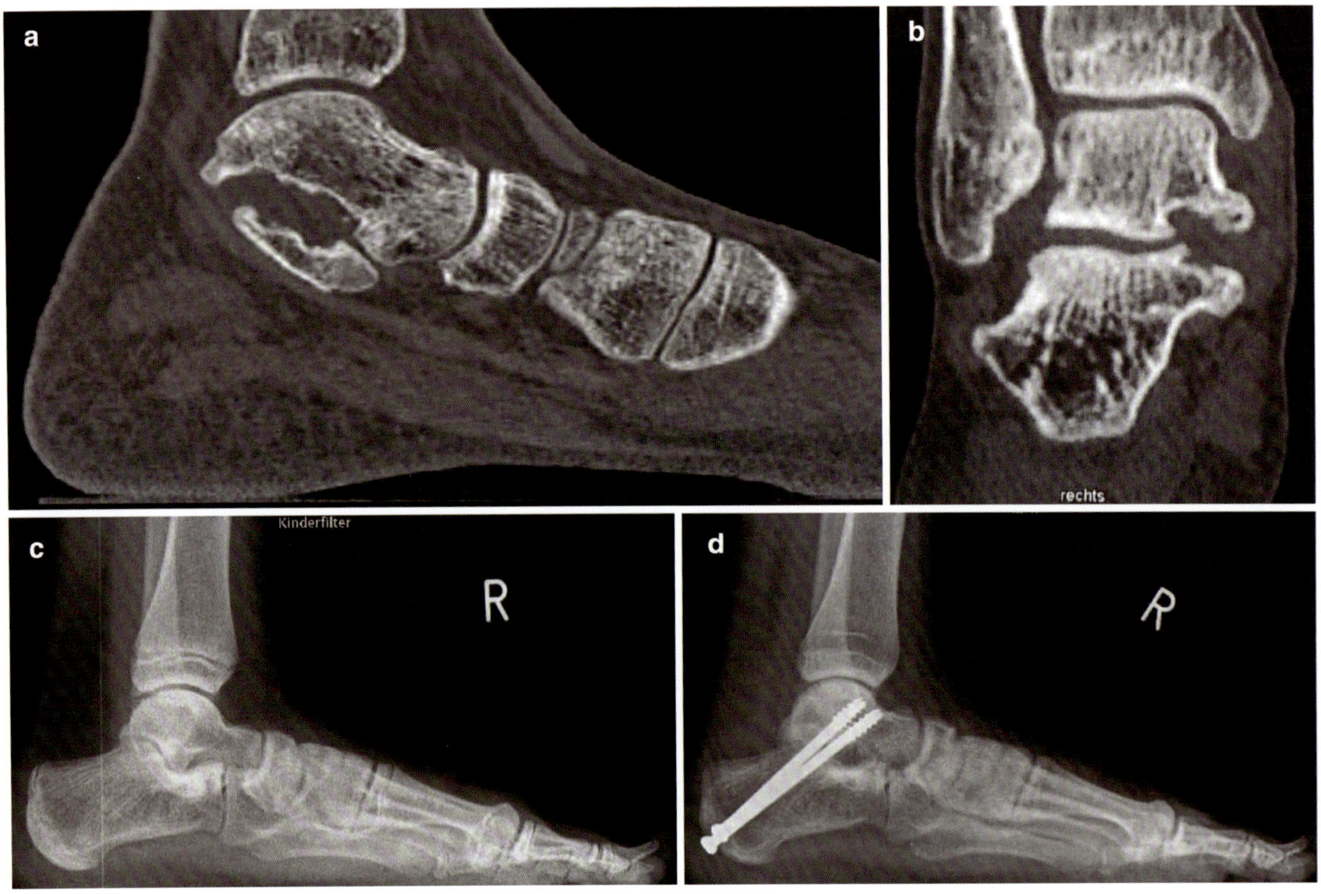

- **图 5.42**　一名 12 岁女性患者，中等大小的距跟联合被完全切除后（**a**，**b**），距下关节具有良好的临床活动度。但很多症状并未缓解，因此术后 2 年半进行了二期距跟融合术（**d**）。回顾病例发现，在术前 X 线（**c**）中可以看到距下关节间隙明显变窄，这可能表明残余关节已经严重受损而不是受到了联合的影响

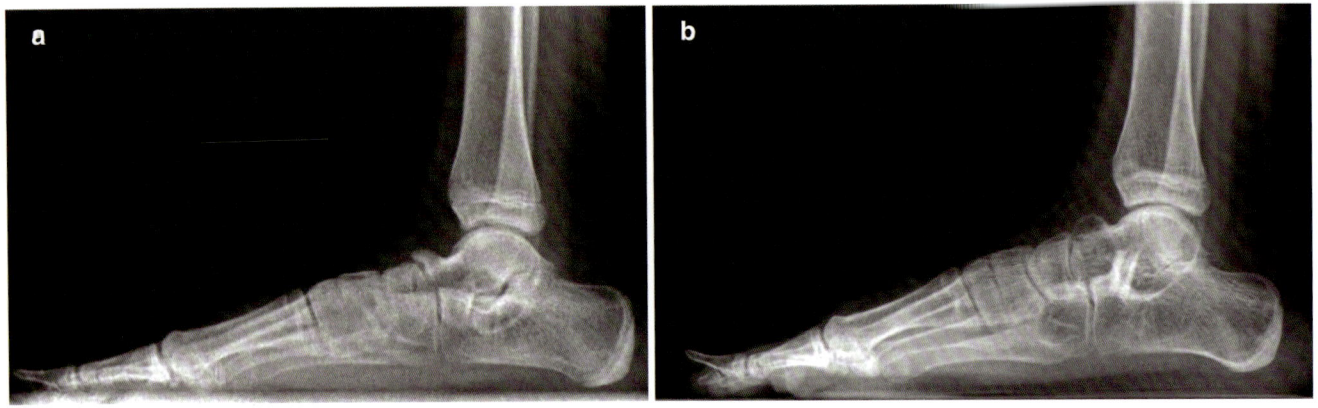

- **图 5.43**　外院女性患者，切除不完全，术前持续性重度疼痛。在 12 岁时（**a**），进行了 Grice 关节融合，随后疼痛完全缓解（**b**）

距跟联合患者进行了手术治疗。图 5.44 显示了截至 2014 年接受手术的患者小结（Hamel et al., 2016）。单独联合切除或一期融合术对 87% 的病例有效，而联合切除 + 畸形矫形对 77% 的病例有效。

在回顾总结后，考虑到患者自身基础，从融合后基本有效的结果出发，笔者建议将联合切除术应限制用于真正有希望的病例上（图 5.45）。经验证明，联合治疗合并畸形矫正的概念是非常成功的；如果在切除后需要二期关节融合术，在畸形矫正后，单纯原位融合在技术上更为简单。

笔者在距跟联合治疗方面的经验
- 通常明确诊断需要很长时间
- 即使没有出现剧烈疼痛，年幼儿童的小联合也应行规范的联合切除术
- 建议联合切除同时行畸形矫正
- 仔细判断生长末期及后期患者是切除还是融合
- 切除后持续疼痛（9 ~ 15 个月），尽早行二期融合
- 限制二期切除手术的指征

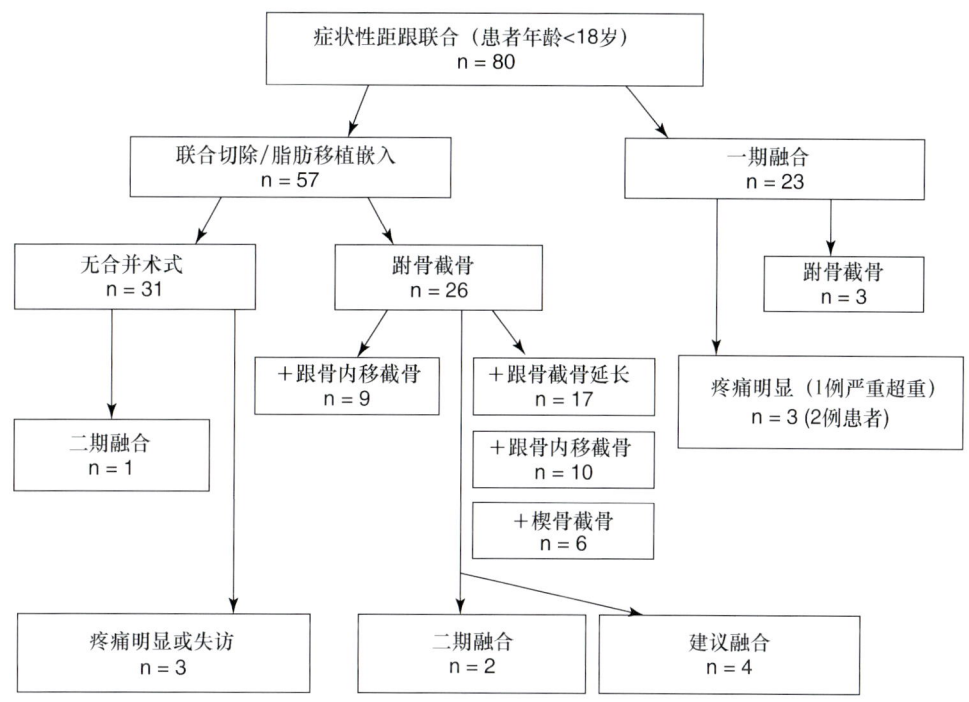

- 图 5.44　80 例手术治疗的儿童和青少年距跟联合患者的治疗路径（包括不良结果在内）（Hamel et al., 2016）

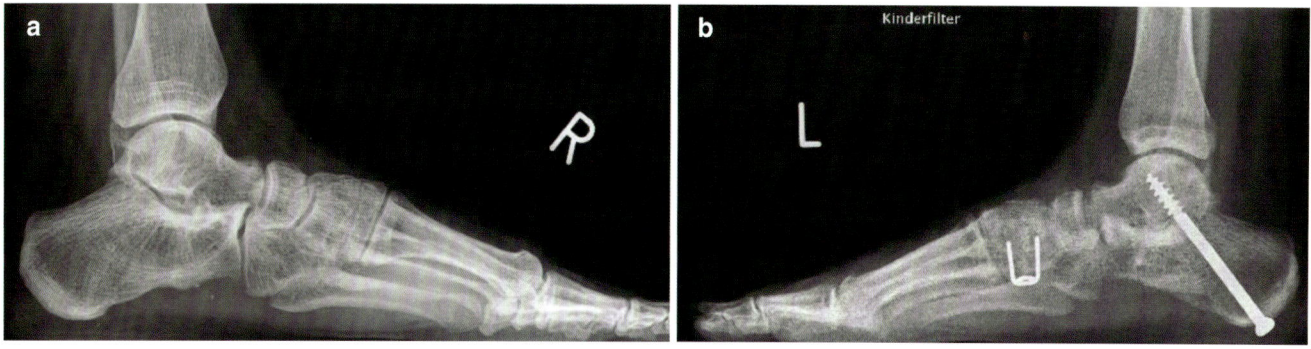

- 图 5.45　18 岁女性患者，僵硬性平足畸形，在 12 岁和 14 岁［先右侧（a），后左侧（b）］接受了联合切除术和跗骨截骨术。不同的是左侧做了距跟融合。患者双侧基本满意，但仔细询问后发现，进行融合的左侧功能略佳

5.2 跟舟联合

在作者的实践中，跟舟联合发生的频率与距跟联合的频率相同，约占联合手术的 55%。跟舟联合治疗适应证明确，手术结果总体上优于距跟联合。

5.2.1 治疗相关的病理形态学和病理生理学

在距跟舟关节复合体中，跟骨、骰骨和舟骨的骨韧带链彼此紧密相连，并与距骨相对运动。这三块骨头的运动方向几乎相同，它们通过关节或韧带相互连接。位于跟骨前突和舟骨外侧极之间的分歧韧带在内翻和外翻过程中始终使这两个骨性结构保持紧密的空间关系，起着特殊的连接作用。如果随着患者年龄的增长，由于逐渐骨化而形成僵硬的联合体，导致跟舟移行区域的僵硬程度增加，就会导致非生理性的强迫运动。特别会对距舟关节产生影响，常常会导致远期关节炎。完整或存在裂隙的骨桥（图 5.47），通常延伸到舟骨的下表面（图 5.48b），深度可超过 2.5 cm。

5.2.2 临床表现

跟舟联合通常在 9～12 岁时出现症状。在运动或日常活动中，疼痛表现在跟舟移行区上方，或弥漫于整个后足。也可以观察到腓骨肌痉挛，但比距跟联合合并腓骨肌痉挛的情况要少见，被动内翻通常造成疼痛，而且明显活动度受限。跟舟联合的力线异常比距跟联合少；如果发生力线异常，通常是平足外翻畸形，很少是内翻畸形。

5.2.3 影像学

在大多数情况下，标准 X 线片已经足以诊断。在侧位片中，"食蚁兽征"（图 5.46）是典型的表现，跟骨前突向远端延伸。"距骨鸟嘴征"（距骨头处牵引性的骨赘）较少见（图 5.60a）。为了更准确地表示跟舟联合，需要 45°倾斜的投照角度（图 5.47）。只有当怀疑有伴随的病理改变（图 5.49 和图 5.50）或在个别病例中作为手术准备（例如，排除可能的距跟

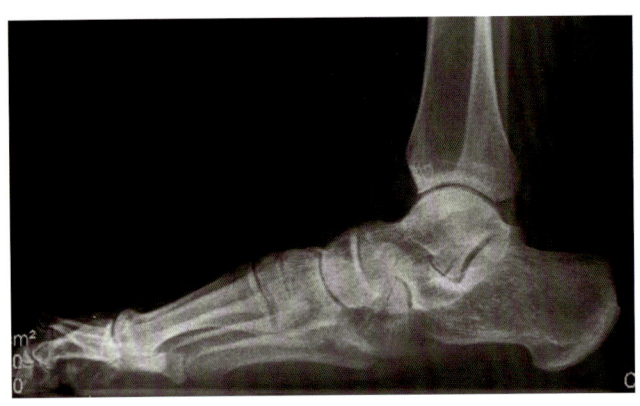

- 图 5.46 跟舟联合，在侧位 X 线片上已清晰可见。所谓的典型的"食蚁兽征"，指的是向远端延伸的跟骨前突。注意跟骨颈部皮质明显增厚

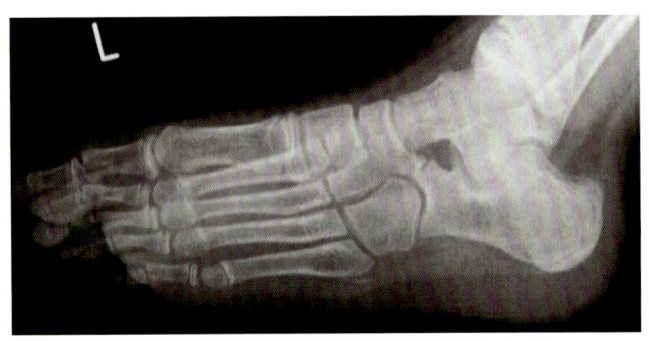

- 图 5.47 在 45°倾斜的投照角度下，可以清楚地看到跟舟联合。这个案例中不完整的骨桥清晰可见

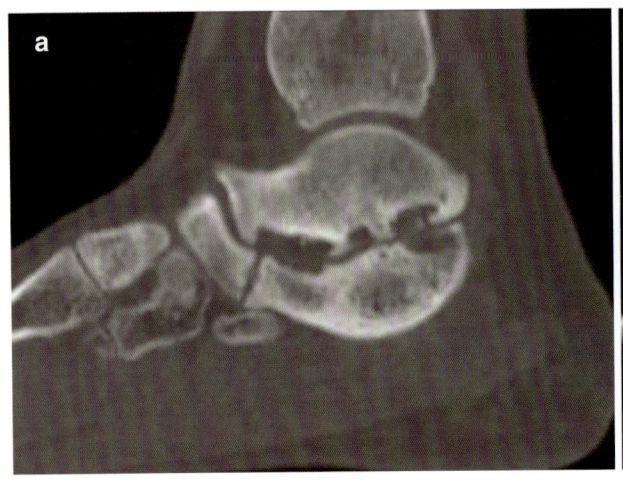

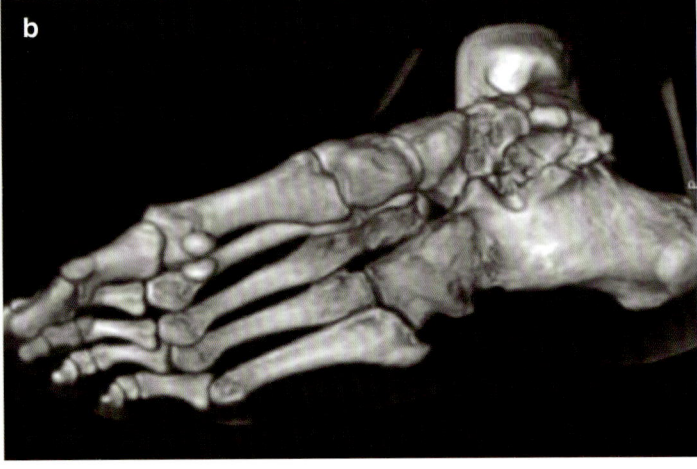

- 图 5.48 患有跟舟联合及距跟联合的青少年患者的 CT（a）及三维重建（b）。跟舟联合一直延伸到距舟关节的深面

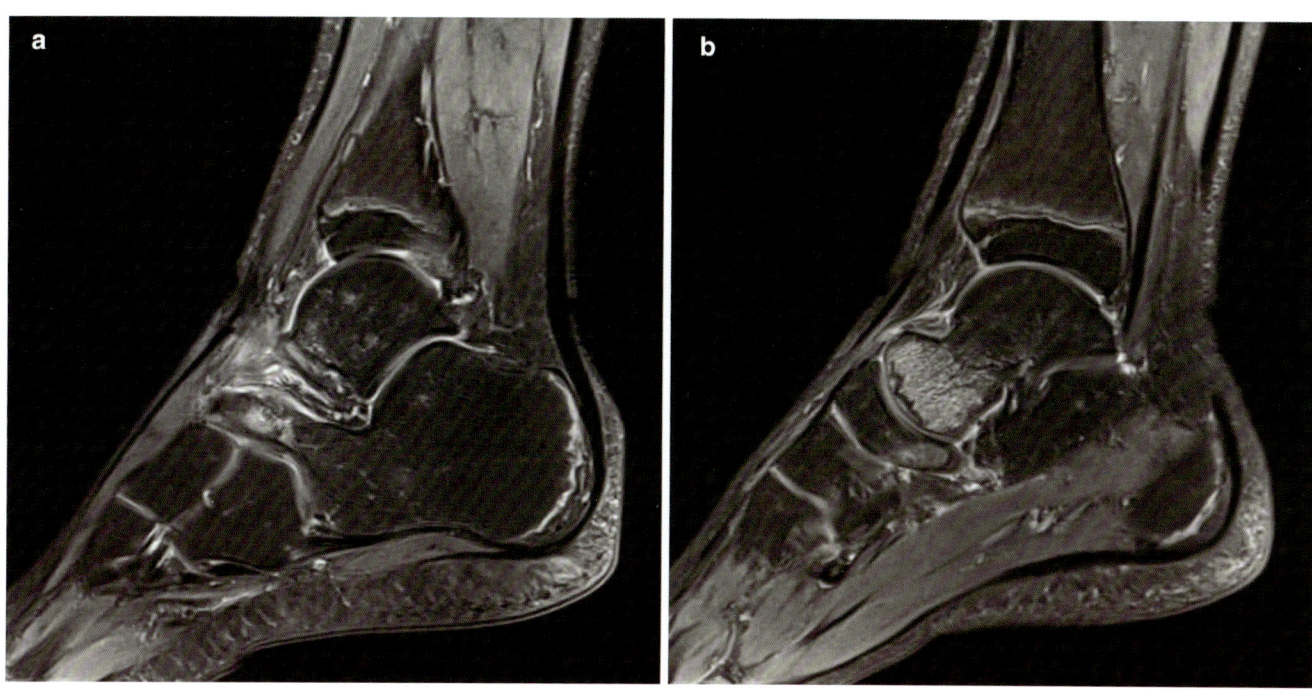

• 图 5.49 一名 11 岁女孩有症状的跟舟联合（a），在 MRI 上距骨头部有的清晰的骨挫伤，并伴有软骨下的骨折线（b）

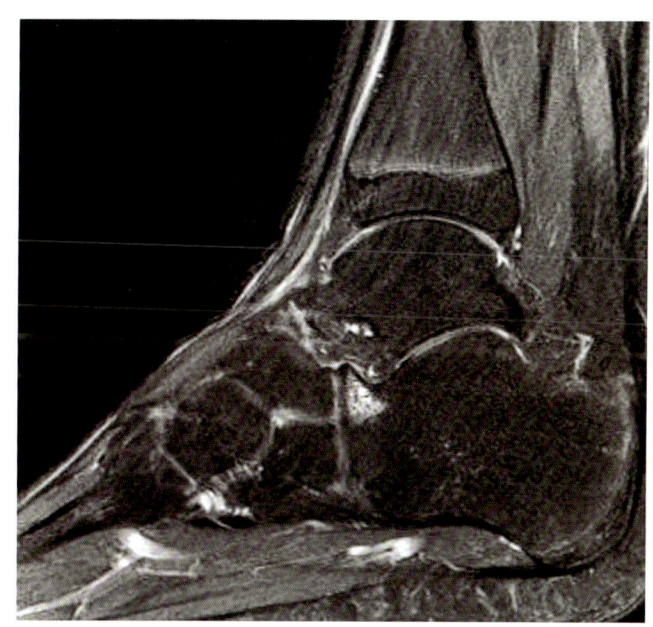

• 图 5.50 MRI 显示一名 12 岁男孩伴有有症状的跟舟联合，靠近联合的骨性结构为高信号

联合，图 5.48）时，类似 MRI 这样的横断面成像才具有诊断意义。也可以观察到前外侧距下畸形（5.1.3 节）（图 5.46）。

5.2.4 手术指征

儿童患者的跟舟联合的手术治疗包括骨桥的切除和软组织植入，在某些情况下，还包括外翻畸形的矫正。儿童和青少年很少考虑一期融合手术，但如果距舟关节有更严重的退行性改变，以后可能需要进行融合术。儿童和青春期患者早期手术切除在大多数情况下预后良好，因此即使没有主诉，也可以放宽适应证。然而，这并不代表大多数人的观点。由于跗骨联合严重扰乱了踝后足结构，之后出现主诉或发生关节炎改变的可能性（图 5.51）明显超过了切除的风险。然而，特别是对于几乎没有主诉的儿童，在与家长进行沟通时应当注意，尽管手术并发症较少，但必须指出一些可能的并发症，如部分症状残留、皮神经损伤、神经瘤形成，甚至影响发育。

5.2.5 联合切除与肌腱转位

手术技术

手术采用仰卧位，同侧臀部略微抬高。在跟舟移行区上方斜切皮肤，暴露出趾短伸肌的止点，L 形切开并牵拉显露（图 5.52a）。此处腓肠神经的分支和腓浅神经的背侧分支都必须保留（图 5.53）。

在分离的趾短伸肌止点下方，显露跟舟联合的移行区。在这里，舟骨置入克氏针，可以用于软组织牵引（图 5.52b 和图 5.53b）。在切口近端，暴露距骨头外侧和跟骰关节靠近跖侧及远端的部分。

使用窄摆锯、各种骨凿、窄 Luer 钳，如有必要，还可以使用 8～10 mm 的窄骨刀切除联合（图 5.52c），在克氏针标记后，通过透视辅助进行联合

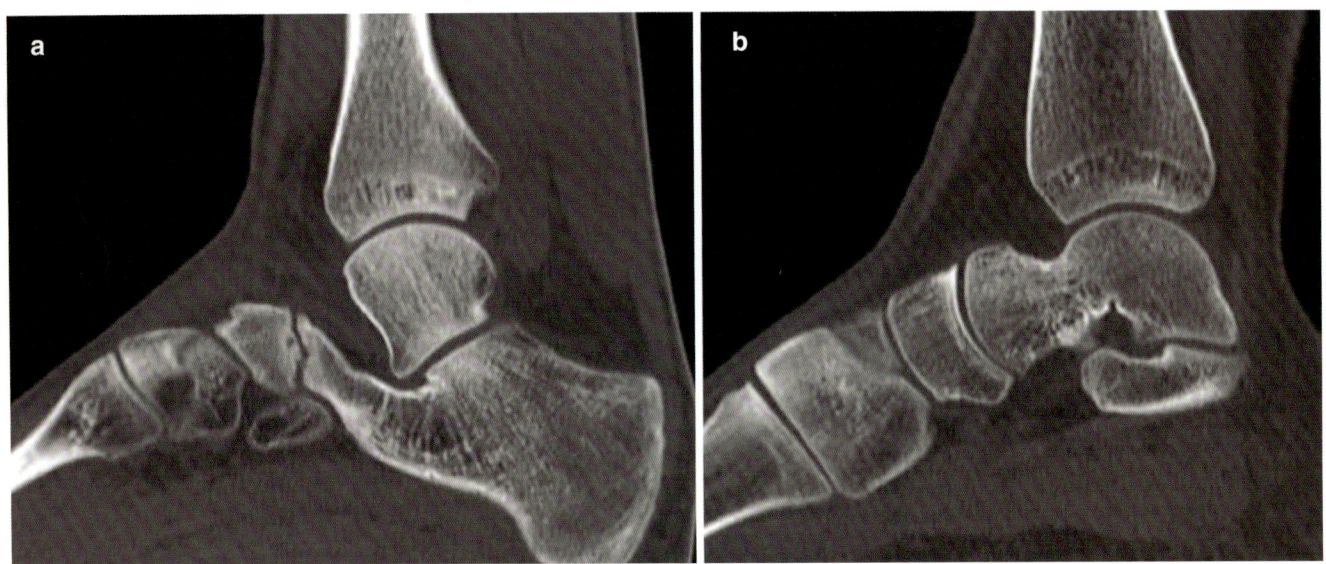

- 图 5.51 一名 15 岁女性跟舟联合患者 CT 矢状面图像（a）。距舟关节的跖侧部分明显存在关节间隙变窄，可见早期关节炎的表现（b）

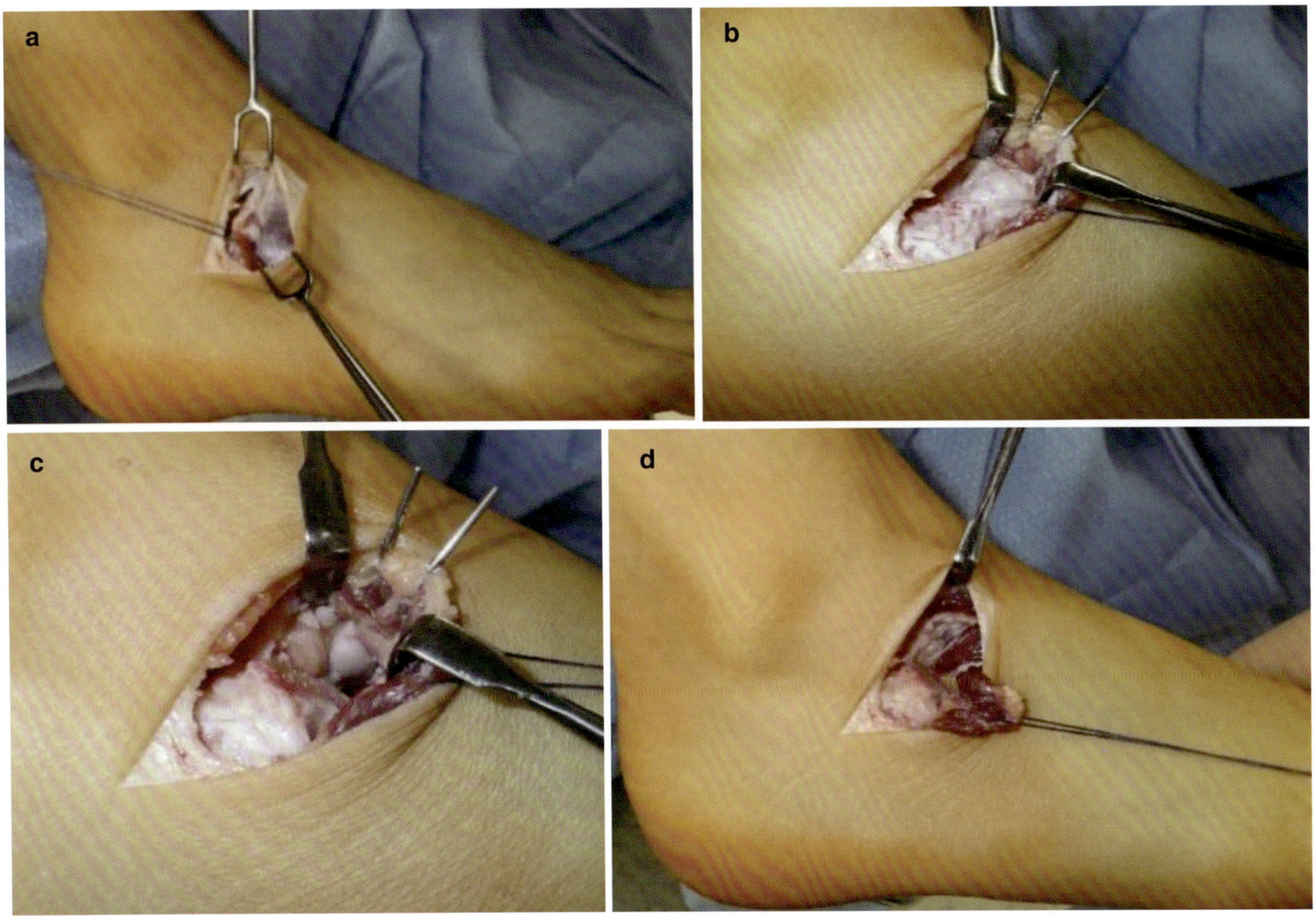

- 图 5.52 跟舟联合切除：趾短伸肌止点呈 L 形切开（a），暴露下面的跟舟关节移行区。固定在舟骨内的克氏针用于软组织牵引（b）。跟舟联合切除后，距舟关节（c）和跟骰关节均清晰可见。在切除间隙（d）中填塞趾短伸肌的内侧半，将附着线拉出皮肤并打结收紧，将肌肉的外侧部分（d）重新固定在原止点作为软组织覆盖（见正文）

的切除。切除方向向跖内侧倾斜约45°，切除深度可达2.5 cm，直至看见距舟关节囊（弹簧韧带）。在舟骨处，切除范围应大致在距骨颈外侧的延伸处；在跟骨前突处，切除范围包含小部分跟骰关节面（图5.54）。切除后，松质骨表面覆盖骨蜡。在极少数情况下，如果位置较深，可能需要建立第二个内侧切口（图5.62）。

分离的趾短伸肌止点被分成大致相等的两半，在充分松解后，使用细线将背内侧一半拉入切除间隙（图5.52d）。可吸收缝合线最终在皮肤上方跗骨内侧区域轻微拉紧打结（注意避免张力过大使患者产生不适）。以这种方式产生的肌肉联结通常不能填满整个切除间隙，但可靠地防止了联合部位的骨化。外侧肌肉部分固定在跗骨窦区域的软组织中用以覆盖。根据文献记载，整个趾短伸肌都可以填塞进去。或者，也可以使用游离脂肪组织移植。如果不处理这个间隙，可能会发生骨桥复发（图5.55）。

术后患者小腿石膏固定3周，保持非负重状态，以确保移位肌肉的愈合。拆线后，患者即可负重和活动。对于有明确术前内翻受限的患者，应特别注意对内翻的康复锻炼。

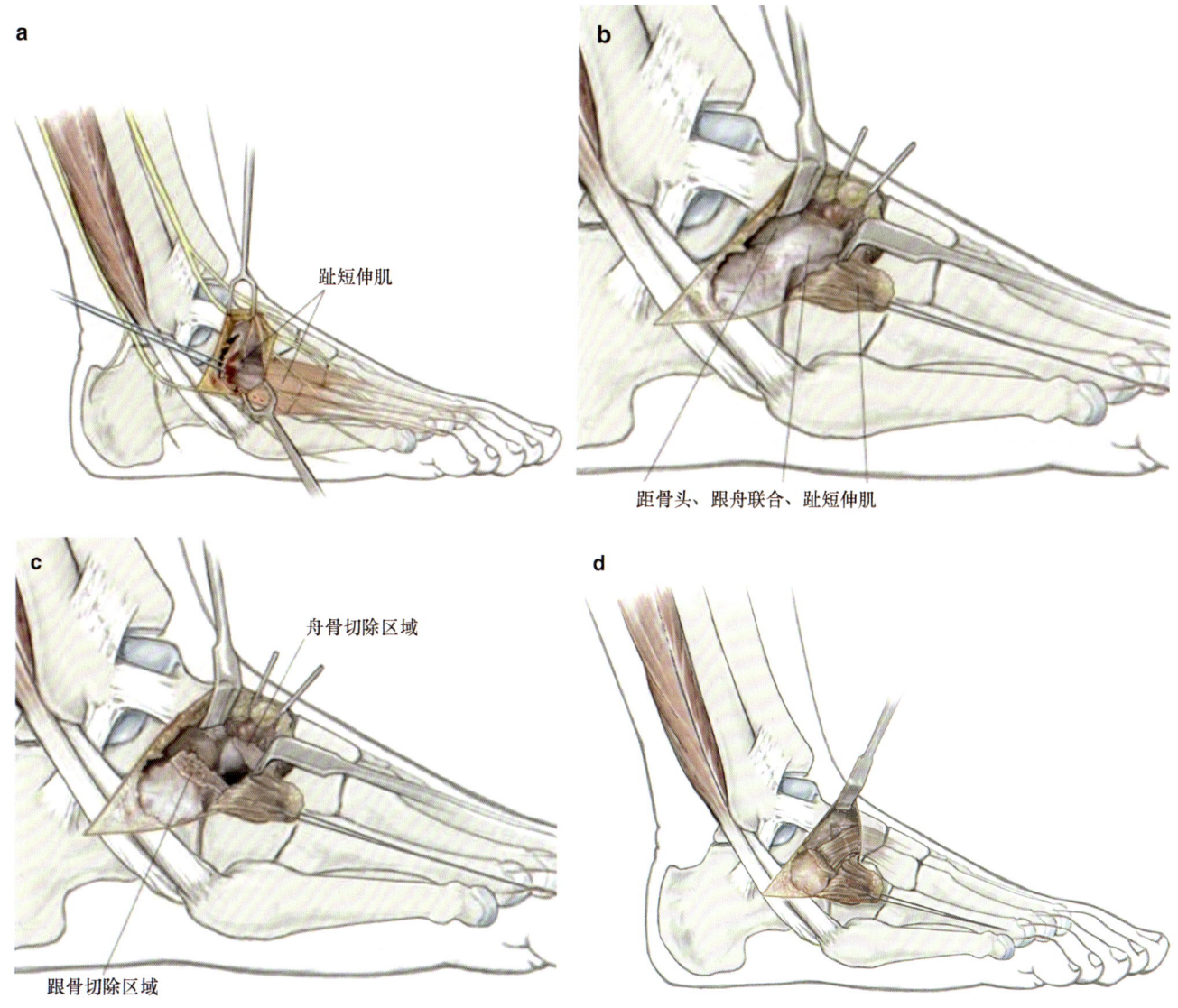

• 图 5.53 跟舟联合的入路（a）、显露（b）、切除（c）和肌肉填塞（d）。进一步解释见图5.52

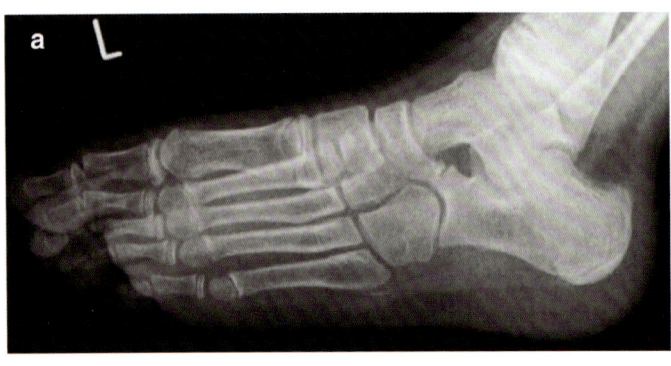
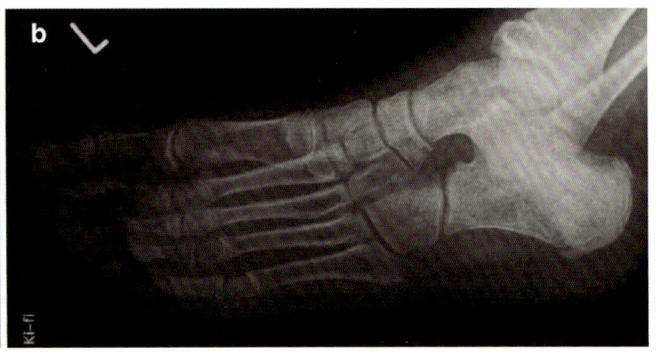

- 图 5.54　一名 11 岁患者在跟舟联合切除前（a）和术后（b）的斜位 X 线片。舟骨的轮廓与距骨头颈交界处外侧轮廓走行大致一致，跟骨的轮廓与骰骨背内侧轮廓走行大致一致

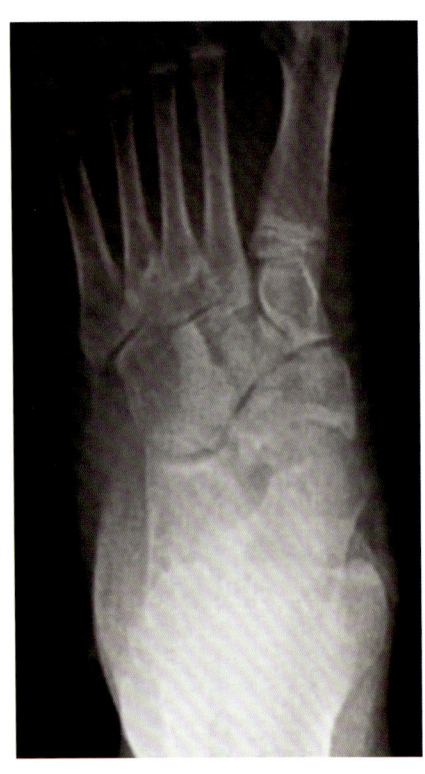

- 图 5.55　13 岁患者跟舟联合切除术后 12 个月。临床上明显的腓骨肌痉挛，影像学上提示联合再次骨化，距舟关节间隙严重狭窄

5.2.6　结局

Lemley 等（2006）撰写的综述总结了早期文献的结果。临床切除后，约 70%～100% 的病例效果良好，但有几例发生了再骨化，特别是没有软组织填塞的病例（图 5.55）。远期结果大多良好（Inglis et al., 1986；Gonzales 和 Kumar, 1990）。

最近几年的大样本回顾性研究中，Mubarak 等（2009）随访了 8 年间 96 位患者。他们使用的是游离脂肪组织置入，替代趾短伸肌，根据他们的研究，这只能填补由此产生间隙的 64%。87% 的患者在 1 年后恢复到原来的运动水平，5% 的患者发生再骨化，需要再次手术。

根据作者对约 120 例患者超过 15 年的非系统性随访，没有病例出现跗骨联合切除后再次复发。根据经验，后足活动度在术后显著提升，几乎没有患者残留不适症状；2 例病例恢复时间比较长，因为术后出现了肌萎缩。只有在 1 例 15 岁的患者中，进行了翻修手术，这名患者在进行跗骨联合切除时已经出现了距舟关节的退行性改变（图 5.56）。本团队的结果比文献报道更优；按照上述手术技术进行治疗，未见 Mubarak 等（2009）报道的相关并发症。

5.2.7　纠正力线的联合切除术

跟舟联合发生力线异常比距跟联合要少。如果存在力线异常，它们通常也是平足畸形。在很少的案例中会出现小骨块嵌入到联合的位置导致内翻畸形（图 5.61）。在年龄较小的儿童和不太严重的平足畸形中，联合切除后的足部可以观察到畸形自发矫正，但这是不可预测的。在外翻畸形更明显的案例中，可同期行关节制动术（图 4.29 和图 5.57）和（或）截骨术（图 5.58、图 5.59 和图 5.60）。适应证与非僵硬性的平足外翻畸形相同（第 4 章）。

如果只有后足外翻，后足力线可以通过跟骨滑移截骨术恢复正常（图 5.58）。然而，通常存在明显外展畸形，而舟骨脱位偏向外侧。在这种情况下，可以从跟舟联合切除术相同的手术切口进行跟骨延长截骨（图 5.59）。如果平足外翻畸形在三个平面上都较严重，可用跗骨三联截骨术纠正外翻畸形（Hamel et al., 2014）（图 5.60）。然而，如果关节过度活动明显，联合切除术会导致进一步的不稳定，这时最好采用关节融合术矫形（图 4.51）。

- 图 5.56 15岁跟舟联合患者伴有疼痛和腓骨肌痉挛（a，b）。切除和肉毒素治疗并没有减轻疼痛的症状，反而关节退行性改变迅速进展。因此，在初次干预7个月后（c）进行距舟融合（d）

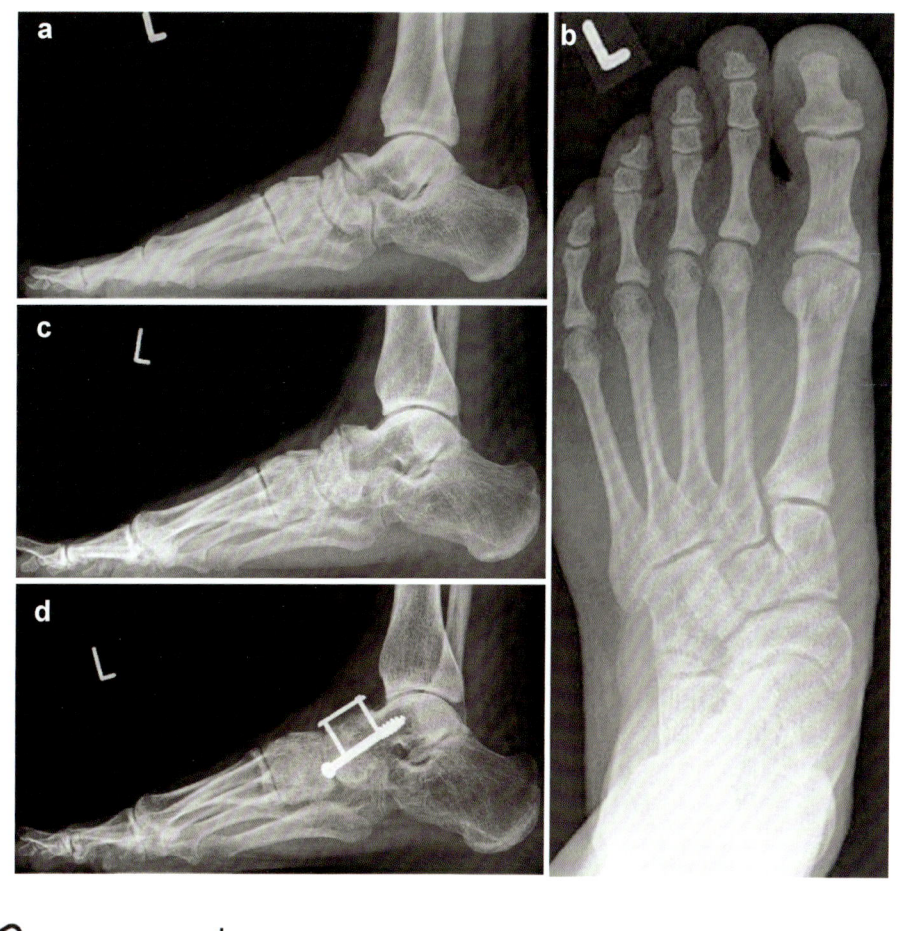

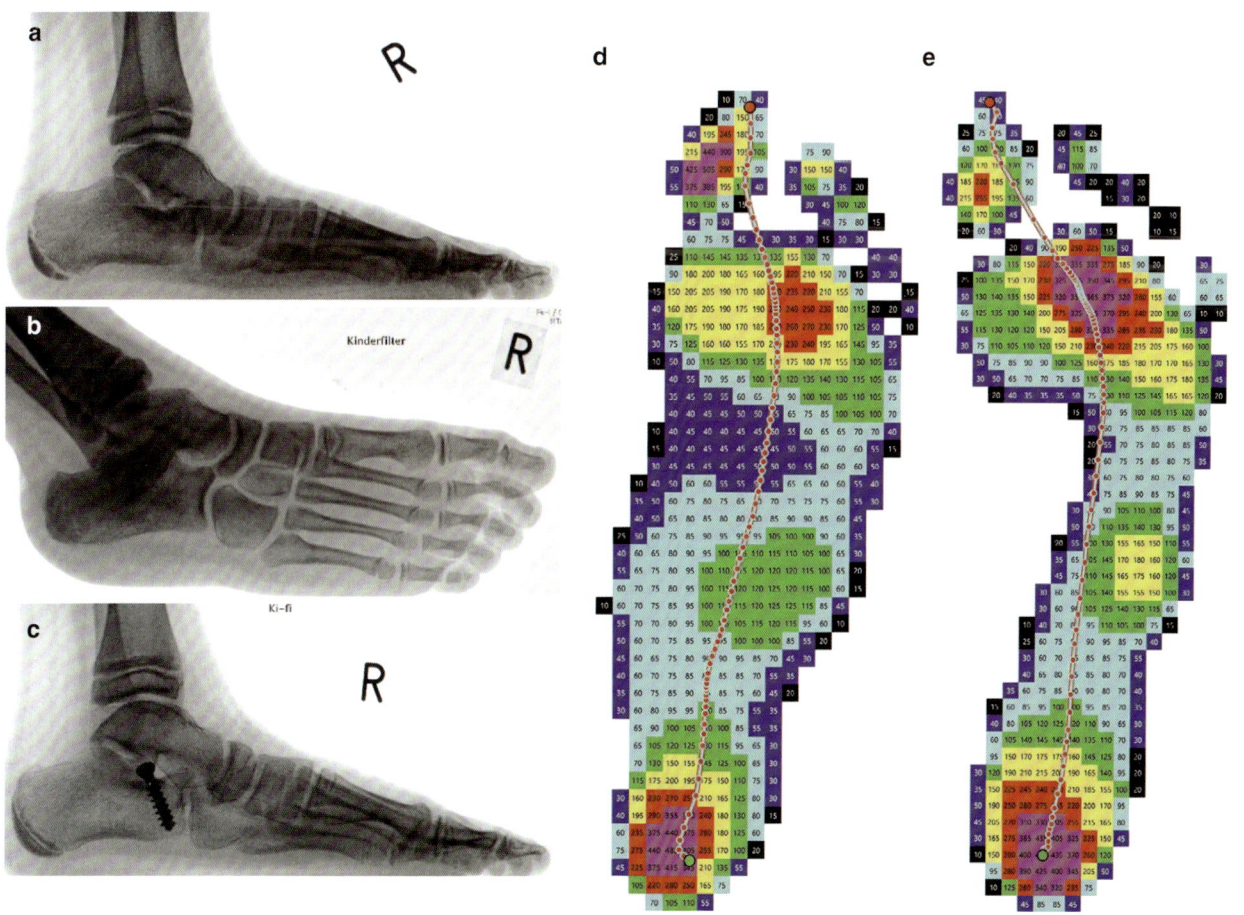

- 图 5.57 11岁患者伴有不完全跟舟联合以及平足畸形（a，b，d）。联合切除后1年，关节制动器使得足部力线良好（c），压力分布正常（e）

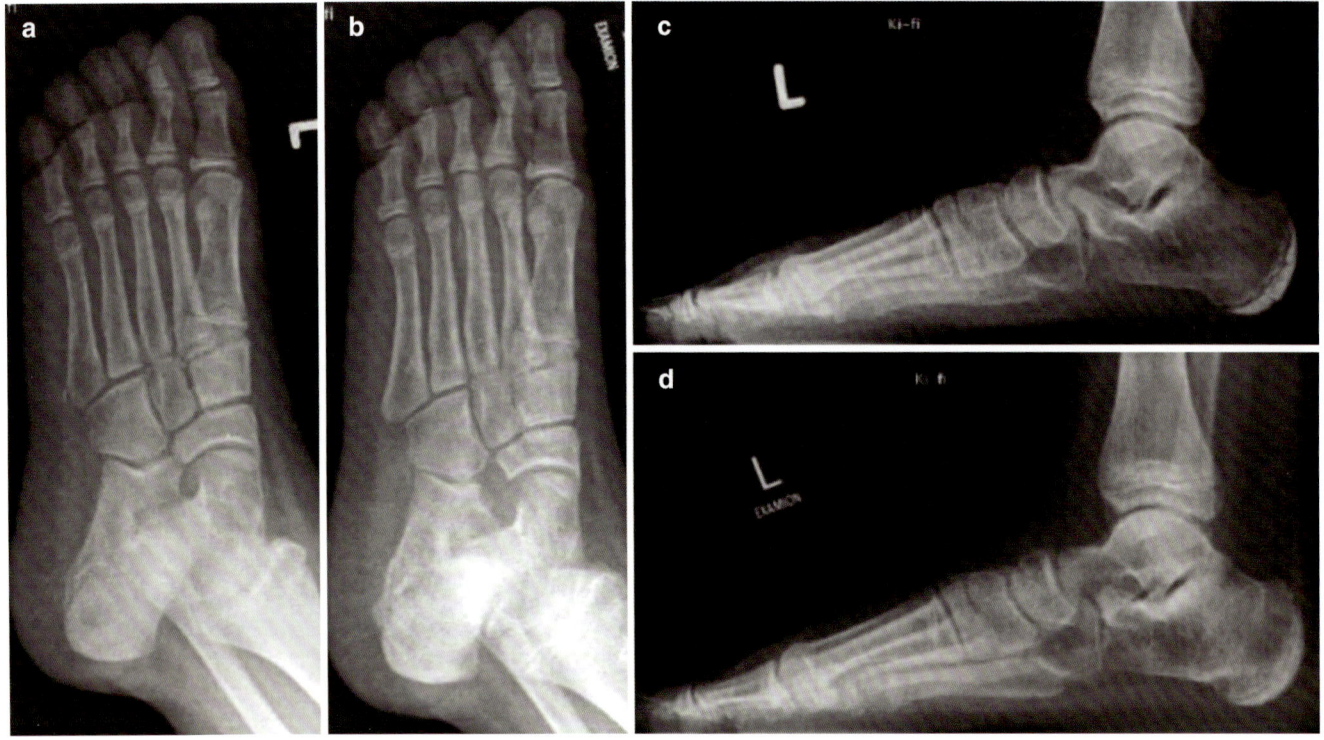

- 图 5.58　12 岁患者由于后足外翻进行联合切除术与跟骨滑移截骨术，术前（a，c）和术后（b，d）。术后跗骨活动良好

- 图 5.59　15 岁患者进行跟舟联合切除术同时进行跟骨延长截骨术以矫正水平面上的外展畸形，术前（a）和术后（b）

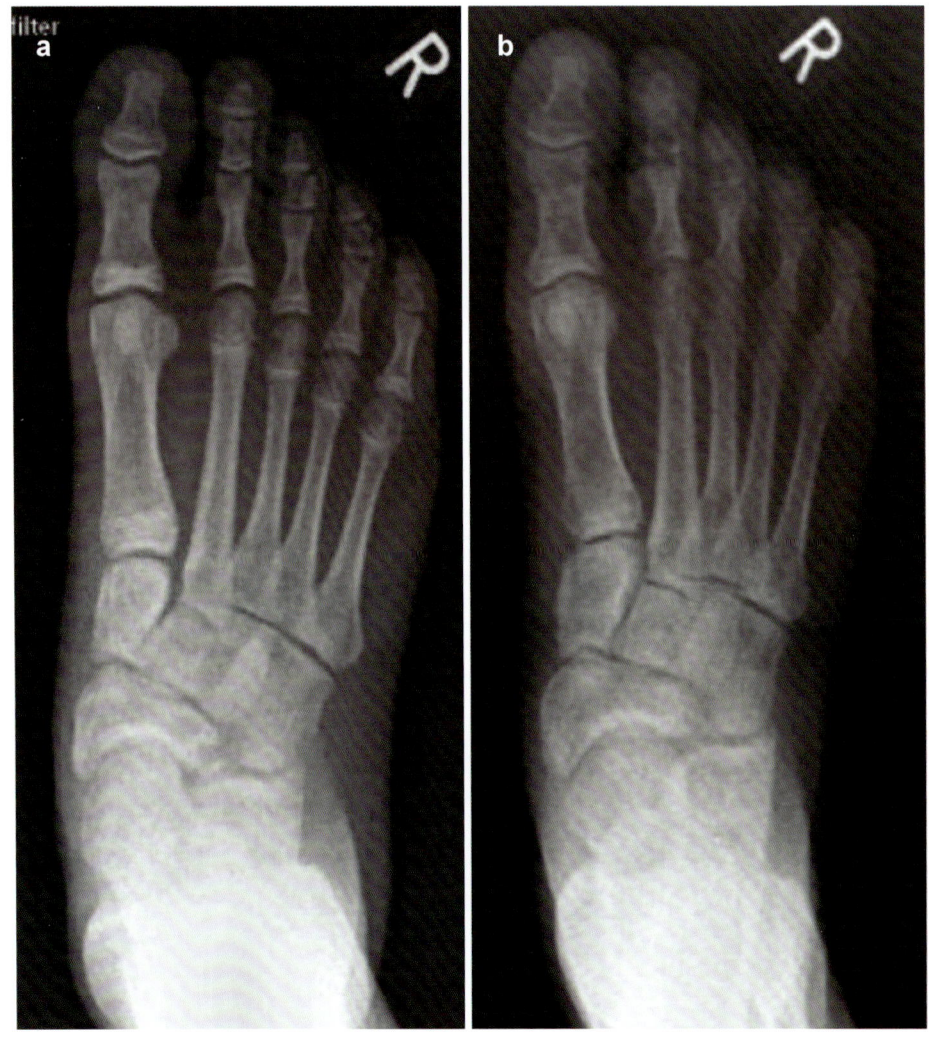

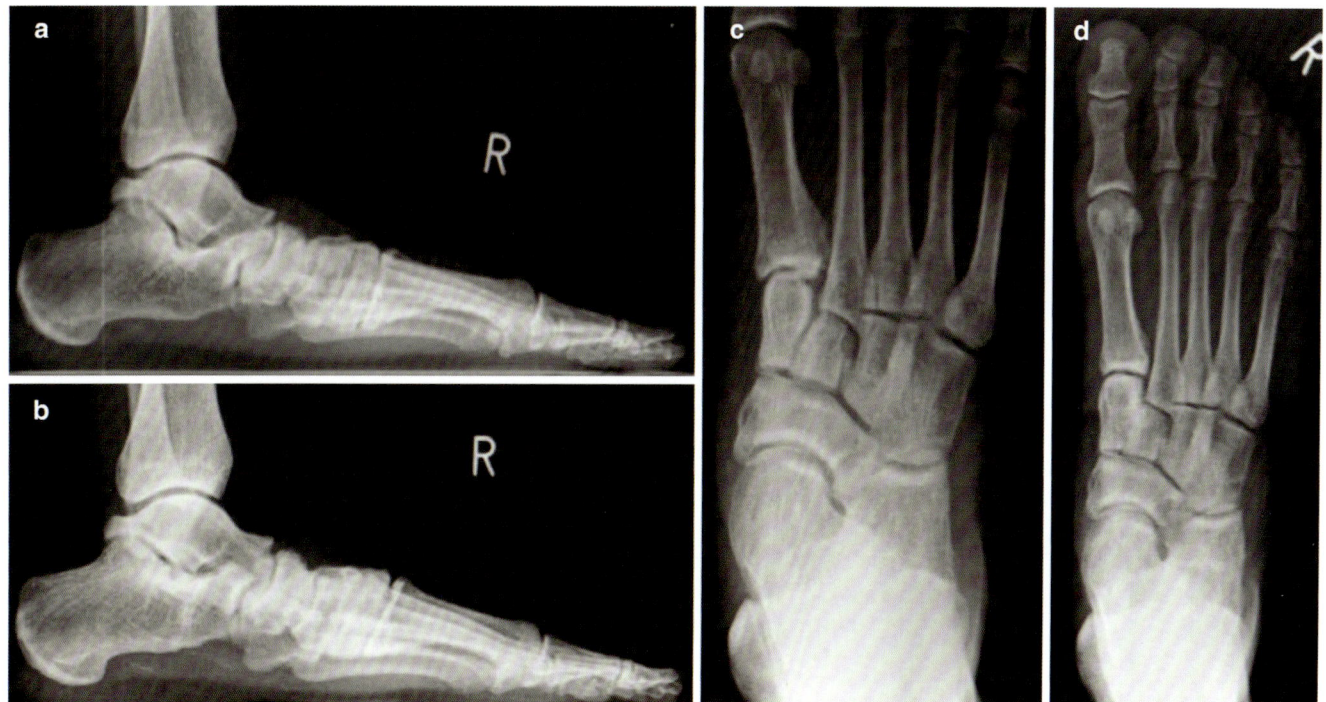

- 图 5.60 18 岁跟舟联合患者，三个平面均有平足畸形（a，c）。除了联合切除术外，还进行了跗骨三联截骨术和腓肠肌松解术（b，d）

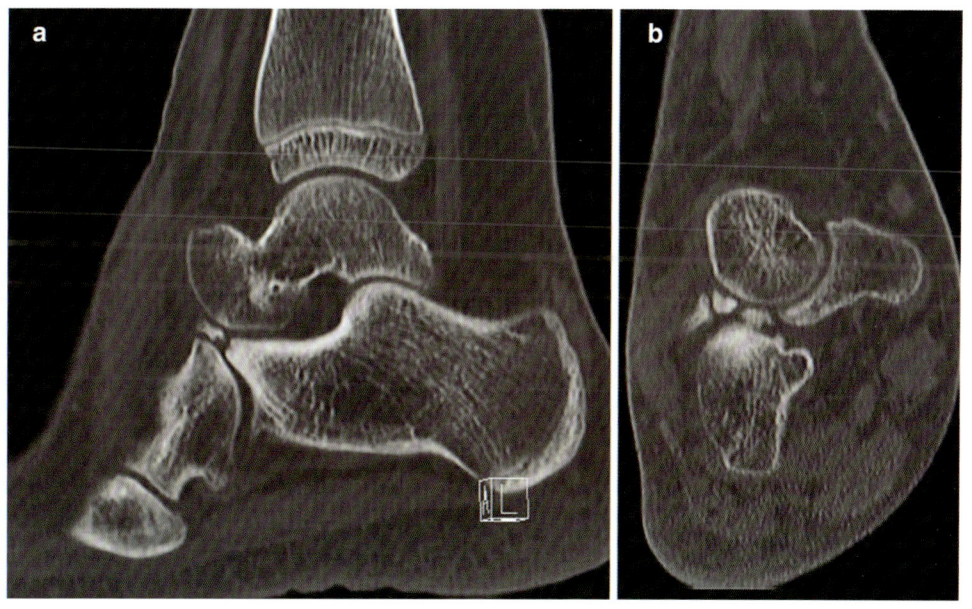

- 图 5.61 一名 11 岁女孩（a，b）。患者表现为马蹄内翻足。这是一种疼痛代偿现象，小的骨块嵌入分歧韧带，切除后症状立即好转

5.3 非典型联合

跗骨联合可能出现在跟舟关节区域靠足底处（图 5.62 和图 5.63）、舟骰关节（图 5.64）、舟楔关节（图 5.65）或者跖趾关节区域（图 5.66）。这些情况较为罕见，进行诊断和合适的治疗时需当心预后不良。在大多数病例中，三维成像如 MRI、CT 和 DVT 是必要的。

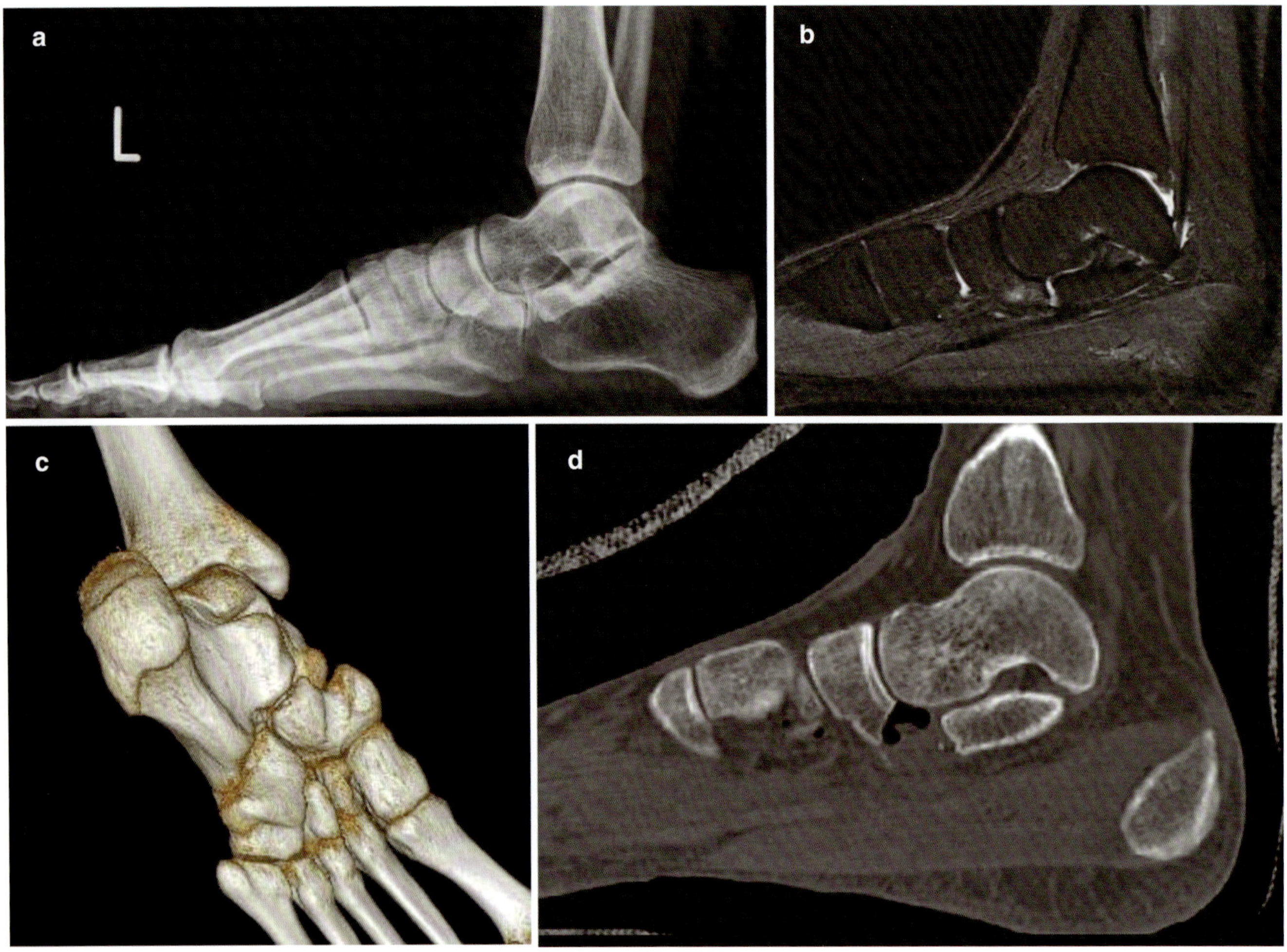

- 图 5.62　15 岁女性跟舟联合患者，联合位于距舟关节下方靠足底侧（a～c）。从术后的 CT 可以看出，从舟骨上切除了足底多余的骨桥

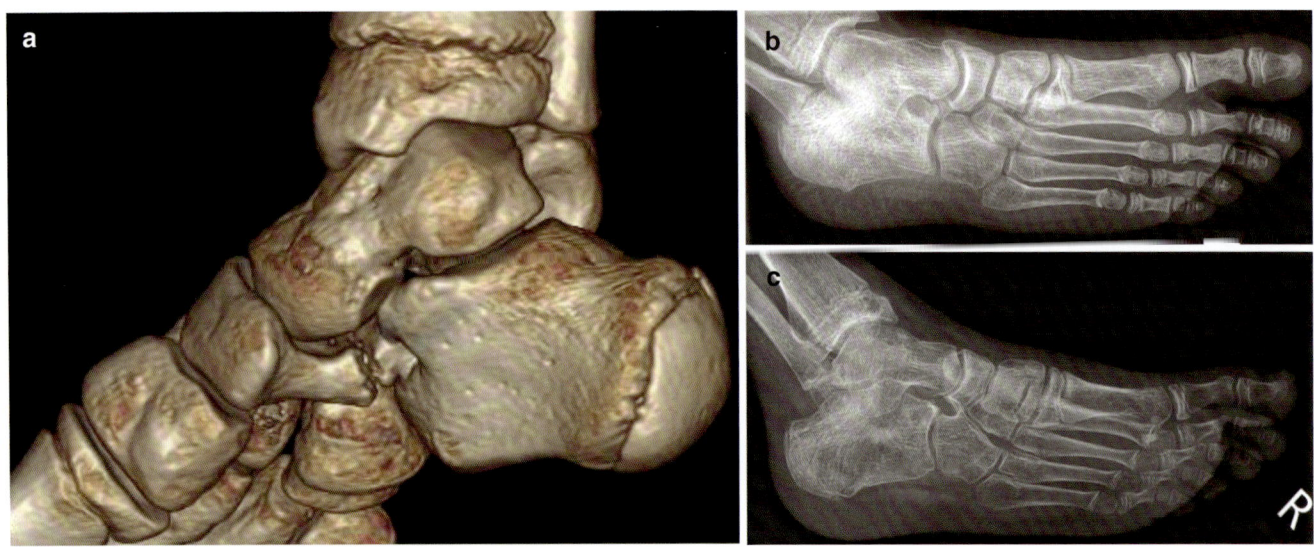

- 图 5.63　这是一名 10 岁患儿的非典型跟舟联合，位于远侧足底，保留分歧韧带。CT 扫描（a）和 X 线足斜位片，术前（b）和术后（c）。在这种情况下，只能通过 2 个入路（背外侧和内侧）进行切除

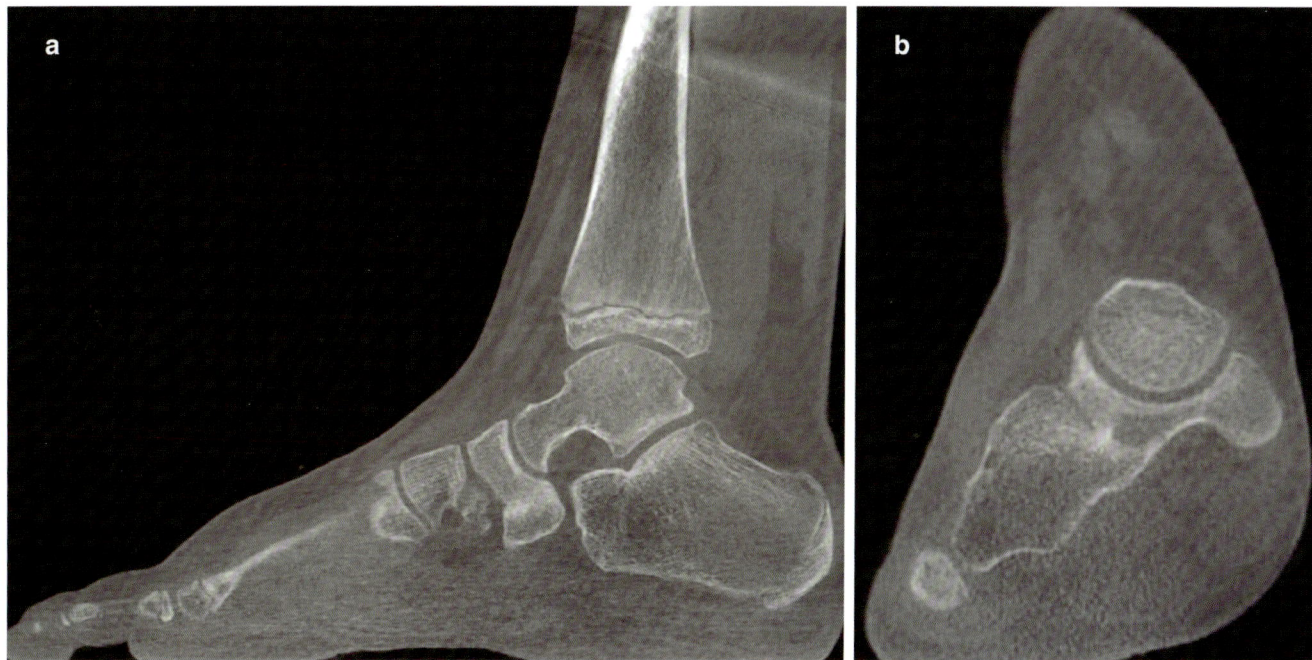

- 图 5.64 一名 11 岁男性患儿，完全舟楔联合伴疼痛，在矢状面负重位（a）和冠状面的 DVT 影像（b）

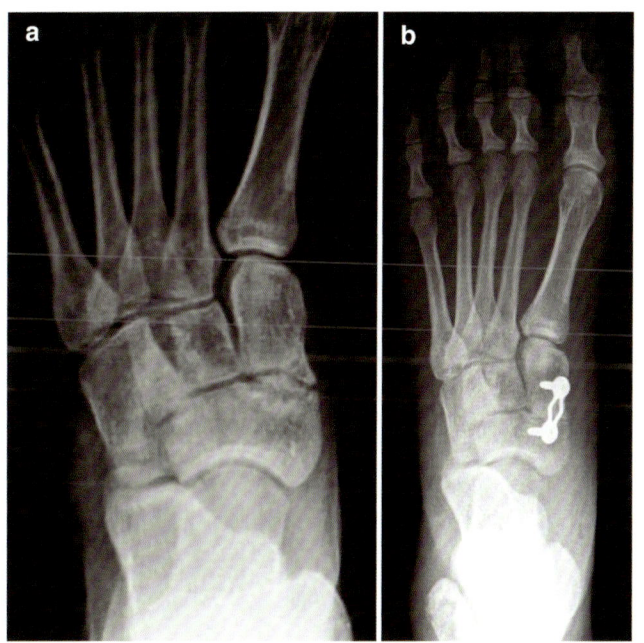

- 图 5.65 一名内侧舟楔关节足底侧不完全联合伴有疼痛症状的 18 岁女性患者（a），进行了原位融合治疗（b）

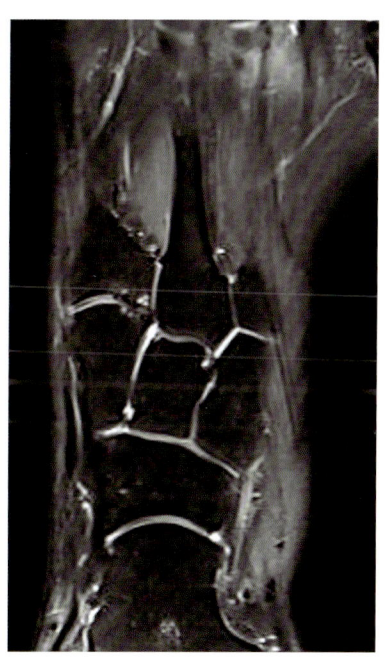

- 图 5.66 一名 18 岁患者，第一跗跖关节部分联合的 MRI 图像

参考文献

Blitz NM (2010) Pediatric & adolescent flatfoot reconstruction in combination with middle facet talocalcaneal coalition resection. Clin Podiatr Med Surg 27:119–133

Cass AD, Camasta CA (2010) A review of tarsal coalition and pes planovalgus: clinical examination, diagnostic imaging and surgical planning. J Foot Ankle Surg 49:274–293

Cowell HR, Elener V (1983) Rigid painful flatfoot secondary to tarsal coalition. Clin Orthop 177:54–60

Downey MS, DeWaters AM (2013) Tarsal coalition. In: Southerland JT et al (eds) Mc Glamry's comprehensive textbook of foot surgery, 4th edition, vol 1. Wolters Kluwer, Lippincott, Williams & Wilkins, Philadelphia

El Rassi G, Riddle EC, Kumar SJ (2005) Arthrofibrosis involving the middle facet of the talocalcaneal joint in children and adolescents. J Bone Joint Surg 87-A:2227–2231

Gantsoudes GD, Roocroft JH, Mubarak SJ (2012) Treatment of talocal-

caneal coalitions. J Pediatr Orthop 32:301–307
Giannini S, Ceccarelli F, Vannini F et al (2003) Operative treatment of flatfoot with talocalcaneal coalition. Clin Orthop 411:178–187
Gonzales P, Kumar SJ (1990) Calcaneonavicular coalition treated by resection and interposition of the extensor digitorum brevis muscle. J Bone Joint Surg 72-A:71–77
Hamel J, Kinast C (2006) Der TMT-Index zur radiologischen Quantifizierung von Planovalgus-Deformitäten. FussSprungg 4:221–226
Hamel J (2008) Die dorsomediale Coalitio talocalcanearis—Präsentation von 7 operativ-resezierend behandelten Fällen im zweiten Lebensjahrzehnt. Fuss Sprunggelenk 6:207–213
Hamel J (2009) Die Resektion der talokalkaneren Coalitio im Kindes- und Adoleszentenalter ohne und mit Stellungskorrektur. Oper Orthop Traumatol 21:180–192
Hamel J (2012) 3–6-Jahres Ergebnisse nach Resektion einer talocalcanearen Coalitio kombiniert mit Calcaneus-Verlängerung im Kindes- und Jugendlichen-Alter. Fuss Sprunggelenk 10:175–183
Hamel J (2013) Diagnostik und Therapie der Koalitionen und Synostosen bei Kindern und Jugendlichen. Orthopade 42:442–448
Hamel J, Nell M, Kalpen A (2014) Das Konzept der Tarsalen Triple-Osteotomie (TTO) zur 3-DKorrektur schwerer Pes planovalgus-Deformitäten—erste radiologisch-pedographische Ergebnisse im Adoleszentenalter. Fuss Sprunggelenk 12:160–169
Hamel J, Nell M, Rist C (2016) Operative Behandlung der Coalitio talocalcaneris—Erfahrungen aus 80 Fällen kindlich-jugendlicher Patienten. Orthopade 45:1058–1065
Hetsroni I, Nyska M, Mann G, Rozenfeld G, Ayalon M (2008) Subtalar kinematics following resection of tarsal coalition. Foot Ankle Int 29:1088–1094
Inglis G, Buxton RA, Macnicol MF (1986) Symptomatic clacaneonavicular bars. The results 20 years after surgical excision. J Bone Joint Surg 68-B:128–131
Kawashima T, Uhthoff HK (1990) Prenatal development around the sustentaculum tali and its relation to talocalcaneal coalitions. J Pediatr Orthop 10:238–243
Kernbach KJ, Blitz NM (2010) A critical evaluation of subtalar joint arthrosis associated with middle facet talocacaneal coalition in 21 surgically managed patients: a retrospective CT-review. Clin Podiatr Med Surg 27:135–143
Kernbach KJ, Blitz NM, Rush SM (2008) Bilateral single-stage middle facet talocalcaneal coalition resection combined with flatfoot reconstruction: a report of 3 cases and review of the literature. Investigations involving middle facet coalitions—part 1. J Foot Ankle Surg 47:180–190
Khoshbin A, Law PW, Caspi L, Wright JG (2013) Long-term functional outcomes of resected tarsal coalitions. Foot Ankle Int 34:1370–1375
Lateur LM, Hoe LR, Ghillewe KV, Ryspeerdt SS, Baert AL, Dereymaeker GE (1994) Subtalar coalition: diagnosis with the C sign on lateral radiographs of the ankle. Radiology 193:847–851
Lemley F, Berlet G, Hill K, Philbin T, Isaac B, Lee T (2006) Current concepts review: tarsal coalition. Foot Ankle Int 27:1163–1169
Lisella JM, Bellapianta JM, Manoli A (2011) Tarsal coalition resection with pes planovalgus hindfoot reconstruction. J Surg Orthop Adv 20:102–105
Luhmann SJ, Schoenecker PL (1998) Symptomatic talocalcaneal coalition resection: indications and results. J Pediatr Orthop 18:748–754
Martus JE, Femino JE, Caird MS, Hughes RE, Browne RH, Farley FA (2008) Accessory anterolateral facet of the pediatric talus. J Bone Joint Surg 90-A:2452–2459
Masquijo JJ, Vazquez I, Allende V, Lanfranchi L, Torres-Gomez A, Dobbs MB (2017) Surgical reconstruction for talocalcaneal coalitions with severe hindfoot valgus deformity. J Pediatr Orthop 37:293–297
McCormack TJ, Olney B, Asher M (1997) Talocalcaneal coalition resection: a 10-year follow up. J Pediatr Orthop 17:13–15
Mosca VS (2014) Principles and management of pediatric foot and ankle deformities and malformations. Wolters Kluwer, Philadelphia
Mosca VC (2015) Subtalar coalition in pediatrics. Foot Ankle Clin 20:265–281
Mosca VS, Bevan WR (2012) Talocalcaneal tarsal coalitions and the calcaneal lengthening osteotomy: the role of deformity correction. J Bone Joint Surg 94-A:1584–1594
Mosier KM, Asher MA (1984) Tarsal coalition and peroneal spastic flatfoot. J Bone Joint Surg 66-A:976–983
Mubarak SJ, Patel PN, Upasani VV, Moor MA, Wenger DR (2009) Calcaneonavicular coalition—treatment by excision and fat graft. J Pediatr Orthop 29:418–426
Niki H, Aoki H, Hirano T, Akiyama Y, Fujiya H (2015) Peroneal spastic flatfoot in adolescents with accessory talar facet impingement: a preliminary report. J Pediatr Orthop 24-B:354–361
Rozansky A, Varley E, Moor M, Wenger DR, Mubarak SJ (2010) A radiologic classification of talocalcaneal coalitions based on 3D reconstruction. J Child Orthop 4:129–135
Vossen JA, Abbassi M, Qian Y, Hayes CW, Haar PJ, Hoover KB (2020) Correlation between the accessory anterolateral talar facet, bone marrow edema, and tarsal coalitions. Skeletal Radiology 49:699–705
Wilde PH, Torode IP, Dickens DR, Cole WG (1994) Resection for symptomatic talocalcaneal coalition. J Bone Joint Surg 76-B:797–801

6

神经源性畸形（除高弓内翻足畸形）

（张朕铭 译 黄加张 耿 翔 审校）

神经源性畸形种类繁多，其通常在儿童与青少年时期的痉挛性麻痹、弛缓性麻痹和各种疾病综合征的基础上发生。此处将讲述小腿和足常用手术治疗方法的基本原则。在本书第7章将会以神经源性高弓内翻足为例进行更加详细的解释。

推荐文献

- Döderlein L et al（1999—2004）. Fußdeformitäten, 4-volume work in German language（Der Klumpfuß, Der Knickplattfuß, Der Hohlfuß, Der Spitzfuß—Der Hackenfuß）, Springer-Verlag, Heidelberg. Lexical work with intensive consideration of neuro-genic foot deformities, functional- anatomical aspects and history of orthopaedics.
- Tachdjian MO（1985）. The child's foot. WB Saunders Company, Philadelphia. Detailed description of neuromuscular deformities.
- Graham H（2010）. Cerebral palsy. In: The child's foot and ankle（Hrsg.: Mc Carthy JJ, Drennan JC）Wolters Kluver Lippincott Williams and Wilkins, Philadelphia. Good overview of foot and ankle problems in cerebral palsy in growing age.
- Perry J, Burnfield JM（2010）. Gait analysis—normal and pathological function, Second edition, SLACK Incorporated. Extensive presentation of gait analy-sis findings.

6.1 神经运动功能障碍的青少年患者

存在小腿和足部畸形的神经性运动障碍的儿童或青少年患者需要以特殊的方法进行治疗，这与处理局部问题完全不同。处理神经源性畸形须遵循以下原则：

- 根据神经运动功能的预后制定一个现实的治疗目标，指导其适应证。
- 进行儿童相关工作的专业治疗团体的团队成员是特别重要的（例如：物理治疗师、作业治疗师、骨科技师、住院部康复师、社会儿童中心、心理治疗师）。
- 在年龄较小时，首先应该尝试所有的支具矫正和保守治疗（Hamel，2000）方法（例如：系列石膏、夜间夹板、肉毒素）。
- 除极特殊情况外，6~8岁以下的儿童不建议初次治疗就进行手术干预。
- 相比于其他畸形，全下肢或运动系统更需要以整体观念来进行处理。通常需要在不同的阶段进行手术（"多阶手术"），因此超出了本次讨论的范围。
- 仪器步态分析对于疾病诊断、病历记录、疗效评价都有重要价值。通过仪器步态分析的使用，神经性运动障碍的足的功能状态能够被记录下来，尤其是使用足印迹技术，此处参考步态实验室中关于区分各种仪器步态分析的文献（Perry和Burnfield 2010）。
- 相比于可以实现的短期矫正，手术干预的远期结果常常令人失望（Chang et al.，2002）。

准确了解步态的支撑相和摆动相中肌肉的活动规律尤为重要：

步态的5个阶段主要的肌肉活动

足跟接触地面	胫骨前肌
冲击吸收	胫骨后肌
支撑相中期	比目鱼肌、胫骨后肌、腓骨长短肌
支撑相后期	胫骨后肌、腓肠肌、拇长屈肌、趾长屈肌
摆动相	胫骨前肌、腓骨长短肌、拇长伸肌、趾长伸肌

在神经运动疾病中尤为重要的是区分疾病相关的肌肉功能障碍和代偿机制。后者代表运动器官对功能紊乱做出的有效反应，因此不作为治疗的基础手段。区分这些机制尤为困难。

典型的肌肉代偿机制（临床实例）	
小腿三头肌无力	趾长屈肌增强（过度矫正致马蹄内翻足）
跗骨活动度过高	趾长屈肌增强（严重的平足外翻畸形）
胫骨前肌无力	伸肌代偿（趾长伸肌、拇长伸肌）（高弓内翻足畸形）
踝背伸无力（足下垂）	摆动相增加屈膝、屈髋（腓骨肌麻痹）
腓骨长短肌无力	趾长伸肌活动增加（高弓内翻足畸形）
腓骨短肌无力	腓骨长肌活动增加（高弓内翻足畸形）
丧失跖屈功能	胫骨前肌活动增加，脚跟蹬地（MMC）

6.2 手术矫正原则

可行的手术治疗方法的矫正必须以如下顺序进行：最大限度地进行挛缩关节囊和肌肉-肌腱单元的软组织松解，骨骼矫形和关节固定以完成矫形并提供充足的稳定性，最后肌腱转位优化肌肉平衡性。除了手术治疗以外，物理治疗以及矫形护理也必不可少。矫形的原则和方法将会以 1 例极为严重的青少年马蹄内翻足伴半强直状态为例进行解释。

马蹄内翻足病例研究 1

患者，女性，手术时 17 岁，孕 33 周出生，由于产程脑损伤导致全身半痉挛状态。在儿童及青少年时期本应进行手术干预，但她与家人未同意手术，导致患者右侧产生极为严重的马蹄内翻足畸形，行走时踝关节显著不稳并反复扭伤（图 6.1）。

6.2.1 肌肉-肌腱延长及软组织松解

肌肉-肌腱单位的延长主要可以产生两个效果：一是挛缩畸形得以矫正；二是受累肌肉的肌力会减弱。一般来说，前者是治疗的期待效果，而后者常是伴随的不良效果。

以上将会在本书 6.3.1 节以肌肉挛缩性马蹄足为例进行阐述，同样普遍适用于其他肌性挛缩：

- 在无法用保守治疗方法延长的小腿三头肌短缩病例中（例如使用物理治疗、动力性支具、连续石膏治疗、肉毒素），可以使用不同的手术延长方法（6.3.1 节）。在大多数病例中，其主要目的是使踝关节上方达到能够实现其功能所需的活动度，即使在膝关节完全伸直的状态下，踝关节背伸也应达到 10° 以上。

- 在许多病例中，主要或仅是小腿三头肌的腓肠肌部分产生短缩。这可以通过斯氏试验（比较膝关节屈曲和膝关节伸直时踝关节的最大背伸角度）

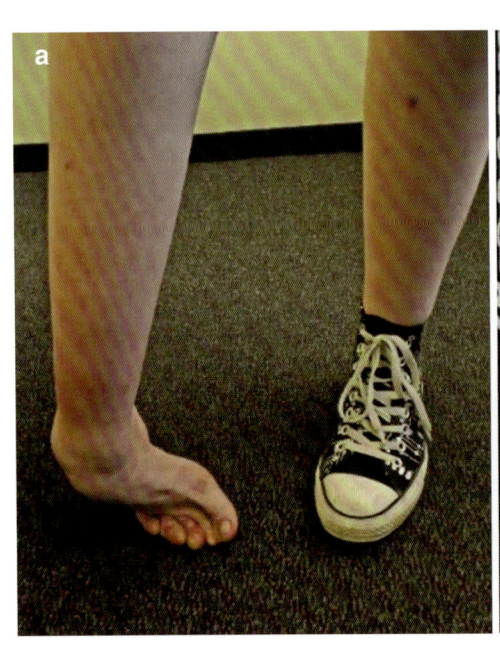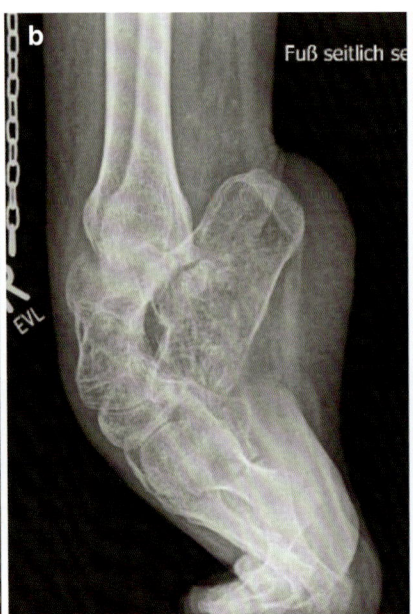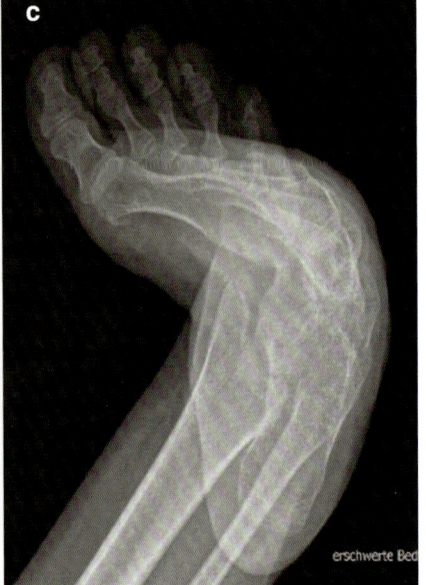

- 图 6.1　17 岁女性，伴半痉挛状态（见上文），严重马蹄内翻足畸形（a）伴显著骨力线不良（b，c）

来确定。在这些病例中，仅腓肠肌部分的肌内延长是一种很好的解决方法，可使活动度改善约 10°～15°，仅导致肌力的轻微减弱，因此几乎没有过度矫正的风险（图 6.3a、图 6.3b）。

- 如果有明显的马蹄畸形挛缩，并且小腿三头肌的比目鱼肌部分也存在短缩，可以考虑经皮或切开进行跟腱延长（图 6.3c、图 6.3d）。然而，在这些病例中，腓肠肌部分通常较比目鱼肌部分短得多，因此腓肠肌肌内延长联合跟腱延长也是一种选择。跟腱延长应该以量化的方式进行以避免过度矫正，目的是实现从足跟至足趾的步态，在支撑相早期完成足跟的全部负荷转移，同时在步态推出阶段保持强有力的前足跖屈（图 6.5）。
- 过度矫正的风险取决于疾病的种类。例如，在双侧痉挛性瘫痪和不明显的痉挛性偏瘫中，其发生的概率非常高。腿的长度（马蹄足对下肢短缩的代偿）和肌肉状态（如果存在股四头肌无力，在进行跟腱延长时应注意）也应考虑在内。

马蹄内翻足病例研究 2

在这个半痉挛状态的 17 岁女孩病例中，行切开 Z 形跟腱延长术将跟腱延长约 4 cm，并将趾长屈肌肌腱进行延长，并对跖筋膜及距舟关节行软组织松解。踝关节囊背上方可通过较大力量的手法进行松解。

6.2.2 骨骼矫形步骤

与非神经源性畸形相同，在儿童时期通常可以进行截骨矫形，这样可以保留关节，或者在青少年时期进行关节融合矫形。在没有深思熟虑并考虑到跗骨关节的"等级"之前，绝不应牺牲关节（见下栏）。在神经源性畸形中，在为了纠正明显的畸形（图 6.1）、稳定除融合外其他方法不能稳定的踝关节或者补偿主要肌肉失衡以避免畸形加重的情况下，融合可能是一种合适的方案。当能够预见未来无法达到良好的肌肉平衡（图 6.12）或重要的稳定关节的肌肉-肌腱单元用于转移时，也可考虑关节融合。在这样的病例当中，根据"简化运动"的原则，有必要牺牲单个关节。

足踝部关节"等级"

功能极为重要	踝关节，距舟关节，第 4、5 跗跖关节，第 2～5 跖趾关节
功能中等重要	距下关节、跟骰关节、第 1 跖趾关节
功能低等重要	舟楔关节、第 1～3 跗跖关节

明显的神经源性后足内翻最好通过在 Chopart 线矫正融合（6.3.2 节）来治疗，在严重病例中可以使用三关节融合。外翻畸形通常需要包括距下关节。原则上如果在软组织松解后，保留的距周复合体的活动范围依然不能达到中立位，应考虑在中立位融合。关节融合很少在 10 岁以下的病例中应用。通常有必要同时进行截骨。

马蹄内翻足病例研究 3

根据 Lambrinudi（7.9.3 节）的主张，在 17 岁半痉挛状态的女性患者的例子中，只有三关节融合貌似适合对三个维度的矫正（图 6.2）。以前方为基础距骨下楔形截骨至少允许距骨轻微跖屈，有时跖屈的范围可能会更加广泛。在这样的病例中此操作尤为重要，因为距骨滑车前方的软骨由于长时间失去与关节表面的接触，可能发生了严重的退变。

● 图 6.2 严重马蹄内翻足畸形以 Lambrinudi 法行三关节融合和骨与软组织矫正前（a）和矫正后影像（b）（图 6.1b）

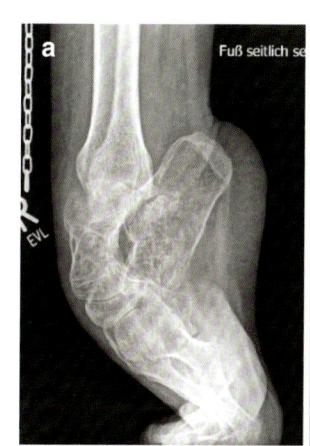
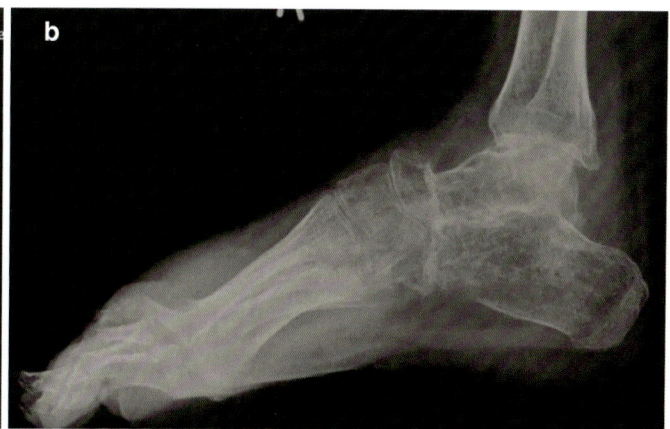

6.2.3 肌腱转位使肌力重新平衡

肌力的不平衡是所有足踝部位神经源性畸形的主要原因。因此对肌肉功能的诊断尤为重要，须考虑到以下问题：

- 单个肌肉的肌力水平以及它的拮抗肌的肌力水平是多少？
- 现存畸形的杠杆臂比率是多少？
- 肌肉是否会反应性痉挛？
- 肌肉是否可以随意控制？
- 在哪一个步态相肌肉会产生活动（6.1 节）？
- 是否存在代偿现象（6.1 节）？

应考虑通过肌腱转位恢复或至少优化与功能需求相关的肌力平衡，特别是在神经源性畸形的情况下。当遵循以下基本原则：

- 肌腱转位几乎是不可逆转的，因此术前必须详细规划。
- 只有在确定会出现肌肉不平衡的情况下才可以进行肌腱转位（例如，很少应用在婴儿期）。
- 必须考虑到远期会出现疾病的进展。
- 肌腱转位要比伴随肌力减弱的肌腱延长更好。
- 反相转位要比同相转位更加复杂。
- 应该将明确会加重畸形的肌肉进行转位。
- 应考虑供体部位和转移部位的畸形可能。
- 肌腱转位的效果通常无法精确预测，可能会出现矫正不足和过度矫正的情况（图 6.12）。
- 如果尺度掌握较好（实际操作难度较大），腱劈分转位（6.3.2 节）不易受过度矫正或矫正不足的影响。虽然降低了关节期待达到的可控性（"简化运动"），但是相比关节融合，他至少保持了支撑相的被动活动性。

> **马蹄内翻足病例研究 4**
>
> 在这个半痉挛状态的 17 岁女性病例中，胫骨后肌明显挛缩、肌张力增高，是导致畸形的重要因素。然而，患者能够自主控制胫骨后肌，所以推荐使用肌腱转位。由于胫骨前肌和腓骨肌过度牵拉并且肌力较差，可以将胫骨后肌转位至中足外侧（7.11.2 节）以加强足的外翻和背伸，至少起到固定肌腱的效果。原则上，可以考虑将延长的肌肉-肌腱单元进行短缩（Rutz et al., 2011）。

6.2.4 矫形支具和物理治疗在手术矫正中的重要性

在神经源性畸形的治疗中，以神经生理学为基础的围术期和术后的物理治疗是必不可少的。矫形技术也在神经骨科临床工作的整体过程中发挥着重要作用。在进行小腿和足部的矫形时，有两个区域特别重要：

- 在手术矫正后，为了预防术后复发，避免转位的肌肉-肌腱单元过度牵拉，并且为足部提供机械（例如通过鞋垫）支撑，要通过长时间佩戴支具以保护手术成果。对于痉挛性麻痹的病例，支具有缓解痉挛的作用。
- 谈到手术干预的目的，通常是为了更容易地提供必要的支撑，例如，在伸肌无力的足下垂（图 6.17）或伴有严重腓肠肌功能不全的足跟骨畸形病例中（图 6.18）。

> **马蹄内翻足病例研究 5**
>
> 在这个半痉挛状态的 17 岁女性病例中，患者佩戴了 6 个月坚固的足踝支具，并且在夜间进行了小腿的支撑。这是为了调整过度拉长的伸肌和外翻肌群长度，同时也避免了转位后的胫骨后肌的牵拉。在骨愈合后，需要进行几个月的步态训练和有强度的物理治疗。

6.3 神经源性畸形矫正病例

此处主要解释最为常见的问题和操作。由于高弓内翻足畸形是一组具有特殊问题的独立疾病，第 7 章将会单独讲述。

6.3.1 马蹄足畸形

目的是使小腿三头肌的肌肉-肌腱单元得到足够且适量的延长（6.2.1 节），允许踝关节上方实现满足功能需求的背伸（至少约 10°），同时尽可能不削弱跖屈功能。如果传统治疗包括物理治疗、肉毒素治疗、连续性石膏都不能获得良好效果，手术治疗是唯一办法。参考描述的大量手术方法（Döderlein et al., 2004），按照其矫正能力的顺序，提出了 4 种重要的小腿三头肌延长技术（图 6.3）。

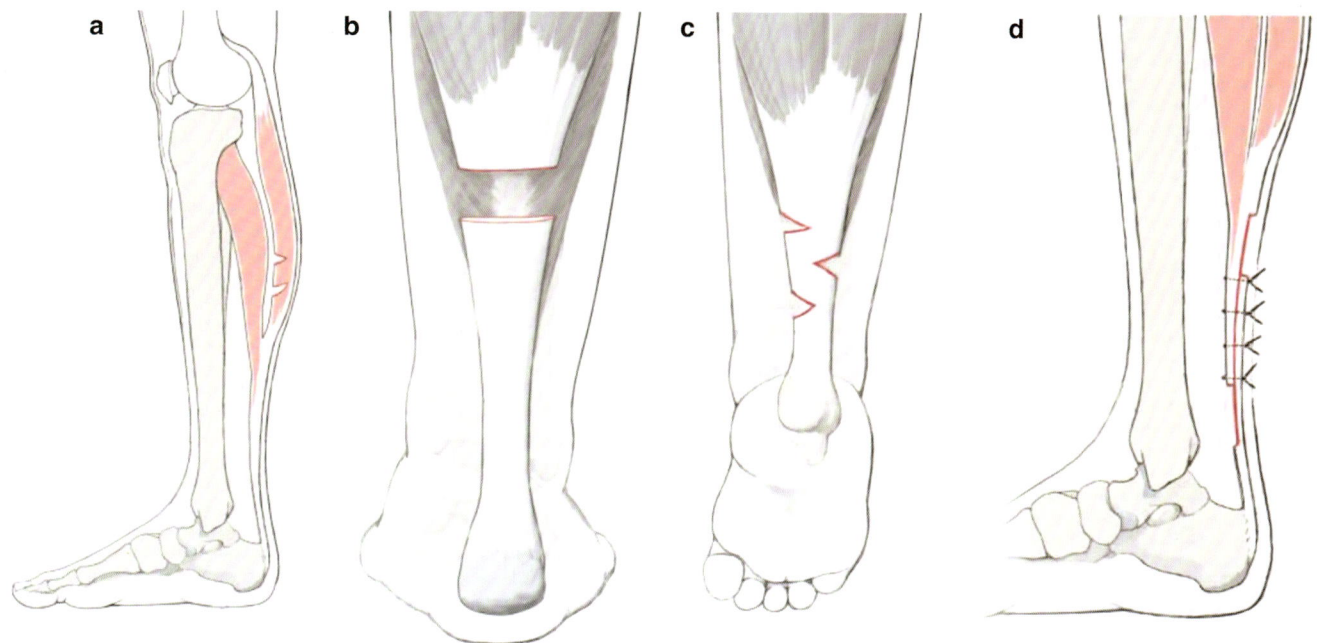

- 图6.3 小腿三头肌肌肉-肌腱单元的延长方法举例：（a）Baumann法行小腿三头肌腓肠肌肌肉部分延长，（b）完全离断腓肠肌腱膜，（c）经皮行跟腱半切，（d）Z形跟腱延长

1. Baumann腓肠肌肌肉部分延长（图6.3a）：

不仅在神经源性畸形情况下，在儿童和青少年中通常也推荐使用Baumann腓肠肌延长（Baumann和Koch，1989；Herzenberg et al.，2007）。手术在仰卧位进行，患者足跟抬高置于器械台上，使小腿肌肉自由下垂。在小腿近端1/3后内侧取4 cm纵向手术切口，逐层切开皮肤、皮下组织，于深筋膜上方游离保护隐静脉和隐神经（图6.4a）。在切开深筋膜后，术者手指可以伸入比目鱼肌和腓肠肌间隙，此时用长Langenbeck钩可以显露外侧腓肠肌腱膜（图6.4b）。通过背伸踝关节可使小腿三头肌紧绷，用长刀在腓肠肌肌肉部分远端的腱膜横行切开，在近端的腱膜内侧再次切开。随后在保持膝关节伸直的状态下，踝关节背伸角度通常会被明显提高10°~15°，而在腱膜切口下可以看见肌肉纤维被拉长。必要时，也可用同样的方法对比目鱼肌腱膜进行切开。

2. Gastroc-Slide法（图6.3b）：

腓肠肌腱膜内侧缘经过小腿远端1/3的背内侧纵行切口。在腓肠肌腱膜和比目鱼肌汇合成为跟腱的上方，两个肌肉-肌腱单元是完全分开独立的，而且内外侧腓肠肌腱膜是完全隔开的。此处应注意保护向外侧走行的腓肠神经。

3. 经皮跟腱延长（图6.3c）：

助手辅助背伸踝关节将跟腱拉紧，术者通过3个距离约2~3 cm的切口刺入，从肌腱的中部开始向远端依次切除肌腱的内侧、外侧和内侧半部分。术后避免剧烈活动以免跟腱完全撕裂。严重的马蹄畸形不应用此种方法处理，因为预期增加的背伸角度有限，而且跟腱可能会发生完全的断裂并伴随肌力严重的丧失。

4. 切开行跟腱延长术（图6.4d）：

切口在跟腱内侧略为弯曲走行，根据术前计划的延长量制定切口长度。跟腱从前方切断，将跟腱背侧部分置于远端。两侧跟腱末端用可吸收缝线在内外侧进行加强。缝合通常在整个手术的最后进行，应特别注意剂量：在足处于中立位时，缝合后的跟腱应有轻微的张力。也可以在矢状面对跟腱进行切开，保留跟骨附着处的内侧（后足外翻时）或外侧（后足内翻时）止点。

根据Herzenberg等（2007）的研究，单次腓肠肌腱膜切开（Baumann手术）可使踝关节背侧伸约增加10°，在另一水平再次切开腱膜可使踝关节背伸额外增加大约5°。Gastroc-slide法能使踝关节背伸角度增加约15°。经皮跟腱延长法是一种非常节约时间的方法，但是可能会由于操作不慎致使跟腱被完全切断，这样会显著影响功能，所以仅推荐在小腿三头肌轻度短缩的情况下使用这种方法。采用切开Z形跟腱延长技术，矫正程度通常不受限制，但应小心避免矫枉过正。

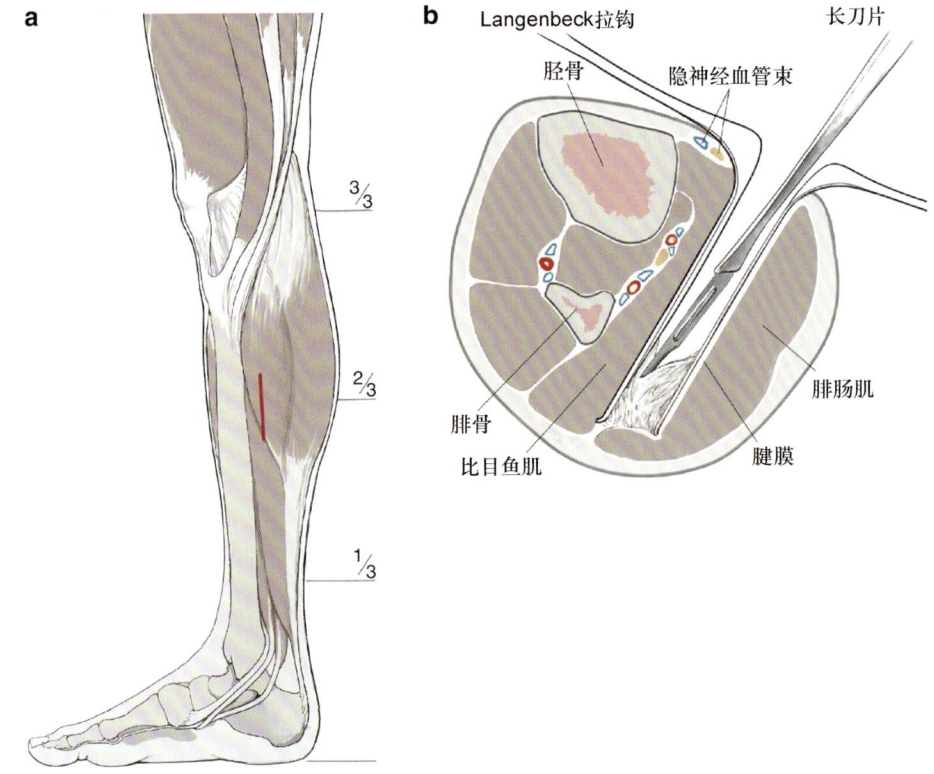

- 图 6.4 Baumann 和 Koch 提出，腓肠肌腱膜的肌肉部分延长是通过小腿近端 1/3 背内侧切口进行的（a），确定腓肠肌和比目鱼肌的滑动层，钝性分离直至外侧（b），用长且窄的 Langenbeck 钩显露，用长柄尖刀在两个层面切开腓肠肌腱膜，这样剩余的肌肉部分就会被延长

小腿三头肌延长术是否成功不仅可以通过临床步态观察、步态分析判断，还可以通过足印迹分析得到证实。目标是获得一个既不缩短也不延长的强大足跟负载。小腿三头肌/跟腱单元的充分伸展、一个正常的步态路线和明显的支撑相末期的前足印迹都表明（图 6.5b），小腿三头肌的肌力被成功保留。

在生长过程中，若长时间不能将短缩的小腿三头肌延长，那么踝关节上方的发育将会受到显著影响。由于缺少了运动刺激软骨成形，距骨滑车前方则不能够生长出生理性的透明关节软骨（Döderlein et al.，2004），并且会导致在术后早期出现关节病。反之，关节的形状同样可以影响延长术的效果（图 6.6）。

6.3.2 神经源性马蹄内翻足畸形

除了小腿三头肌的短缩，神经源性的马蹄内翻足还具有显著的内翻肌肉强于外翻肌肉的特点，这导致了后足复合体的内翻、外侧跖骨负重较大和关节不稳易发生扭伤（图 6.1）。除了常规的小腿三头肌延长，术前必须要确定是哪块肌肉导致了畸形。胫骨后侧肌肉的过度活动导致了支撑相内翻，胫骨前侧肌肉的过度活动更多地导致了摆动相内翻，然而多数情况是二者同时存在。常见的肌腱转位是上

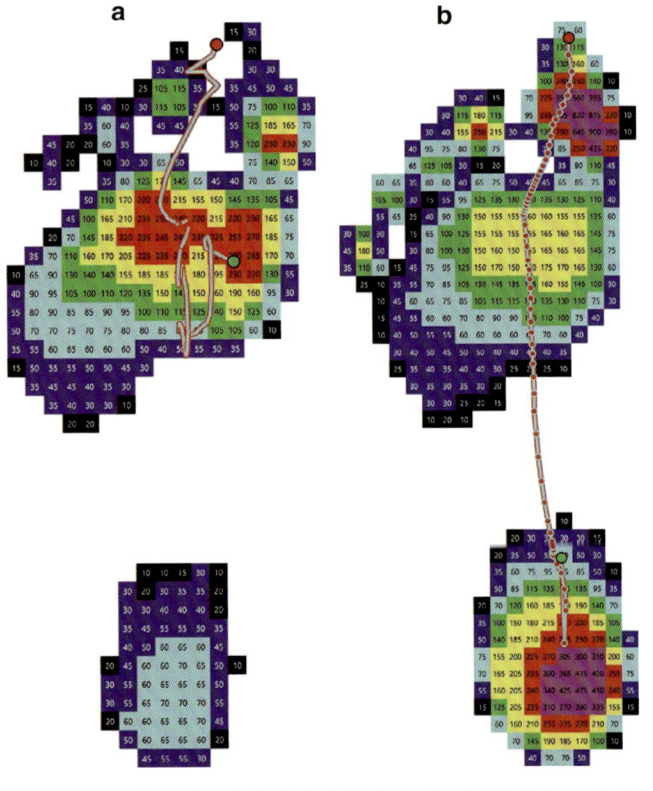

- 图 6.5 9 岁男孩，左侧半痉挛状态（a），跟腱延长 14 个月后（b）。通过由足跟至前足的负重中心线（COPP 线）可以发现已经实现了足跟–前足步态，并且足跟处生理性负荷被恢复，正常的前足负荷也得以保留。拇指处的广泛印迹可理解为对仍存在的轻微术后小腿三头肌无力的补偿

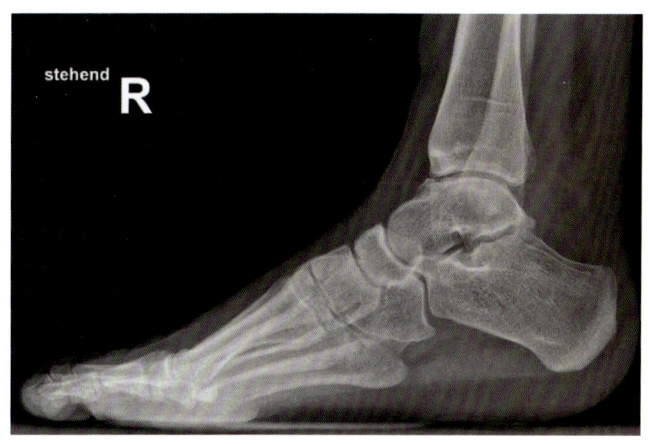

● 图 6.6 青少年女性患者，脑瘫导致双侧肢体瘫痪。10 岁时延迟行双侧小腿三头肌延长，所以距骨滑车前方没有生理性发育。除此之外，有轻微的前足高弓。显而易见，小腿三头肌延长不能解决问题。除了在跗骨区域前方进行骨性的矫正，可以考虑使用距骨凹陷成形术（图 1.67）对剩余的马蹄足进行补充矫正

述肌肉肌腱的劈分转位（图 6.10），部分转位的优势是较低概率发生矫正过度的情况，缺点是距下关节复合体的肌肉控制会下降，而且腱劈分后的肌力分布通常不理想（Piazza et al.，2003）。肌腱转位的远期效果主要取决于疾病类型，例如痉挛性偏瘫的预后通常要优于双侧瘫痪和痉挛性四肢瘫痪（Chang et al.，2002）。在痉挛性瘫痪中，如果肌肉可以随意控制（如图 6.1 中的情况），建议将胫骨后肌移位至足背（7.11.2 节）。

胫骨前肌和胫骨后肌的腱劈分转位方法

将胫骨前肌肌腱的近端半部分在其内侧楔状骨的附着处分离，并尽可能地向近端分离，使其充分远离其远端半部分。通过踝关节上方切口将分离的肌腱拉出，可以使用隧道钳进行辅助。在腓骨短肌腱插入处的第三个切口，将腓骨短肌肌腱的一半剥离，保留其远端附着，并使用隧道钳将胫骨前肌的近端半部分转移到皮下。然后将两部分肌腱在保持一定张力的情况下用不可吸收缝线缝合。胫骨前肌的一半现在被插入到外侧，应该较内侧的一半有更大的张力。通过踝关节上方切口能够清楚地观察到两部分肌腱，术者能够通过此来检查效果。

对于胫骨后肌，可以考虑肌肉部分延长术以减弱肌力或进行劈分转位至外侧。为了达到这个目的，可以在舟状骨的止点处直接将胫骨后肌肌腱的头侧半部分分离，并尽可能地向近端分离，使其充分远离其跖侧半部分。这一半肌腱通过小腿远端背

内侧切口被拉出，进一步向近端分离，用隧道钳转移到腓骨后肌腱上方的第三个切口，用 Pulvertaft 技术编织入腓骨短肌，并用缝线固定。此外，在踝关节下方区域的更为远端处耦合也是可能的。肌腱转位可以结合更近端的胫骨后肌肌肉部分延长。

原则上来说，软组织松解和跟骨截骨外移可以矫正骨畸形。然而，对于多数年龄较长儿童和青少年来说，更加推荐在 Chopart 线进行矫正融合。因此，在不是特别严重的病例中，后足内翻畸形也能够被矫正，否则可以加做跟骨截骨。

Chopart 关节融合及跟骰关节融合手术方法

Chopart 关节矫正融合通过两切口进行（Hamel 和 Becker，1997）。沿胫骨前肌肌腱远端走行处行背侧切口，撑开器撑开显露距舟关节。切除软骨，修整软骨下骨表面。根据畸形情况，可以切除楔形骨块（图 6.7a）。根据患者的年龄，可以应用克氏针、加压螺钉、爪型钢板进行骨融合（图 6.7b）。沿皮纹方向做斜行切口，在指短伸肌起点处进行 L 型剥离（图 6.7c）。根据年龄和足的大小，可以在相应位置使用克氏针、螺钉、U 型钢板或者爪型钢板（图 6.7d）。在畸形较轻的病例中，可以保留距舟关节，跟骰关节切除融合对于外侧跗骨的短缩作用可以对畸形进行充分的矫正（图 6.8）。相较于 Chopart 融合，在单独行跟骰关节融合的病例中，距骨周围复合体强度较弱，可能会导致二次畸形。

图 6.8、图 6.9、图 6.10、图 6.11 和图 6.12 中的示例演示了如何通过联合骨和软组织手术，实现永久性的正位对齐和稳定性。然而，特别是在生长阶段进行这样的矫正，过度矫正和矫正不足的情况会常常发生，以至于需要再次进行矫正（图 6.11、图 6.12）。原则上，对于较年幼的儿童，在最初阶段长期利用支具稳定，并在可能的情况下安排儿童后期或青春期的矫形干预是有利的。如果仅靠肌肉力量的重新平衡出现问题，那么 Chopart 关节线的额外稳定通常是这类患者的首选。

6.3.3 神经源性马蹄外翻扁平足畸形

在神经源性的马蹄外翻扁平足畸形中，外翻肌肉显著增强，尤其是腓骨短肌。小腿三头肌短缩或过度

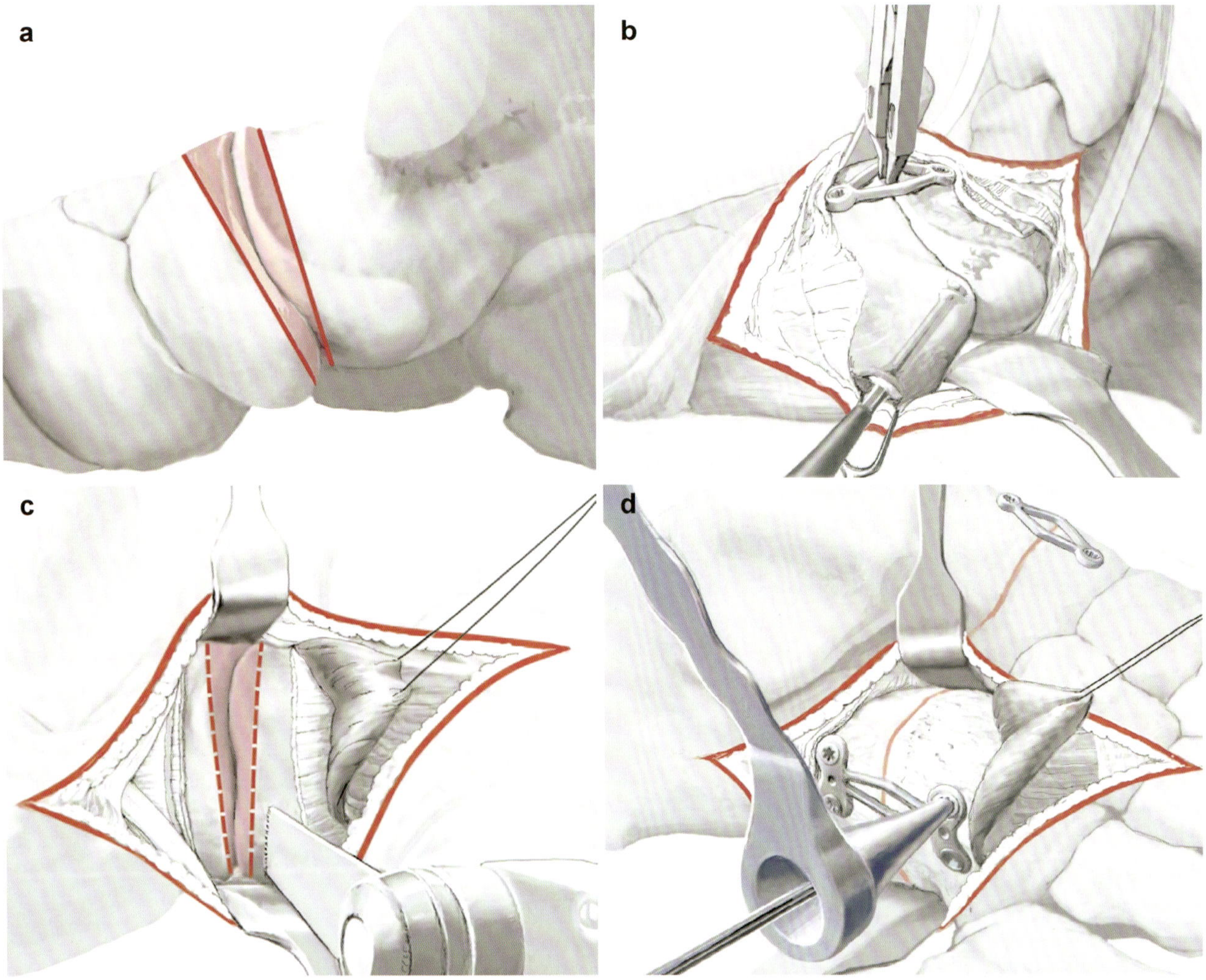

• 图 6.7 经两个切口行 Chopart 关节融合。通过背侧切口暴露距舟关节,并进行楔形截骨(a),以螺钉和爪型钢板固定(b)。跟骰关节截骨需临时移除趾短伸肌止点(c)并且以爪型钢板固定(Hamel 和 Zwipp,2016)

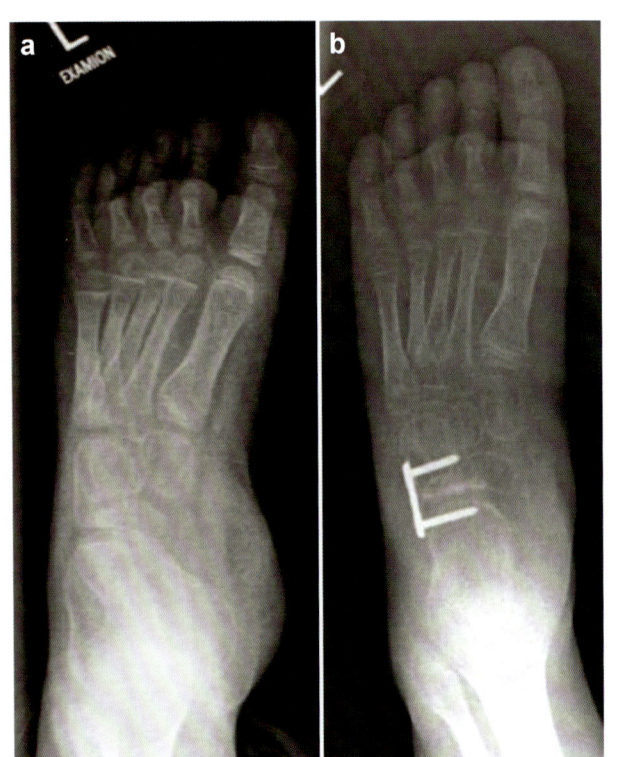

• 图 6.8 患有综合征疾病和精神身体残疾的 9 岁男孩。半僵硬性的神经源性马蹄内翻足畸形(a)通过胫骨前后肌的腱劈分转位和单一跟骰关节融合术(b)得以稳定

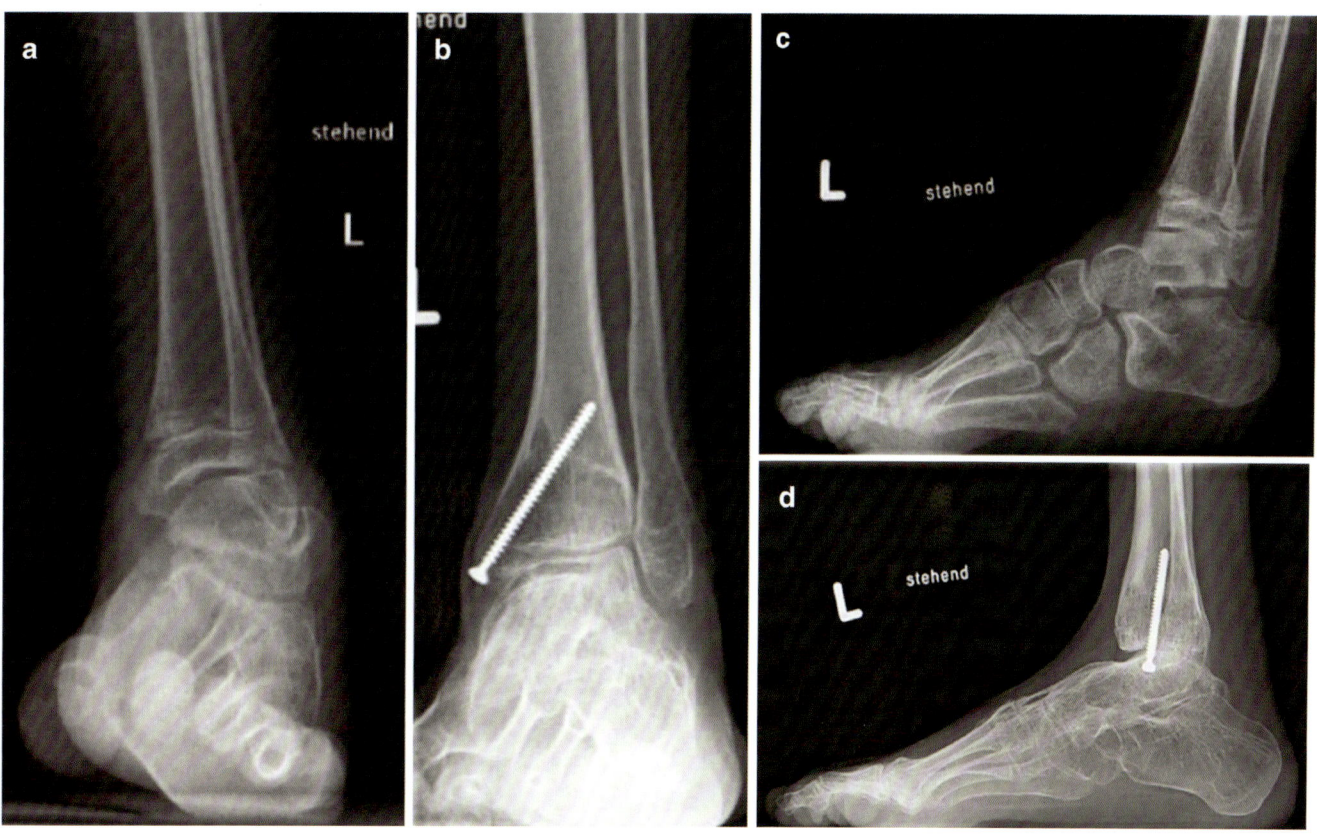

● 图 6.9 患者 11 岁，脊髓性肌肉萎缩伴严重神经源性马蹄内翻足畸形（a，c）。进行了跟腱延长和足底筋膜松解，并将胫骨后肌肌腱转位至足背，腓骨长肌肌腱转移至腓骨短肌肌腱（7.11.1 节）。为了稳定，将 Chopart 关节进行融合，并且进行了踝上内旋截骨术（b，d）

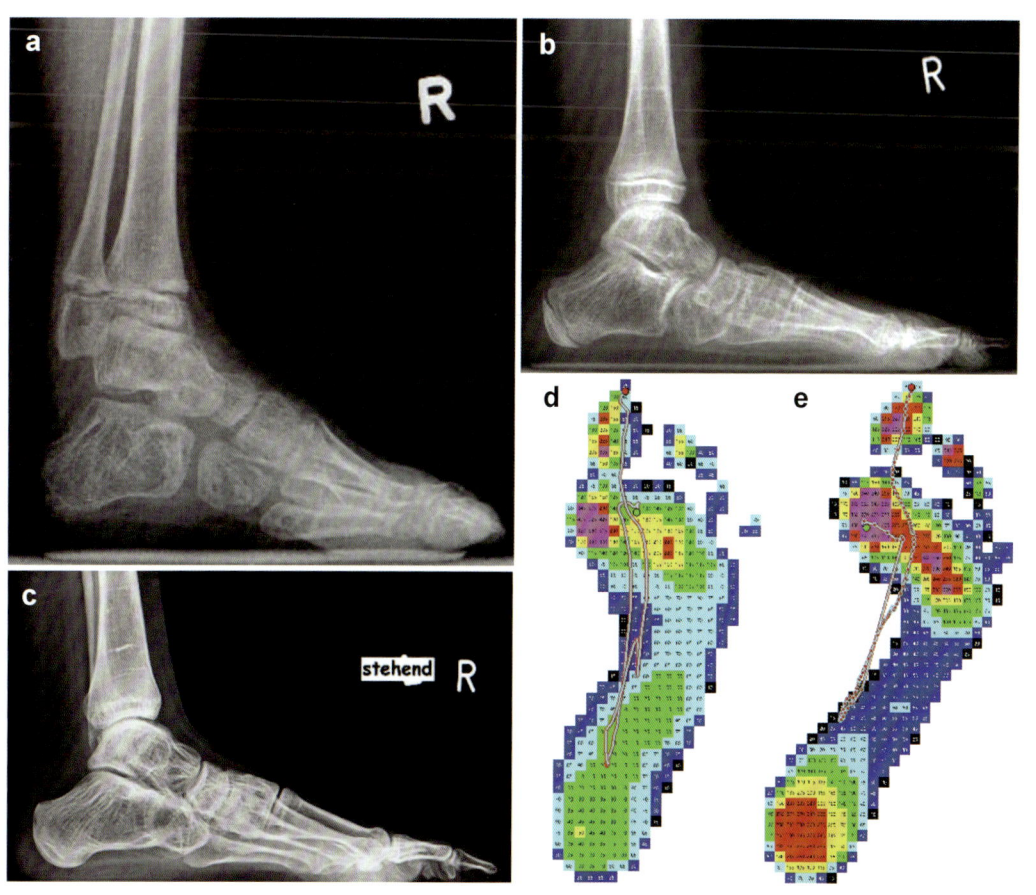

● 图 6.10 患者 9 岁时在化疗后出现周围神经病变伴神经源性马蹄内翻足畸形（a，d）。腓骨肌肉组织完全消失。除了在足内侧和足底进行软组织松解以外，还进行了胫骨前肌腱和胫骨后肌腱的腱劈分转位以及在外侧跗骨行 Lichtblau 切除关节成形术（b）。8 年后出现自发性关节强直（c）术后 8 年，尽管有持续性足趾至足跟步态，但可以发现负荷模式已经明显正常化（e）。由于足的背伸功能较弱，这里应该考虑使用动态矫形器来支持

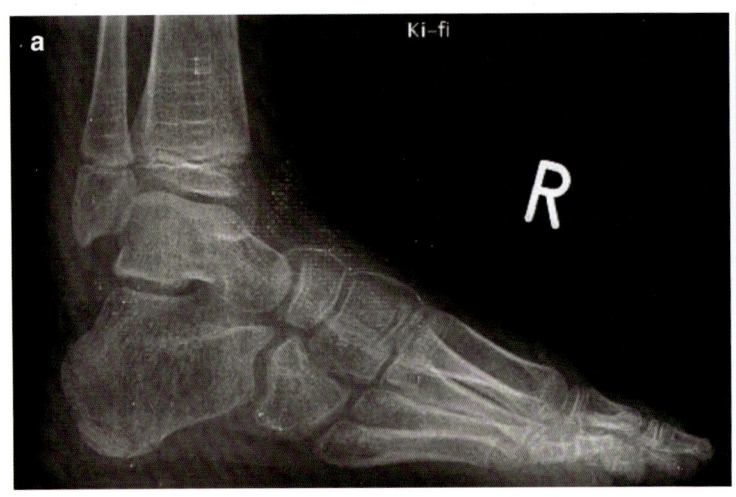 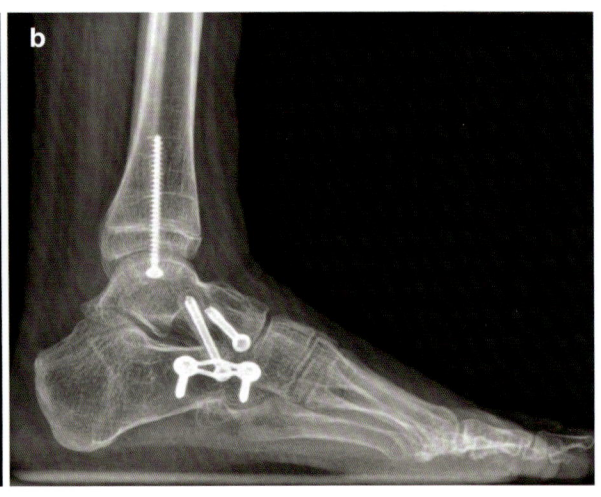

- 图 6.11 12 岁患者，患有 Curschmann-Steinert 肌病和神经源性马蹄内翻足畸形（a），将胫骨前肌肌腱转位至外侧楔骨与劈分后的胫骨后肌肌腱结合到一起并且将跟骰关节融合，可能由于转位后的胫骨后肌肌腱拉力过大会导致过度矫正，所以需要将 Chopart 关节融合 2.5 年后在胫骨远端行半骺骨干固定术以纠正力线和功能作为第二选择

活动与地面反作用力有关。距跟舟复合体不能获得稳定状态，中足及前足的外翻不会加剧功能恶化，尤其是在足蹬离地面的阶段。

手术矫正通常包括小腿三头肌的延长以及距跟舟复合体的稳定，常用的术式包括关节制动、截骨和关节融合。对于关节制动术，只在基础神经运动疾病中才能获得初步应用。截骨术（跟骨延长截骨术、TTO；4.11节）原则上可用于非神经运动障碍患者的可复性平足外翻畸形（Zeifang et al.，2006；Ettl et al.，2009）。此处将描述距跟关节融合术，它可以结合跗骨截骨术。距舟关节融合也被认为具有良好效果（de Coulon et al.，2011）。Dussa 等（2017）描述了在较长儿童和青少年病例中，将完整的舟骨去除以缩短内侧柱，之后进行 Chopart 关节融合。在某些病例中，也可以考虑腓骨短肌肌腱的延长和胫骨前肌肌腱附着点的重置（图 4.14）（Hamel et al.，1994）。Grice 关节外融合术现在已被关节制动术联合腓骨短肌转位至胫骨后肌肌腱附着点所取代（A. Krebs 博士）。单纯软组织手术还不够。在这个畸形的病例中，对于行走能力较好的儿童，学龄早期手术干预可以显著改善足的发育和功能，所以不建议等待至生长发育停止后再行手术。不能够行走的病人在手术矫正后获得了更差的效果（Hamel et al.，1994；Ettl et al.，2009）。根据"一个关节的融合有利于治疗临近关节"这个原则，应该考虑到踝关节对改变距骨矢状面排列的能力

（图 6.15、图 6.16）。

Grice 关节外融合技术和"Princess Margret Rose 技术"

Grice（1952）提出经斜行的皮肤切口在跗骨窦行关节外距跟关节矫正融合，在清理跗骨窦软组织后，在距骨体颈过渡处向头侧做一沟槽，在跟骨处向远端做一沟槽。从胫骨近端（生长面的远端）的前内侧面，取一个较长的的皮质松质移植物并切成两半，将他们的松质表面贴合在一起像三明治一样。这种双层移植物在正确的位置精确地安装在准备好的沟槽中，近似于胫骨纵轴的延伸，以防止距跟关节外翻（图 6.13 和图 6.14）；建议用克氏针暂时稳定距跟关节。这项技术的缺点是至少需要 6 周的减重负荷，直到移植物与骨结合。它可以从大约 7 岁开始进行，不会引起任何跗骨生长障碍。可能会与软组织稳定结合（Hamel et al.，1994）。应避免过度矫正导致内翻。

对于年龄稍大的儿童，另一种选择是"Princess Margret Rose 技术"（Denneyson 和 Fulford，1976），在移除软组织后，将松质骨材料嵌入跗骨窦区域并且使周围骨粗糙化，但不切除关节面。距跟螺钉融合用于固定（图 6.15）。从 11～12 岁开始，传统通过切除关节面进行融合也是可能的。

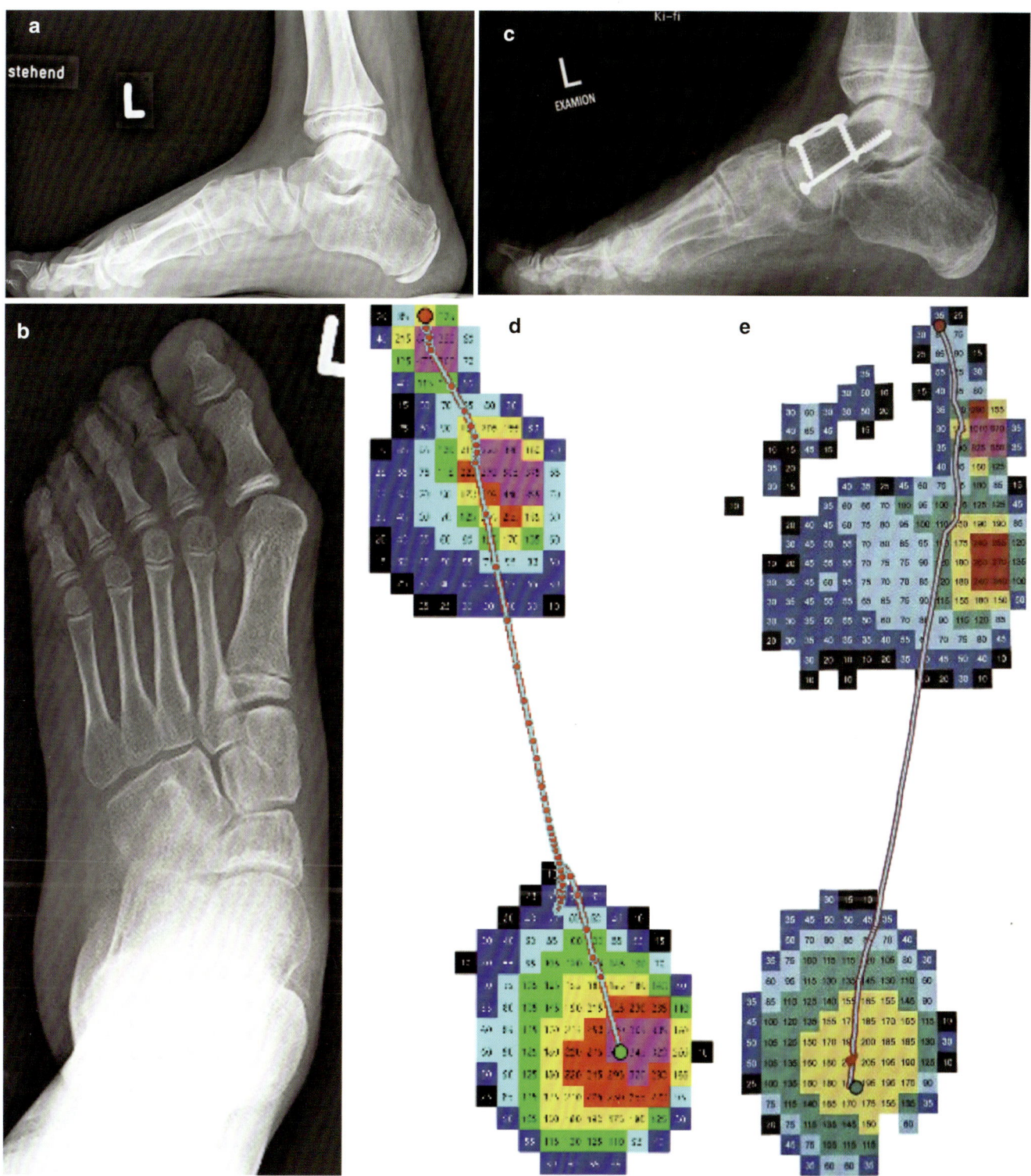

- 图 6.12 11 岁患者，全身半痉挛状态，1 年半前通过胫骨后肌肌腱转位和小腿三头肌延长导致外观上的过度矫正。出现进展性的外翻扁平足并伴随功能减弱（a、b）、小腿三头肌力显著减弱和足部病理性负载（d）。通过短缩跟腱并且将拇长屈肌转位到跟骨结节，并将胫骨前肌转位回内侧，再通过距舟关节融合稳定跗骨（c），可以实现肌力明显提升和功能的恢复。术后 6 个月，可以观察到正常的足部负载

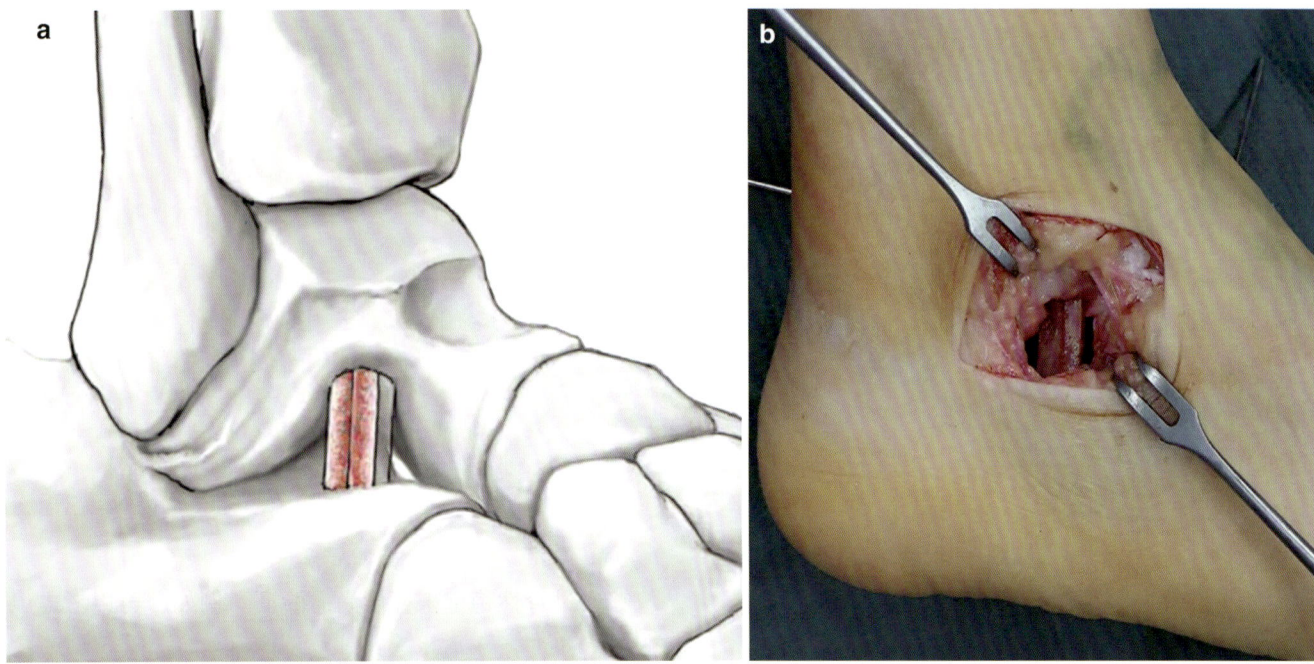

- 图 6.13　Grice 提出的关节外移植物融合，一个类似三明治的双束胫骨移植物被锚定在跗骨窦以避免过度的外翻（a，b）

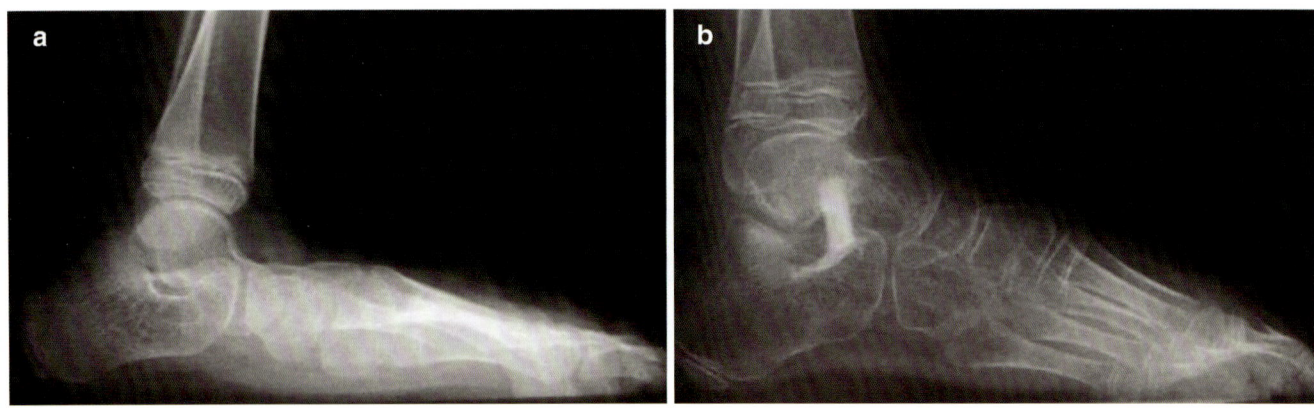

- 图 6.14　一位患有马蹄外翻扁平足畸形的 8 岁的女孩，伴有双侧痉挛性瘫痪（a），通过小腿三头肌的适量延长和 Grice 融合，可以将足部完全拉直（b），移植物在跟骨和距骨侧都已经完全愈合

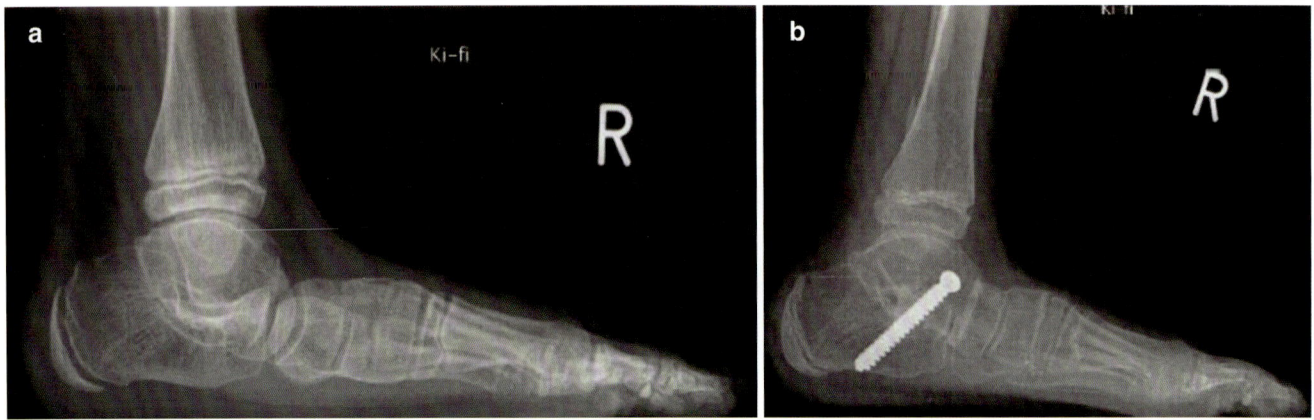

- 图 6.15　一位 12 岁女孩，患有潜在的疾病综合征，距下关节完全固定且挛缩（a），严重的马蹄外翻扁平足通过跗骨融合配合软组织手术得以矫正。为了避免上踝关节腹侧的退变（b），这里没有纠正距骨的倾斜

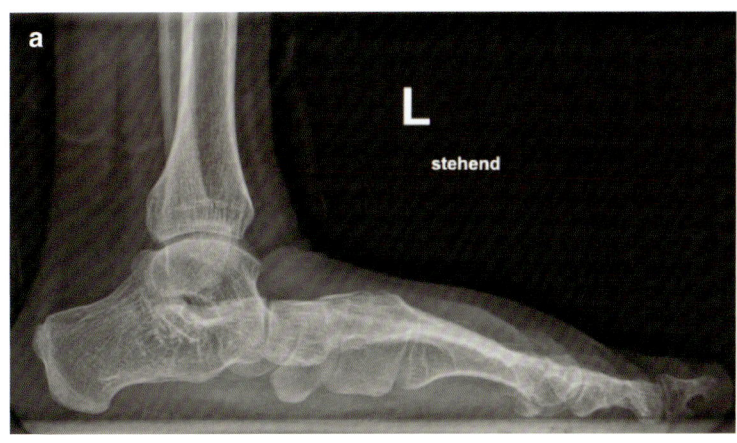
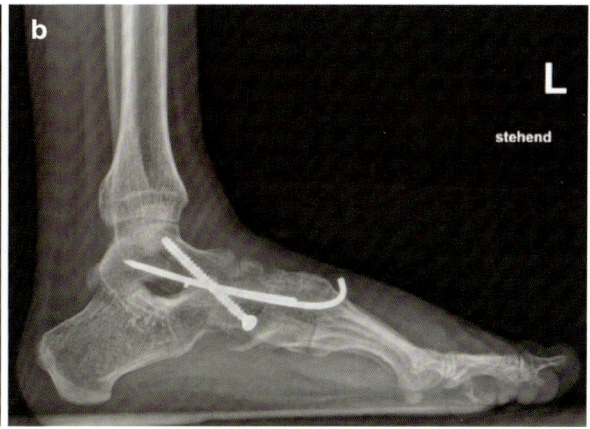

- 图 6.16 一位神经源性外翻扁平足青少年患者并且距骨严重跖屈（a），通过彻底矫正距舟关节和踝关节不良的力线改善了外观（b）

6.3.4 小腿肌肉无力：（部分）瘫痪

在这个下肢肌肉弛缓性麻痹的病例中，常常有必要联合使用手术和矫正支具进行治疗。对于使用矫正支具治疗，目的是使足处于稳定的中立位。后足复合体的畸形和显著不稳应当使用关节融合治疗（例如跗骨外翻使用 Grice 融合，内翻关节脱位使用 Chopart 融合）。改善被扰乱的肌肉平衡同样有效，尽管还需要适应矫正支具，但是提高了矫正支具的作用（图 6.17）。例如，用抬脚矫形器来辅助进行较弱的主动踝关节背伸要比没有任何主动功能的情况更容易获得康复。在将前方肌腱转位到跟骨结节后，更容易使用矫正支具纠正跟骨足畸形（6.18）。因此，肌腱转位是否能够提高主动控制能力、功能缺失是否能够通过骨性稳定来补偿尚需验证。例如，可以考虑以下方法：

小腿弛缓性瘫痪的常见矫正例子

足下垂	胫骨后肌、腓骨长肌、趾长伸肌转位
胫骨后肌失用	距舟关节或 Chopart 关节融合（趾长屈肌转位）
腓骨肌失用	胫骨前肌转位到足中线
小腿三头肌失用	手术通常无法代偿，但胫骨前肌后移或许有效
连枷趾	第一跖趾关节融合或者使用伸肌肌腱固定，以避免干扰下垂的足趾并且可以保留足趾在支撑相的被动活动

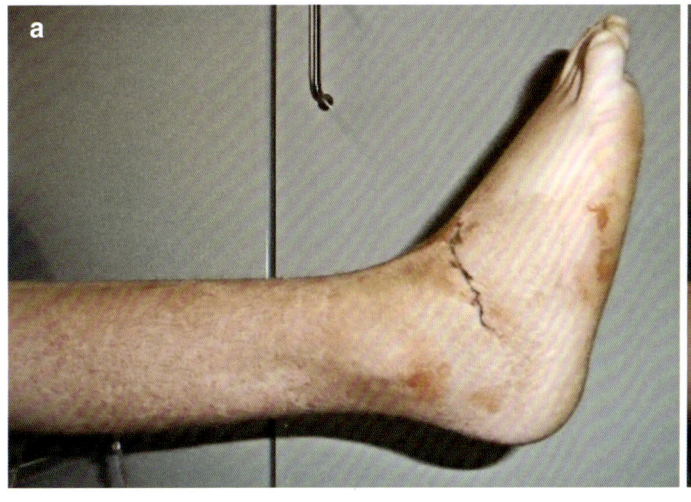
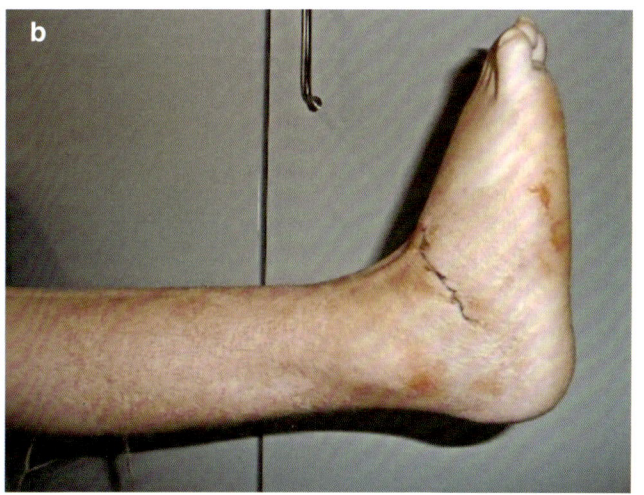

- 图 6.17 11 岁女孩，由于移除带血管的腓侧移植物导致腓骨肌麻痹致神经源性马蹄内翻畸形。在行跟骰关节融合和胫骨后肌转位至足背后 10 周，除了跖屈（a）还可以实现有限范围的背伸（b），从表面可以看见皮下转位后的肌腱处于紧张状态

在前方肌群功能障碍的病例中，例如腓骨肌麻痹，为了代偿而抬高足，可以考虑通过骨间膜将胫骨后肌肌腱转位到足背（图 6.17，7.11.2 节），或者将腓骨长肌腓骨周围部分肌腱重置到足的前方。为了补偿肌腱供区的畸形，在第一个病例中应该辅以趾长屈肌肌腱的转位或 Chopart 融合，在第二个病例中应该考虑将腓骨短肌缝合至腓骨长肌的残端。

严重的跟骨性足，例如伴有深腰或骶神经麻痹的脊髓脊膜膨出（图 6.18），通过骨间膜将前方的肌肉-肌腱单元转移到跟骨结节，通常不能完全代偿小腿三头肌的功能丧失，但是这有利于足的正常发育和更好地适应矫正支具（Park et al., 2008）。

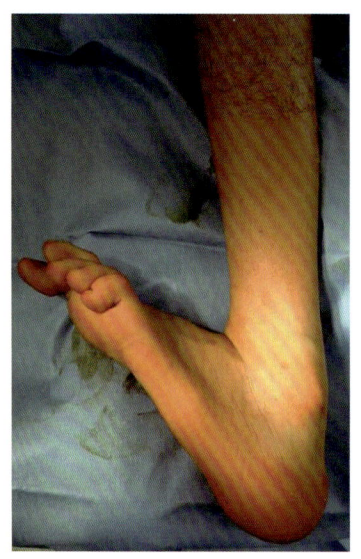

● 图 6.18　在这个脊膜脊髓膨出和 S1 水平瘫痪的严重跟骨足病例中，由于小腿三头肌的彻底失效，胫骨前肌转位至跟骨结节可以显著改善肌肉的平衡，从而可以让小腿支具的使用更加方便

参考文献

Baumann JU, Koch HG (1989) Ventrale aponeurotische Verlängerung des M. gastrocnemius. Oper Orthop Traumatol 1:254–258

Chang CH, Albarracin JP, Lipton GE, Miller F (2002) Long-term follow-up of surgery for equinovarus foot deformity in children with cerebral palsy. J Pediatr Orthop 22:792–799

de Coulon G, Turcot K, Canavese F, Dayer R, Kaelin A, Ceroni D (2011) Talonavicular arthrodesis for the treatment of neurological flat foot deformity in pediatric patients: clinical and radiographic evaluation of 29 feet. J Pediatr Orthop 31:557–563

Denneyson WG, Fulford GE (1976) Subtalar arthrodesis by cancellous grafts and metallic internal fixation. J Bone Joint Surg 58-B:507–510

Döderlein L, Wenz W, Schneider U (2004) Der Spitzfuß—Der Hackenfuß. Springer-Verlag, Berlin, Heidelberg, New York

Dussa CU, Döderlein L, Forst R, Böhm H, Fujak A (2017) Management of severe equinovalgus in patients with cerebral palsy by naviculectomy in combination with midfoot arthrodesis. Foot Ankle Int 38:1011–1019

Ettl V, Wollmerstedt N, Kirschner S, Morrison R, Pasold E, Raab P (2009) Calcaneal lengthening for planovalgus deformity in children with cerebral palsy. Foot Ankle Int 30:398–404

Graham KH (2010) Cerebral palsy. In: Mc Carthy JJ, Drennan JC (eds) The Child's foot and ankle. Wolters Kluwer, Lippincott Williams and Wilkins, Philadelphia

Grice DS (1952) An extra-articular arthrodesis of the subastragalar joint for correction of paralytic flat feet in children. J Bone Joint Surg 34-A:927–940

Hamel J (2000) In: Venbrocks R (ed) Fußdeformitäten im Rahmen neuroorthopädischer Krankheitsbilder—Diagnostik und konservative Therapie. Neuroorthopädie und Rheumaorthopädie des Kindes. Steinkopff-Verlag, Darmstadt

Hamel J, Becker W (1997) Die Korrekturarthrodese des Chopart-Gelenkes bei neurogenen Fußdeformitäten. Oper Orthop Traumatol 9:109–119

Hamel J, Kissling C, Heimkes B, Stotz S (1994) A combined bony and soft-tissue tarsal stabilization procedure (Grice-Schede) for hindfoot valgus in children with cerebral palsy. Arch Orthop Trauma Surg 113:237–243

Hamel J, Zwipp H (2016) Sprunggelenk und Rückfuß – Meistertechniken in der operativen Orthopädie und Unfallchirurgie. Springer-Verlag Berlin, Heidelberg

Herzenberg JE, Lamm BM, Corwin C, Sekel J (2007) Isolated recession of the gastrocnemius muscle: The Baumann procedure. Foot Ankle Int 28:1154–1159

Park KB, Park HW, Joo SY, Kin HW (2008) Surgical treatment of calcaneal deformity in a select group of patients with myelomenigocele. J Bone Joint Surg 90-A:2149–2159

Perry J, Burnfield JM (2010) Gait analysis – normal and pathological function. Thorofare: SLACK incorporated

Piazza SJ, Adamson RL, Moran MF, Sanders JO, Sharkey NA (2003) Effects of tensioning errors in split transfers of tibialis anterior and posterior tendons. J Bone Joint Surg 85-A:858–865

Rutz E, Baker R, Tirosh O et al (2011) Tibialis anterior tendon shortening in combination with Achilles tendond lengthening in spastic equinus in cerebral palsy. Gait Posture 33:152–157

Tachdjian MO (1985) The child's foot. WB Saunders Company, Philadelphia

Zeifang F, Breusch SJ, Döderlein L (2006) Evans calcaneal lengthening procedure for spastic flexible flatfoot in 32 patients (46 feet) with a follow up of 3 to 9 years. Foot Ankle Int 27:500–507

7 高弓内翻畸形

（喻　健　译　张　超　耿　翔　审校）

高弓内翻畸形是个比较广的概念。它一方面包括了不太严重的"高弓"足（"特发性高弓内翻足"）。该疾病的肌力失衡尚不严重，常常不会发现神经生理的异常。这些患者由于跖痛、腓骨肌腱退化、第五跖骨应力性骨折或成年后出现的踝关节不稳症状，而需要足部手术。另一方面也包括了潜在的神经系统疾病导致畸形不断进展，其主要表现为明显的肌力失衡。

高弓内翻畸形得名于后足的内翻和足内侧纵弓抬高（图 7.1）。相比于神经源性马蹄内翻足，该疾病无后足的马蹄畸形，主要表现为内侧跖列和外侧足缘呈现过度负重（晚期病例例外）。在 6.1 节和 6.2 节介绍的评估下肢足踝部运动神经畸形的基本原则也适用于评估高弓内翻畸形。这类疾病的肌力失衡的现象以及矫形原则将在之后详述。

推荐文献

- Döderlein L et al（2000）. Der Hohlfu?. Extensive, lexical work with a broad presentation also of the history（in German）.
- Tachdjian MO（1985）. The child's foot.
- Smith TF et al（1992）. Pes cavus. In：Comprehensive textbook of foot surgery，2. Ed.（Ed.：Mc Glamry et al.），not included in later editions.
- Coleman SS（1983）. Complex foot deformities in children. Very detailed description of the indications for the child.

7.1　治疗相关的病因学与发病机制

大多数的高弓内翻畸形是由多种神经源性疾病引起的幼年或青春期出现的足部畸形进展而来。常属于遗传性运功感觉神经病（hereditary sensomotoric neuropathy，HSMN）或 Charcot-Marie-Tooth 病（CMT）的不同亚型。高弓内翻畸形的共同病理表现为肌力失平衡。它在临床上表现比较明显，但是需要进行仔细的肌力检查。早期（相对的）的典型表现是腓骨短肌、胫骨前肌以及足部短肌的肌力下降。由于不同的病例之间肌力下降不尽相同、代偿作用（6.1节）和地面反作用力的影响，发育期或之后常常出现各种类型或特点的畸形进展。其中的一些生物力学关系对于理解发病机制非常重要，我们将在下文详述其中的部分生物力学关系，这对治疗也有直接的指导作用。

7.1.1　肌肉动力学现象

肌肉麻痹引起的无力常产生代偿机制，从而导致拮抗肌群的相对优势。重要的例子包括：

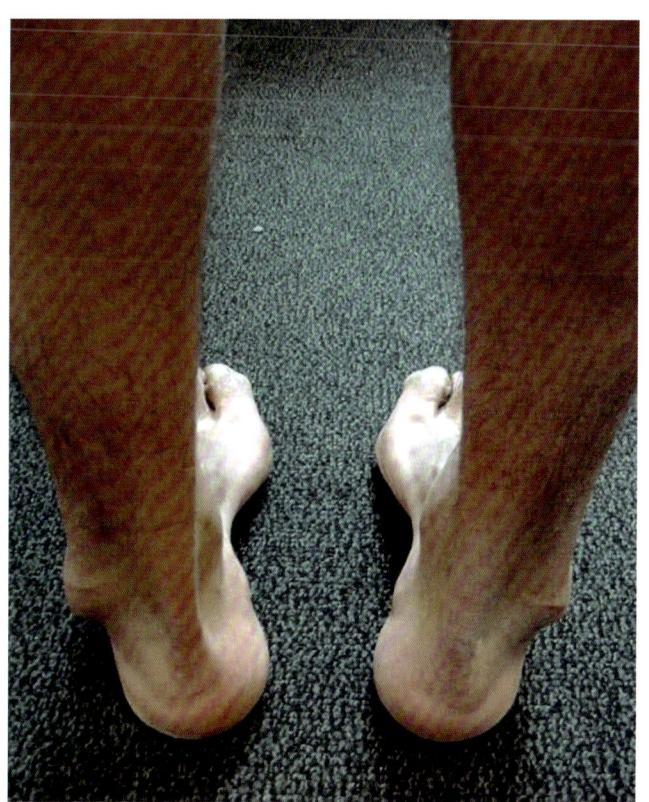

● 图 7.1　一例年轻患者由于遗传性运动感觉神经病（HSMN）引起双侧高弓内翻畸形

– 腓骨肌功能不全

腓骨短肌无力和因此引起的主动外翻导致最初无力不明显的腓骨长肌出现代偿性过度活动。同时腓骨长肌也是内侧跖列强大跖屈力的来源（图7.2）。

– 胫骨前肌/腓骨长肌的拮抗作用

胫骨前肌无力合并腓骨长肌的过度活动（见上文）导致内侧跖列的跖屈增加（图7.3）。

– 胫后肌/腓骨短肌的拮抗作用

当腓骨短肌无力时，胫后肌的正常活动引起后足的内翻。

– 伸肌群的替代作用

胫骨前肌的无力通过趾长伸肌的过度活动得到代偿，这促使了爪形趾的形成，并增加了跖筋膜的张力从而加重高弓。

7.1.2 肌肉的力学因素

高弓内翻畸形的进展也可以仅与肌肉的力学特点和相互作用相关。例如：

– 随着高弓畸形的进展，杠杆作用更不利于无力的胫前肌腱（图7.3），而已经过度活动的腓骨长肌更加加强［Manoli和Graham（2005）提到的"腓骨肌过度负荷"］。

– 随着跖趾关节初始位置不断过伸，趾长伸肌背伸跖趾关节的扭矩不断增加。

– 跖筋膜也起了重要的作用：由于爪形趾畸形，跖筋膜的张力增加（"绞盘样机制"），从而加重高弓和后足内翻。

7.1.3 跗骨间关节的力学耦联

基于跗骨间关节力学的三种畸形（中前足旋前、后足内翻、胫骨远端外旋）之间的相互作用加重了高弓内翻畸形：中前足旋前和后足内翻相互关联并加强；内侧跖列的降低导致后足复合体的内翻（"前足引起的后足内翻""三脚架效果"），同时后足内翻导致腓骨长肌（过度）活动，这加重了内侧跖列的跖屈。

由于后足关节的方向特点，距骨周围复合体的内翻导致下肢的外旋增加。这是由于胫后肌的影响以及其拮抗肌的缺失导致的。反之，下肢的外旋又通过内移跟骨结节加重了后足的内翻（图7.4和图7.30）。

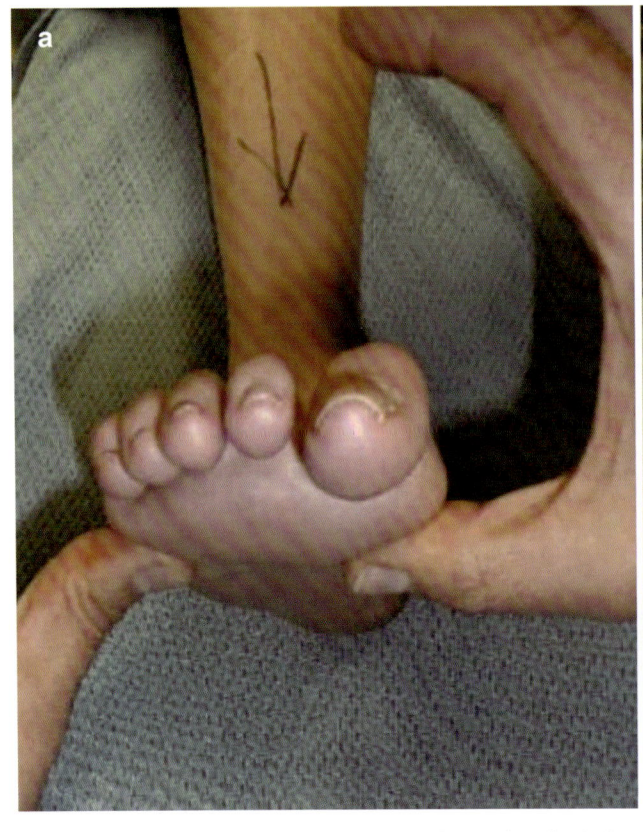 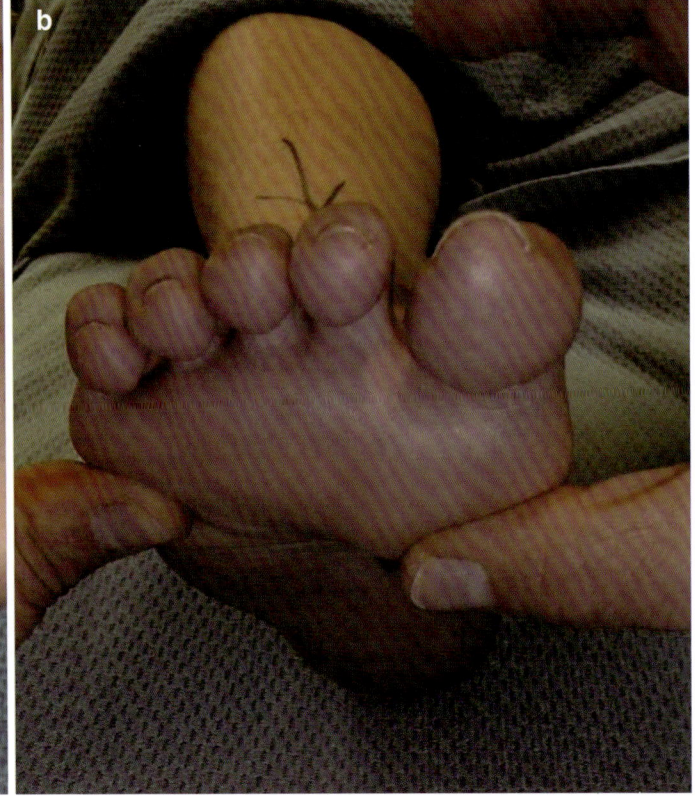

● 图7.2 腓骨长肌肌力检查：将患者足放置于中立位（a），要求患者进行跖屈动作。在存在腓骨肌功能不全情况下，由于腓骨长肌的过度活动，足主动跖屈可引起内侧跖列的过度跖屈（b）

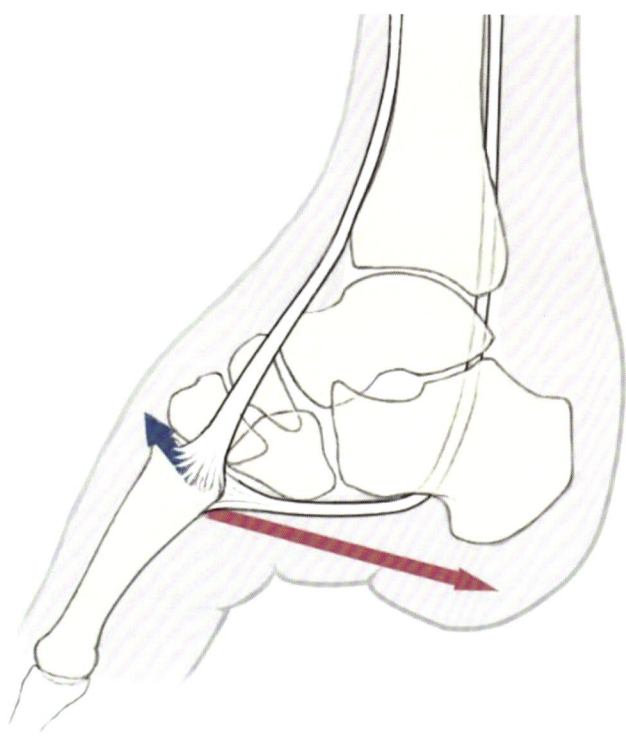

• 图 7.3 假设胫前肌和腓骨长肌产生的力相同，内侧跖列背伸和跖屈力的平衡（两个箭头表示）出现较大偏移，有利于腓骨长肌和自发初始位置的跖屈

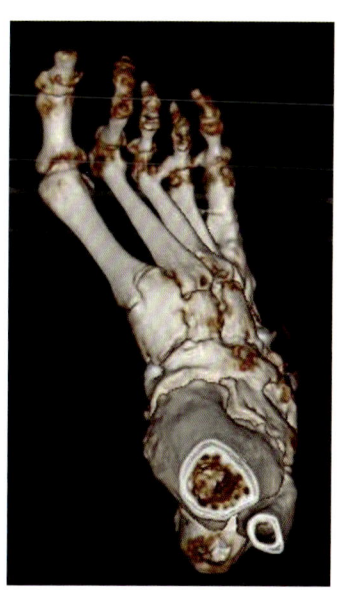

• 图 7.4 三维 CT 重建高弓内翻畸形。可以清晰地看到踝区域的明显外旋和距跟舟骨复合体的内翻。同时伴有跟骨结节的内移

高弓内翻畸形的结构异常
- 中前足旋前
- 后足内翻
- 胫骨远端外旋

7.2 临床检查

高弓内翻畸形的临床特点在于足纵弓高度的增加（高弓部分），尤其影响内侧跖列（中前足的旋前）和从后方可以观察到的后跟内翻畸形。然而，也可以观察到高弓程度严重、后足内翻程度较轻的病例（图 7.23a）。Coleman 木块试验（Coleman 和 Chesnut，1977）可以检查前足相关的后足畸形程度和后足的柔韧性：如果内侧跖列可以跖屈，当足的其他部分放在有适当高度的木块上，通过减少跗骨的内翻后足力线部分或完全变直（图 7.5）。从后方看到的后足内翻畸形由两部分组成：距跟舟骨复合体的内翻和胫骨远端外旋引起的后跟内移。一般来说，由于后足复合体在步态周期的站立期，甚至是后跟着地期和站立期早期都是刚性杠杆结构（"rigid lever"），而不能改变为柔韧的活动适配器（"mobile adaptor"），因此高弓内翻畸形由于跗骨的力学特点常常比较僵硬。

在前足区域，跖趾关节的过伸和近节、远节趾间关节的屈曲形成爪形趾的倾向显著。步态分析研究中趾长伸肌（伸肌替代物）的过度活动尤其明显。类似地，在主动足背伸时也可以观察到趾长伸肌的过度使用。

小腿的外旋最好在膝关节屈曲时检查（图 1.75）。踝轴线（intermalleolar axis）与膝关节运动轴的成角在大多数的高弓内翻病例中超过了正常情况下的 20°～25° 的外旋。也要检查髋关节在伸直位的旋转活动度；髋关节外旋挛缩的情况不少见，这种情况会加重下肢外旋，在足部矫形后会显得明显，并具有临床意义。相对于步行方向，足部过多外旋会导致在步态周期的站立晚期和推离期的力矩缩短。

在症状较为明显的病例中，患者会主诉有步态不稳、崴脚、反复踝关节扭伤、踝关节外侧韧带的松弛度增加，以及因外侧跖列过度负重引起疼痛的胼胝。但是，尽管力线异常在加重，患者常常感受不到明显的功能减退。

仔细地检查肌肉功能是尤其重要的。检查时患者双脚下垂，抗阻检查后足内外翻。踝关节下方可以触及到的腓骨短肌腱常常出现张力下降。而腓骨长肌（较难轻易触摸到）引起第一跖骨在主动外翻或跖屈时明显的压低（图 7.2）。

在幼儿和青少年，术前需经过专业的神经科医生甄别，如果有必要，咨询人类遗传学家。这可以提供重要的不同的诊断信息和治疗意见（如"脊髓栓

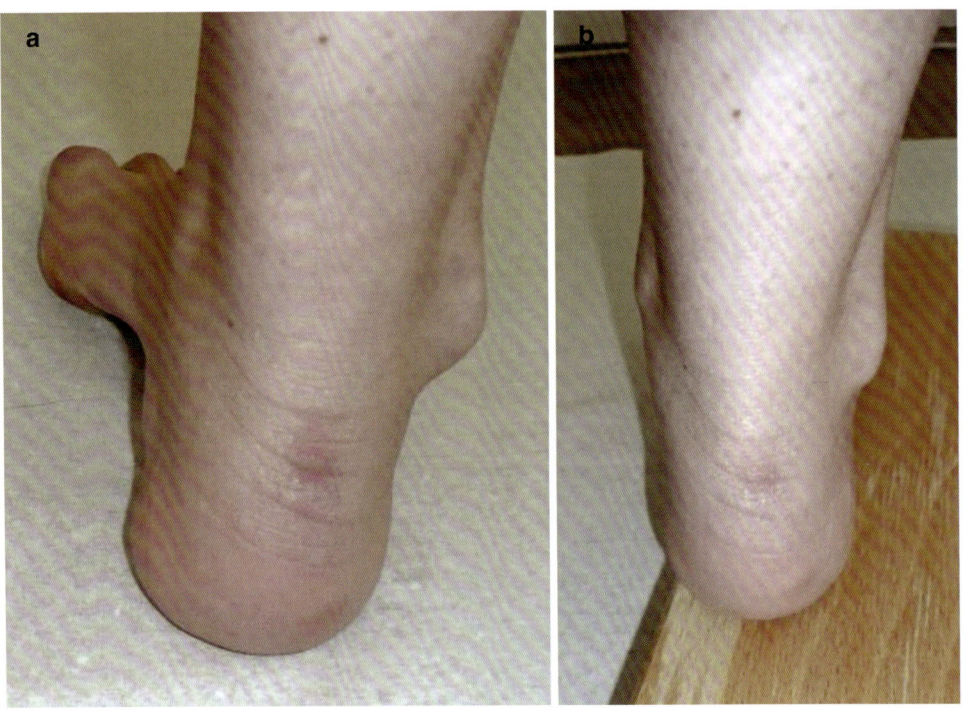

• 图 7.5 在 Coleman 木块试验中，如果后足关节是柔软的，后足内翻异常（a）可以通过内侧旋前的跖列跖屈而得到纠正（b）

系"），同时更好地评估疾病进程。但另一方面，从我们的经验来说，我们必须警惕费时费钱的"无休止的诊断"（endless diagnostics），并在最佳的时间内进行矫形手术。

7.3 影像学

对于影像学的诊断，需要描述以下三个耦联的足和小腿结构（7.1.3 节）：旋前的中前足结构、内翻的后足复合体、外旋的下肢-距骨结构。可以看到以下特点（图 7.6、图 7.7 和图 7.8）：

- X 线侧位片评估**中前足旋前或内侧高弓**：距骨的分离，舟骨骰骨未重叠，距骨-第一跖骨角增大（"Meary 角"，正常＜0°），跟骨倾斜角，正常＜25°，跟骨-第一跖骨角（"Hibbs 角"，正常＞150°）。
- X 线侧位片上评估**距跟-舟骨关节复合体的内翻**：距骨与跟骨相平行，距下关节后关节面呈水平位置；舟骨在 X 线正位片上相对距骨头位于内侧。
- **胫骨远端外旋**［外踝位于后侧，距骨滑车具有 2 条轮廓线，在 X 线侧位片跗骨窦更加清晰（"开放"），

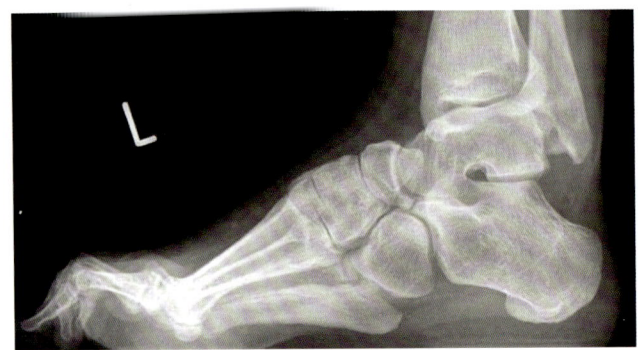

• 图 7.6 下肢外旋没有被代偿的高弓内翻畸形的 X 线侧位片。在该摄片方法下，内侧高弓部分不能真实体现它的严重程度，而后足内翻情况过度显示（d'Astorg et al.，2016）

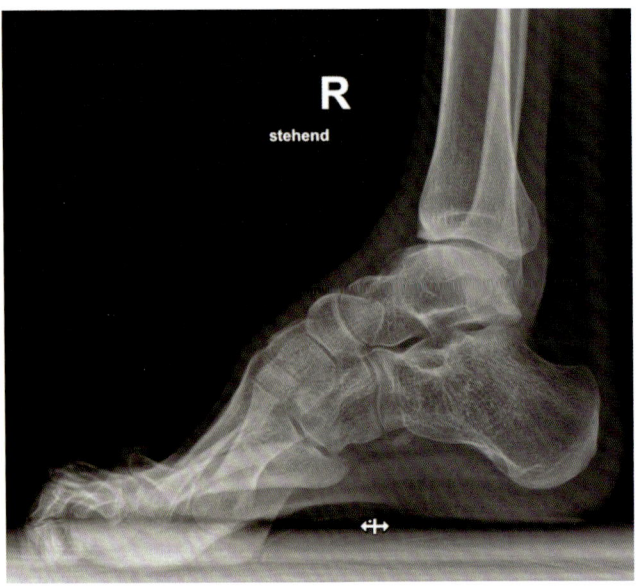

• 图 7.7 "后足中心"的高弓内翻畸形的 X 线侧位片，通过第一跖列跖屈的中前足代偿性旋前和足内旋的代偿下肢外旋。这可以评估踝关节和距骨周围关节的真实位置关系从而判断矫形最终可能需要的位置。然而，中前足的旋前伴有距骨的分离和距骨-第一跖骨角病理性增加的程度过度显示

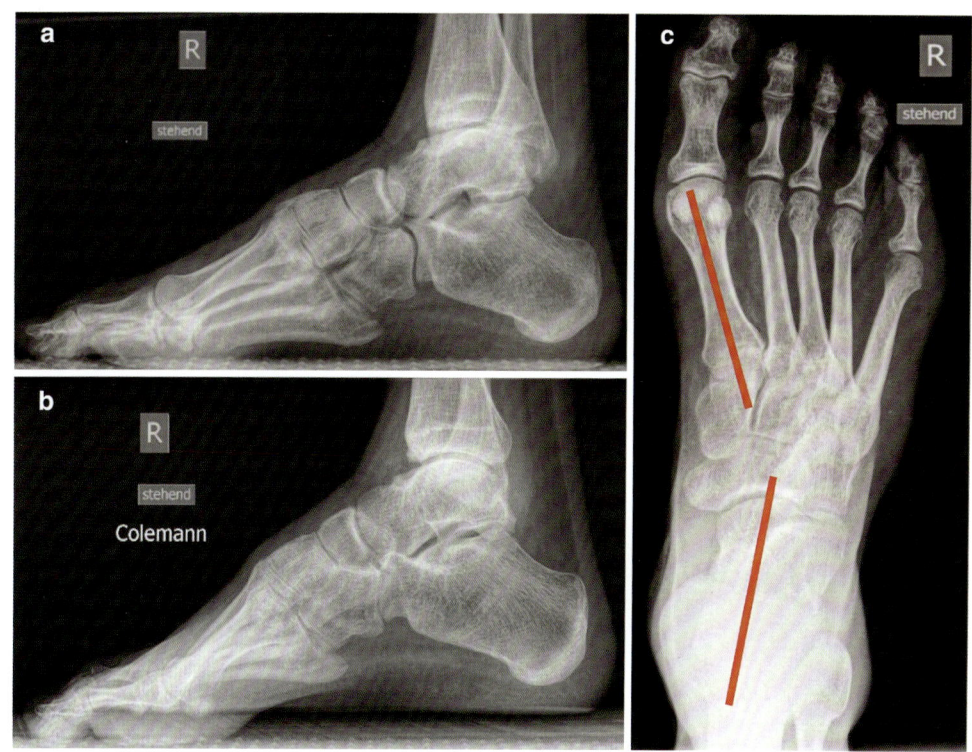

● 图 7.8　一名 18 岁患者中等严重程度的高弓内翻畸形的未纠正位置侧位片（**a**）和当天 Coleman 木块试验代偿下肢外旋下"后足中心"位（**b**）。跖骨分离、明显正值的距骨第一跖骨角（约 + 20°）和前踝情况在"后足中心"的摄片方法下显示更清晰。这可以指导更精确的术前计划，例如确定高弓矫形程度和内侧跖列需要抬高的高度。"后足中心" X 线侧位片（**b**）上可以从 Coleman 木块试验（**c**）的上下方向观察距骨第一跖骨角而得知所需的旋转矫正角度

在踝关节正位片内外侧间隙显示不清楚]。

应用中前足为中心的改良 X 线摄片技术，高弓足的以上特点在 X 线侧位片一目了然。如果 X 线侧位片拍摄时足的长轴与 X 线暗盒平行，以上结构被以扭转的方式呈现，则无法很好的显露真实的畸形程度（图 7.6）：中前足旋前合并内侧跖列明显的跖屈，也就是距骨-第一跖骨角，相比它真实情况显得没有那么严重；由于胫骨外旋导致不能很好地评估有前踝撞击倾向的胫距关节，距跟-舟骨复合体没有在最大程度的矫形位置显示，同时有外旋，伴有宽大的"开放"跗骨窦。

在二维投影上是不可能显示三维结构的所有畸形的。但是，上述的小腿-足每一部分结构是可以通过特定的摄片方法单独显示出来的，为手术计划提供更精确的信息。"后足中心"位摄片方法已经被证明在临床应用中有效（Hamel et al., 2020）：内侧跖列的跖屈就如在 Coleman 木块试验中可以观察到的后足挛缩，而不受中前足旋前的影响。因此，距跟舟骨复合体位于最大程度可能的矫形位置上。通过足内旋代偿胫骨远端外旋可以更为精确地评估后足位置以及踝关节情况（图 7.7）。矫正前的 X 线侧位片和后足为中心位片的差别见图 7.8。

同时在踝关节前后位上，为了准确地显示胫距关节，小腿外旋应该被代偿，图 7.29c 并不是在 Coleman 木块试验下拍摄的，以显示胫距关节的倾斜和不稳（图 7.29c）。如果踝关节外侧间隙没有增大，也不能排除严重的前外侧的不稳定，该情况常常仅在距下融合后才明显出现在影像上（和临床上）。Saltzman 位片一般用于记录后足内翻；然而，该摄片方法高度依赖于足的旋转位置选择，因此并不合适于此类患者。在高弓内翻足上，后足内翻是由距跟舟骨复合体的内翻和较容易被低估的胫骨远端外旋组成的。因此，在临床上比在影像学上更容易发现。

三维 CT 重建（图 7.4），尤其是负重位和结合 Coleman 木块试验的数字容积断层扫描（digital volume tomography，DVT）可以为手术计划提供对于畸形部分更为精确的分析。在某些特殊病例中，MRI 也可以作为下肢肌肉和腓骨肌腱损伤的诊断。

推荐的高弓内翻畸形的 X 线摄片技术（Hamel et al.，2020）
- 在内侧跖列跖屈（Coleman 木块试验）时上下摄片以观察距骨-第一跖骨角（图 7.8c），角度加上 10°。这是其"旋转角度"
- 根据之前拍摄的基于上下位片和内侧跖列跖屈（Coleman 木块试验）时测量的"旋转角度"。内旋足代偿胫骨远端旋转拍摄"后足中心"的 X 线侧位片
- 在纠正了胫骨远端旋转（见前述）且不伴有内侧跖列跖屈时进行踝关节前后位摄片，也可以显示胫距关节的不稳定（图 7.29c）
- （Saltzman 位摄片）

7.4 足底压力分析

从功能的角度来说，足底印迹技术（1.4.3 节）很适合描述和记录高弓内翻畸形的严重程度、功能异常、疾病的进展和手术矫形的功能效果。从峰压值记录中可以发现该类疾病的 5 种特殊的特征（Hamel，2016a）（图 7.9）。

高弓内翻畸形的足底压力特点
- 负重面积的减少与变短（压痕增加）
- 后跟着地初期的压力中心线未向内侧突出，说明其在步态的站立相早期无外翻，无法吸收冲击力
- 外侧跖列尤其是第五跖骨基底部的过度负重

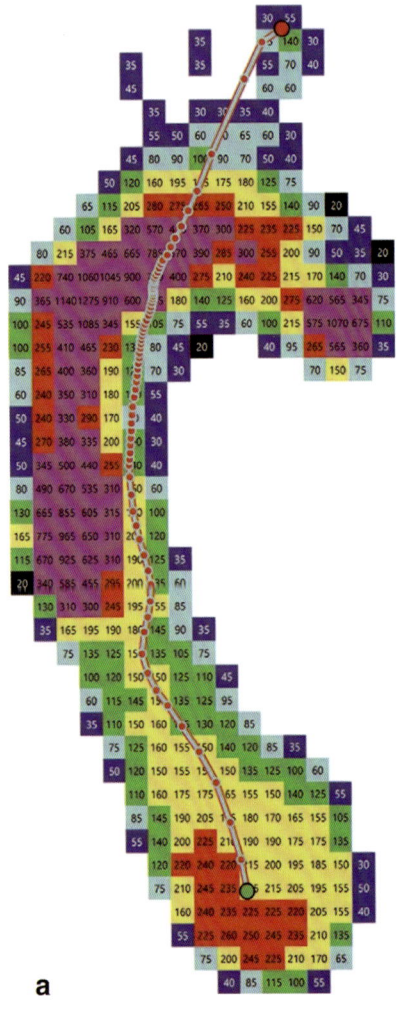
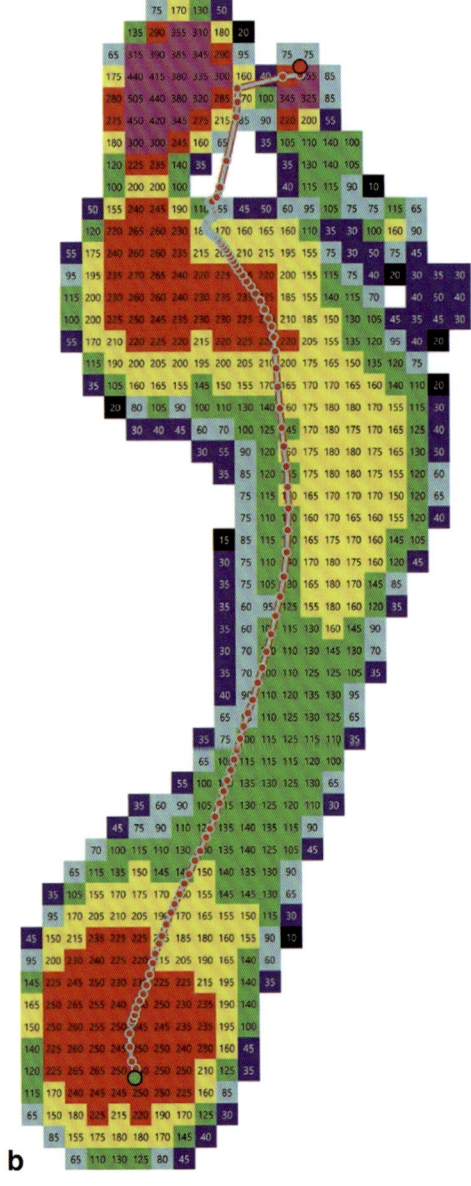

● 图 7.9 晚期高弓内翻畸形（a）和正常对侧（b）的足底压力图对比。本文所讲的所有特征都可以看到

- 第五和第一跖骨头下的高压力，后者由腓骨长肌的活动引起（但是该肌腱断裂后，第一跖骨头下方的压力迅速减少）
- 足趾印痕的不断丢失

通过合适的矫形，跖侧负重区域常常会明显增加，因此前足局部出现的高压力可以得到有效地缓解（图7.29）。通过适度的抬高内侧跖列和腓骨长肌转位（图7.18），术后跖骨头下受力分布可以提示第一跖骨头下压力是否缓解。足趾压痕显示足趾是否至少恢复成触觉器官（图7.15和图7.22），从而增加足底负重区域面积（图7.29）。

7.5 手术指征

由于多种原因，幼年和青少年的手术指征尤其难确定，而且仍然无法获得一个一致的治疗流程。一些早期的文献认为，一般需要等到发育结束后再进一步治疗，但早期矫形的建议也在逐步被接受（例如Döderlein et al., 2000）。最近几年，一些新的理念开始出现。一个比较新但有明确效果的方法是应用6周的下肢行走矫形支具进行保守治疗，随后使用至少有悬挂作用的夜间支具（d'Astorg et al., 2016）。作者认为采用这种保守治疗至少可以延迟需要进行手术的时机，而且手术治疗也常为最终的手术，无需进行翻修。然而，使用支具的长期依从性似乎是个问题。对于处在生长发育年龄的患者，Sanpera等（2018）首次报道了在第一跖骨使用半骨骺固定术（hemiepiphysiodesis）导向生长结合跖筋膜松解可以矫正或至少可以预防跖屈加重。

临床决定前很重要的一点是密切关注疾病进展以发现任何恶化的出现。足底压力的随访分析（Hamel，2016c和2017）尤其适合随访疾病的进展而且有助于决定手术时机（图7.10）。如何做临床决定的粗略流程见图7.36和图7.37。

当确定存在手术指征时，"何时"和"如何"矫形比"是否"行侵入性手术更重要的。必须仔细衡量支持和反对对在生长发育阶段的每个病例行手术治疗的理由（"何时"）：

不建议早期矫形的理由：
- 尽管疾病已经被准确的分型（这不是都可以做到），但肌肉麻痹的进展以及产生的畸形常常难以预测。
- 患者常常在早期无明显功能障碍，因此很难说服其去做一个较大的而且恢复时间可能会延长的手术。
- 有些必要的手术（如融合和肌腱转位）是不可逆的，但之后随着疾病进展可能发现手术治疗过多或过少。

建议早期矫形的理由：
- 在很多病例中，开展很有效的对疾病的病理过程（例如之前提到的消除腓骨肌功能不全）的干预是有可能的，从而预防疾病的进一步进展。
- 不断加重的畸形与二次损伤相关，从而使得后期干预更加困难（例如，选择融合术而不是保留关节的手术）。

7.6 矫形原则

高弓畸形的手术矫形包括以下部分和各部分的组合（"如何做"）：

- 软组织松解（跖筋膜松解，延长已经挛缩的胫后肌腱，以及跗骨内侧区域软组织松解，在某些情况下需要行腓肠肌的延长）。
- 保留关节或纠正力线的融合手术矫正中足旋前、后足内翻，严重的病例对胫骨远端外旋进行矫正。
- 消除肌力失衡［腓骨长肌转位到腓骨短肌，胫后肌和胫前肌转位，趾长伸肌和屈肌的改道（rerouting）］。
- 前足矫形。

在一些病例中，只有术中才能觉得各个手术操作是否需要进行。但是，这些手术方案需要在术前进行准备，比如说，对于严重的患者，是否需要通过矫正胫骨远端外旋来完全纠正后足复合体，或者是否根据距跟舟骨复合体的位置折中考虑；从肌力检查判断如何处理胫后肌和胫前肌；腓骨肌群的主动外翻作用是否存在或能否恢复。后续会介绍一些重要的手术方法。我们通过12例临床案例来说明那些最重要手术

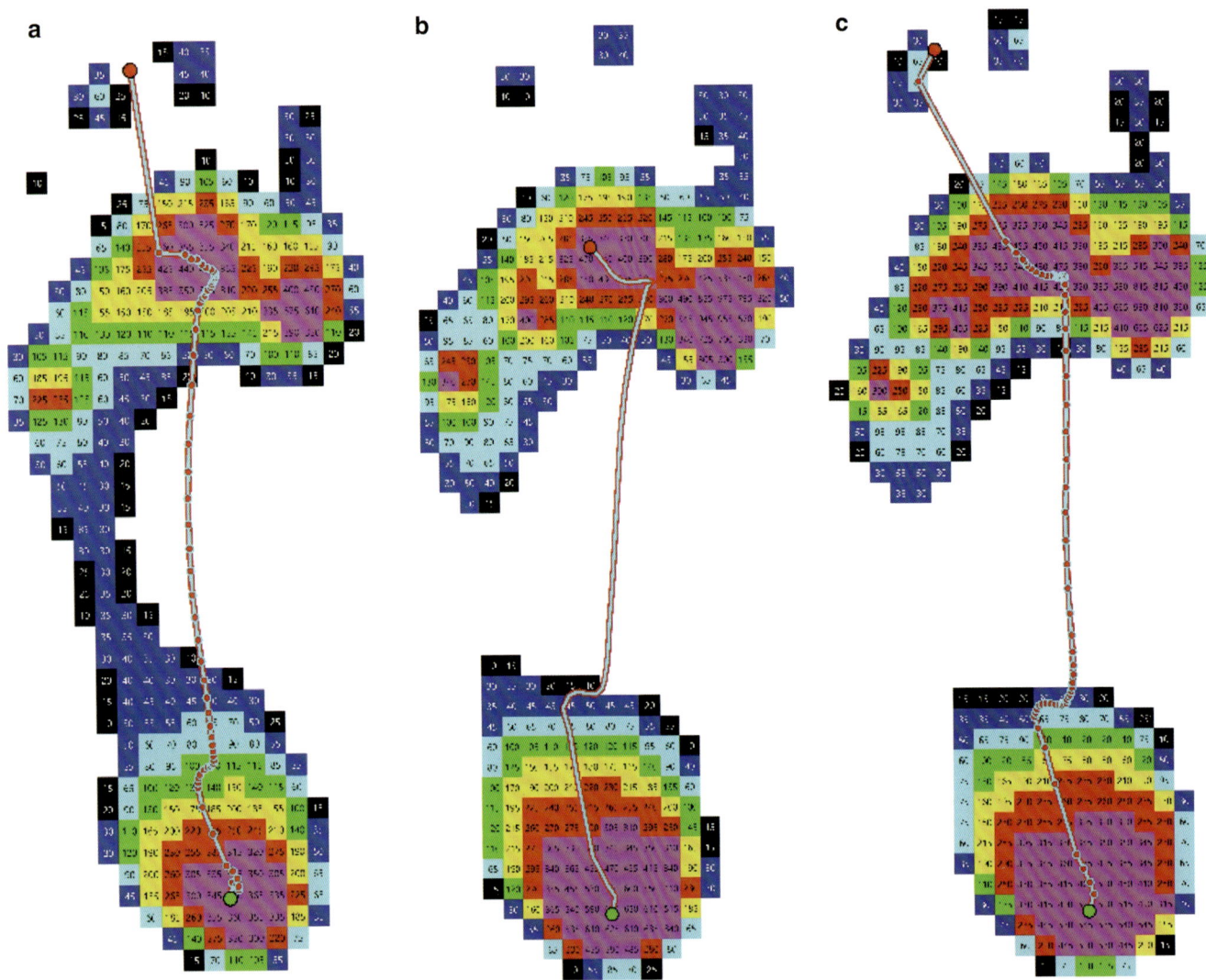

- 图 7.10 遗传性运功感觉神经病（HSMN）引起的青少年高弓内翻在 12 岁（a）、14 岁（b）和 15 岁（c）足底峰值压力的记录。功能不全的进展可以通过负重区面积的减少和第一、五跖骨处负重增加所体现。负重中心变化线（center of pressure progression, COPP）在站立中间期的急剧弯曲是很典型的表现

方法和典型组合。

高弓内翻畸形的典型治疗方案组合
- 单纯的软组织矫形（很少使用，多用于学龄儿童早期，常需要第二次矫形；图 7.13）
- 软组织手术＋内侧跖列的抬高（仅在 Coleman 木块试验时后足复合体具有完全的活动度；图 7.15）
- 软组织矫形＋内侧跖列的抬高＋跟骨外移截骨（sliding osteotomy）（如果后足复合体挛缩不明显；图 7.18）
- 软组织手术＋内侧跖列的抬高＋Chopart 关节融合术（用于明显的后足挛缩或预期后足挛缩可能进展，图 7.22）
- 软组织矫形＋内侧跖列的抬高＋Lambrinudi 关节融合术（用于明显的距骨位于水平位置和前踝撞击综合征，图 7.28）
- 额外的胫骨远端旋转矫形（图 7.31）
- 前跗骨矫形纠正单纯的内翻矫形［用于以内翻畸形为主的病例（图 7.21）］

7.7 软组织手术

以软组织手术为主特别适用于年轻患者组（图 7.11 和图 7.12），可以与矫形石膏治疗相结合。

7　高弓内翻畸形

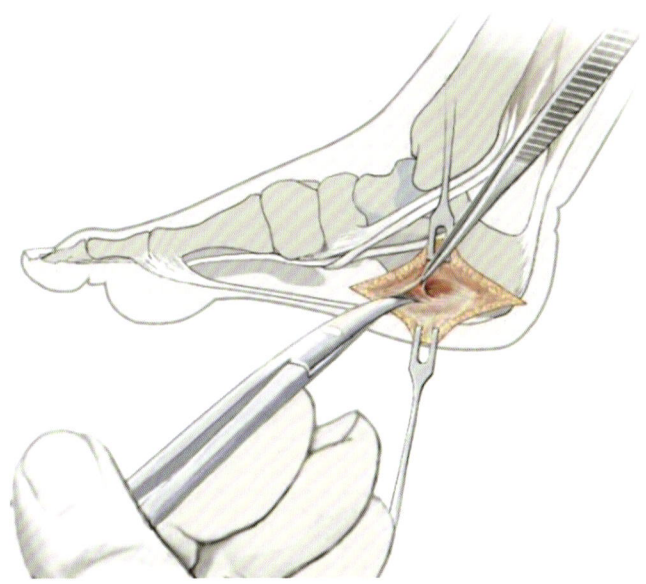

● 图 7.11　从内侧入路进行跖筋膜松解。皮肤切口长度不超过 3～4 cm；经皮操作，并使用套筒进行穿刺

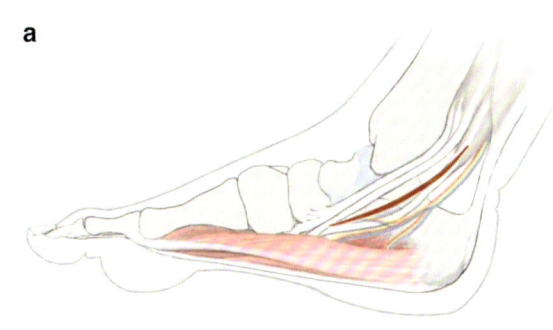

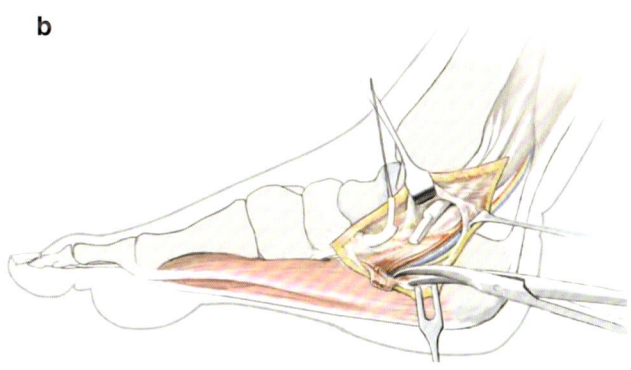

● 图 7.12　背内侧入路（a）进行跖内侧扩大松解，暴露跖内侧软组织（b），松解拇展肌的三个起点（Mosca，2014），切开距舟内侧关节囊（图中未显示），对胫后肌腱进行 Z 形延长

7.7.1　足底松解（Steindler 术）

手术技术

触及跖筋膜内侧缘后，在其内侧缘沿纵轴行大约 3～4 cm 长度的切口，位于足底负重区域稍内侧。使用骨锉从足短肌群中定位并分离跖筋膜（图 7.11）。使用手术刀或大剪刀在跖筋膜近跟骨起点处完全离断跖筋膜，直到断端可以在直视下完全分离。Steindler（1920）最早采取的手术方案还额外包括足短肌群在跟骨起点处的剥离。另外一种方法是在跖筋膜张力明显处进行穿刺并经皮松解。

需要注意的是，跖筋膜是跖趾关节在站立后期"绞盘"机制最重要的被动跖屈结构（跖筋膜通过跖趾关节背伸产生张力），从而对抗爪形趾的形成。很难评判跖筋膜松解是确有治疗效果还是适得其反。文献一般均建议把跖筋膜松解作为幼儿和青少年的首选矫形方法。术后使用矫形石膏对跖侧软组织的进一步牵拉治疗（Coleman，1983）。

7.7.2　跖内侧软组织松解

如果已经存在距跟舟骨复合体的内翻挛缩（也可以通过 Coleman 木块试验来判断），应该进一步考虑行跖内侧软组织扩大松解（Coleman，1983；Mosca，2014），这和马蹄内翻足的手术矫形近似（图 7.12）。

手术技术

对于跖内侧的松解，在内踝下方皮肤行弧形切口（图 7.12a），在内踝后方近端暴露血管神经束。首先切断踝管上方的屈肌支持带（laciniate ligament）暴露神经血管结构直到进入拇展肌（图 7.12b）。将拇展肌在其近起始部位处切断，跖筋膜也用前述的方法切断。也可以将足短肌群从其起始部位在跟骨跖内侧面稍加剥离。胫后肌腱可以从其止点向头端显示全长。根据手术计划，肌腱使用 Z 形延长或分离并缠扎以备转位。根据挛缩的程度，可以对坚韧的距舟关节囊进行多次的穿刺或完全的切开。松解时也可以包括距下关节内侧关节囊。图 7.13 显示了一个高弓内翻畸形以软组织矫形为主的学龄早期儿童。

7.7.3　小腿肌延长

高弓内翻畸形并不常出现在小腿三头肌挛缩，因此延长小腿三头肌常常没有用。但是，在足背伸肌明显无力或作为胫后肌转位的手术组成部分，稍降低腓肠肌肌力可以有效改善力学平衡。由于小腿三头肌也可以存在进行性麻痹，推荐使用 Baumann 方法来进

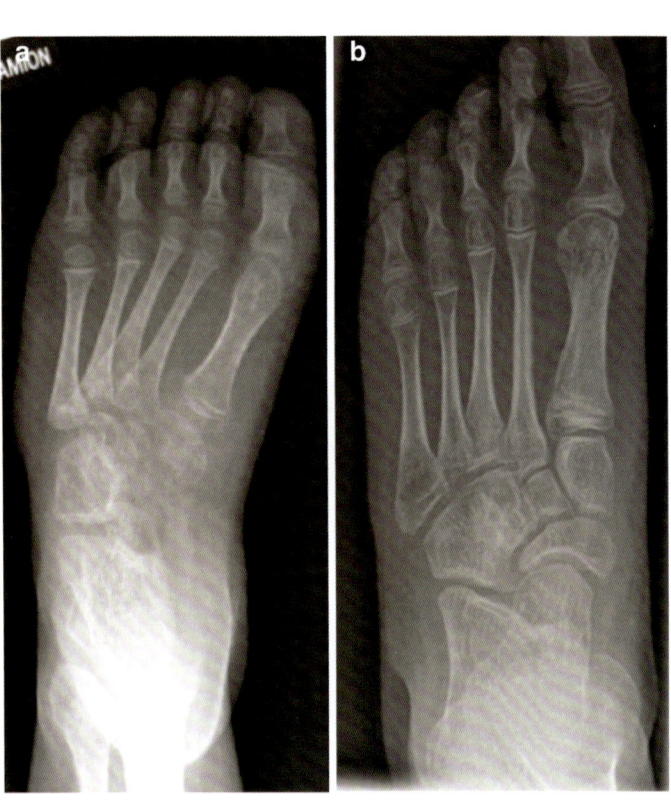
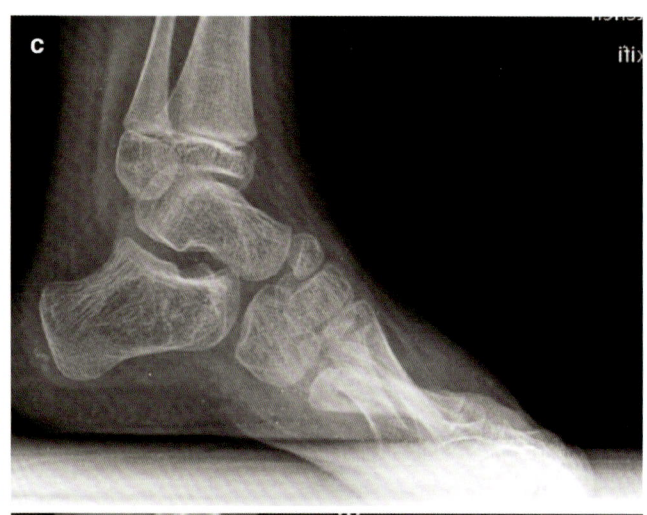
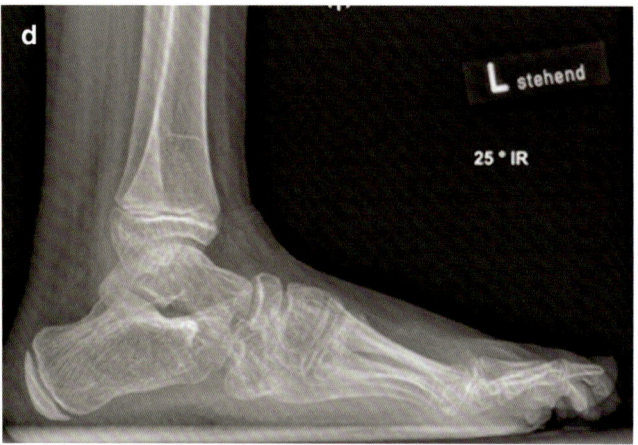

- 图7.13 病例1，主要行软组织矫形的年轻患者。一例确诊遗传性运动感觉神经病和进展性高弓内翻畸形的8岁男孩，在跖筋膜松解和腓骨长肌转位后，有畸形不断增加的趋势，手术效果不佳。术前仍然明显有高弓内收畸形（a，c）。在大致后足为中心侧位片上，距骨第一跖骨角显著增加（c）。跖内侧软组织松解伴胫后肌腱延长、跟腱延长（经皮）、骰骨截骨，胫前肌腱劈分转位至腓骨短肌止点。在这个年龄术后应用矫形石膏塑形随后进一步拉伸跖侧软组织依然有效。可以在之后应用一个具有被动提足功能的足踝矫形器。术后2年得到明显矫正（b，d）。对于年轻的患者，不适合使用诸如融合等进一步的手术

行肌肉内松解（图6.3a）或经皮延长跟腱，而应尽量避免大多数病例中行跟腱的Z形延长。

7.8 保留关节的跖跗关节骨性矫形

如果畸形的程度和可预期的进展并不明显，尤其在幼年和青少年，可能不需要融合。后足复合体的缓冲功能因此得以保留。在多数情况下，应该考虑以下骨性矫形结合软组织手术：

- 第一跖骨近端或跗骨的截骨抬高矫正中足旋前。
- 跟骨截骨纠正后足内翻。

7.8.1 中前足旋前畸形的矫形

考虑到骺板可能尚未闭合，通过第一跖骨基底部处楔形截骨抬高跖屈的内侧跖列对大部分病例来说是有必要的。但是，要避免过度操作，尤其是附加软组织手术，比如腓骨长肌转位至腓骨短肌合并或不合并Jones手术（7.12节），否则可能由于过度矫形而导致了麻烦的"背侧拇囊炎"（1.6.3节）。对于明显的中前足旋前病例，在楔骨水平进行楔形截骨可能是一个替代方法（图7.18），该手术也可涉及第二和第三跖列。Mosca（2014）和法国研究团队成员Wicart和Seringe（2006）推荐额外在楔骨水平进行开放楔形截骨以避免内侧跖列的短缩。但是该方法需要跖侧软组织的有效松解，可以结合使用，也可以作与随后的石膏固定治疗一起使用。

手术技术

从背侧入路暴露第一跖骨基底部，考虑骨骺尚未闭合和第一跖楔关节的原因从背侧远端到跖侧近端行斜行截骨。行背侧闭合楔形截骨保留跖侧

骨皮质并抬高内侧跖列，截骨可以通过一个双螺纹螺钉进行固定（图 7.15）。或者从伸肌侧或内侧入路在内侧楔骨处保留胫前肌腱止点行背侧楔骨截骨（图 7.14），使用克氏针固定。

7.8.2 后足内翻畸形矫形

内侧跖列的抬高对（可复性）后足内翻畸形有明显的矫形效果。一些作者认为这对某些不严重的病例来说已经足够（Ward et al., 2008）。通过 Coleman 木块试验判断是否需要进一步行跟骨截骨矫正后足内翻畸形（图 7.5）。然而，这里需要考虑的是，木块试验矫正后足力线至中立位并不足够。需要考虑外翻活动度和内翻活动度之比在 1 : 2 左右，以便允许距跟舟骨复合体在其中间位置起作用。因此，需要在 Coleman 木块试验上观察到后足有轻度外翻，以决定不行跟骨截骨。同样值得注意的是，大部分情况下，后足内翻位置是由胫骨远端外旋引起的（图 7.4），仅对后者矫形即可纠正（图 7.30）。经验显示后足内翻过度矫形的风险明显小于矫形不足。可能的选择方案有跟骨外侧闭合楔形截骨（Dwyer 截骨术）、开放或经皮外侧截骨或多维度开放截骨，如跟骨 Scarf 截骨术（图 7.16）。尽量避免跟骨结节的短缩和抬高，因为以上

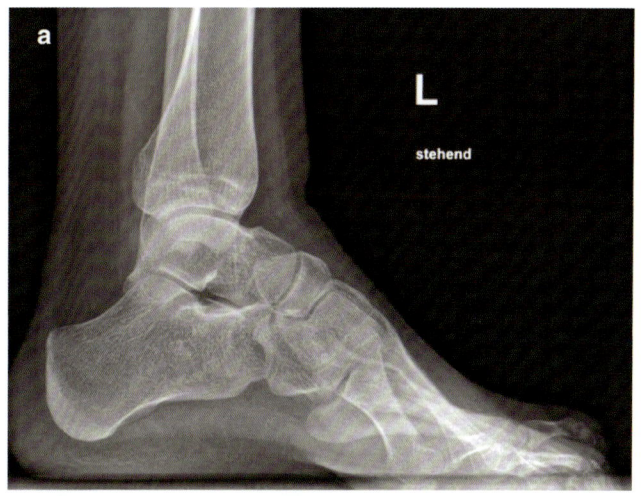

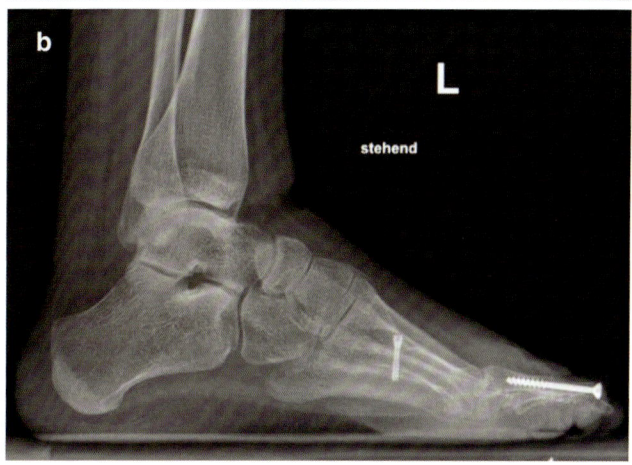

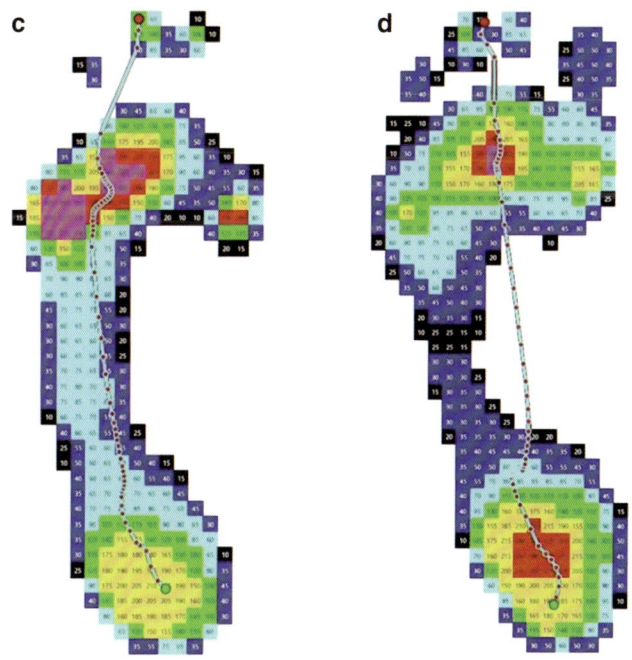

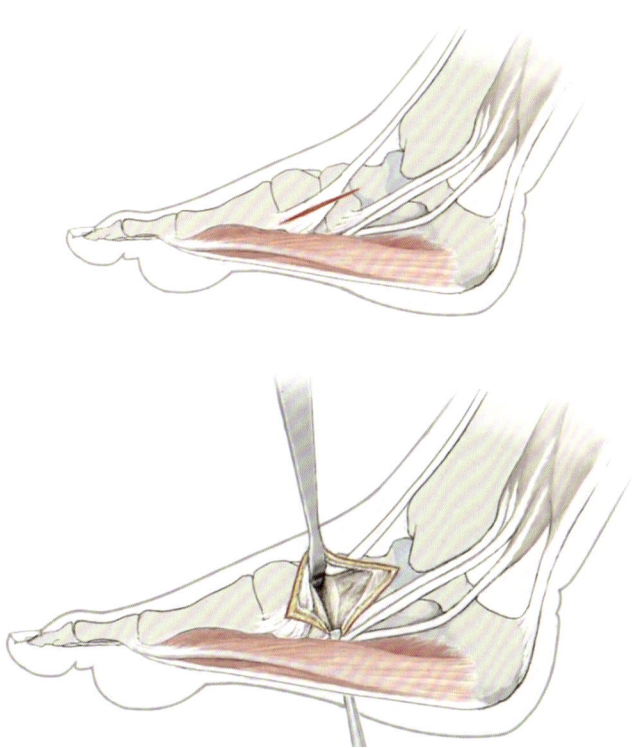

● 图 7.14　内侧楔骨背侧楔形截骨抬高跖屈的内侧跖列。小心保护胫前肌的肌腱止点很重要

● 图 7.15　病例 2，13 岁患有 HSMN 的女性患者行保留关节手术（跖筋膜松解、距舟关节和胫后肌松解、腓骨长肌腱转位至腓骨短肌、拇长屈肌腱和趾长伸肌腱转位、第一跖列的抬高和拇指的融合），术前（a，c）和术后 7 月（b，d），足趾功能可以看到明显改善，尤其是在术后早期的检查中（d）

情况会导致前踝的撞击。高弓矫形后可以通过复位抬高的跟骨倾斜角来实现（图 7.16 和图 7.21）。图 7.17 介绍了单纯保关节手术的局限性，如前踝撞击和背伸仅仅轻度改善。

跟骨 Scarf 截骨术

通过三维 Scarf 截骨术，后足可以得到明显的外翻效果（图 7.16 和图 7.18）（Hamel，2015）。暴露

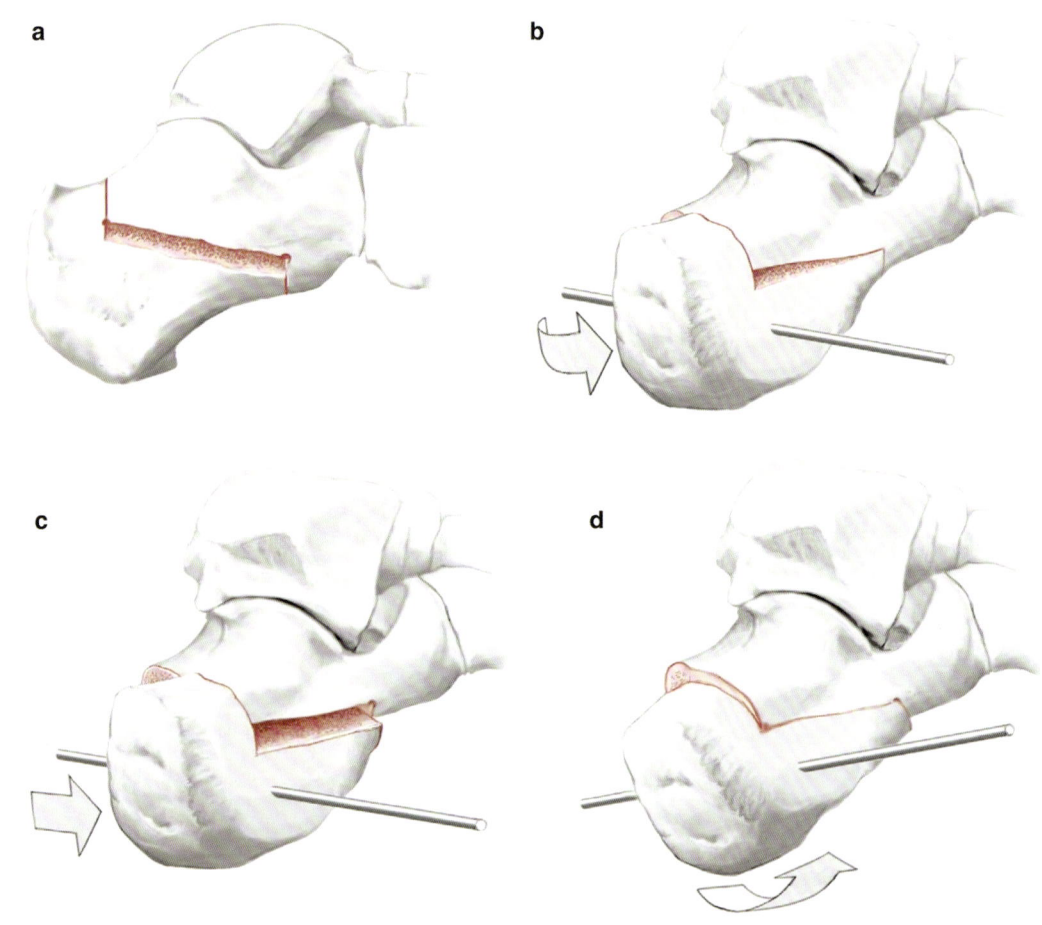

- 图 7.16　跟骨三维 Scarf 截骨矫正后足内翻畸形：跟骨结节骨块在水平面向外侧移位和旋转，也可以额外行外侧楔形截骨进行冠状面矫形

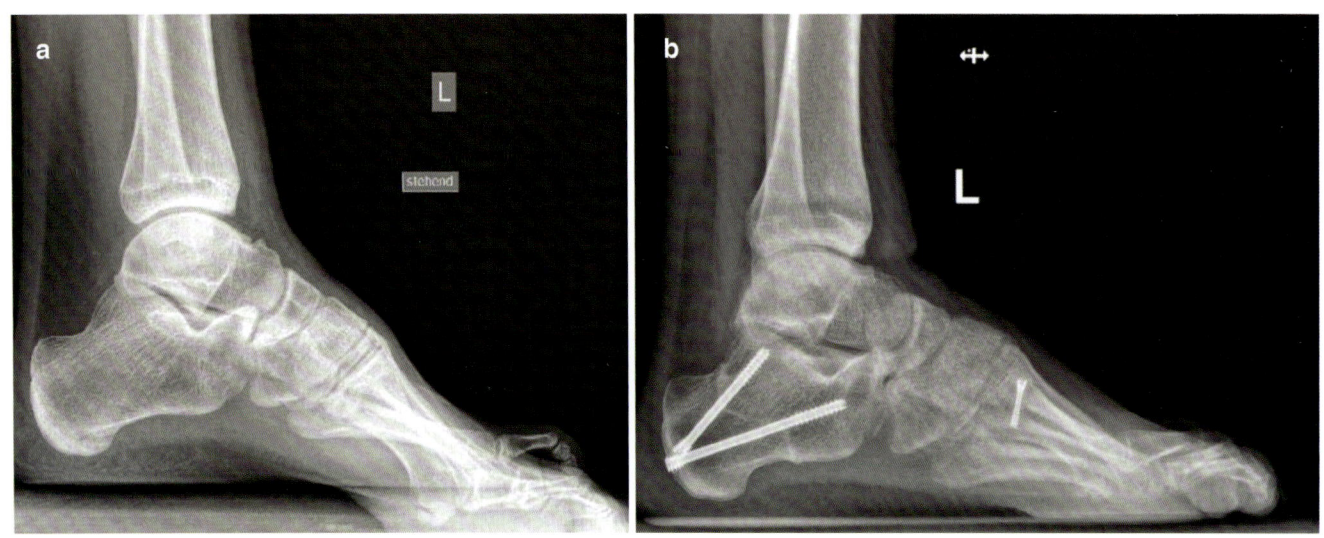

- 图 7.17　病例 4，16 岁男性保留关节术（包括跟骨 Scarf 截骨术）前（a）和后（b）可以实现较好的距跟关节对线，但存在轻度前踝撞击表现（b）

跟骨外侧壁，使用前足手术应用的摆锯行 Z 形截骨。跟骨结节骨块向外侧移位，在横断面稍向内旋转。通过水平面的楔形截骨，其在冠状面也获得轻微的旋转。预防性松解跗骨管可以避免胫神经可能出现的卡压。

7.9 跗骨（部分）融合术

在幼年后期或青少年患者，尤其是有明显疾病进展的，推荐行（部分）融合术来避免未来的畸形加重。然而，肌力再平衡也是不可或缺的。行哪些关节融合应考虑以下几点：

- 畸形的程度和位置。
- 关节功能重要性划分（6.2.3 节）。
- 对于可能的进展进行手术稳定的必要性。

7.9.1 舟楔关节矫形融合术（Cole 术）

如果高弓很明显，且不仅限于内侧跖列，而且距骨周围复合体没有严重的挛缩畸形，可以考虑在跗骨层面进行矫形，可以行楔骨和骰骨楔形截骨，或行舟-楔矫形融合，可以不包括（图 7.18）或包括骰骨（图 7.21）（Cole，1940）。这可以有效矫正伴有前踝撞击的水平位距骨。该手术可以有效地纠正单纯的高弓，而不影响功能重要的关节。甚至很小的高弓内翻畸形都可以通过 Cole 术合并其他技术来进行矫形（图 7.21）（Simon et al.，2019）。对于比较严重的高弓矫形，Mubarak 和 Dimeglio（2011）建议切除舟骨结合骰骨的闭合楔形截骨，而不融合距骨楔骨关节。

舟楔关节矫形融合术（Cole 术）的手术技术

足背纵形切口切开，尽量保留软组织，骨膜下暴露舟骨-楔骨关节线（图 7.19）。在侧位透视下用 2 根克氏针标记计划好的楔形截骨范围。融合向外到达骰骨，而不要影响跟骰关节或功能上特别重要的跗骨-第五跖骨关节（图 7.20）。截骨前透视确认位置。用克氏针和骨夹或爪形钢板进行融合固定，术后石膏固定愈合较快。也可以采用前外侧入路临时剥离趾短伸肌起点进行暴露。

7.9.2 Chopart 关节复位融合术

如果距跟舟复合体的内翻无法通过软组织松解得到充分的矫形，和（或）有由于明显的肌力失平衡引起畸形加重的可能，10 岁以上的患者通过 Chopart 关节融合术可以达到三维矫形和永久的稳定，但会造成后足功能几乎完全丢失（图 7.22）。手术技巧详见 6.3.2 节。移除合适的楔形骨块，在某些畸形不严重的病例中可以矫正高弓畸形。单独行跟骰融合同时保留距舟关节在一些病例中也是可能的（图 7.23）。

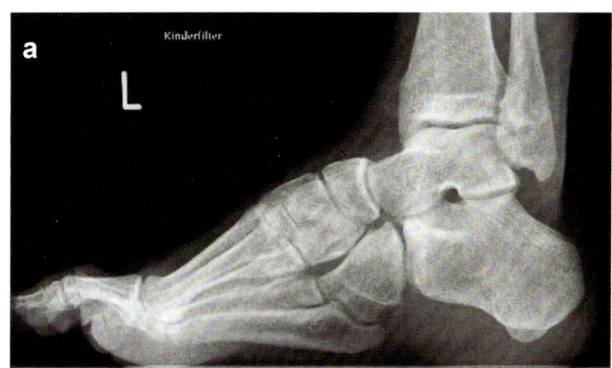
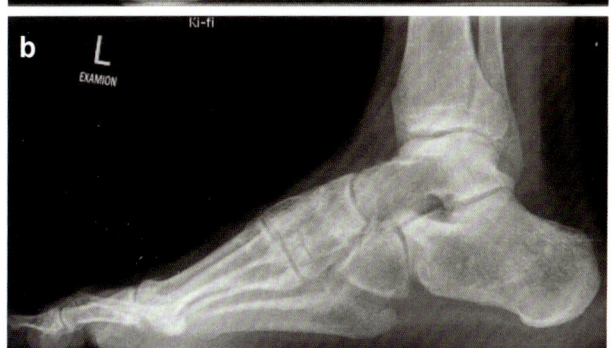
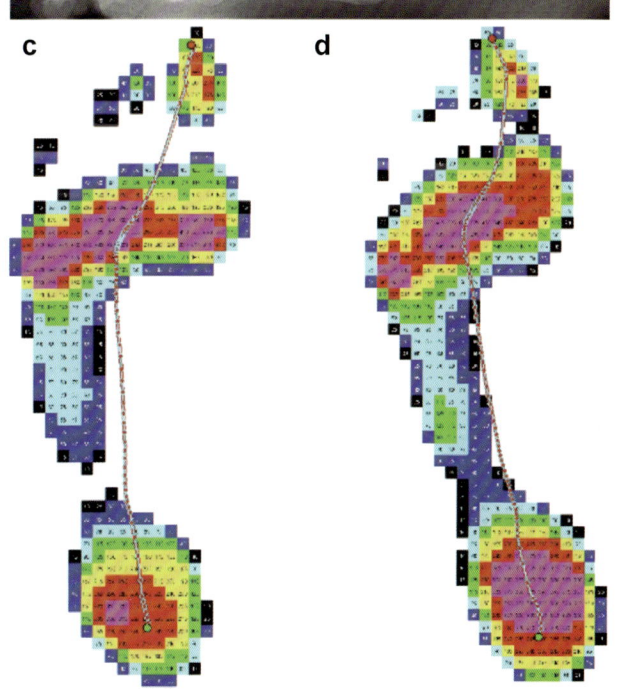

• 图 7.18 病例 3，15 岁患有 HSMN 和高弓内翻畸形行（大部分）保留关节矫形。跟骨 Scarf 截骨术，舟骨及三楔骨间融合（见下文），腓骨长肌转位和胫骨后肌腱劈分转位术前和术后（a，c）。术后 1 年有较好的力线矫正（b）和功能，但趾印迹仍然显著减少（d）。术前在侧位片上（a）存在胫骨远端明显的外旋，术后明显恢复（b）

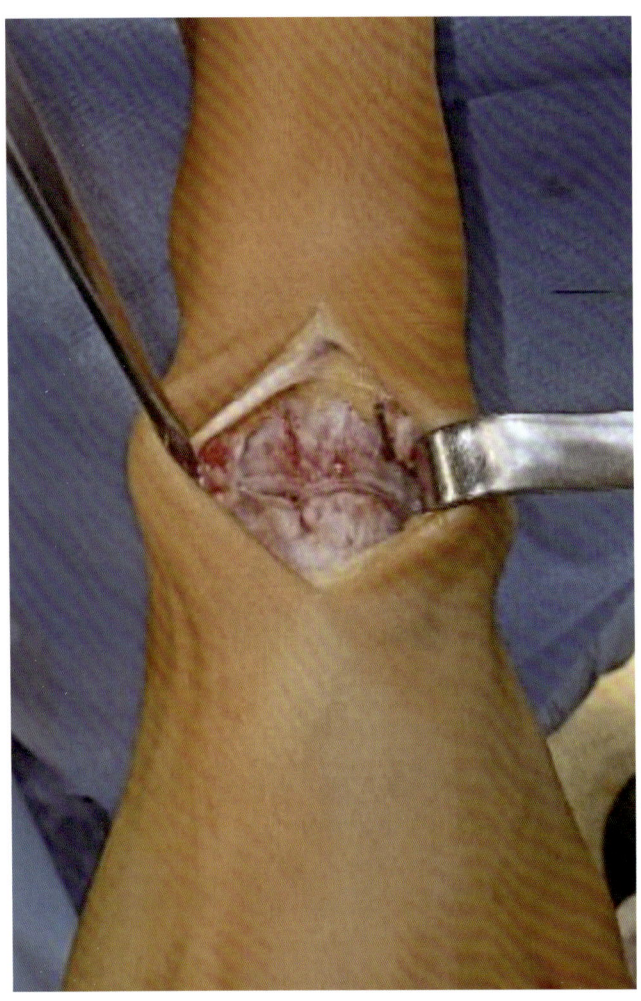

● 图 7.19 术中暴露骨膜下的舟楔关节线，从而通过舟楔关节矫形融合术（Cole 术）合并骰骨截骨，矫形高弓和中前足旋前

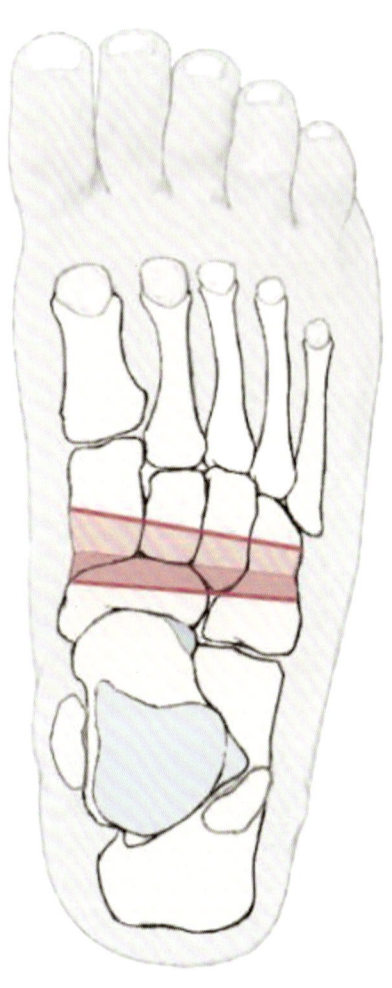

● 图 7.20 舟楔关节背侧闭合楔形截骨融合纠正高弓畸形。良好的楔形截骨线不是从内侧直接到外侧，而是与足中心的顶点成一定角度，且该角度略朝向近端

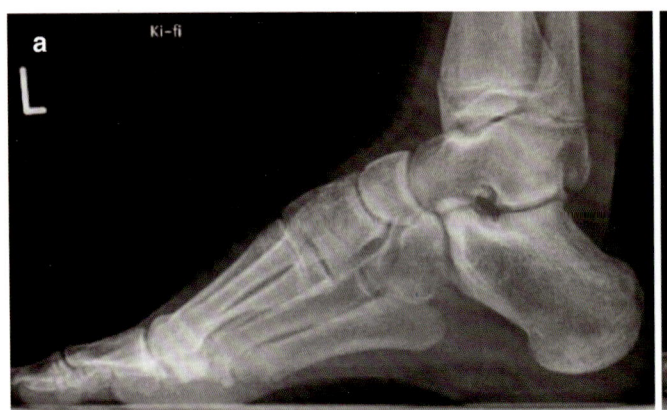
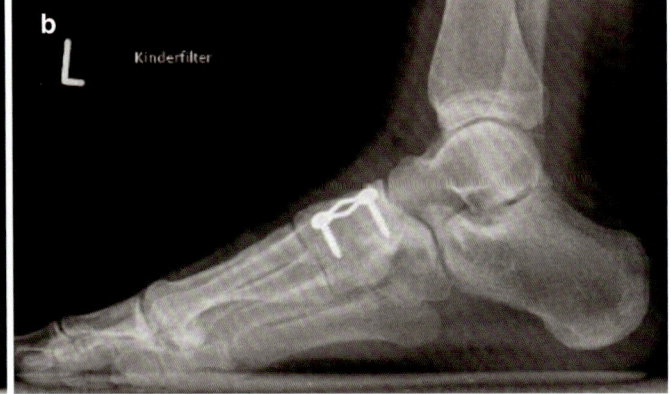

● 图 7.21 病例 5，13 岁患有高弓内翻畸形的患者术前（a，c，e），舟骨三楔骨关节矫形融合术、骰骨截骨术（Cole 术）附加跖筋膜松解、腓骨长肌转位至腓骨短肌和第一跖骨基底部楔形截骨抬高的术后 1 年（b，d，f）。特别注意可以观察到距骨位置改变（b）和足底负荷正常化（f）后后术前明显的前踝撞击得到改善

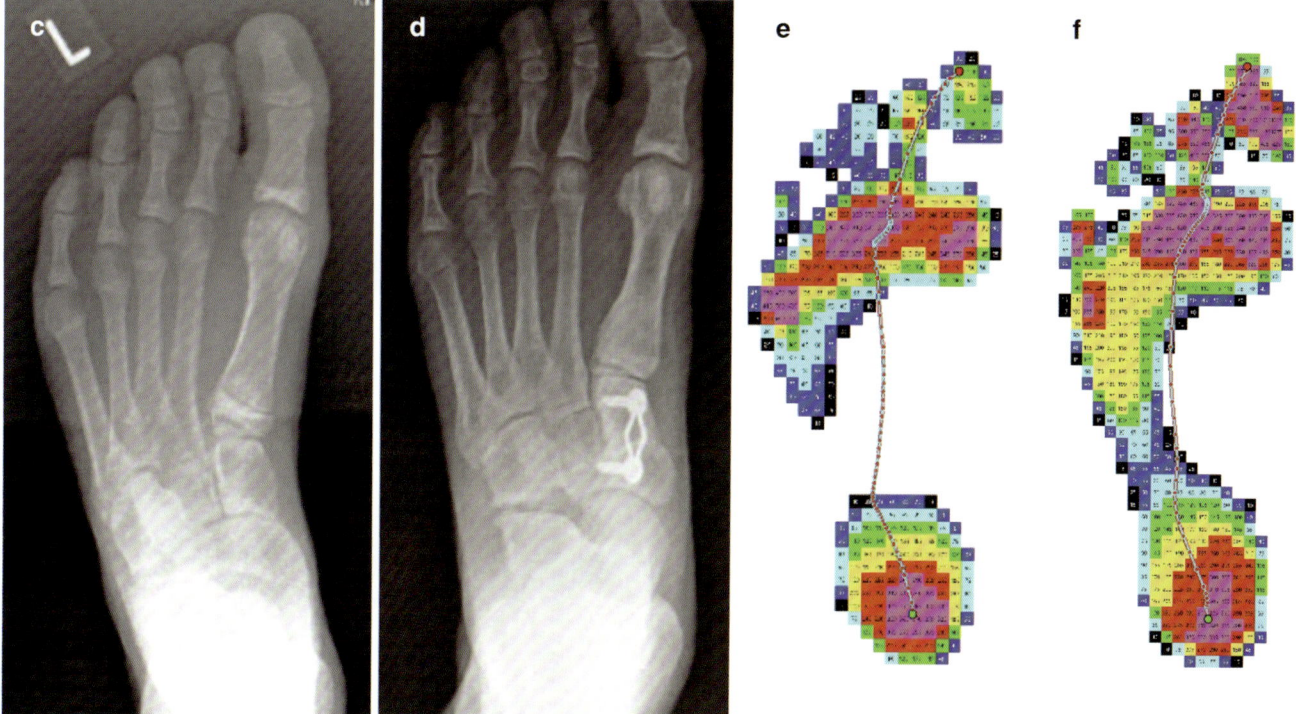

• 图 7.21（续）

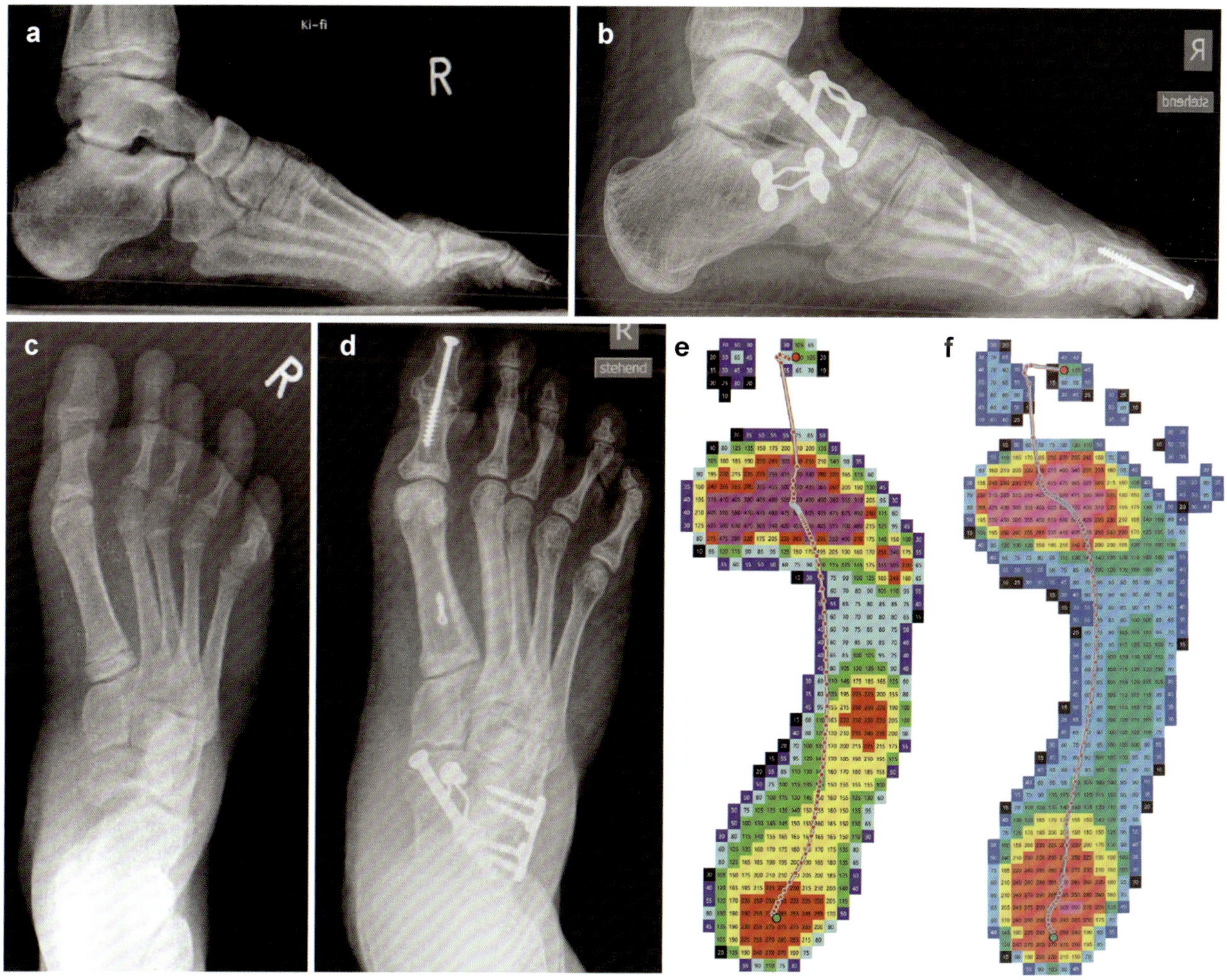

• 图 7.22 病例 6，一例疑似 HSMN 和高弓内翻畸形的 13 岁女性患者。Chopart 关节矫形融合、跖骨截骨抬高、微创 IP/PIP 融合和趾长伸肌的转位的术前（**a, c, e**）和术后 18 个月的影像表现（**b, d**）。术后 28 个月的足底压力图（**f**）显示足趾功能较术前改善

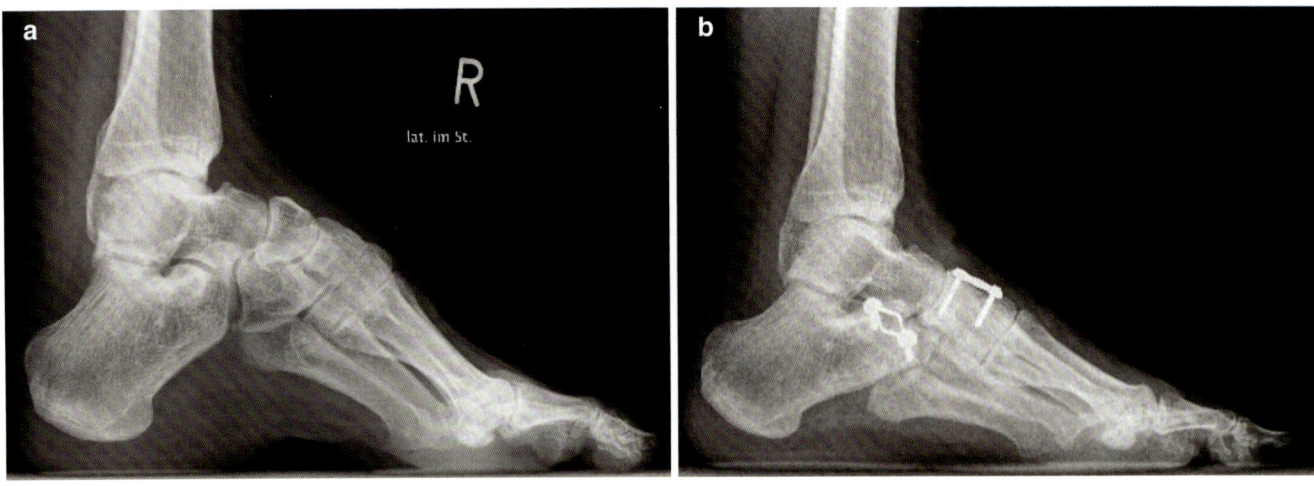

- 图 7.23　病例 7，尚未明确诊断的严重的"特发性"高弓足。明显高弓改变不伴有距周内翻。该病例采用了保留距舟关节的跟骨-骰骨融合术结合舟骨-楔骨矫形融合术。跟骨倾斜角得到了明显的改善，而且术前存在前踝撞击（a），几乎在水平位置的距骨在术后影像上得到了矫形（b）

7.9.3　Lambrinudi 关节融合术

三关节融合仍被认为是治疗严重后足畸形伴肌力失衡的金标准。Saltzman 等（1999）在广泛长期随访中发现，高比例的患者存在残余畸形和邻近关节继发退行性改变，但患者在长期随访中仍具有较高的主观满意度。Lambrinudi（1927）的改进方法适用于高弓内翻畸形。Lambrinudi 关节融合术相对于 Chopart 关节融合术的优势在于，该术式可以更进一步矫正后足内翻而且可以从距下关节进行前方楔形截骨（图 7.25），尤其是距骨可以获得更高的屈曲度，畸形严重的患者，其胫距关节功能可以获得更好的改善（图 7.28）。对于伸肌无力和胫后肌转位到足背侧的患者，胫距关节应放置在最好的功能位，同时不出现前踝撞击综合征（Hamel，2016b）。改良 Lambrinudi 手术见 1.7.2 节和图 7.25。前外侧入路（图 7.24）应保护距骨的内侧血供以避免距骨坏死。对于稳定来说，距下关节螺钉固定合并距骨-骰骨爪形钢板固定被证明尤其有效（图 7.26 和图 7.27）。Lambrinudi 关节融合术也可以完全矫形高弓畸形（图 7.28）。从稳定性和力学分布的角度来说，患者可以获得明显的功能改善（图 7.29）。

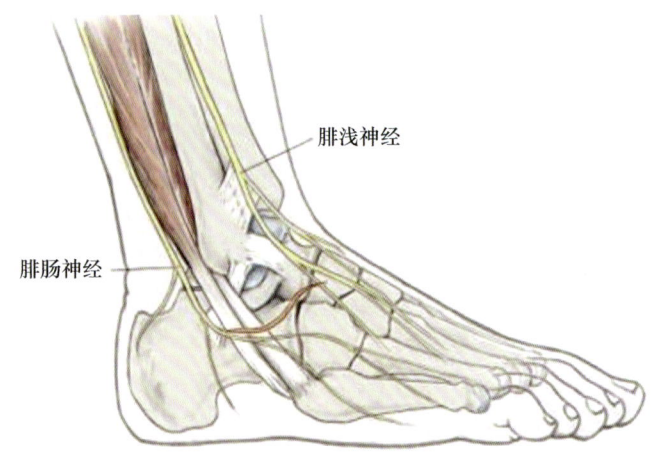

- 图 7.24　Lambrinudi 关节融合术手术入路，趾短伸肌肌腹上方的 S 形切口。应该注意保护腓肠神经和腓浅神经

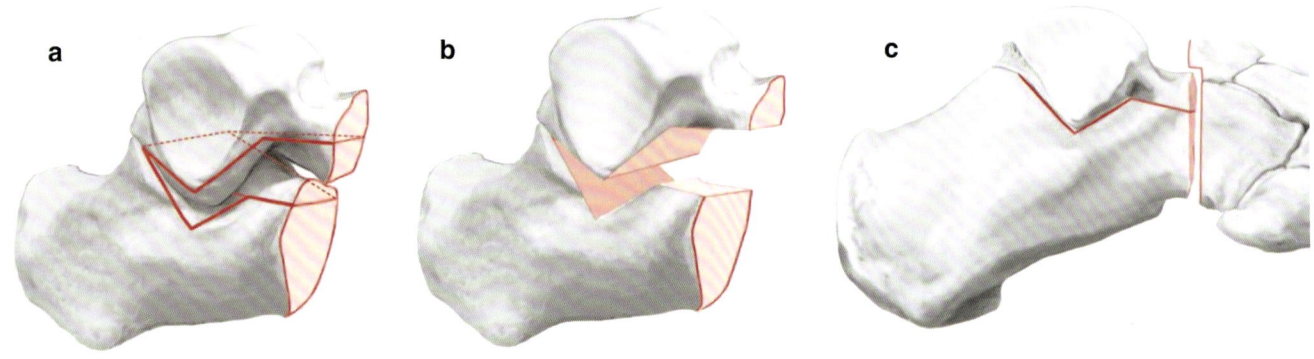

- 图 7.25　Lambrinudi 关节融合术的手术原则，从距下关节前方进行楔形截骨（a，b）从而将术前呈水平位的距骨向下跖屈（c）

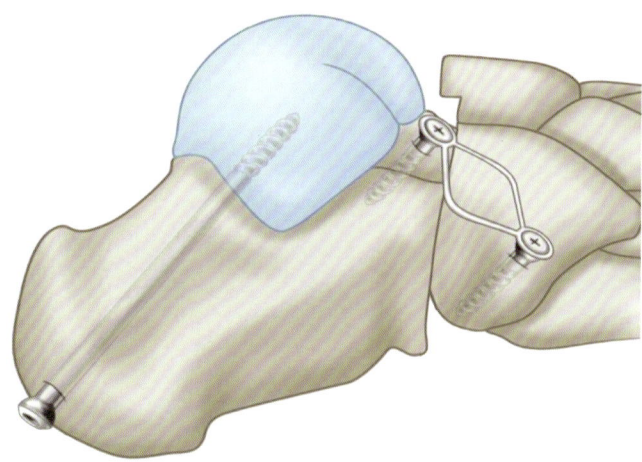

- 图 7.26 使用爪形钢板进行距骨骰骨固定。使用爪形钢板固定距骰关节足以稳定 Chopart 关节线。在大多数情况下，距舟关节几乎没有骨接触，额外使用经皮克氏针固定就足够了

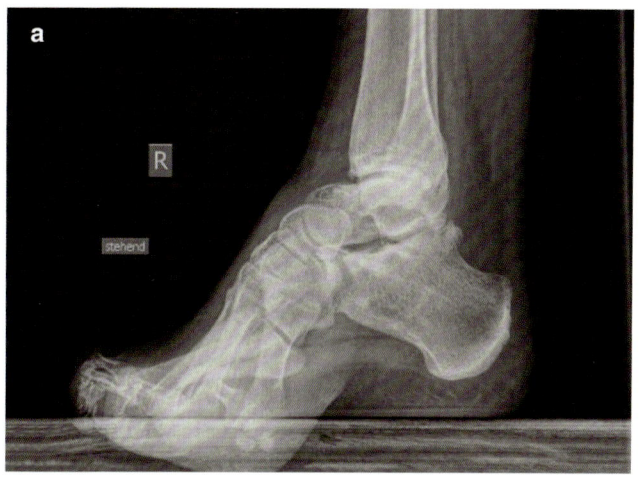

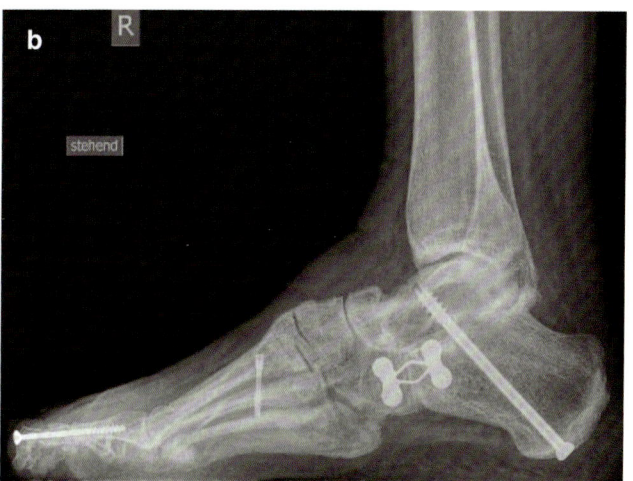

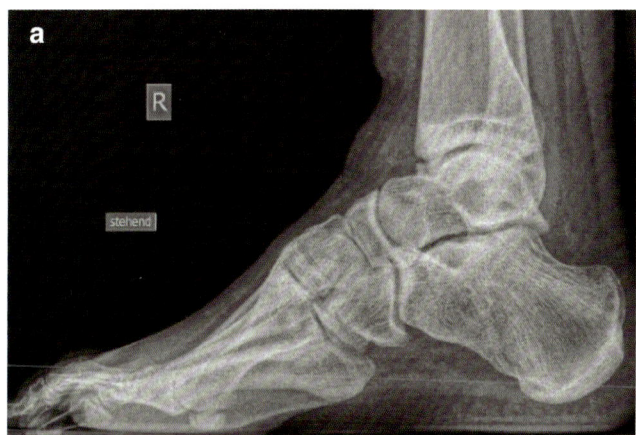

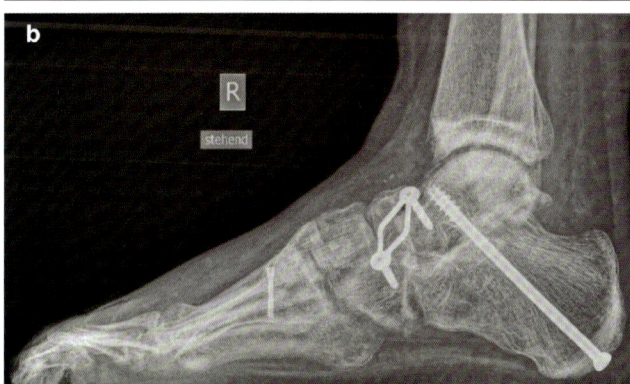

- 图 7.27 病例 8，使用 Lambrinudi 关节融合术治疗高弓内翻足矫形的术前（a）和术后（b）X 线侧位片，使用了加压螺钉和爪形钢板固定

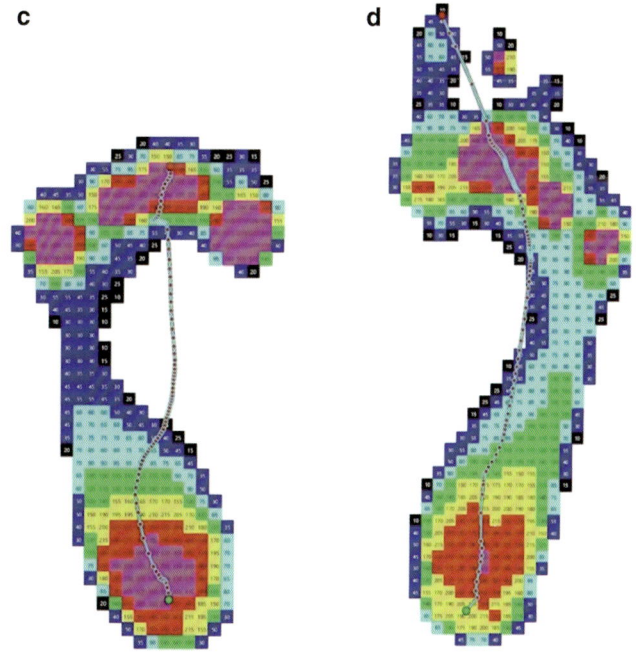

- 图 7.28 病例 9，严重的高弓内翻畸形（a）通过 Lambrinudi 关节融合、腓骨长肌和胫后肌的转位和前足的矫形（b）。踝关节的活动度明显改善。术后 18 个月后的足底印迹显示术侧（d）相对于类似的对侧（c）有明显的改善

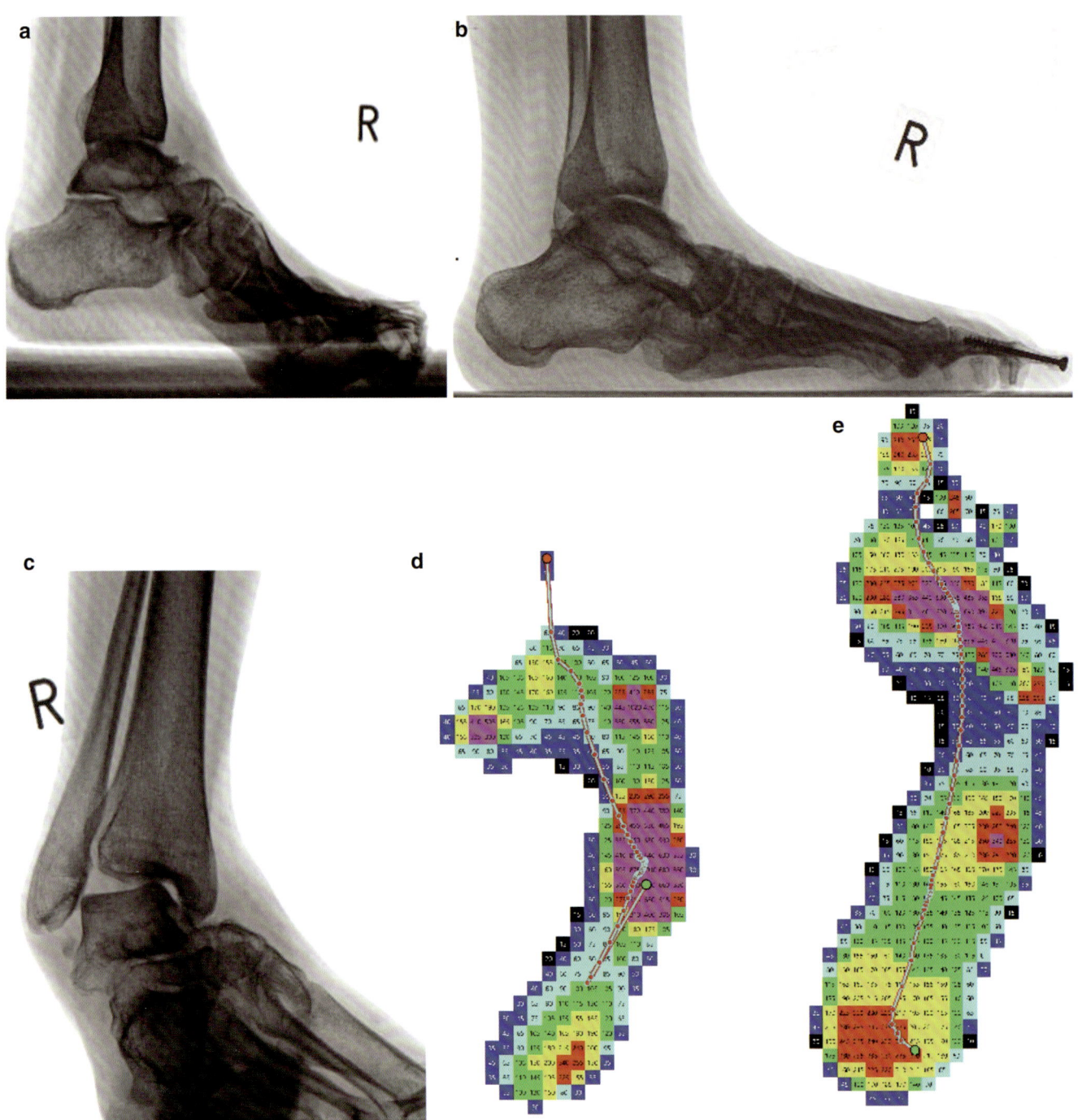

- 图 7.29 病例 10，17 岁女性患者，已知的 HSMN 和高弓内翻畸形（a，c，d）。Lambrinudi 关节融合术，腓骨长肌、胫后肌转位术后，获得明显的力线矫正（b）和功能改善（e）。尽管相当的不稳定，也未进行踝关节韧带稳定手术（c）。术前（d）和术后3 年（e）的足底压力显示负重面积增加了 70%。在 Chopart 关节线的前方对跗骨进一步旋前对线矫形可以避免第五跖骨基底部的持续高压力（e）

7.10 踝上矫形和踝关节退行性病变

每次矫形都必须特别考虑胫距关节的情况，因为该关节情况和晚期预后密切相关。需要考虑以下情况：

7.10.1 胫骨远端外旋

如果不纠正这种情况，要么足的矫形不彻底，后足仍将持续内翻，要么之前被足错位而代偿的下肢外旋将十分明显。足相对步行方向明显外旋（足开放角），尤其常出现在髋关节存在外旋挛缩的情况下，足外旋情况将更明显。即使较轻的病例，也建议行踝上内旋截骨（Hansen，2010）（图 7.31）。除了可以纠正足的整体力线，它还可以引起跟骨结节的外移，从而显著改善后足内翻（图 7.30）。

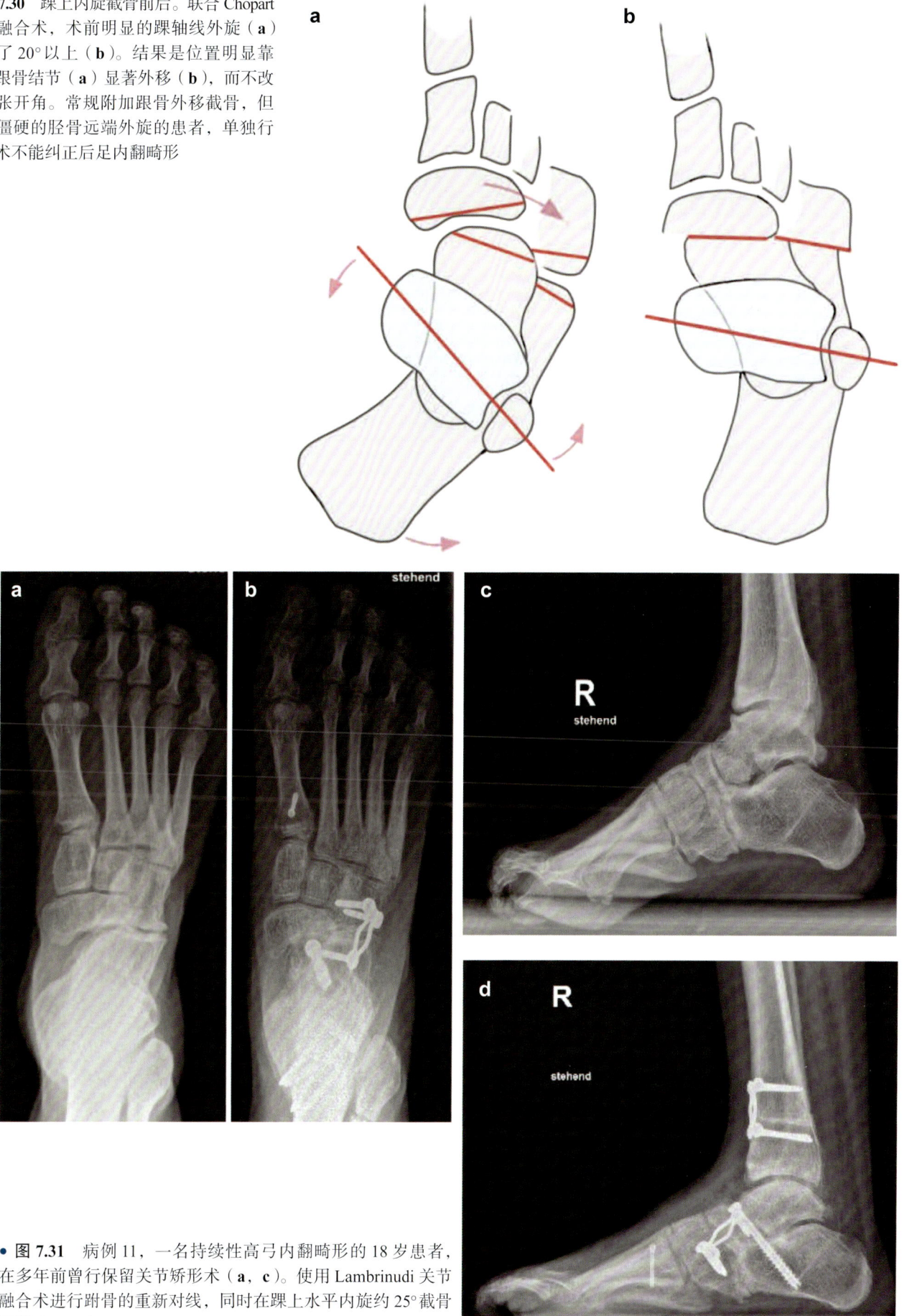

- 图 7.30 踝上内旋截骨前后。联合 Chopart 关节融合术，术前明显的踝轴线外旋（a）纠正了 20° 以上（b）。结果是位置明显靠内的跟骨结节（a）显著外移（b），而不改变足张开角。常规附加跟骨外移截骨，但对于僵硬的胫骨远端外旋的患者，单独行该手术不能纠正后足内翻畸形

- 图 7.31 病例 11，一名持续性高弓内翻畸形的 18 岁患者，在多年前曾行保留关节矫形术（a，c）。使用 Lambrinudi 关节融合术进行跗骨的重新对线，同时在踝上水平内旋约 25° 截骨矫形（b，d）

7.10.2 距骨水平位导致的踝关节前方撞击

在高弓畸形尤为明显的情况下,踝关节背伸受限,矫正高弓可以使之明显改善(图7.21)。在较严重的病例中,使用Lambrinudi改良的三关节融合方法最为有效(图7.32),可以改善减弱的伸肌功能,提高胫后肌腱转位的效果。在极端病例中,后踝撞击引起距骨强烈跖屈,反而限制了足的跖屈。表现在步态的摆动相,即使足背伸肌力很弱,足下垂程度也可以较轻。这个情况也促进了具有提足功能的动力足踝矫形器的使用。

7.10.3 踝关节前外侧不稳

对于这些功能需求有限的患者,踝关节的不稳定可以通过完全的足部矫形和腓骨长肌转位得到很大程度的代偿(图7.29)。如果不是这样,考虑韧带重建手术,如果腓骨短肌肌力下降已经加重,通过Orthner技术将腓骨短肌腱远端转位到腓骨远端也是非常有效的(2011)。

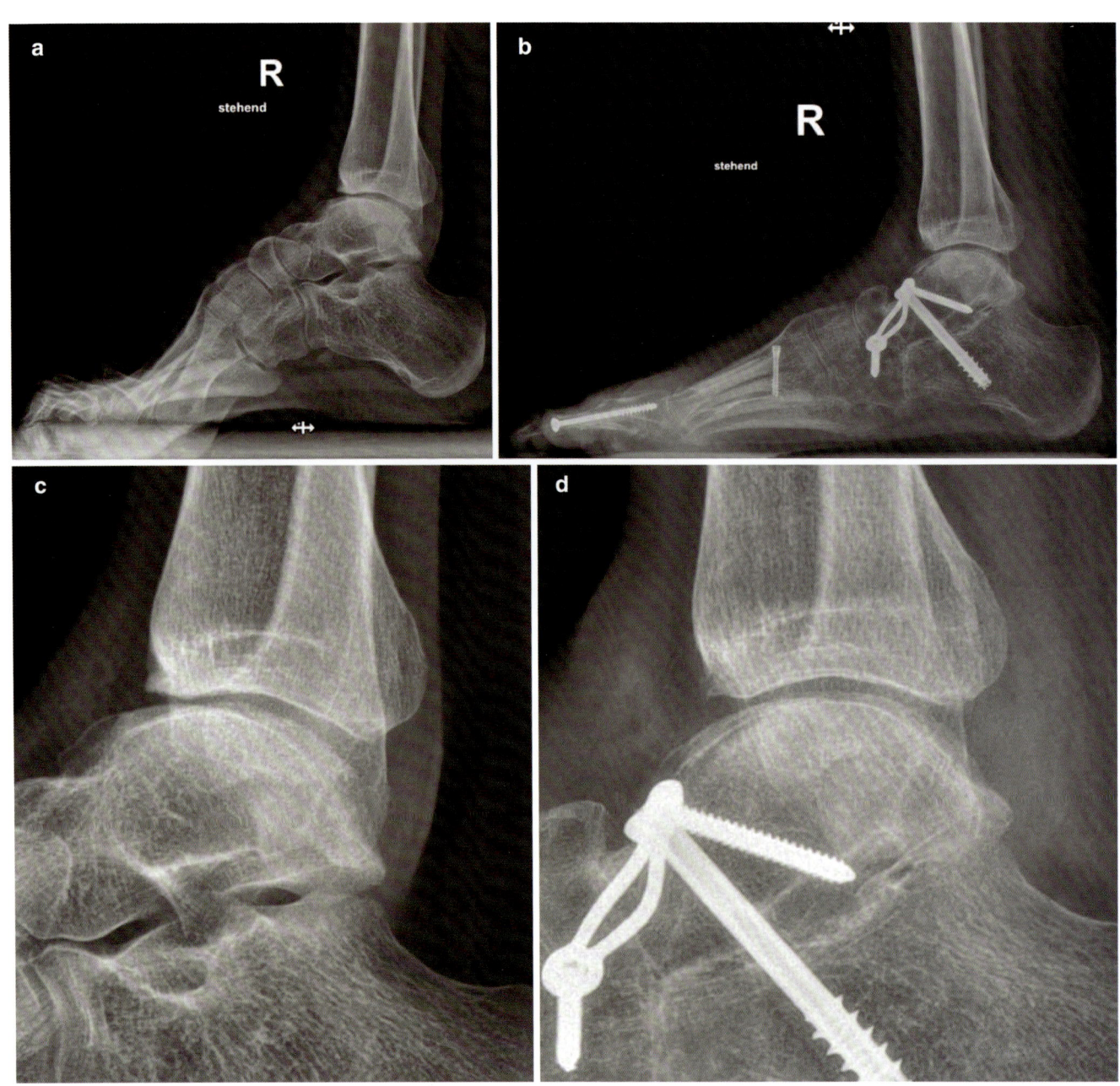

- 图7.32 病例12,胫距关节早期退行性关节炎表现的前脱位(a、c),通过跗跖关节的重新对线(包括Lambrinudi关节融合术)而改善(b、d)

7.11 消除肌力失衡

肌力失衡（7.1.1节）是在高弓内翻畸形进展最明显的病理因素，也是畸形复发的决定性因素。然而，对肌力失衡矫形的重要性认识在不同文献中却大相径庭：例如Wicart和Seringe（2006）并不推荐在联合治疗中进行任何肌腱转位。Mosca（2014）认为在成人矫形中常用的腓骨长肌转位对儿童来说不是必须的，并建议不要行胫后肌转位。但Kumar等（2010）建议后者是常规手术，而同样也未提及腓骨长肌转位。Döderlein等（2000）认为胫后肌腱转位到足背侧在大多数情况中并不很有效，并将肌腱转位至跟腱。

根据作者的经验，致畸形的腓骨长肌和胫后肌在大部分情况下需要处理。然而，术者应该认识到，相比于截骨术，肌腱转位是不可逆的。它的效果很难通过后续手术减少或增加。

7.11.1 腓骨长肌转位

对于腓骨短肌无力和腓骨长肌代偿性的过度活动，这通常在肌肉麻痹的后期受到影响（"腓骨肌失能"，7.1.1节），在许多情况下，建议将腓骨长肌转位至腓骨短肌。这可以减少腓骨长肌跖屈足内侧跖列导致畸形的力量，增加主动外翻肌力。根据Manoli和Graham（2005）（图7.33）的改良方法，保留肌腱的跖侧起固定肌腱的作用，同时避免过度矫形产生背侧拇囊炎（尤其是内侧跖列有附加的骨性抬高和Jones转位）。

手术技术：腓骨长肌腱转位至腓骨短肌腱

使用Manoli和Graham（2005）方法将腓骨长肌转位至腓骨短已经被证明是有效的。在踝下将腓骨长肌沿着长轴劈分，切断腱的头端半部分。使用Pulvertaft技术，稍带张力，将切断的肌腱两头用不可吸收线编织缝合到腓骨短肌上（图7.33）。这在功能上和腓骨长肌腱完全转位至腓骨短肌相同，同时保留腓骨长肌的跖侧一半作为肌腱固定，从而避免内侧跖列的过度抬高。但如果肌腱耦合做不好，腓骨长肌对第一跖列的影响无法完全消除。

7.11.2 胫后（和胫前）肌腱转位

由于腓骨短肌无力，胫骨后肌失去了它最重要的拮抗肌，成为了一个导致了距跟舟复合体的内翻的致畸力。因此，延长肌腱降低胫后肌力或行肌腱转位往往是必要的。也可以行胫前肌（劈分）转位产生外翻，这在神经源性马蹄内翻足畸形（6.3.2节）中常常应用。然而，在进展性神经系统疾病所致高弓内翻畸形患者中，该肌肉常常在早期便会出现进展性麻痹。因此，胫前肌转位并不是手术操作的首选。

对于胫后肌转位，劈分肌腱转位至腓骨短肌也是合适的（6.3.2节）（然而，考虑到肌腱张力对称，可能需要合并行肌内延长降低剩余部分的肌力），或者常常将胫后肌腱通过骨间膜转位至足背侧（Hamel, 2016c）。有些外科医生也推荐转位至跟骨结节。原则上，胫后肌腱完全转位需要结合后足关节融合，这样肌肉对距下关节的作用才不会很重要。

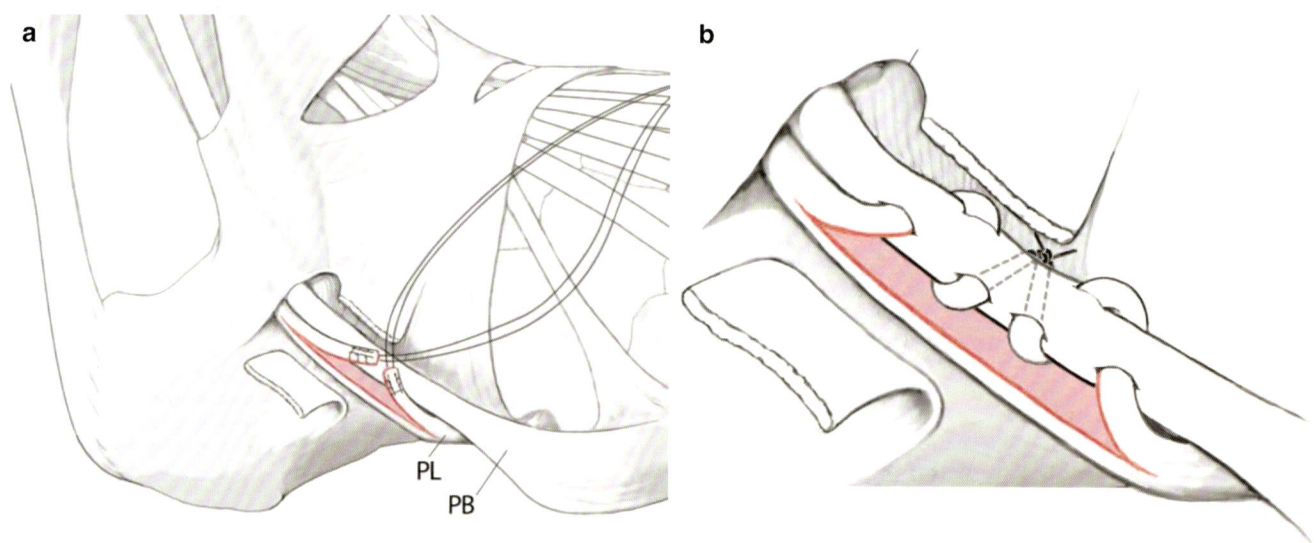

• 图7.33 腓骨长肌转位，使用Manili和Graham（2005）改良方法，以保留肌腱的跖侧半部分作为肌腱固定（a，b）。通过不可吸收线缝合腓骨长肌和腓骨短肌的肌腱

胫后肌腱转位至足的背侧可以完全消除它对距跟舟骨复合体的致畸作用，一般不会产生扁平外翻畸形的风险。然而，这是逆相（antiphasic）转位，通常只能预期是一个肌腱固定的作用。文献对这种转位评价不一（Kumar et al.，2010；Mosca，2014）。在术后随访治疗中，连续数月需要使用具有提足效果的矫形器和夜间支具。根据作者的经验，转位的功能效果取决于胫距关节是否被附加矫形（例如：通过 Lambrinudi 关节融合术）使得踝关节具有足够的背伸能力和正常的活动度。

手术技术：胫后肌腱前置（图 7.34）

将胫后肌腱在其舟骨止点处完全剥离。稍微打薄后使用牢固的不可吸收缝线在远端进行捆扎固

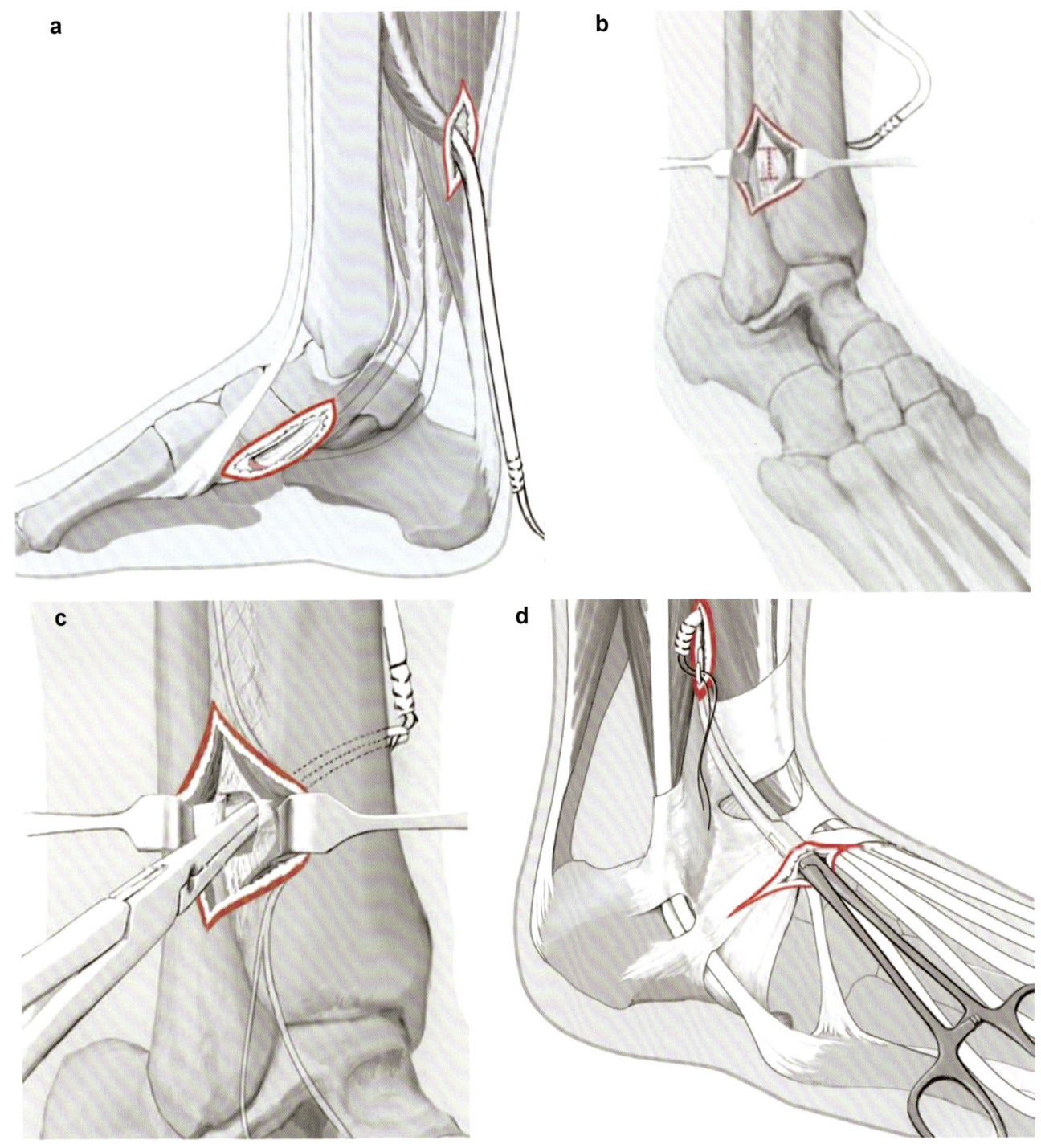

- 图 7.34　胫后肌腱转为到足的背侧。将肌腱从其止点处分离后并游离至第二个背内侧切口（a），在骨间膜开窗（b），并将肌腱引至前方（c）。将其在伸肌支持带上方（d）或下方转位至足的背侧。在这里它通过钻孔固定于外侧楔骨，将线被引导到跖侧。保持肌腱一定的张力，并且使用界面螺钉固定

定。松解后将其从踝上内侧切口引出，前外侧做第三个切口暴露胫骨外侧的骨间膜。切开一个 1 cm 宽和 4～5 cm 长的窗口。需要小心保护其后方的腓动脉。用长弯血管钳将肌腱末端绕胫骨骨膜外从前述的切口牵至小腿前室。随后自伸肌支持带上方或下方穿至足背。维持踝关节在稍微背伸带有张力的位置，使用界面螺钉进行生物学固定。在支持带表面经皮转位由于是更加直接的连接，似乎可以获得略好的强度，然而肌腱会稍凸出皮肤（图 6.17）。

7.12 爪形趾

进行性高弓内翻畸形中爪形趾的发生在病理病因学上主要和长伸肌和长屈肌相关（图 7.35a）。这个过程中也有包括拇短屈肌在内的足短肌的参与，它们的肌力在临床上往往很难评估。长伸肌的过度活动（伸肌替代作用）可导致跖趾关节过伸。

趾长伸肌主要作用于跖趾关节。长屈肌对趾间关节的近端和远端都有屈曲效果，因此间接促使跖趾关节的过伸。

功能结果最好通过足底印迹检查来评估。治疗案例如图 7.15、图 7.22 和图 7.29 所示。矫形的三个原则可以替代应用或结合使用，但并不建议伸肌腱的延长。

— 近节趾间关节 —（或趾间关节 —）融合

手术技术

在近节趾间关节或拇指趾间关节做 U 形或 S 形切口切开，临时切断伸肌腱并用克氏针固定（在趾间关节进行螺钉固定），也可以行微创关节软骨切除关节融合术。

优点：增加了长屈肌对跖趾关节的屈曲作用。

缺点：并未消除异常的伸肌腱的替代作用，除非通过其他方法来消除它。而且可能引起僵直的足趾过伸或假关节形成后的屈曲挛缩复发。

— 长屈肌腱转位至近节趾骨基底部（合并近节趾间/趾间关节融合）

手术技术

经过两个跖侧的入路，长屈肌腱在远端小趾处

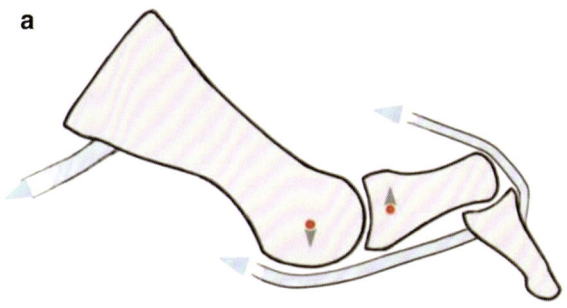

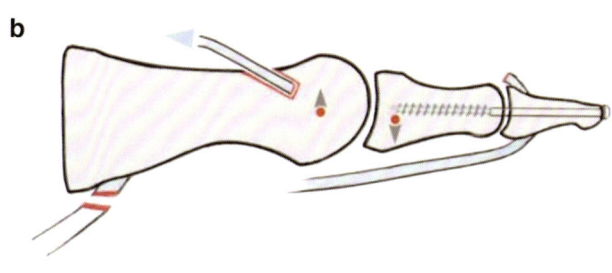

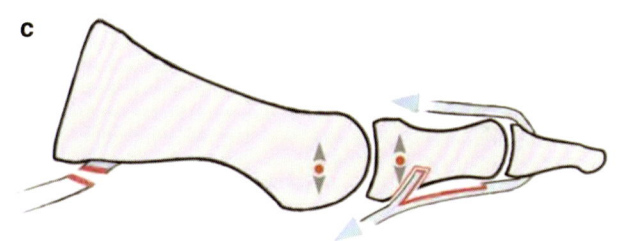

● 图 7.35 第一跖列爪形趾的肌力失衡（a）：腓骨长肌和拇长伸肌（伸肌替代作用）的过度活动引起内侧跖列的跖屈和第一跖趾关节的过伸，该过程被拇长屈肌增强（在拇短屈肌无力的情况下）。拇长屈肌止于远节趾骨。腓骨长肌转位合并拇长伸肌的重新定位和趾间融合（Jones 术）（b）可产生背侧拇囊炎的过度效果。另一方面，在不太严重的情况下，拇长屈肌腱转位到近节趾骨基底部适合于在肌力再平衡的同时主动背伸功能不丢失（c）。对于同时行趾间融合的患者，应做完全的屈肌腱转位。如果要保留趾间关节，可以行劈分转位，将末端固定稳定趾间关节，以对抗过伸

离断。将其在趾骨近端水平拉出，沿着长轴方向劈分并指向背侧，缝于伸肌腱腱帽。对于第一跖列，推荐在近节趾骨基底部钻孔固定（Kadel et al., 2005）（图 7.35c）。

优点：显著增加长屈肌对跖趾关节产生的屈曲作用。

缺点：在伸肌腱替代作用明显的情况下，效果不充分，尤其在第一跖列。如果有必要的话，应增加对关节近端水平伸肌腱经皮切断。

— 拇长伸肌转位至中足（Jones，1916；Hibbs，1919）

手术技术

在跖骨远端水平切取长伸肌腱，可以将其缝合于第三腓骨肌腱（如果有的话），也可以在跗骨进行一个骨性固定。固定两个趾长伸肌腱的肌腱就足够了。肌腱末端缝合于趾短伸肌。在第一跖列，拇长伸肌腱重新固定在第一跖骨颈部，通常合并缝合肌腱残端到拇短伸肌腱，并融合趾间关节（Jones 手术）（图 7.35b）。Mosca（2014）总是增加一个在近端横纹水平经皮长屈肌腱切断术。替代方案是拇长伸肌可以转位至跗骨外侧区域以增加外翻。

优点：十分有效，完全消除伸肌替代作用。

缺点：第一跖列有拇指"悬挂"和背侧拇囊形成的风险（Breusch et al., 2000）。在遗传性运功感觉神经病的患者中，可以预期未来趾长伸肌进展性无力。因此，当屈肌腱转位（见上文）可能疗效不充分时，手术主要适用于严重的患者。

作者推荐的对高弓内翻畸形爪形趾的治疗

在较轻的病例中，最初仅需要矫正高弓畸形，最多行近节趾间关节/趾间关节融合。

在中等程度病例中：将趾长屈肌转位（图 7.35c）并行近节趾间关节/趾间关节融合。

在严重病例中：小趾的长伸肌的转位是没有问题的。在第一跖列，如果指征严格，则没有替代治疗方法（图 7.35b）。

在严重高弓内翻畸形的情况下，可以考虑两个阶段的手术：第一步，通过骨和软组织的矫形纠正后足和中足，在 6 周后按需要增加胫骨远端旋转、踝关节韧带重建或前足矫形。手术具有较好的临床效果且不会导致愈合时间延长。

7.13 流程图

如图 7.36 和图 7.37 所示的流程图是为了汇总"早期"和"晚期"矫形方案。流程图的右侧有术前应该评估的一些重要的诊断工具和观察内容，这有助于手术方案的制订。

7.14 结果

尚不严重的潜在疾病和畸形进展的临床结果相对较好，尤其在那些所谓的"特发性"高弓足。相比之下，针对严重神经系统潜在性疾病的保留关节手术的术后长期随访结果有限。Ward 等（2008）对 41 例患有 Charcot-Marie-Tooth 疾病的青少年进行第

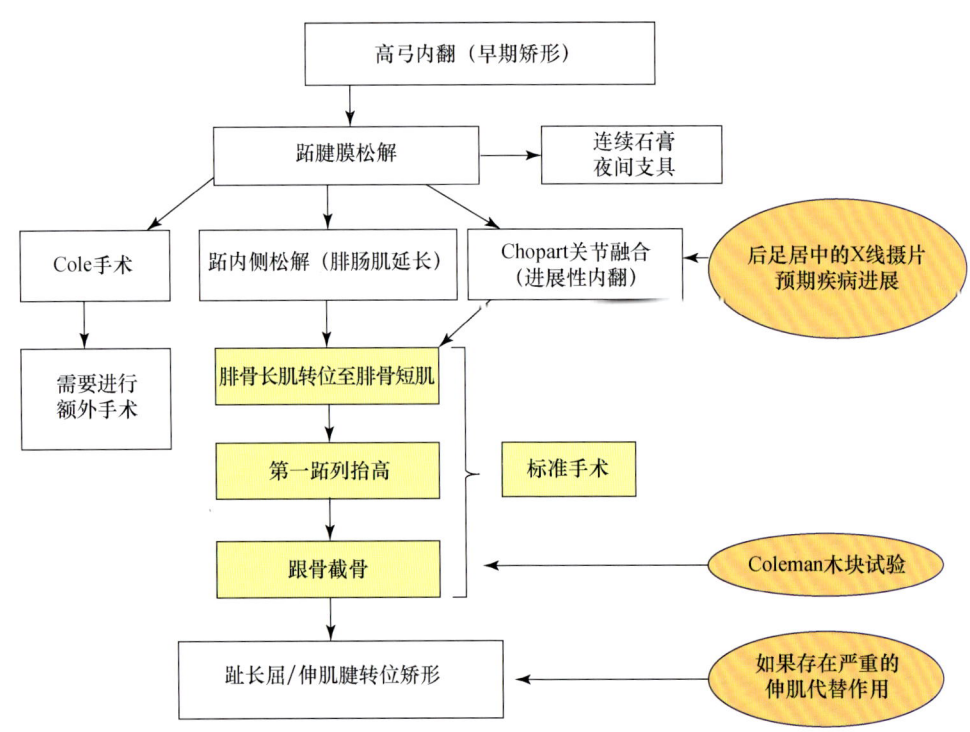

• 图 7.36 常发生于幼年晚期或青春期的较轻的高弓内翻畸形的"早期矫形"的流程，可以作为粗略的治疗决策的模板（右侧）

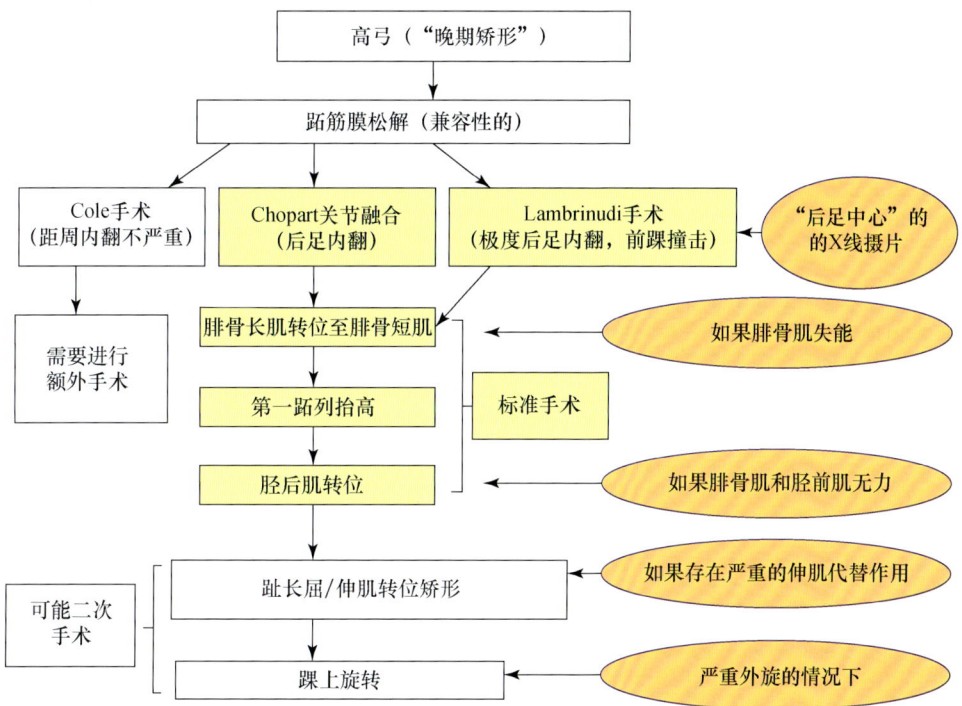

● 图 7.37 在较严重和僵硬的神经源性高弓内翻畸形进行"晚期矫形"的流程，可以作为粗略的治疗决策的模板（右侧）

一跖骨基底部截骨术合并肌腱转位，术后长期随访平均 26.1 年结果较好。尽管可以观察到频繁复发的后足内翻，但仅有 8 例进行了后续手术，且无需再行三关节融合。Wicart 和 Seringe（2006）中期结果显示，63.9% 的患者在跗骨截骨伴软组织矫形后具有较好的临床结果。36 例患者中有 33% 需要再次行三关节融合。同一组报道了 26 例 Cole 手术后平均随访 6.2 年，81% 的结果显示为较好或良好（Simon et al., 2019）。

由于三关节融合的长期随访结果报道并不好（Wetmore 和 Drennan，1989），因此青少年行保留关节矫形手术似乎完全可取。然而，较高的后续手术率是可预期的。对疾病的进一步评估（家族史、神经系统说明、疾病状况的观察）、合理安排手术时间以避免矫形不足，以及因此采取的多种干预措施具有决定性意义。如果必须要行三关节融合，则需要保证踝关节上方的活动度以及剩余肌力的分布，这些决定了长期的预后。进展性踝关节炎看上去较少在于跗骨融合本身，而与矫形不完全、持续的肌力失衡或前踝撞击有关（图 7.32a、图 7.32c）。

参考文献

Breusch SJ, Wenz W, Döderlein L (2000) Function after correction of a clawed great toe by a modified Robert Jones transfer. J Bone Joint Surg 82-B:250–254

Cole WH (1940) The treatment of claw-foot. J Bone Joint Surg 22-A:895–908

Coleman SS (1983) Complex foot deformities in children. Lea & Febiger, Philadelphia

Coleman SS, Chesnut WJ (1977) A simple test for hindfoot flexibility in the cavovarus foot. Clin Orthop 123:60–62

d'Astorg H, Rampal V, Seringe R, Glorion C, Wicart P (2016) Is non-operative management of childhood neurologic cavovarus foot effective? Orthop Traumatol Surg Res 102:1087–1091

Döderlein L, Wenz W, Schneider U (2000) Der Hohlfuß. Springer-Verlag, Berlin, Heidelberg

Hamel J (2015) Kalkaneus-Scarf-Osteotomie zur Korrektur von subtalaren Rückfuß Varusdeformitäten. Oper Orthop Traumatol 27:308–316

Hamel J (2016a) Peronäalsehnenrekonstruktion mit gelenkerhaltender Korrektur bei leichter Kavovarusfehlstellung. In: Hamel J, Zwipp H (eds) Meistertechniken in der operativen Orthopädie und Unfallchirurgie—Sprunggelenk und Rückfuß. Springer-Verlag, Berlin, Heidelberg, pp 235–246

Hamel J (2016b) Tarsale Arthrodesen mit Sehnentransfer zur Korrektur der schweren Kavovarus und Equinovarusdeformität. In: Hamel J, Zwipp H (eds) Meistertechniken in der operativen Orthopädie und Unfallchirurgie—Sprunggelenk und Rückfuß. Springer-Verlag, Berlin, Heidelberg, pp 247–258

Hamel J (2016c) Pedografie bei Cavovarus-Deformitäten. Orthopädie-Schuhtechnik, Sonderheft Pedografie, pp 54–56

Hamel J (2017) Korrekturen und Indikationen einer Pes-cavovarus-Deformität bei Kindern und Jugendlichen. Oper Orthop Traumatol 29:473–482

Hamel J, Hörterer H, Gottschalk O, Harrasser N, Walther M (2020) Die "Rückfuß-zentrierte Röntgentechnik" zur Erfassung von Cavovarus-Deformitäten—Vorschlag zur Optimierung der radiologischen Darstellung mit Behandlungsbeispielen. Der Orthopäde, zur Publikation angenommen

Hansen ST (2008) The cavovarus/supinated foot deformity and external tibial torsion: the role of the posterior tibial tendon. Foot Ankle Clin 13:325–328

Hansen ST (2010) Adult consequences of pediatric foot disorders. In: McCarthy JJ, Drennan JC (eds) Drennan's the child's foot and ankle, 2nd edn. Lippincott, Philadelphia, pp 526–530

Hibbs RA (1919) An operation for "Claw Foot". J Am Med Assoc 73:1583–1585

Jones R (1916) The soldier's foot and the treatment of common deformities of the foot. Part II. Claw foot. Br Med J 1:749–752

Kadel NJ, Donaldson-Fletcher EA, Hansen ST, Sangeorzan BJ (2005) Alternative to the modified Jones procedure: outcomes of the flexor hallucis longus (FHL) tendon transfer procedure for correction of clawed hallux. Foot Ankle Int 26:1021–1026

Kumar SJ, Kowtharapu DN, Rogers KJ (2010) Cavus deformity. In: Mcarthy JJ, Drennan JC (eds) Drennan's the child's foot and ankle, 2nd edn. Lippincott, Philadelphia, pp 174–187

Lambrinudi C (1927) New operation on drop-foot. Br J Surg 15:193

Manoli A, Graham B (2005) The subtle cavus foot, "the underpronator", a review. Foot Ankle Int 26:256–263

Mosca VS (2014) Principles and management of pediatric foot and ankle deformities and malformations. Wolter Kluwer, Philadelphia

Mubarak SJ, Dimeglio A (2011) Navicular excision and cuboid closing wedge for severe cavovarus foot deformities: a salvage procedure. J Pediatr Orthop 31:551–556

Orthner E (2011) OSG-Prothese bei Varusinstabilität—eine neue Möglichkeit der Korrektur. FussSprungg 9:96–101

Saltzman CL, Fehrle MJ, Cooper RR, Spencer EC, Ponseti IV (1999) Triple arthrodesis: twenty-five and forty-four-year average follow-up of the same patients. J Bone Joint Surg 81-A:1391–1402

Sanpera I, Frontera-Juan G, Sanpera-Iglesias J, Corominas-Fraces L (2018) Innovative treatment for pes cavovarus: a pilot study of 13 children. Acta Orthop 89:668–673

Simon AL, Seringe R, Badina A et al (2019) Long term results of the revisited Meary closing wedge tarsectomy for the treatment of the fixed cavo-varus foot in adolescent with Charcot-Marie-Tooth disease. Foot Ankle Surg 25:834–839

Smith TF, Pitts T, Green DR (1992) Pes cavus. In: McGlamry ED, Banks A, Downey MS (eds) Comprehensive textbook of foot surgery, vol 1, 2nd edn. Williams & Wilkins, Baltimore

Steindler A (1920) Stripping of the os calcis. J Orthop Surg 2:8–12

Tachdjian MO (1985) The child's foot. WB Saunders, Philadelphia

Ward CM, Dolan LA, Bennet DL, Morcuende JA, Cooper RR (2008) Long-term results of reconstruction for treatment of flexible cavovarus foot in Charcot-Marie-Thooth Disease. J Bone Joint Surg 90-A:2631–2642

Wetmore RS, Drennan JC (1989) Long-term results of triple arthrodesis in Charcot-Marie-Tooth Disease. J Bone Joint Surg 71-A:417–422

Wicart P, Seringe R (2006) Plantar opening-wedge osteotomy of cuneiform bones combined with selective plantar release and Dwyer osteotomy for pes cavovarus in children. J Pediatr Orthop 26:100–108

8 胫骨远端畸形

（王之枫 译 张 超 耿 翔 审校）

胫骨远端区域的发育紊乱或者畸形是由多种原因造成的，既可以单独存在，也可与复杂的小腿或足部畸形共同存在。

8.1 下肢远端的生理发育

胫骨和腓骨参与了踝关节的形成，二者的协同生长是胫骨远端区域和踝关节轴向发育的先决条件。在婴儿期时，胫骨远端外翻是生理性的。

与近端骨骺端相比，胫骨远端和腓骨骨骺板对纵向生长的相对重要性从学龄早期（腓骨）和大约10岁左右（胫骨）开始持续下降。然而，腓骨远端剩余的平均骨骺生长在学龄期发育阶段仍然相当可观，例如，10岁的男孩仍超过 5 cm，女孩超过 3 cm。12岁的男孩超过 2 cm，女孩超过 1 cm（Pritchett，1992）。胫骨术后剩余的生长发育可以很容易的通过骨骺 Harris 线看到（图 8.2c）。

8.2 临床及影像学检查

临床上在后方观察评估后足力线时，必须考虑到距下关节可在一定程度上代偿胫骨远端的力线紊乱。例如，只有当距跟舟状骨复合体代偿性外翻活动度达到极限后，才会在临床上出现显著的胫骨远端内翻畸形。触诊检查时，腓骨尖远低于内踝尖，对于胫骨远端外翻畸形的患者，其腓骨尖可能与内踝处于同一水平。

此外，也需要评估下肢的旋转。正常情况下，踝关节相对于膝关节运动轴外旋约为 20°～25°（图1.75），这是在屈膝时通过调整膝关节运动轴相对于踝轴线来检查的。后足复合体内翻挛缩会导致胫骨远端的外旋畸形（第 7 章）。在健康儿童，特别是 3～8 岁儿童，经常可观察到内旋步态模式，其原因有三个方面（除了长管状骨骨折后的畸形愈合）：股骨颈前倾增加、小腿内旋增加以及距下关节区域的增加（如足偏斜，马蹄足患者的距骨周围内翻畸形）。小腿的旋转畸形在生长发育期间通常不能自发的纠正。

临床上可见的后足外翻畸形大多发生在距下关节复合体，然而，若是怀疑合并有胫骨远端畸形，则应通过踝负重正位 X 片予以排除。在踝负重正位片上，腓骨远端骨骺板通常与胫距关节间隙处于同一高度，婴儿期时其位置略高一点（Dias，1985）。胫骨远端平面角（MDT 角）是在冠状面上定量评估胫骨远端畸形的有效方法（图 8.1），该角度正常约为 90°，但在婴儿中明显更大（4.1 节）。David 等（2005）研究发现，5～17 岁的儿童其 MDT 角平均为 91.1°（标准差为 3.75°）。Knupp 等（2005）发现，在停止生长发育后，正常的 MDT 角平均值为 92.4°（标准差为 3.1°）。当 X 线球管倾斜或朝向更近端时（如拍摄下肢全长片的位置），会发出非水平方向上的中央射线束，导致一个假性的 MDT 角增大。

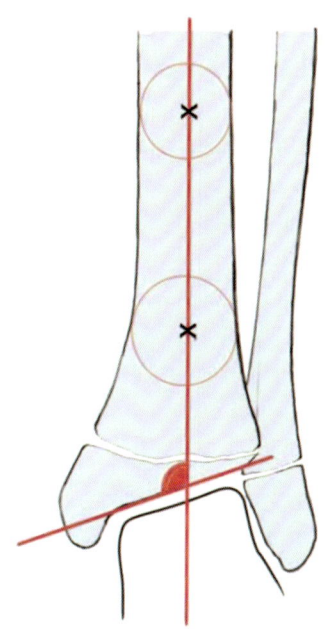

● 图 8.1 通过胫骨纵轴线和胫骨倾斜关节面来确定远端胫骨远端平面角（MDT 角）

8.3 非创伤性胫骨远端外翻畸形

虽然在许多基础疾病中可以观察到胫骨远端外翻畸形，但除胫骨远端骨骺生长板损伤后，内翻畸形却比较少见（8.4 节）。

8.3.1 发病机制

造成胫骨远端外翻畸形可能有多种原因，可能是由于骨连续性中断（如腓骨缺损、腓骨切除等情况），或者是因为腓骨长度发育不足（如先天性腓骨缺如症、神经纤维瘤病）。也有一些病例是由于胫骨前外侧骨骺坏死（Nell et al.，2015）或是胫腓骨联合（如骨桥形成或者外生骨疣），这些病例明显与腓骨短缩有关。先天性马蹄内翻足患者中也经常观察到胫骨远端外翻畸形（尤其是术后矫枉过正，1.6.3 节），其发病机制尚不完全清楚（Hamel，2015）。在某些先天性畸形患者中，内侧柱跖跗关节的失稳定似乎起了重要作用。偶尔会观察到"特发性"病例。Love 等（1990）发现后足外翻畸形的儿童在婴儿期时就合并有顽固性的胫骨远端区域生理代偿性外翻。

胫骨远端外翻畸形患者的临床影像资料（选供）

神经纤维瘤病	图 8.9
多发性软骨性外生骨疣	图 8.6 和图 8.7
小腿延长后	图 8.4
先天性腓骨缺如症 / 腓骨切除后	
脑瘫 /MMC（活动期）	
马蹄内翻足（矫枉过正）/ 垂直距骨	图 8.2 和图 3.10
胫骨前外侧骨骺坏死	图 8.3、图 8.8 和图 8.9
特发性胫骨远端外翻畸形	
杵臼踝关节	图 8.11
胫腓骨骨性联合	图 8.18

胫骨远端外翻畸形可通过距下关节复合体的内翻进行代偿，从而导致临床上不明显。作用于踝关节的剪切力可导致下胫腓联合不稳，出现内踝间隙增宽（图 8.4、图 8.6、图 8.9、图 8.14 和图 8.15）。

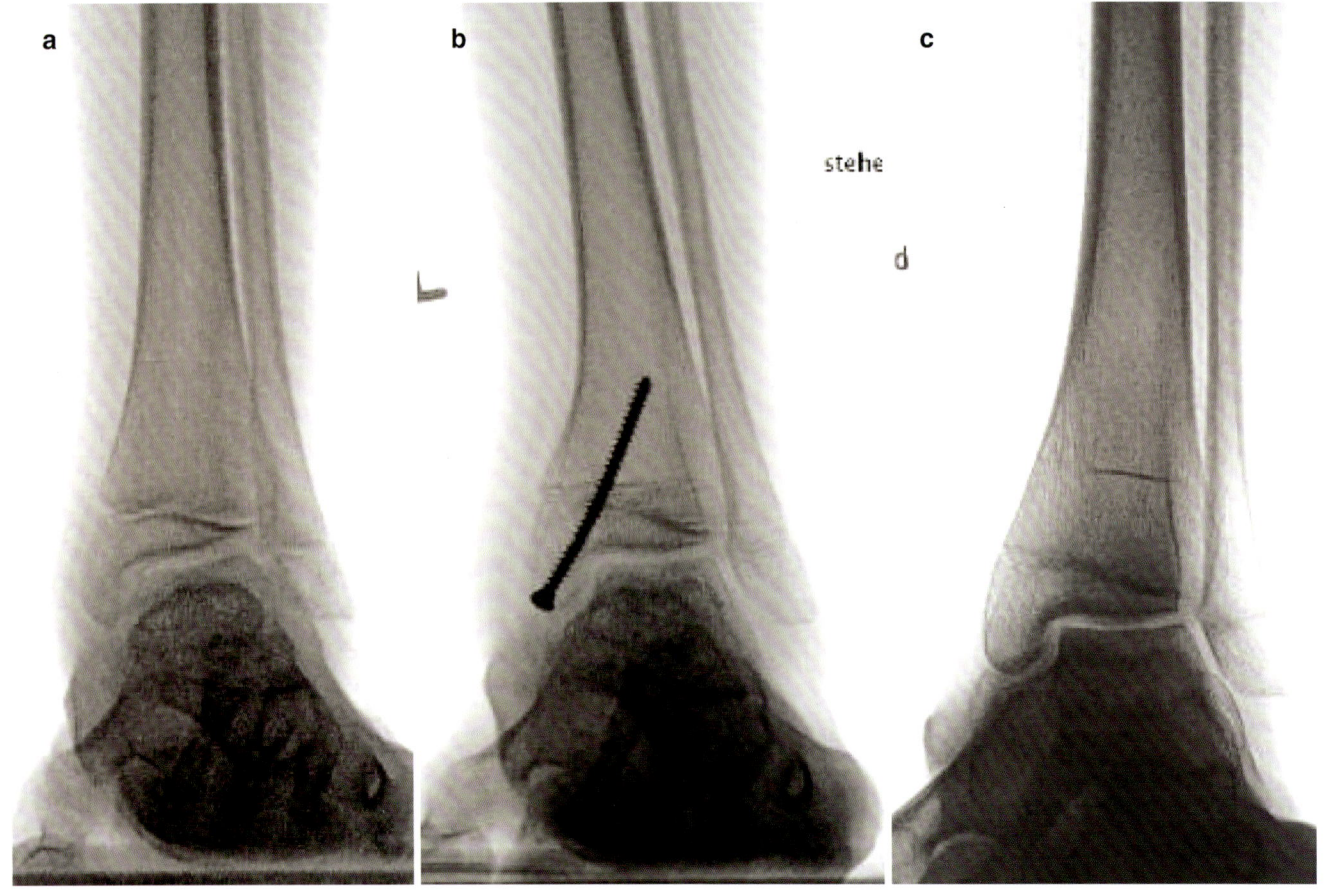

- 图 8.2 患者 11 岁半，男性。先天性马蹄内翻足术后矫枉过正表现。明确的胫骨远端外翻畸形（a）可以通过内侧半骨骺固定术矫正。螺钉固定 1.5 年（b）。螺钉置入方向越倾斜，与生长板相交位置更靠近内侧，效果越好。通过 Harris 线（c）可以清楚地看到，直到生长发育期结束，胫骨仍有大量的残余骨骺生长板

8.3.2 半骨骺固定引导性生长

通过暂时或彻底终止远端胫骨内侧生长板的生长，可实现其定向的纵向生长，以纠正胫骨远端外翻畸形，Rupprecht（2015）、Stevens（2011）等学者已观察到每月约0.6°的矫形效果，也可以使用夹钳、8孔钢板（Stevens et al., 2011）或单枚螺钉（图8.2和图8.3）进行矫正。

螺钉置入位置在矢状面上更靠近前侧或是后方，同样在矢状位上也有一定程度的治疗效果。内植物作为暂时的生长抑制保留至轻微的过度矫正。必须预见到取出内固定后，矫形效果会有一定程度的丢失（"回弹效应"）。图8.2和图8.3展示了两个应用该方法的病例，图1.70、图1.79、图1.81和图1.114进一步展示了先天性马蹄内翻足的暂时性骨骺固定术。然而，内侧半骨骺固定术存在的一个基本问题是：踝关节腓侧以及腓骨缩短的问题并没有同时得到纠正，因此，踝关节外侧间隙的骨性状况仍不理想（图1.114b和图8.18）。

> **半骨骺固定技术要点**
>
> 在术中透视的辅助下，从内踝处将一枚克氏针置入胫骨远端，尽量向内侧置入使其穿过生长板，但注意不要损失关节面。置入克氏针后，按其方向置入一枚小的松质骨部分螺纹螺钉（或全螺纹螺钉）。注意使用钢性材料的螺钉，因为钛合金螺钉在取出时会有一定的困难。

8.3.3 踝上截骨术治疗外翻畸形

如果剩余的骨骺生长板数量较少或者畸形严重程度较重，又或是需要加做额外的旋转复位矫正，此时单纯的骨骺固定引导性生长矫正效果不佳，可以考虑行截骨矫形术，可能结合骨骺固定术。使用闭合楔形截骨或开放楔形截骨技术，可以以更小的矫正角度进行截骨（图8.15）。

踝上截骨术在冠状面上矫形效果明显，但也存在一个问题，即截骨要选择的枢轴点应位于中央，大约在关节间隙的高度。然而，无论是开放楔形截骨术

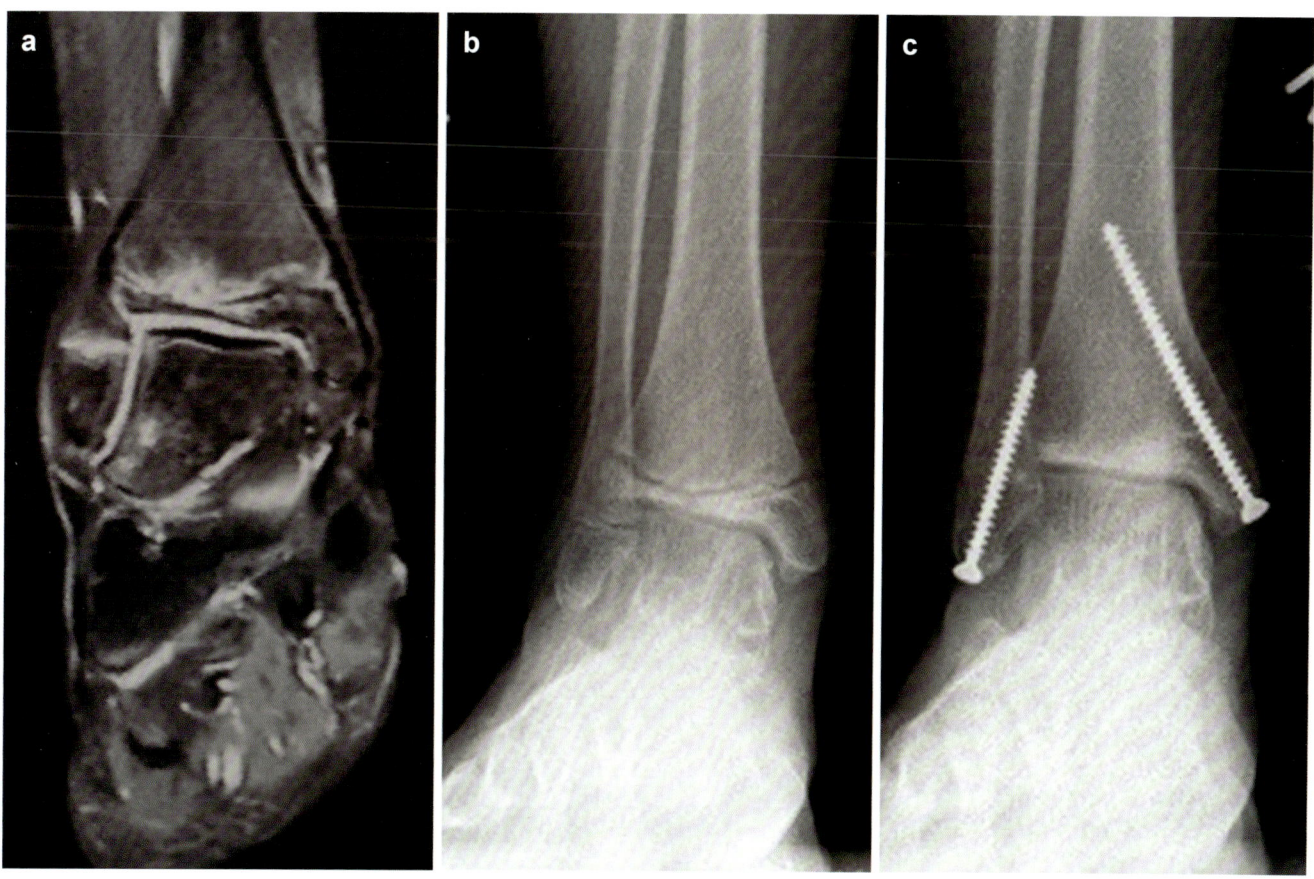

● 图8.3 患者13.2岁，男性。胫骨前外侧骨骺坏死致胫骨远端外翻畸形，明显的负重相关性主诉（a, b）。尽管骨骺固定术仅在生长发育结束前进行，但通过暂时性胫骨半骨骺固定术和腓骨骨骺固定术，踝上的力线在13个月内得到很好的纠正，患者的症状也完全缓解

还是闭合楔形截骨术,都将产生明显的侧方偏离,因为它们各自的枢轴点在皮质区域的位置需要保留。图8.4b 以草图的形式解释了这一原理。

因此,仅在矫形效果有限的情况下,才建议采用简单的胫骨远端闭合或开放楔形截骨术。另外,根据 CORA(成角旋转中心)法则(Paley,2002),推荐采用 Wiltse(1972)介绍的截骨术,此技术可避免内翻截骨时内踝的过度突出以及过度缩短。一般来讲,额外的腓骨截骨术具有内翻矫形效果,甚至也有一定程度的延长效果,必要时可考虑加做腓骨截骨。

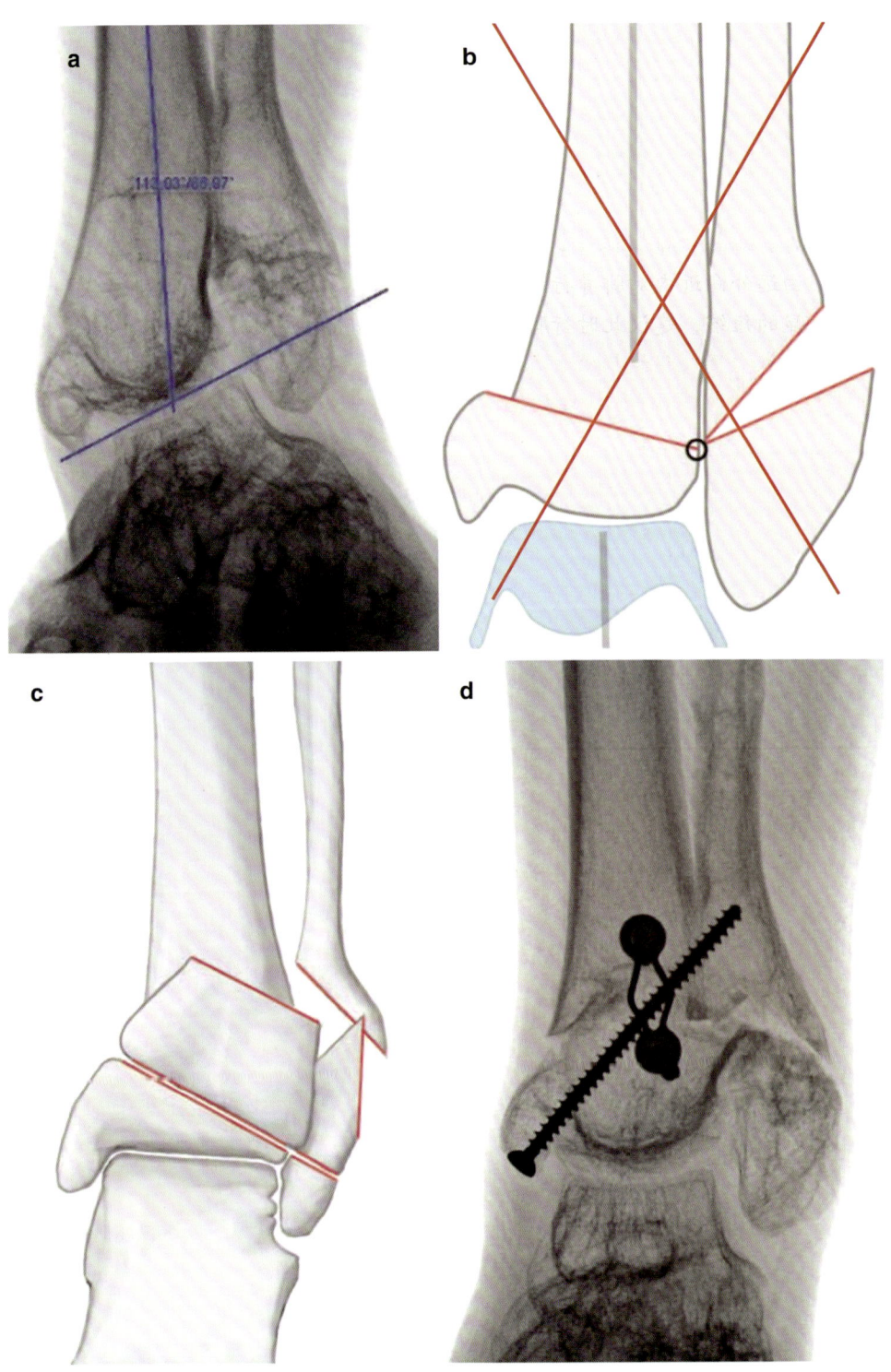

- 图 8.4 患者 10 岁半,女性,合并 Ollier 病(内生软骨瘤病),下肢延长后出现严重的外翻畸形(a),MDT 角约为 113°。胫骨闭合楔形截骨的草图(b)显示了距骨相对于胫骨外侧骨皮质的截骨枢轴点有明显的内移(圆圈处)。如草图所示,这种截骨方式虽然增加了后足力线的内翻矫形效果,但也导致了内踝的明显突出,因此不太推荐。相反,Wiltse 截骨矫形术(Wiltse 1972)(c)可使患者获得良好的胫距力线(c,d)

实际上，Wiltse 截骨矫形术相当于成人更远端的位于 CORA 的穹隆顶截骨术。

Wiltse 踝上截骨矫形术及其内翻矫形效果要点

手术前首先准备一份草图，其中特别显示了所需向外侧移位的程度（图 8.4b 和图 8.13b）。通过胫前肌腱和拇长伸肌腱之间的前纵切口来暴露胫骨远端基底部，同时避免损伤浅表和深层的神经血管结构。在术中透视辅助下，克氏针标定后，在关节间隙上方约 2.5 cm 处行横向截骨。在近端截骨面锯入一个帐篷样台阶，同时保留内侧骨皮质，外侧部分按照计划的角度进行矫正。腓侧作一高度与胫侧近似的纵向切口，由远外向近内对腓骨行斜形截骨。如果腓骨出现明显的短缩，建议此时行腓骨延长术，可采用 Z 形延长或者置入移植物的方式。根据轴向所需的矫正程度，胫骨远端的截骨断端必须向外侧推移。Hintermann 撑开器已被证明是非常有效的手术工具（图 8.5），通过旋转撑开器以及轻微的牵拉，即可实现向外侧的推移。截骨断端外侧推移所导致的胫骨外侧骨凸出需要去除，否则会产生与腓骨的撞击。

经皮交叉置入克氏针已被证明对骨断端固定有效（图 8.7b），通常可在约 4 周后取出。在年龄稍大的儿童和青少年中，螺钉和爪状钢板（图 8.8）结合高分子石膏支具足以使其稳定。腓骨上可以使用体积较小的钢板，比如应用于前足区域的小型钢板（图 8.6 和图 8.7）。

图 8.6、图 8.7、图 8.8、图 8.9、图 8.10 和图 8.11 进一步列举了踝上截骨术进行内翻矫正的病例。针对所有需要矫形的胫骨远端外翻畸形的患者，不同的疾病有各自典型的附加特征，下文将从所列举的临床病例详细介绍：

- 多发性骨软骨瘤患者，其骨疣通常起源于腓骨，这可能导致腓骨与胫骨存在一定程度的位置紊乱，需要将骨疣切除。此外，若腓骨存在明显的短缩，通常需要行腓骨延长术（图 8.6 和图 8.7）。
- 对于胫骨外侧骨骺坏死的患者，除了轴向的矫形外，还应考虑胫骨（或暂时性）内侧骨骺固定术，必要时加做腓骨的骨骺固定术（图 8.8；也见图 8.3）。除了一些无其他伴随疾病患者的病例报道

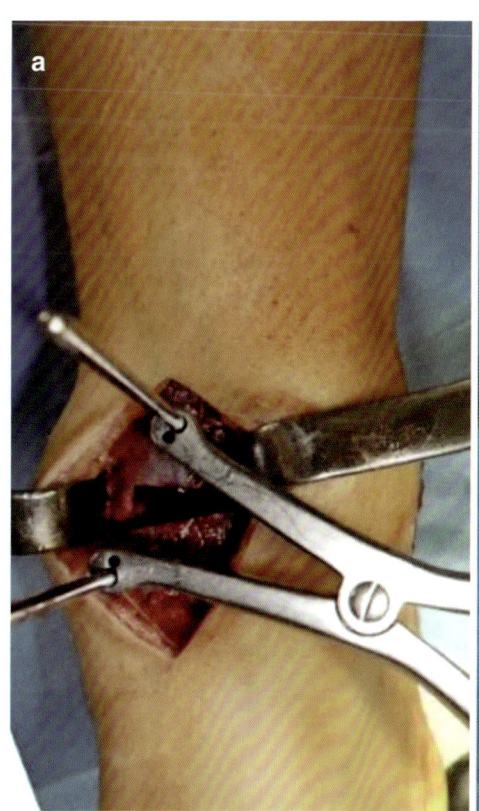
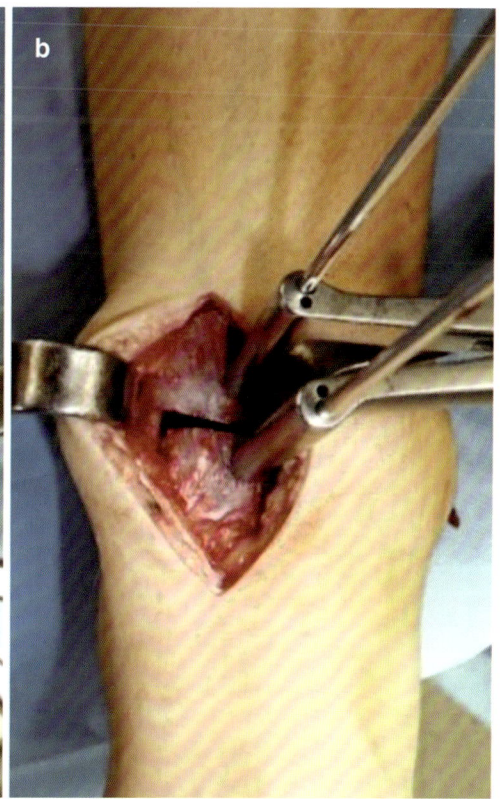

• 图 8.5 在踝上内翻截骨术中使用 Hintermann 撑开器将截骨断端向外侧移位。2 枚克氏针不对称地置入撑开器的钳孔内（a），通过旋转撑开器（在本例中是逆时针方向）即可实现胫骨远端截骨断端的外移（b）。截骨近端的凹槽清晰可见

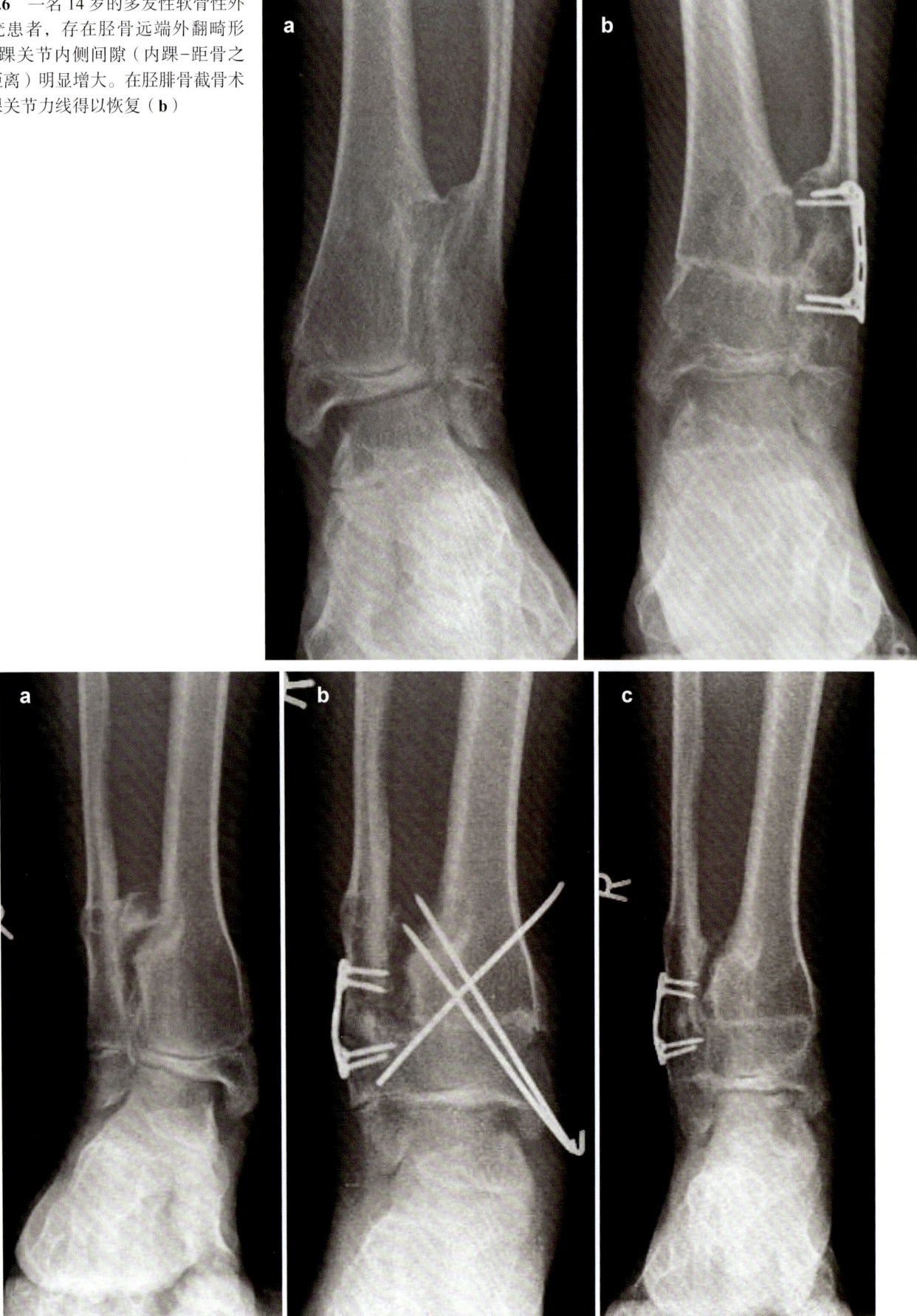

- 图 8.6 一名 14 岁的多发性软骨性外生骨疣患者，存在胫骨远端外翻畸形（a）。踝关节内侧间隙（内踝-距骨之间的距离）明显增大。在胫腓骨截骨术后，踝关节力线得以恢复（b）

- 图 8.7 14 岁多发性骨软骨瘤患者，存在典型的踝上外翻畸形（a）。行踝上胫骨截骨术、腓骨延长截骨术以及腓骨外生骨疣切除术（b，c）

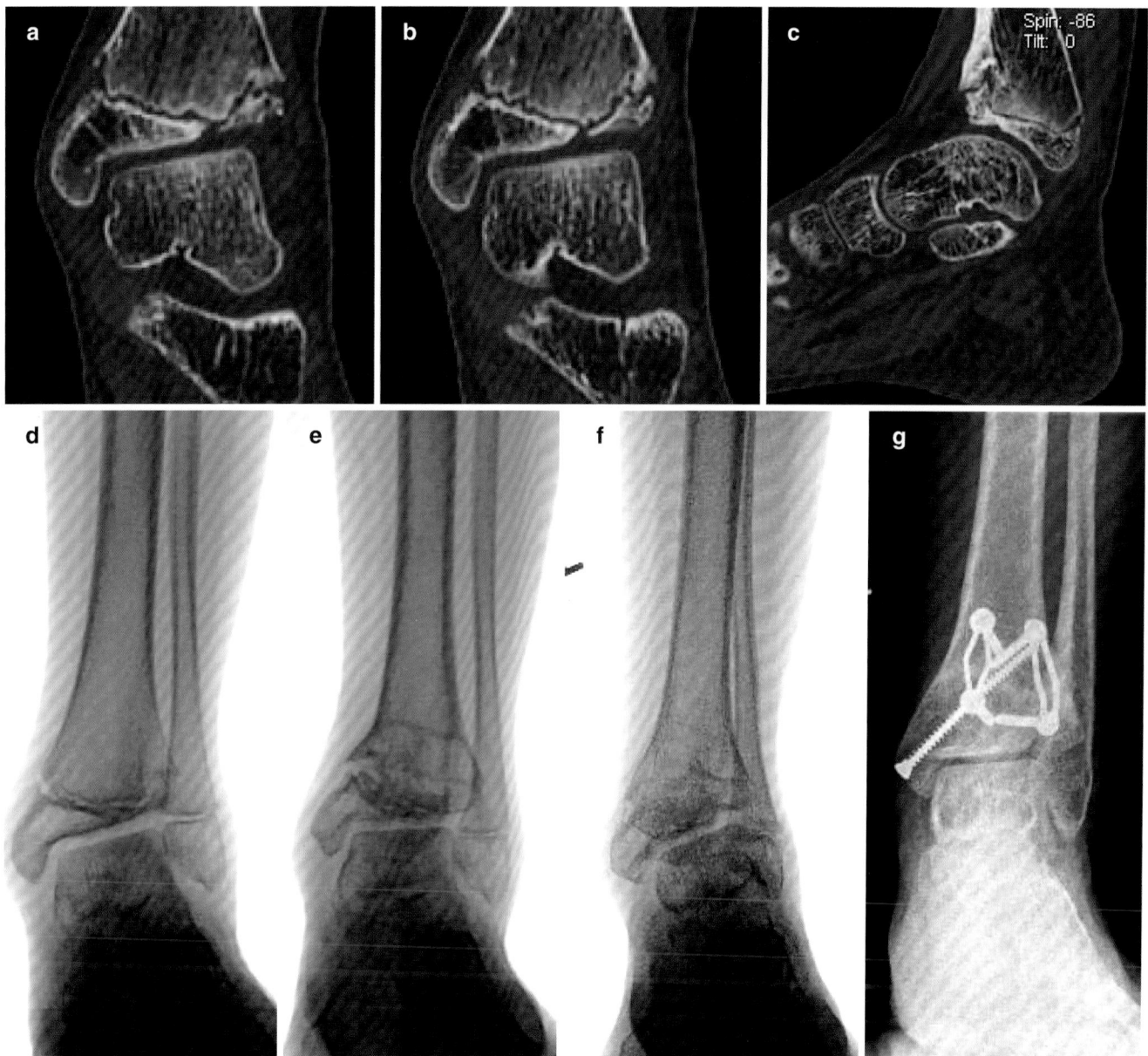

- 图 8.8 患者男性，10.8 岁，远端胫骨前外侧骨骺坏死，表现为胫骨远端外翻畸形，同时合并有明显的腓骨短缩，即合并轻度的腓侧半肢畸形（a~d）。行踝上截骨术及暂时性骨骺固定术后，患者在 12 岁时患肢力线得到明显的恢复（e）。然而，患者骨骺并没有恢复。随着胫骨外侧骨骺生长板区域骨桥的形成，一种新的胫骨远端外翻畸形复发（f）。患者 13.8 岁时需要新的截骨翻修手术、开放楔形截骨术，同时切除上次截骨区域的骨桥（条形切除）（g）

外，由 Nell 学者团队首先明确针对这种罕见疾病发表了相关的研究文献（Nell et al., 2015）。

- 在一些病例中，腓骨连续性中断，远端腓骨向近端移位，必须恢复距骨的外侧支撑壁，这可能需要行胫腓骨骨性结合（图 8.10）。
- 在累及距舟关节（未出现骨性联合）的跗骨联合患者中，可观察到"杵臼"样踝关节，这通常与腓骨短缩及踝上外翻畸形有关（Hamel et al., 1993）。此时，除了明确的胫骨远端内翻截骨矫形外，还应结合跟骨内移截骨术（图 8.11），因为踝关节呈球窝状，距骨外翻增加可能会一定程度拮抗踝上内翻截骨的矫形效果。另外，对骨性联合本身进行复位截骨也是可行的。

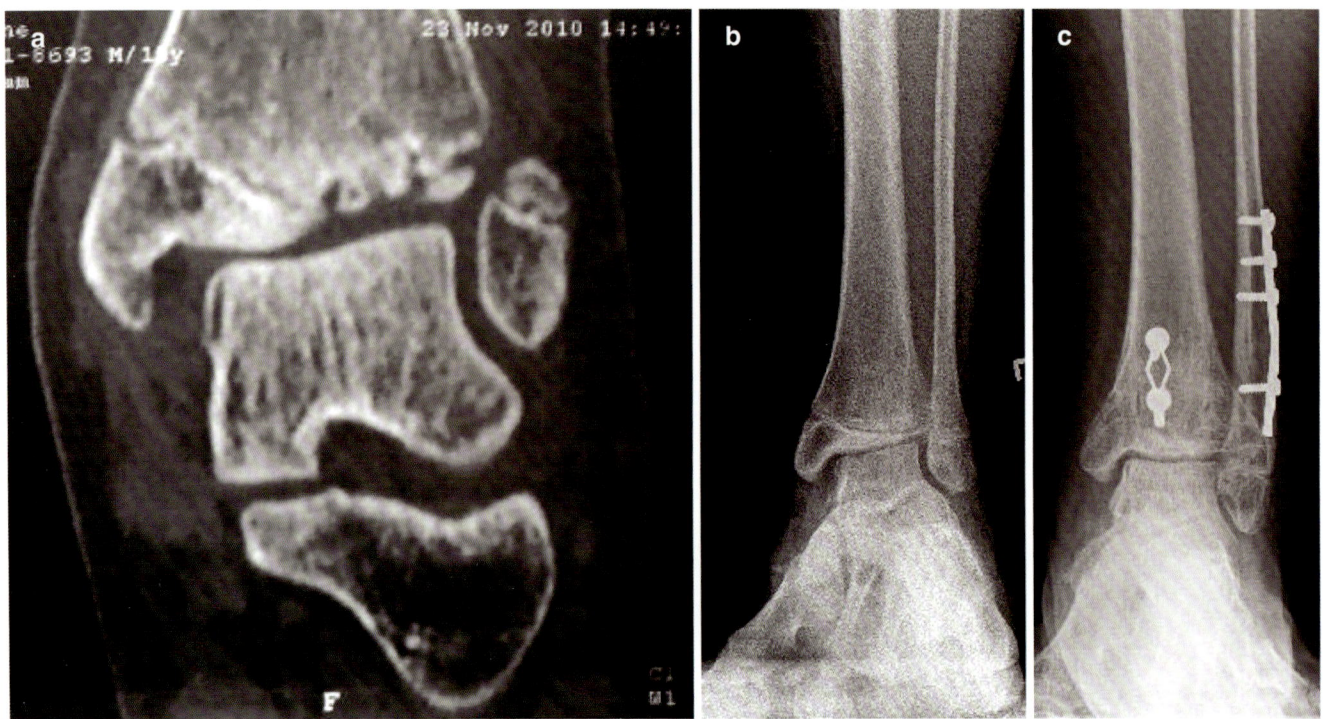

- 图 8.9 患者 15 岁男性,近几个月来症状逐步加重。影像学上有明确的胫骨前外侧骨骺坏死征象(**a**),伴有腓骨的相对短缩(**b**)。由于缺乏外侧的反支撑作用,内踝间隙显著增加,可通过踝上截骨以及腓骨延长术来完全纠正(**c**)

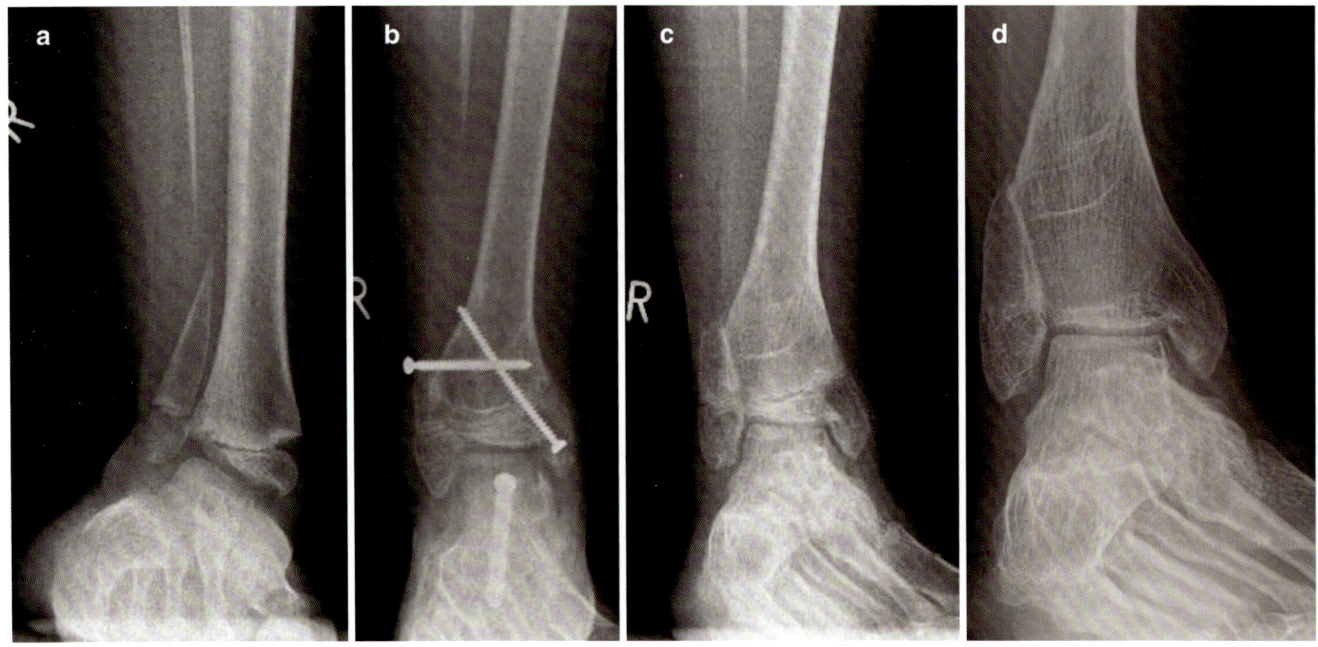

- 图 8.10 患者 8 岁男孩,患神经纤维瘤病、腓骨假关节伴腓骨干萎缩(**a**)。通过胫腓骨骨性结合、腓骨远端部分下移、踝上胫骨截骨以及暂时性半骺固定术以稳定踝关节。此外,也做了 Grice 关节融合术(**b**)。术后 3 年余(**c**)以及生长发育停止后患者病情稳定,轴向力线良好(**d**)

8.4 创伤后胫骨远端畸形

胫骨或腓骨远端骨骺生长板的损伤可导致骨骺的过早闭合,继而出现下肢的不对称性生长(Wachowsky et al., 2015)。有关本内容的全面概述,请参阅 Peterson(2007)。首先,行 CT 扫描是必不可少的,以确定是否有条件切除骨桥(条形切除)(图 8.8),以及切除骨桥后是否能抑制生长发育畸形的进展(Wilkins, 2000)。如果条件不够,可以采用骨骺固定术和(或)截骨术进行矫正。

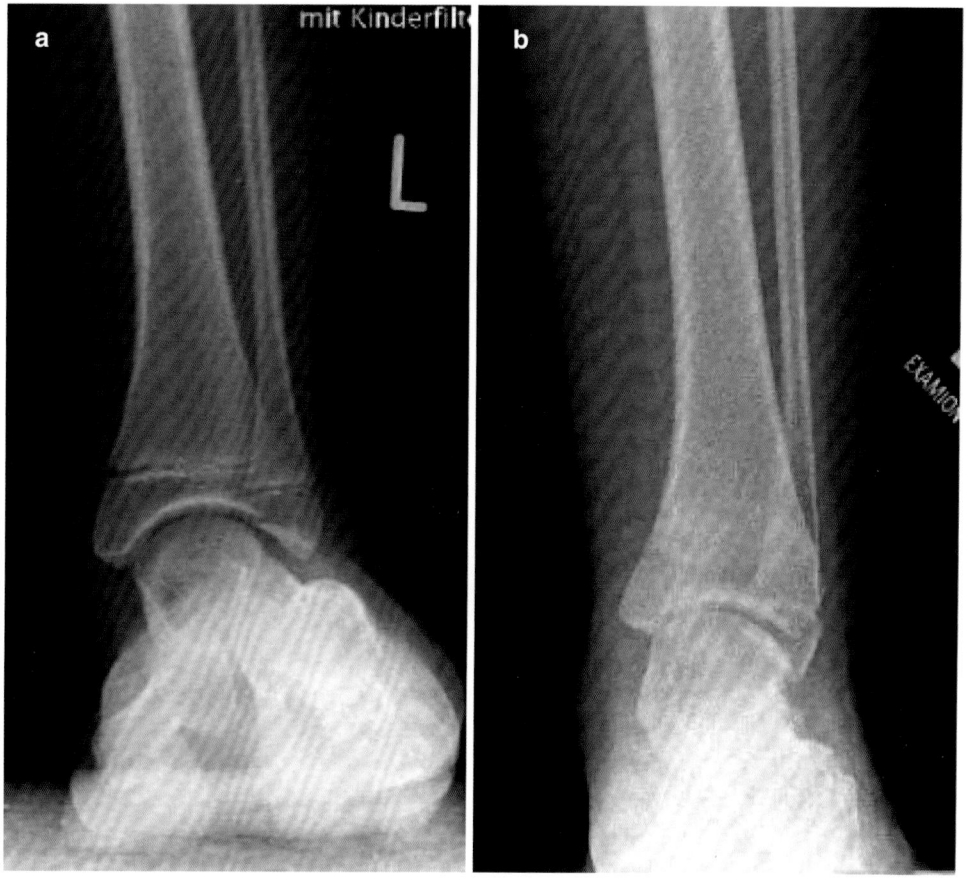

• 图 8.11 12岁半女性患者，影像学检查提示踝关节呈杵臼关节，伴腓侧半肢畸形、后足骨性联合，同时前足只有四个跖骨（a）。行踝上截骨、跟骨内移截骨以及内侧楔骨跖移截骨术，患者的足部力线得以充分纠正（b），下一步计划行小腿延长术

如果仅损伤了胫骨内侧的骨骺生长板，而胫骨外侧以及腓骨的骨骺正常，会导致踝上内翻畸形（图8.12和图8.13）。畸形程度较轻的病例，可采用胫骨开放楔形截骨或闭合楔形截骨（图8.12）结合腓骨骨骺固定术来纠正；对于畸形比较严重的患者，截骨的枢轴点必须尽量靠近远端，并且截骨断端远端的处理步骤要参照8.3节所述的严重外翻畸形病例，将截骨远端部分向内侧推移，以避免出现外侧

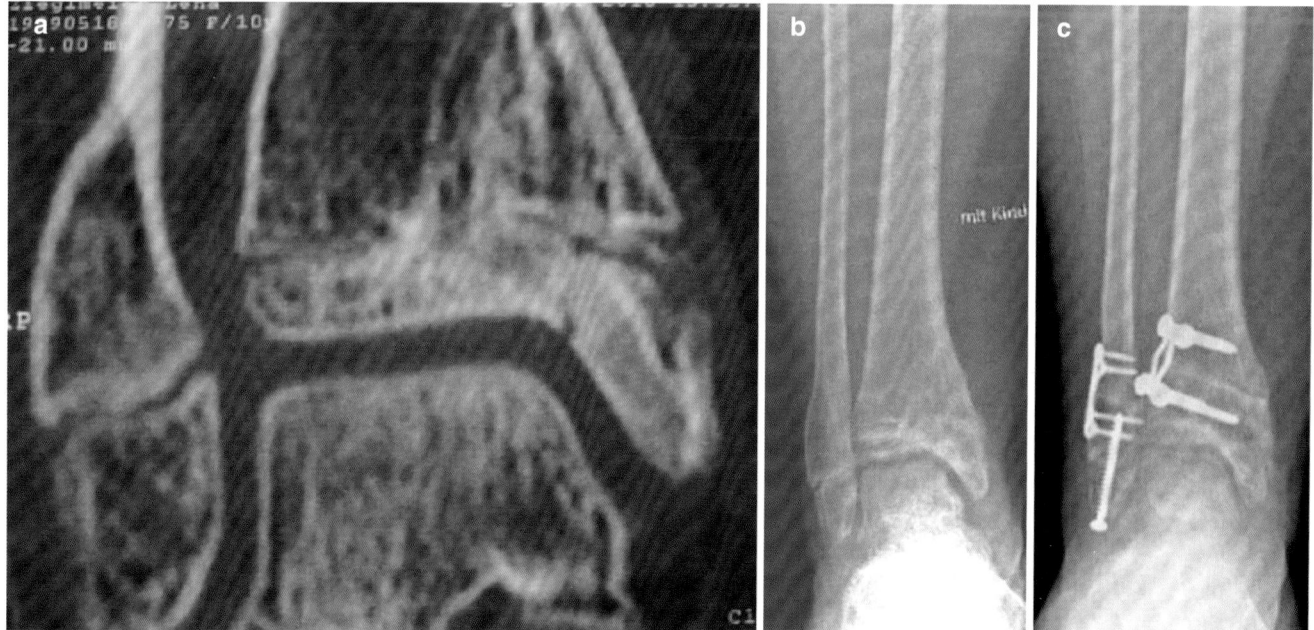

• 图 8.12 患者12岁女孩，10岁时有双下肢远端重度轴向压缩外伤史，导致胫骨中央内侧部分的骨骺生长板广泛地过早闭合（a），而腓骨生长发育正常（b）。单纯的骨桥条形切除并不能很好地纠正畸形。踝上胫骨和腓骨截骨术结合胫骨外侧和腓骨的骨骺固定术，进一步抑制了畸形的进展（c）。由于对侧下肢也受到影响，预计术后不会出现双下肢明显的不等长

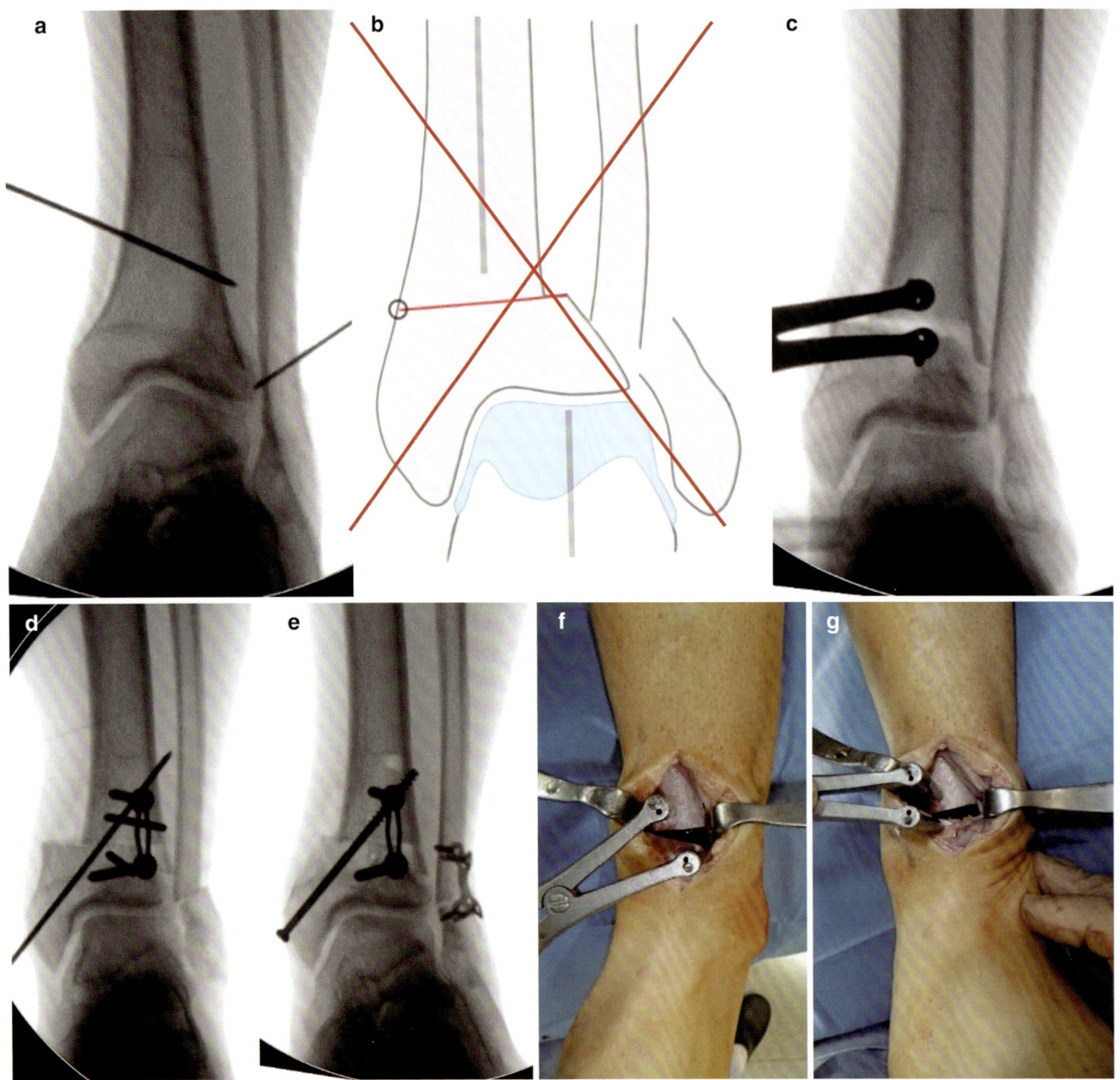

• 图 8.13 患者为一名将满 14 岁的女性，在童年早期罹患脑膜炎球菌败血症（Waterhouse-Friderichsen 综合征），胫骨远端骨骺生长板损伤，出现严重的胫骨远端内翻畸形，其腓骨生长发育正常（a）。如果以胫骨内侧皮质为枢轴点行闭合楔形截骨术，则踝关节相对于胫骨干会有明显的外侧脱位，且外踝处会出现一个明显的凸起（b）。按照 Wiltse 介绍的技术（Wiltse，1972），将胫骨基底部相对于胫骨干向内侧推移（c～e），并在截骨近端开槽，会使踝关节力线得到恢复（d）。切除截骨远端多余的内侧骨质（e）。可使用 Hintermann 撑开器将截骨远端向内侧推移，在本病例中是通过顺时针旋转撑开器来实现的（f, g）

移位（图 8.13）。

如果腓骨的骨骺生长板也受到损伤，导致其过早地闭合，就会发生胫骨远端外翻畸形，更有甚者，由于缺乏腓骨的支撑而导致距骨出现外侧脱位。对于这种情况，腓骨延长复位是必要的，以防止更严重的关节损伤（图 8.14 和图 8.15）。随着年龄的增加，并未表现出下胫腓联合韧带的损伤。

同样在矢状面上，由于关节骨骺的过早闭合，也可能会导致相关的力线紊乱，需要手术进行矫正。图 8.16 和图 8.17 列举了 2 例截骨矫正矢状面畸形的病例。

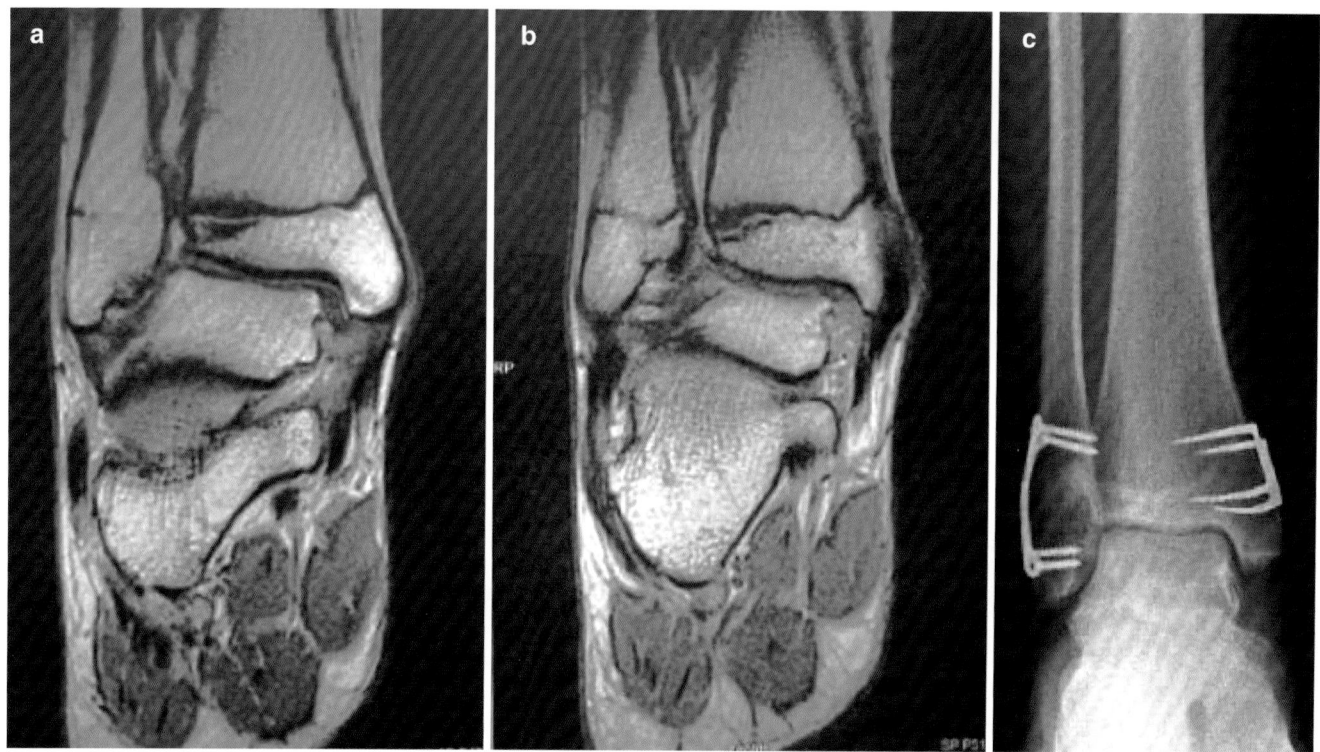

● 图 8.14　患者 15 岁女孩，约 12 个月前有严重的踝关节扭伤史，腓骨骨骺生长板过早闭合（a），导致了明显的胫骨远端外翻畸形，同时合并内踝间隙增宽（b）。行腓骨延长及完全胫骨骨骺固定术后，达到了力线完全恢复和足够的稳定性（c）

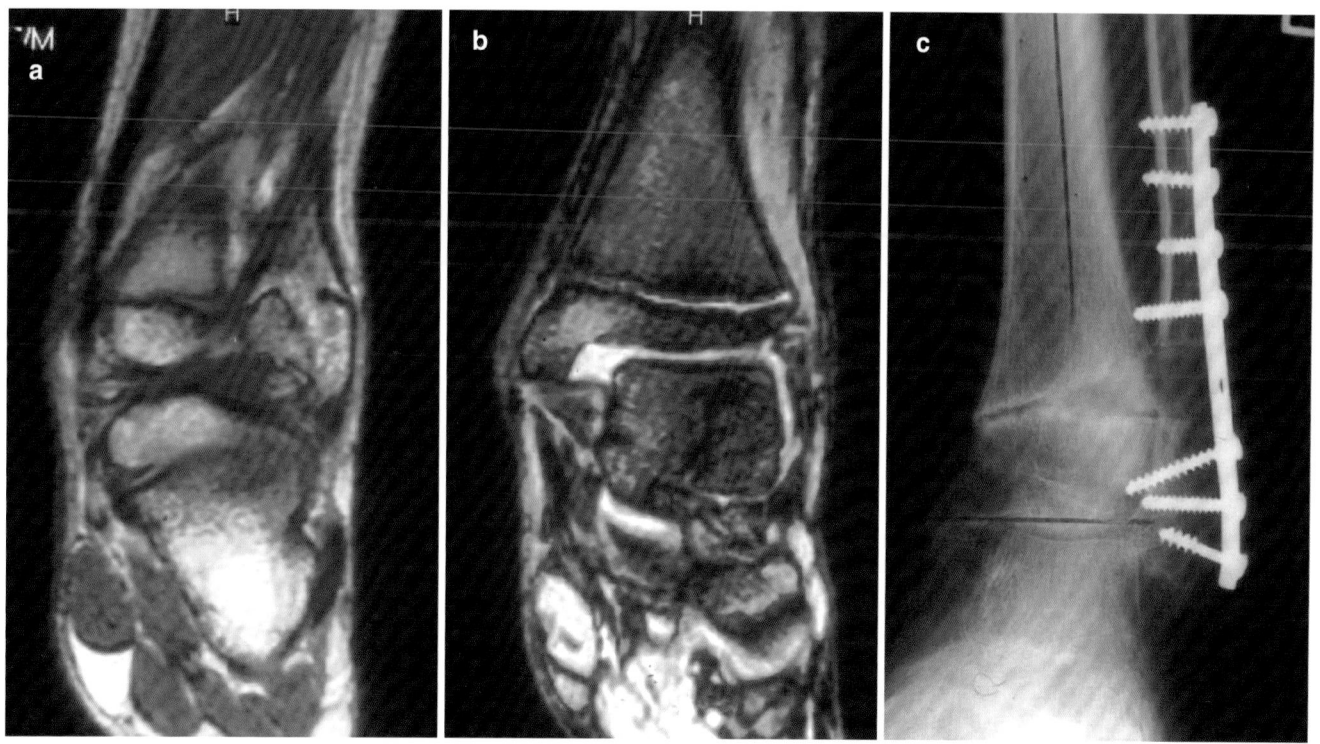

● 图 8.15　患者 14 岁男孩，创伤后腓骨骨骺生长板过早的闭合（a），由于缺乏腓骨支撑而导致距骨明显的外移（b）。可通过开放楔形截骨术（轻微的矫枉过正）及腓骨延长术来进行矫正（c）

• 图 8.16 患者 16 岁，外伤后胫骨后外侧骨骺生长板过早闭合。胫骨远端屈曲畸形导致踝关节背伸明显受限（a），患者同时合并中度高弓内翻足，这会进一步加重胫骨的屈曲畸形。此外，患者也存在胫骨远端外翻畸形（b）。可通过胫骨内侧和背侧闭合楔形截骨术进行充分的矫形，附加腓骨的轻度开放楔形截骨术（c，d），这样可获得轻度的背伸，在冠状面上代偿一部分矢状面的畸形

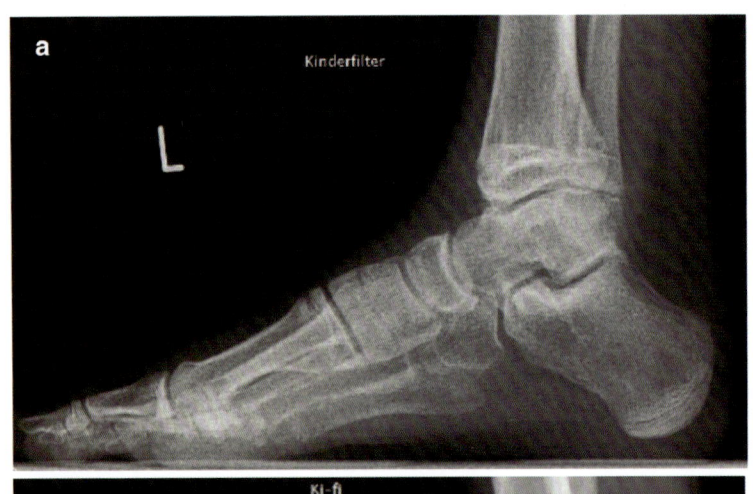

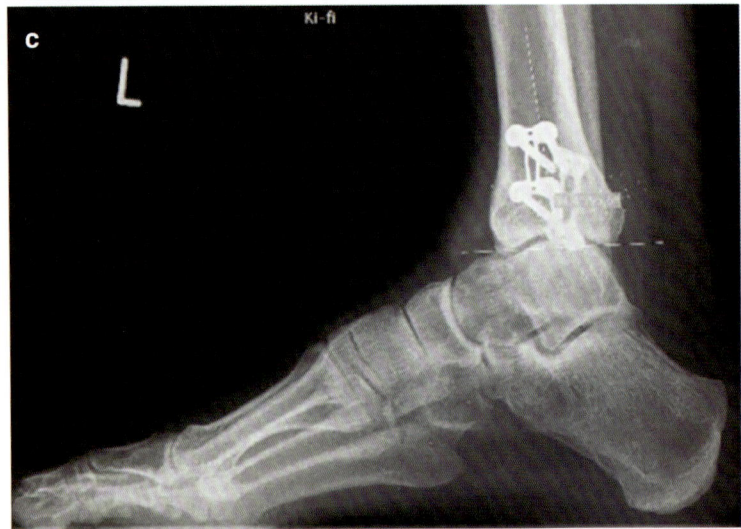

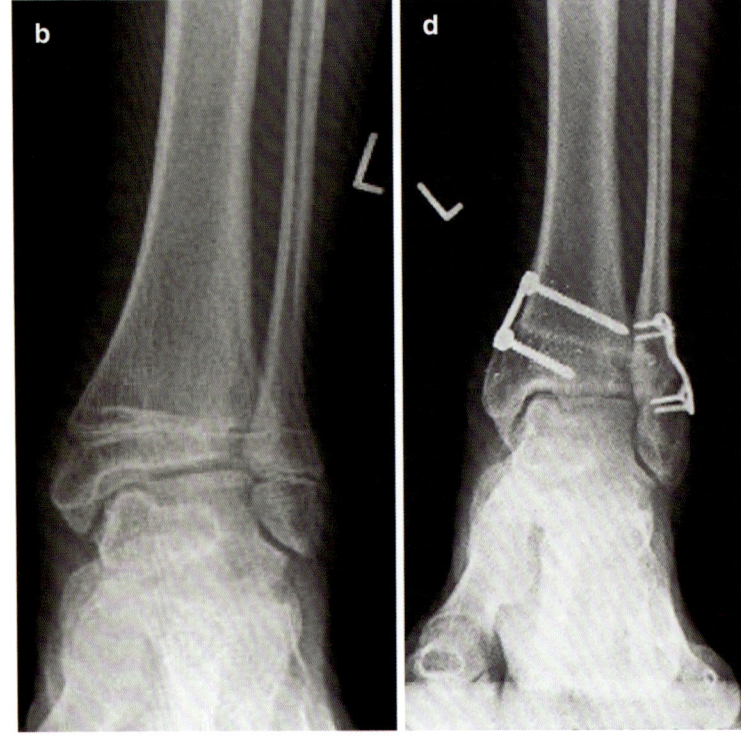

• 图 8.17 15岁患者，胫骨远端后外侧骨骺生长板过早闭合，胫骨远端关节面倾斜度减少，踝关节背伸受限（a）。后方入路行胫骨开放楔形截骨术和腓骨的轻度延长（b）

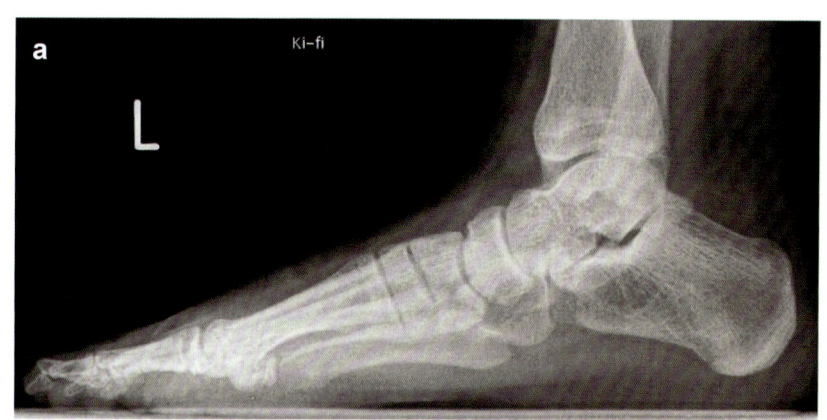

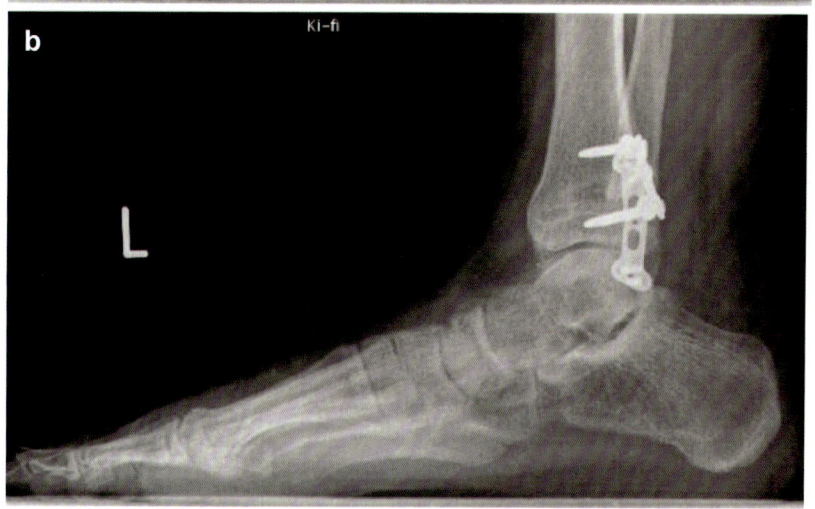

8.5 胫骨远端旋转畸形

小腿旋转畸形可与足部畸形有关，也可单独存在。胫骨远端旋转畸形可被下肢在横断面上有活动的两个关节（髋关节和距下关节）所代偿。目前尚不清楚在生长发育过程中是否存在旋转畸形的自发矫正，因此，如果临床中发现明确的旋转畸形，就应该考虑行手术矫正，这在技术上并不复杂。如果所需矫正的需求较低，腓骨可不予处理；若所需矫正的需求较高，腓骨也应进行截骨，以匹配胫骨截骨的旋转中心。胫骨和腓骨的截骨面应处于不同的水平位置，以防止骨性联合。根据患者年龄的不同，螺钉、爪型钢板、克氏针、角钢板已被证明适用于青少年患者的骨性固定。已知的术后并发症主要为胫腓骨骨性连接，导致了腓骨远端活动的减少（图8.18）（Frick et al.，2001）。

踝上内旋截骨有时也是必要的，比如对于严重的高弓内翻足患者（第7章）。先天性马蹄内翻足患者，其临床特征通常包括内旋步态以及相对外旋的踝周区域。在这种情况中，患者出现内旋步态的原因通常是足部本身的畸形问题，因此临床工作中很少见到踝上外旋截骨手术（1.6.2.6节）。

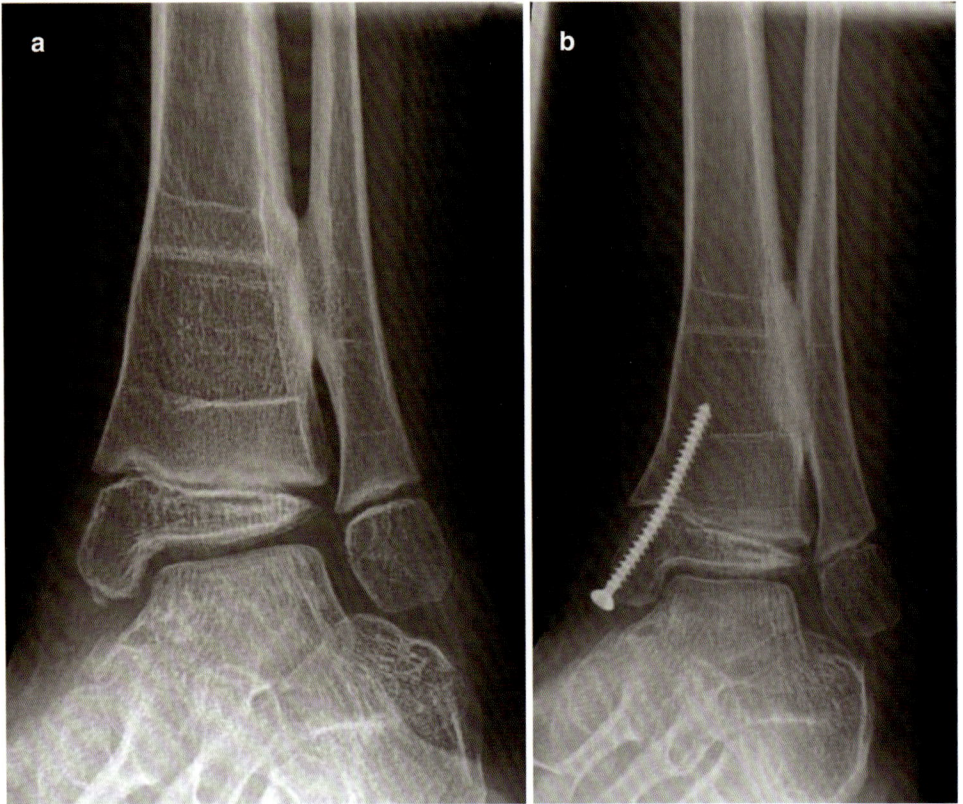

• 图 8.18 踝上旋转截骨术后出现连续性胫腓骨骨性联合（a）。胫骨半骺固定术可以矫正胫骨的力线，但不能调整腓骨的长度以及外踝的位置（b）

参考文献

Davids JR, Gibson W, Pugh LI (2005) Quantitative segmental analysis of weight-bearing radiographs of the foot and ankle for children—normal alignment. J Pediatr Orthop 25:769–776

Dias LS (1985) Valgus deformity of the ankle joint: pathogenesis of fibular shortening. J Pediatr Orthop 5:176–180

Frick SL, Shoemaker S, Mubarak SJ (2001) Altered fibular growth patterns after tibiofibular synostosis in children. J Bone Joint Surg 83-A:247–254

Hamel J (2015) Knöcherne Deformitäten des Oberen Sprunggelenkes beim operativ behandelten idiopathischen Klumpfuß. OUP 4:349–355

Hamel J, Müller G, Becker W (1993) Ein Fall von beidseitiger isolierter talonavicularer Synostose im Kindesalter—Beobachtungen zur Mechanik des Tarsus und der funktionellen Adaptation des Oberen Sprunggelenkes. Z Orthop 131:275–278

Knupp M, Ledermann H, Magerkurth O, Hintermann B (2005) The surgical tibiotalar angle: a radiologic study. Foot Ankle Int 26:713–716

Love SM, Ganey T, Ogden JA (1990) Postnatal epiphyseal development: the distal tibia and fibula. J Pediatr Orthop 10:298–305

Nell M, Rist C, Hamel J (2015) Supramalleoläre Valgus-Deformität bei partieller Nekrose der distalen Tibiaepiphyse. OUP 4:356–362

Paley D (2002) Principles of deformity correction. Springer-Verlag, Berlin

Peterson HA (2007) Epiphyseal growth plate fractures. Springer-Verlag, Berlin, Heidelberg

Pritchett JW (1992) Longitudinal growth and growth-plate activity in the lower extremity. Clin Orthop 275:274–279

Rupprecht M, Spiro AS, Breyer S, Vettorazzi E, Ridderbusch K, Stücker R (2015) Growth modulation with a medial malleolar screw for ankle valgus deformity. Acta Orthop 86:1–5

Stevens PM, Kennedy JM, Hung M (2011) Guided growth for ankle valgus. J Pediatr Orthop 31:878–883

Wachowsky M, Fernandez FF, Wirth T (2015) Vorzeitiger posttraumatischer Wachstumsfugenverschluss am distalen Unterschenkel. OUP 4:364–368

Wilkins KE (2000) Management of physeal arrest of the ankle and foot. In: Myerson M (ed) Foot and ankle disorders. W.B. Saunders Company, Philadelphia

Wiltse LL (1972) Valgus deformity of the ankle as a sequel to acquired or congenital anomalies of the fibula. J Bone Joint Surg 54-A:595–606

9 距骨软骨损伤

(陈昀谷 译 张超 耿翔 审校)

9.1 临床表现

距骨软骨损伤多发生于 10～20 岁。损伤部位主要在距骨的内侧穹窿，而在外侧或者中央相对较少。在覆盖的软骨损伤之后，骨质继而出现扇形无菌性坏死。而软骨损伤后滑液流入同样也可能启动致病途径。在一些病例中，外伤可能是导致距骨软骨损伤的原因。因为青少年自发愈合能力较强，所以只有当患者开始有主诉或疾病进展到晚期的时候才会考虑手术治疗。没有症状的患者应以保守观察为主，单纯的 MRI 上的改变并不是手术治疗的指征。

医生在治疗距骨软骨损伤的同时，应该一同评估踝关节内侧与前外侧的稳定性，并判断是否需要行韧带加强手术。除了进行解剖学韧带锚定缝合，或利用临近软组织结构加固韧带（比如 Brostrom/Gould 术中利用下支持带缝合加固）之外，用自体的半腱肌肌腱来重建踝关节稳定性也是非常有效的办法，对于严重损伤且骺板已闭的患者更是如此（Hamel，2016）。

9.2 手术治疗

对于儿童和青少年，一般有三种治疗方法可供选择：

- **关节镜手术**：在疾病早期，关节镜下常看到儿童与青少年的软骨仍然完好。随着疾病进展，关节镜检查可以探明损伤的软骨是否仍然稳定，这是磁共振上无法明确的结果。若损伤的软骨已不稳定，在重建手术之前首先可以考虑使用可吸收钉进行固定。对于完全分离且较小的软骨损伤，可以在关节镜下清除碎片并对损伤部位顺向钻孔。文献显示儿童和青少年患者的治疗结果大部分都不错，但也有不少患者治疗效果不佳（Reilingh et al.，2014；Jurina et al.，2018）。有经验的医生在克氏针固定型撑开器的辅助下，即便在关节镜下也可以清楚显露距骨软骨损伤部位，从而达到和开放手术类似的精度。即使重建手术有时候也可以在关节镜下完成（D'Ambrosi et al.，2017）。

- **逆向骨钻孔**：如果距骨表面的软骨结构是完整的，则可在 X 线透视以及导向器的辅助下（图 9.1），从跗骨窦逆向钻孔，甚至向损伤处填充松质骨。这种技术既不影响血运，又有利于骨质愈合。但目前相关的有意义的文献仍较少，其治疗效果尚难以评估。Masquijo 等（2016）报道了 6 例 11～15 岁接受这种术式的病例并随访 3 年，结果显示临床治疗效果良好，尽管有一半病例在影像学上表现出了不完全愈合，但还是起到了不错的缓解疼痛的效果。

- **开放重建**：范围更大的缺损可以直接通过开放手术来治疗，并根据需要选择是否行内踝截骨术。其他前沿的方法包括使用自体骨软骨移植系统（OATS）从膝关节取骨软骨移植，以及带胶原膜的自体基质介导软骨再生（AMIC）术（Walter et al.，2012；Wiewiorski et al.，2016；Gottschalk et al.，2017）。若存在较大的骨碎片，可以尝试复位，但往往无法达到理想的愈合程度（图 9.8）。

使用胶原蛋白膜的开放手术已经证明在青少年身上尤为有效。无论骺板是否闭合，能否行内踝截骨，都可以使用这种术式。开放手术能让术者视野清晰地对损伤部位进行重建。现有的文献的研究对象主要是成年人：有报道表明基于 OATS 的软骨移植术在较年轻的成年人中效果良好（Paul 和 Imhoff，2016），然而有相当一部分患者的膝关节供体部位却发生了病变（Paul et al.，2009）。文献报道 AMIC 术用于治疗年轻成年人的骨软骨损伤同样获得了良好的临床效果，且只需要获取一些自体的松质骨碎片即可（Gottschalk et al.，2017）。

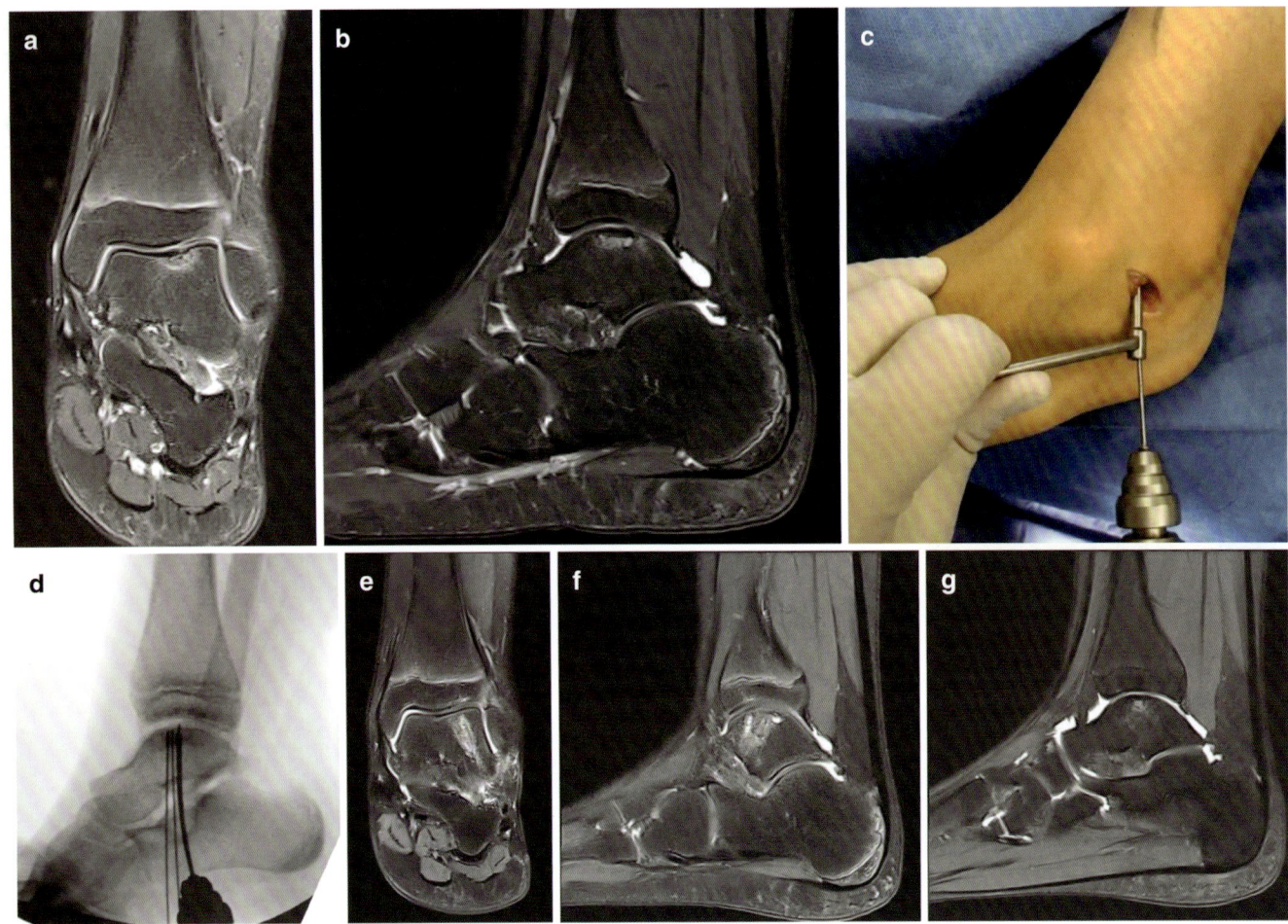

- 图9.1　11岁女孩，有不适主诉数月，骨软骨损伤位于距骨中央部位（**a**，**b**）。在术中透视的辅助下经跗骨窦进行逆向钻孔（**c**，**d**）。从距骨外侧突穿克氏针直至软骨损伤区域，并用 1.8 mm 钻头沿克氏针钻孔。术后 6 周，钻孔的效果在 MRI 上清晰可见（**e**，**f**）。将近 2 年后，看到软骨下骨仍在愈合过程中（**g**）

9.3　带胶原蛋白膜的松质骨移植

对于青少年较大的距骨软骨损伤病例，损伤部位清理后再移植松质骨也是一个可行的选择，并可在嵌入的松质骨上覆盖胶原蛋白膜。

覆盖 AMIC 膜的松质骨移植　通过器械的探查感先确定骨软骨损伤的范围，然后使用刀片或锋利的刮匙切除受损的软骨，直至能够触到结构稳定的软骨边缘。接下来用刮匙以及高频摩钻清理软骨下骨，直到显露距骨中健康的松质骨组织，并以扇形排列方式钻出细小孔洞（图9.6a）。从跟骨或者胫骨截骨部位取松质骨并嵌入缺损的部位，然后精确切割出所需 AMIC 膜的尺寸，并用纤维蛋白胶将其贴在损伤处，使之与周围的软骨边缘完全吻合。等到纤维蛋白胶硬化后再活动关节，此时再次检查膜稳定后的位置。这层膜使得松质骨和从骨内部渗入的间充质细胞保持在适当的位置，并诱导软骨再生。

切开踝关节前内侧关节囊可以显露内侧距骨穹隆的前部（图9.2）。在克氏针型撑开器的辅助下，则可以显露更靠后的部位（图9.3）。然而，位置越靠后的损伤，越难以清理彻底，越难通过扇形钻孔打开损伤部位的硬化结构，也越难完成所有的重建步骤。

还有一种手术方法，就是对于胫骨骺板闭合的患者，可以在胫距关节水平面做内踝截骨术显露内侧隔室。此术式的缺点有暴露不完全、器械进出因无角度而受限，以及内踝截骨块出现骨愈合不良等。这些缺点可以通过"扩大内踝截骨术"来解决。通过这种截骨方式，可在与关节面成 90°的直视视野中进行重建手术，甚至对于距骨中央的病变也可操作（图9.4）。笔者对本章所述的扩大内踝截骨术有着丰富的经验，这种术式是显露距骨穹隆内侧的最佳手术入路。即便属于关节内截骨，只要技术熟练，也可以避免对关

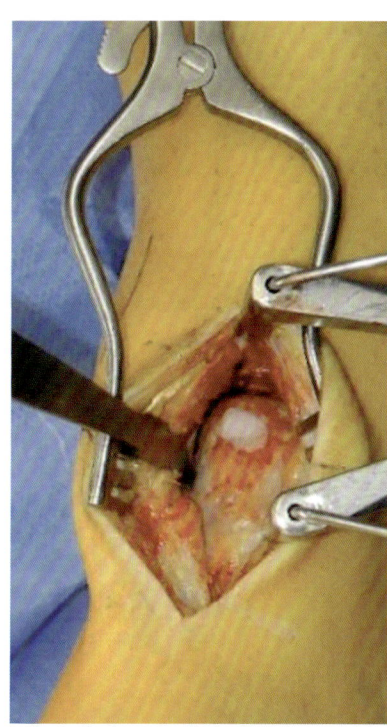

- 图 9.2 一例距骨前内侧骨软骨损伤的术中照片，行前内侧关节切开术，使用克氏针型撑开器显露，刮匙刮除病灶，移植松质骨并覆盖 AMIC 膜。图片由 O. Gottschalk 医生（慕尼黑）提供

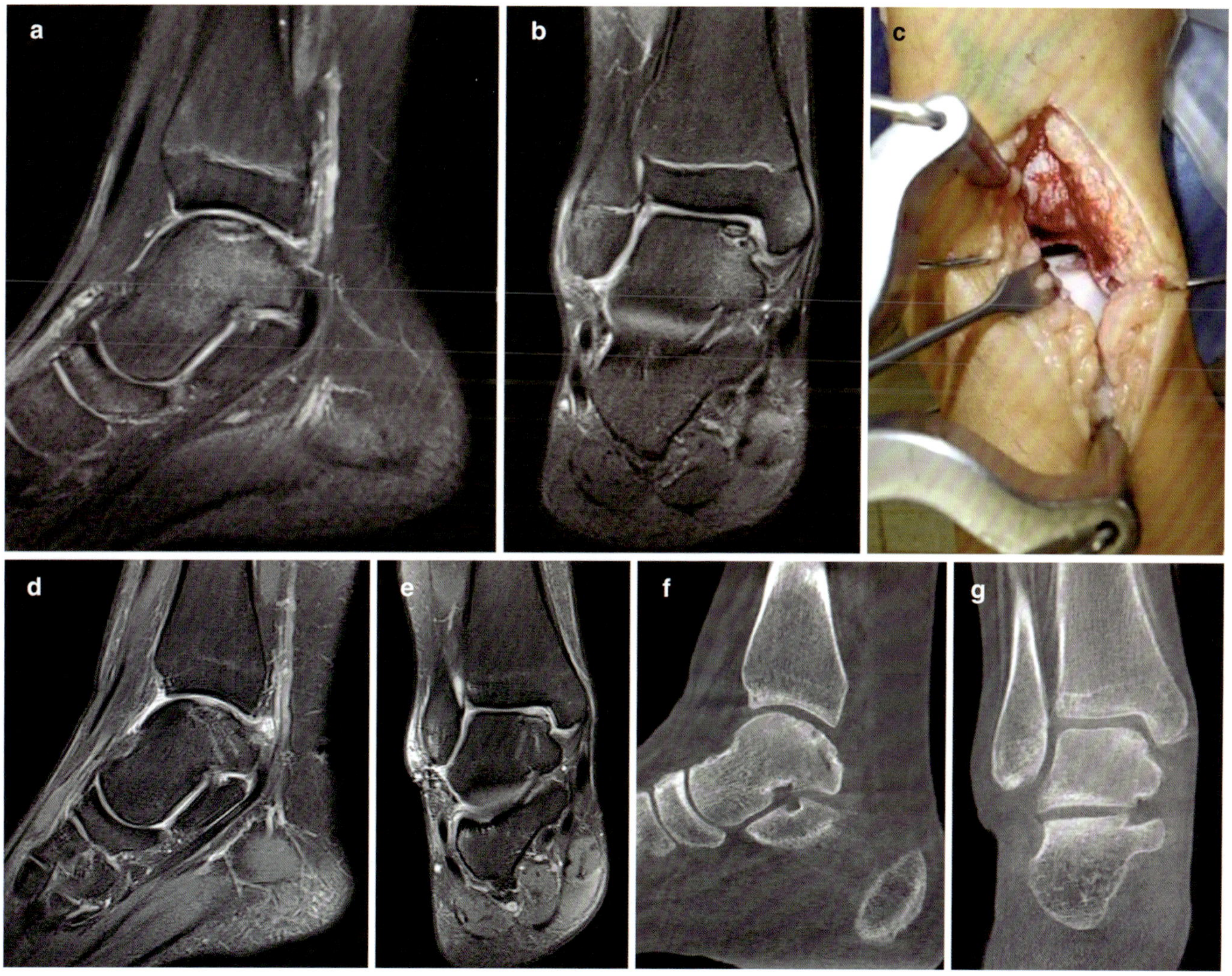

- 图 9.3 13 岁女性患者，无症状的骨软骨损伤，骺板仍未闭合（**a**，**b**），损伤部位比图 9.1 中的病例更加靠后。行病灶清理，松质骨移植并覆盖 AMIC 膜（**c**）。从前侧使用克氏针锚定型撑开器可以充分暴露并处理病灶。术后 7 个月的 MRI 显示植入的松质骨开始愈合并与周围骨质融合（**d**，**e**），术后 18 个月时的关节的轮廓似乎已经恢复（**f**，**g**）

节表面造成永久性损伤。在最近的文献中，一部分学者（Wiewiorski et al., 2016）推荐将内踝截骨术当做常规的手术入路，当然也有学者认为并没有这个必要（Gottschalk et al., 2017）。

扩大内踝截骨术的技术要点

通过作一个弧形的切口，可以把内踝尖近端大约 5 cm 的部分暴露出来。先沿骨膜向前切开，向前内侧打开踝关节囊，此时若能看见距骨病变部分，则先检查确认其内侧边缘。在内踝后方须从肌腱沟中辨别并保护胫后肌腱。然后用刀片在骨膜上做 V 型截骨标记。截骨之前，先在术中透视的辅助下钻孔并确定螺钉的长度，以为后续的螺钉置入做好准备。其中近端螺钉大致呈水平方向，远端螺钉则从内踝尖斜向上置入，但注意不能穿透关节（图 9.4 和图 9.5）。截骨时尽量选用最薄的摆锯锯片，并用尽可能薄而宽的骨刀切断最后的联结，截骨的对侧位于关节中间间室。将截下的内踝骨块翻向远端，并用克氏针临时固定以便于后续的操作，穿克氏针固定的部位可选在距骨内侧或胫骨上没有关节软骨的部位（图 9.6）。这样便可以显露整个距骨的内侧穹窿。操作完成后为避免内踝骨块压缩，建议选择 2 枚全螺纹的皮质螺钉固定。

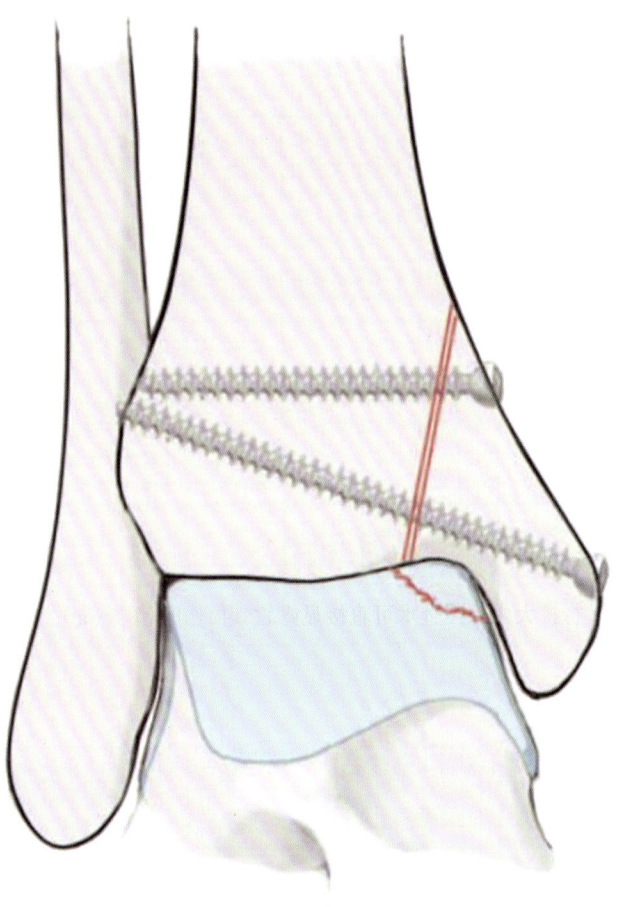

- 图 9.4 扩大内踝截骨术是一种暴露距骨内侧穹窿可行入路

- 图 9.5 18 岁女性患者内踝截骨术前（a）和术后使用 2 枚非加压皮质螺钉固定（b）的透视片

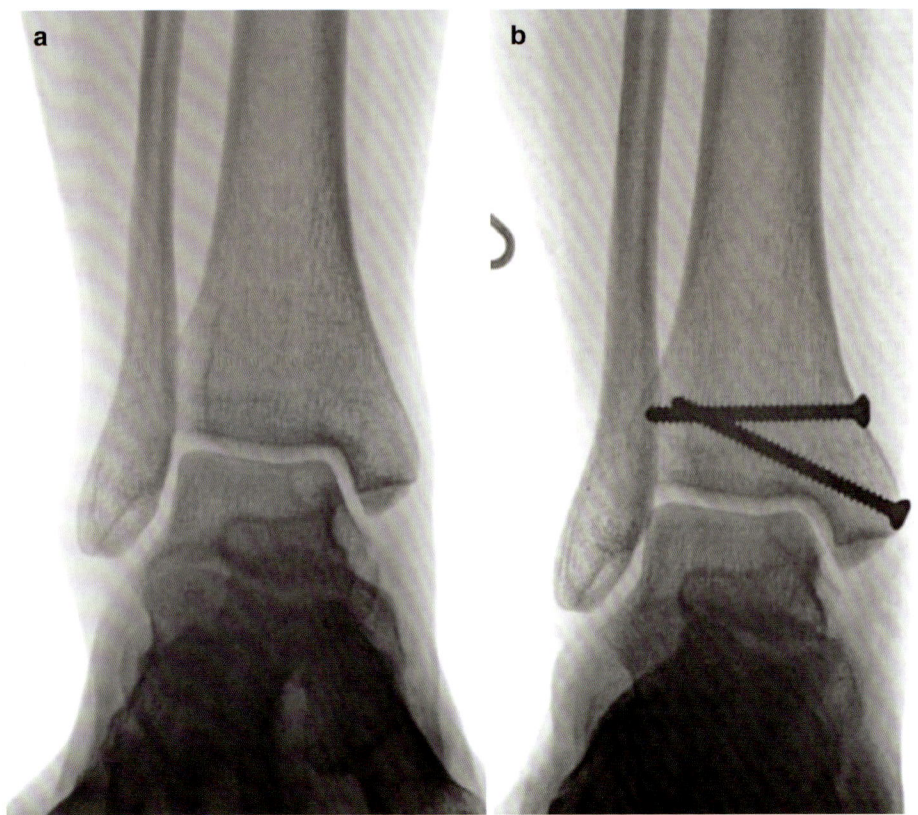

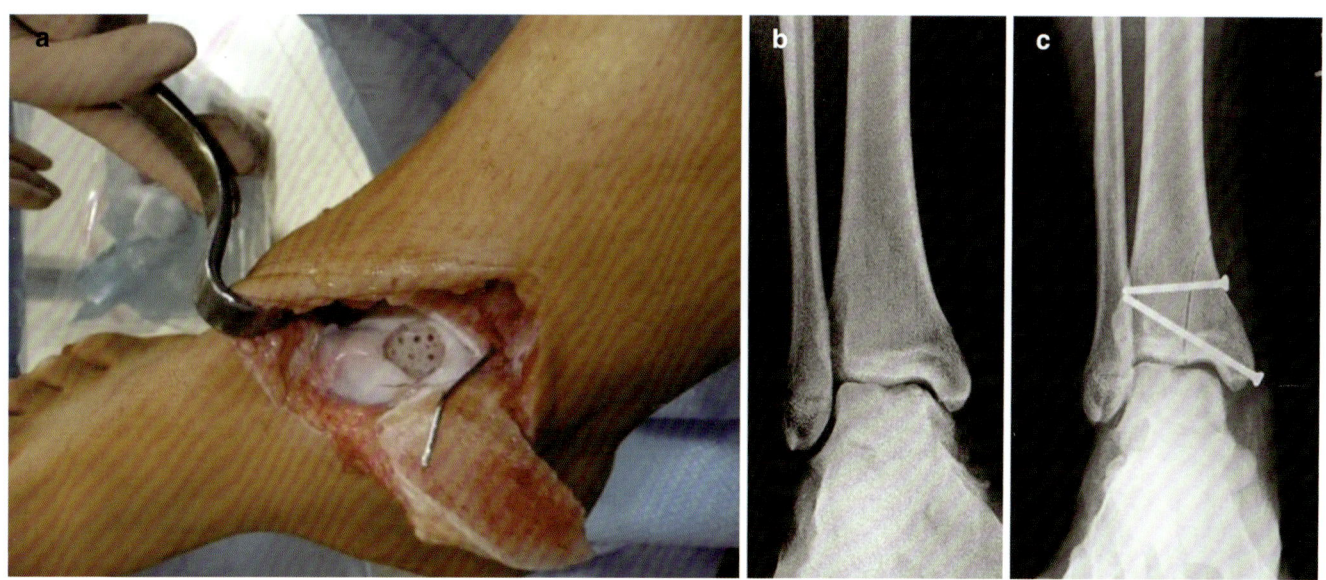

- 图 9.6　18 岁女性患者，距骨中央见较大的软骨损伤病灶（a，b）。行扩大内踝截骨术可直接显露软骨损伤的部位（a），便于行病灶清理并处理下方骨质。内侧胫骨骨片可以解剖复位（c）

9.4　结果

文献中很少有关于儿童与青少年的距骨软骨损伤重建手术的报道。Gottschalk 等（2017）在年轻成年患者中观察到了不错的中期结果。Wiewiorski 等（2016）主要报道了中年患者，这些患者术后基本上都没有恢复到原先的运动水平。我们也许可以据此认为青少年的愈合能力更强。就笔者在一定数量病例上积累的经验而言，目前重建手术的疗效良好。我们不要一味地追求在影像学上看到缺损完全填充，距骨关节面完全匹配。关节内胫骨截骨术并不会导致术后的关节面不匹配。笔者在此用 3 个青少年病例来举例说明（图 9.7、图 9.8 和图 9.9）。

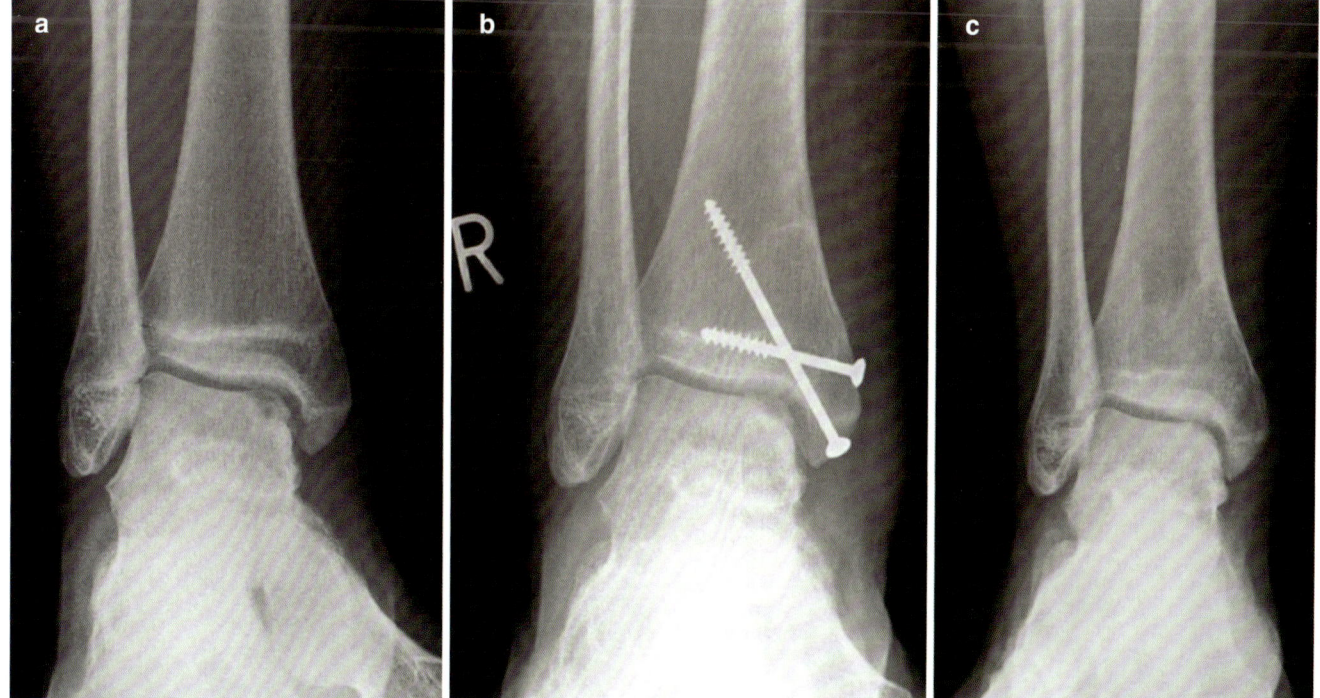

- 图 9.7　15 岁患者，自 3 岁开始有不适主诉（a）。距骨内侧缘有较大的软骨损伤，经内踝截骨、松质骨移植并覆盖 AMIC 膜（b）。术后 5 年仍可见残留一块较小的病灶（c），但患者无不适主诉

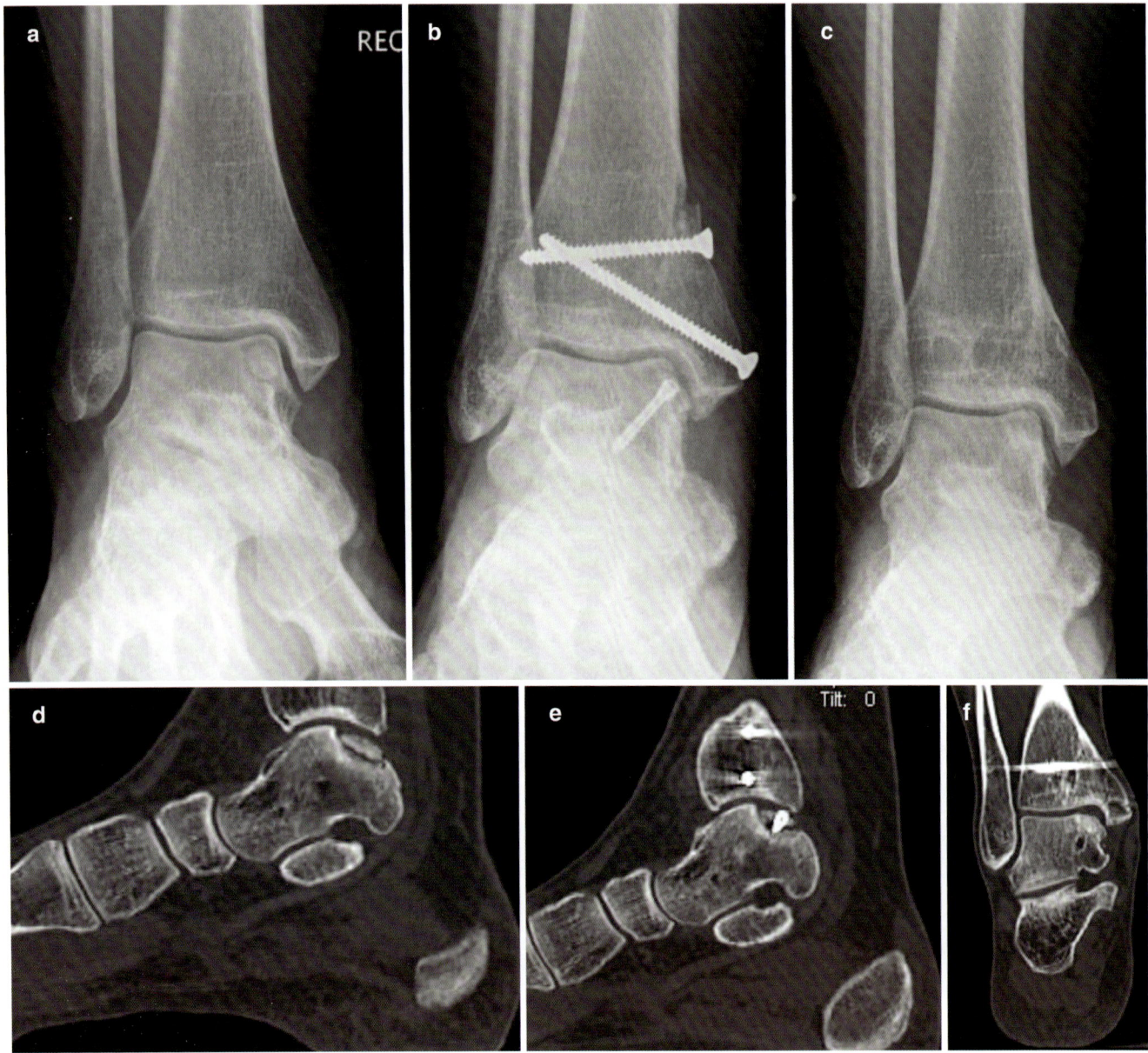

- 图 9.8 18 岁女性患者，距骨后内侧有一块较大的骨软骨碎片（a，b）。移植松质骨并固定（b）后，损伤并未完全愈合且伴有持续性症状（e）。因此 1 年后行松质骨移植加 AMIC 膜覆盖术，术后 3 年影像学和临床结果良好（c，f）

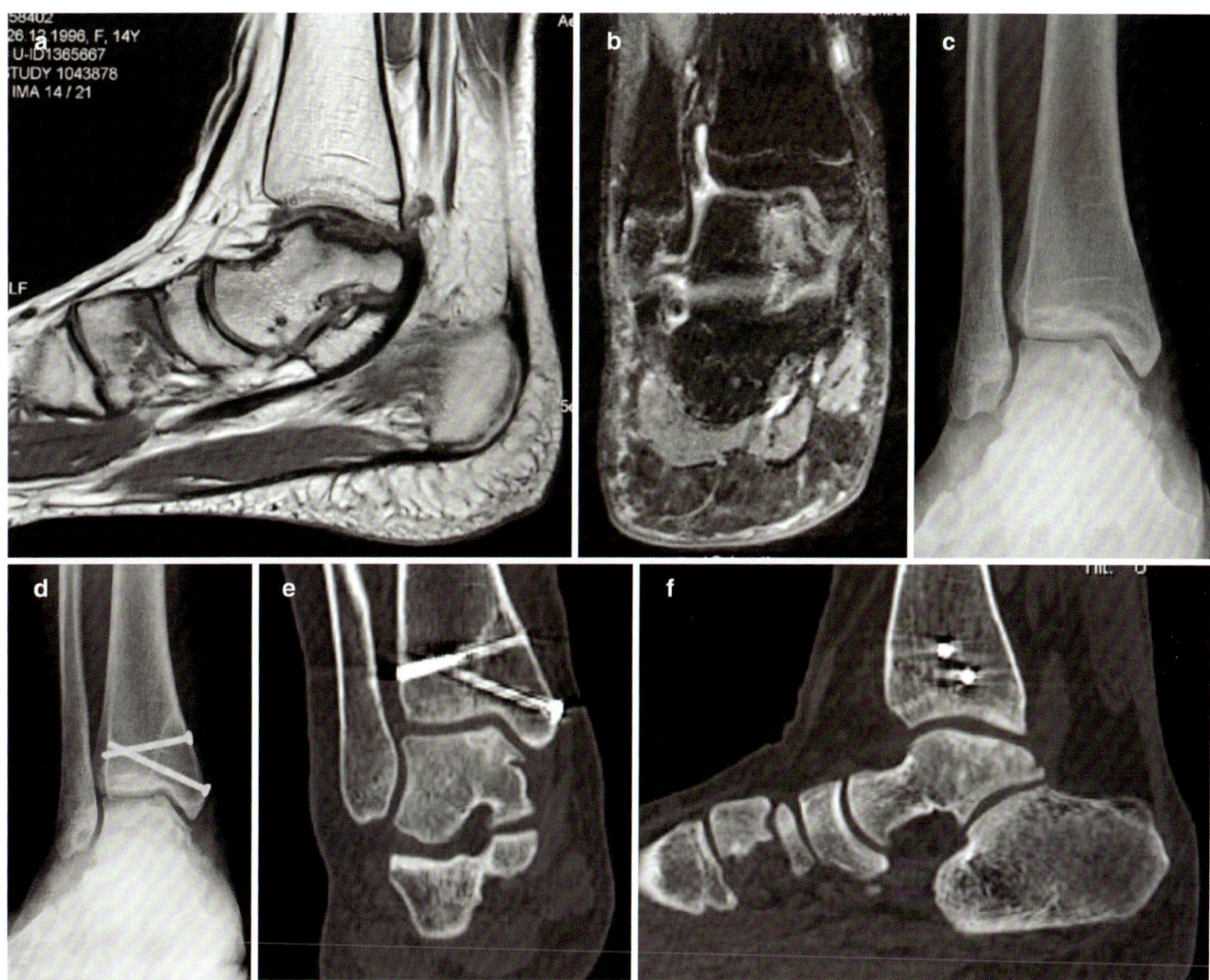

- 图9.9 18岁女性患者,距骨内侧有较大的骨软骨损伤(a～c)。松质骨移植并覆盖AMIC膜术后1年,见病灶缺损已充分填充,但CT上显示距骨关节面不完全匹配(d～f)

参考文献

D'Ambrosi R, Maccario C, Ursino C et al (2017) Combining microfractures, autologous bone graft, and autologous matrix-induced chondrogenesis for the treatment of juvenile osteochondral talar lesions. Foot Ankle Int 38:485–495

Gottschalk O, Altenberger S, Baumbach S et al (2017) Functional medium-term results after autologous matrix-induced chondrogenesis for osteochondral lesions of the talus: a 5-year prospective cohort study. Foot Ankle Surg 56:930–936

Hamel J (2016) Anatomische Außenbandrekonstruktion mit freiem Sehnentransplantat bei schwerer Instabilität des oberen Sprunggelenkes. In: Hamel J, Zwipp H (eds) Sprunggelenk und Rückfuß. Springer-Verlag, Berlin, Heidelberg

Jurina A, Dimnjakovic D, Mustapic M, Smoljanovic T, Bojanic I (2018) Clinical and MRI Outcomes after surgical treatment of osteochondral lesions of the talus in skeletally immature children. J Pediatr Orthop 38:122–127

Masquijo JJ, Ferreyra A, Baroni E (2016) Arthroscopic retrograde drilling in juvenile osteochondritis dissecans of the talus. J Pediatr Orthop 36:589–593

Paul J, Imhoff AB (2016) Osteochondrale Läsion des Talus. In: Hamel J, Zwipp H (eds) Meistertechniken in der operativen Orthopädie und Unfallchirurgie—Sprunggelenk und Rückfuß. Springer-Verlag, Berlin, Heidelberg, pp 49–54

Paul J, Sagstetter A, Kriner M, Imhoff AB, Spang J, Hinterwimmer S (2009) Donor-site morbidity after osteochondral autologous transplantation for lesions of the talus. J Bone Joint Surg 91-A:1683–1688

Reilingh ML, Kerkhoffs GMMJ, Telkamp CJA, Struijs PAA, van Dijk CN (2014) Treatment of osteochondral defects of the talus in children. Knee Surg Sports Traumatol Arthrosc 22:2243–2249

Walther M, Becher C, Volkering C et al (2012) Therapie chondraler und osteochondraler Defekte am Talus durch Autologe Matrix Induzierte Chondrogenese. FussSprungg 10:121–129

Wiewiorski M, Werner L, Paul J, Anderson AE, Barg A, Valderrabano V (2016) Sports activity after reconstruction of osteochondral lesions of the talus with autologous spongiosa grafts and autologous matrix-induced chondrogenesis. Am J Sports Med 44(10):2651–2658

10 儿童中足和前足畸形

（麦麦提热夏提·合力力 译　张 超 耿 翔 审校）

本章节主要讲述儿童生长发育期单纯的中足和前足畸形。而足部复杂畸形涉及前足的情况，例如马蹄高弓内翻足出现爪形趾畸形（7.12 节）、特发性马蹄内翻足或跖内收足过度矫正后的前足异常（第 2 章），均在相应的章节中进行了讲述。

10.1 生长发育期第一跖列的常见畸形

10.1.1 青少年拇外翻

学龄早期，经常能观察到第一跖列的异常，女生多见，与成人拇外翻非常相似，通常是典型的成年拇外翻的前兆。在病因学上，遗传倾向以及某些结缔组织构型（尤其是马方综合征、唐氏综合征）是非常重要的影响因素。儿童足踝部支具的矫形效果仍存在争议。儿童第一跖趾关节关节面经常出现外侧的凹痕（图 10.4），伴有不正常的关节角度（图 10.6）。与成人相比，伴有内侧骨突的概率较低。

青少年拇外翻的适应证和治疗需要特别注意以下几个方面：

- 在成长过程中，跖趾关节的偏心会导致关节周围的骨性结构的发育不良（功能影响形态），例如，第一跖骨头跖侧突起发育不良，或第一跖骨头内侧软骨缺如（图 10.1）；青少年拇外翻可出现籽骨发育不良或发育不全。
- 第一跖列的发育异常将会影响相邻足趾的正常生长发育。
- 所有手术措施都必须考虑到青少年的生长和发育潜力，特别是在骨骺板区域。

10.1.1.1 手术指征

与成人一样，手术适应证方面存在争议。有文献报道，成长发育期不建议手术干预。但是，

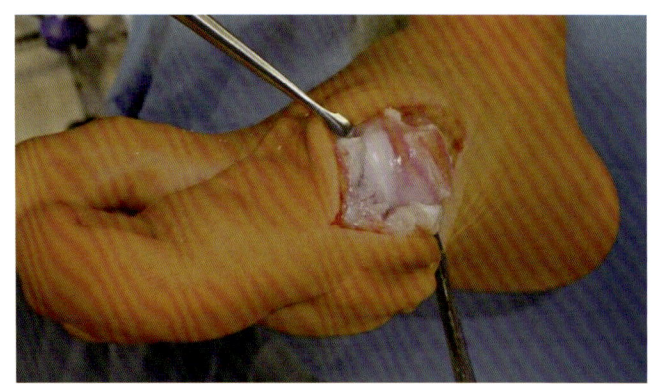

● 图 10.1　在青少年拇外翻患者，第一跖骨头内侧没有软骨覆盖，由于关节畸形，关节软骨不能正常发育

据作者的经验，这种看法在某种程度上是错误的（Fuhrmann, 2013; Ricco et al., 2014）。作者认为，儿童手术治疗应该考虑以下几个方面：

- 生长发育期，过度矫正或复发的风险较高，因此比较轻微的畸形不宜进行手术矫正。如果存在比较明显的畸形，可以在生长发育期进行手术矫正。
- 青春期的女孩（父母）对治疗效果的期望值较高，术后不满意或者治疗依从性较差，常常使后续治疗变得困难，因此，青春期的女孩手术治疗需要谨慎。
- 使用矫形（夜用）支具进行矫正并防止畸形进展，可以推迟手术干预时间。

儿童和青春期患者的整体情况评估：合并明显后足外翻畸形，需同时进行后足矫正手术（图 10.8），否则会增加复发的风险。特别是患有脑瘫的青少年拇外翻患者，下肢存在多发畸形，常常需要同时进行多种畸形矫正手术（第 6 章）。对于伴有全身关节松弛的患者，非融合手术的矫正效果欠佳，因此建议生长发育期过后进行关节融合手术。

10.1.1.2 常规手术方法

作为常规手术方法，作者推荐采用成人常用的第一跖骨 Scarf 截骨术（Fuhrmann，2013），联合软组织松解和近节趾骨截骨术，尽量不破坏骨骺（图 10.2）。Scarf 截骨术在不影响关节角度、不破坏第一跖骨近端骨骺板的情况下，对较大的Ⅰ～Ⅱ跖间角具有较强的矫形能力。另外，也可以进行第一跖骨远端截骨术（图 10.7），或者进行第一跖骨两处截骨术，即在第一跖骨基底部进行楔形截骨，同时行第一跖骨远端截骨纠正远端关节面角度，但要考虑到骨骺板的保护。

> **Scarf 截骨术、软组织松解和趾骨截骨术**
>
> 从第一跖趾关节内侧纵切口，显露跖趾关节关节囊背侧并纵向切开，用摆锯切除内侧骨突，以诱导后期关节囊瘢痕愈合。暴露时通常会发现内侧副韧带深层的撕裂，关节腔内可发现可引起疼痛的游离体，需要清除。轻度畸形的患者，可以经关节横向切开内收肌和籽骨悬韧带进行外侧软组织松解；畸形比较严重的患者，建议采用单独的外侧切口，直视下松解拇收肌。脑瘫神经源性拇外翻的患者，最好延长至第一跖列（McBride，1967）。Scarf 截骨术所需器械包括克氏针和摆锯，截骨部位通常在第一跖骨远端 2/3 进行，因此不会影响近端的骨骺板。充分松解后，可将截骨远端向内侧推移，并在横断面上旋转以矫正关节面，可以用带螺纹克氏针（图 10.3）、可吸收螺钉（图 10.4）或双螺纹螺钉进行固定。
>
> 使用 Vicryl-0 缝线缝合修补内侧关节囊可以将第一跖骨头复位固定在籽骨复合体上，术中需要确保关节面相互匹配，避免过度矫正。单纯行 Scarf 截骨术通常会遗留轻度拇外翻，此时可以联合采用趾骨楔形截骨术进行矫正。趾骨截骨经皮克氏针固定 3 周左右（图 10.5）。

3 例典型患者 X 线资料如图所示（图 10.3、图 10.4 和图 10.5）。

10.1.1.3 青少年拇外翻矫正术的具体细节

软组织的处理对于青少年拇外翻也是至关重要的，以往推荐拇收肌腱转位（McBride，1967），如图

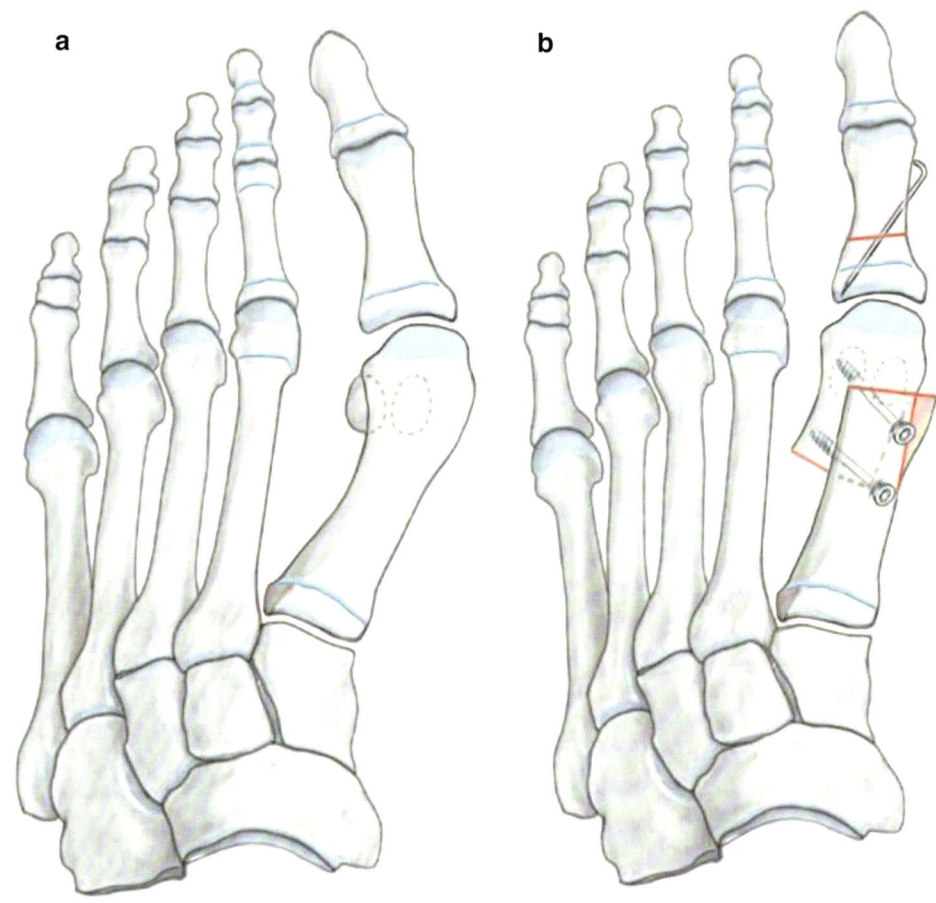

● 图 10.2 使用 Scarf 截骨术（短）矫正青少年拇外翻畸形（a），通过轻度旋转改善关节角度匹配，趾骨行 Akin 截骨术（b）

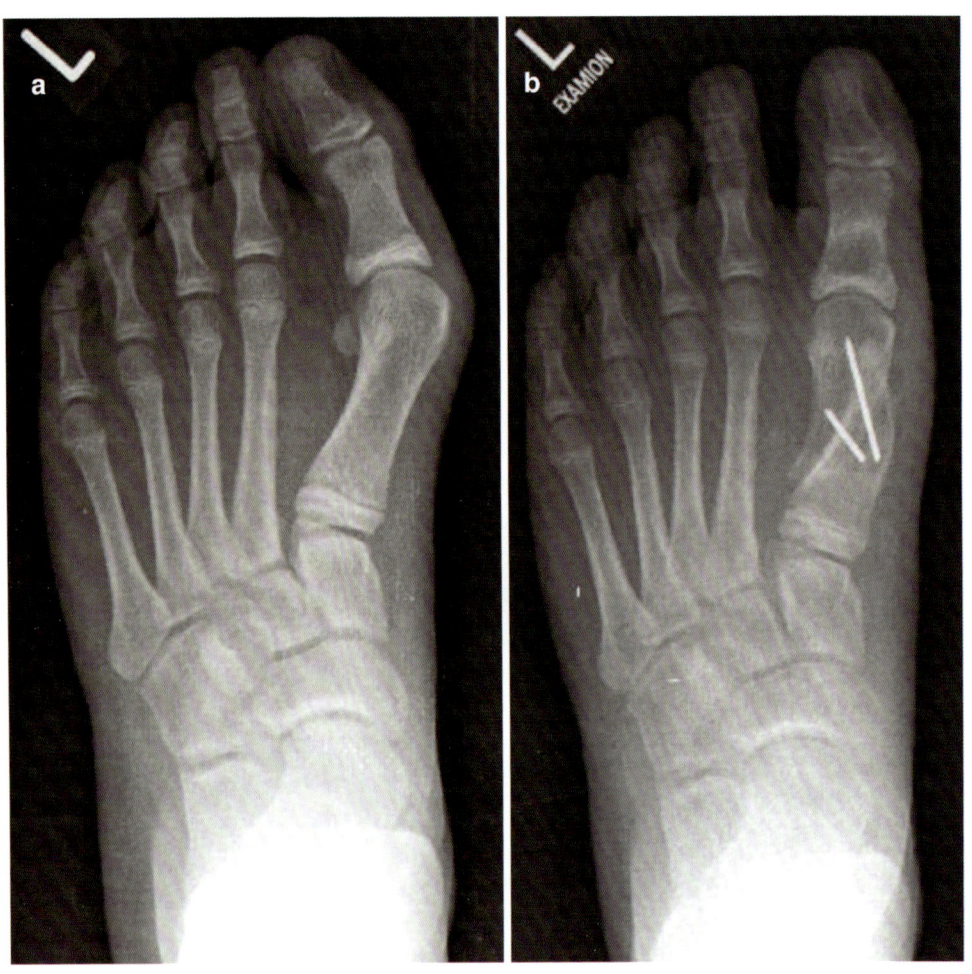

- 图 10.3 12 岁女生拇外翻患者足正位片，术前（a）；联合 Scarf 截骨术、软组织松解、趾骨截骨术后（b）

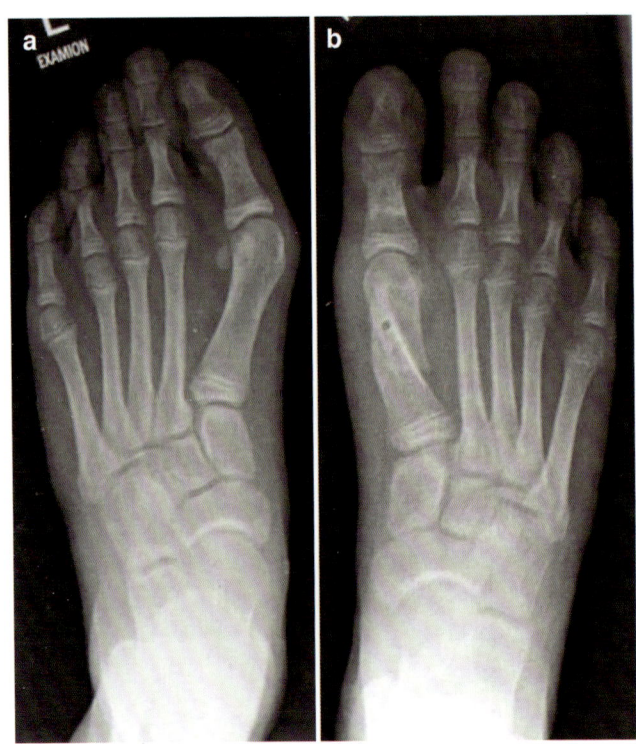

- 图 10.4 10 岁女生，拇外翻，术前（a），矫正术后（b）；Scarf 截骨术，用可吸收螺钉固定；青少年拇外翻的一个特征是第一跖骨轻度的横向凹陷

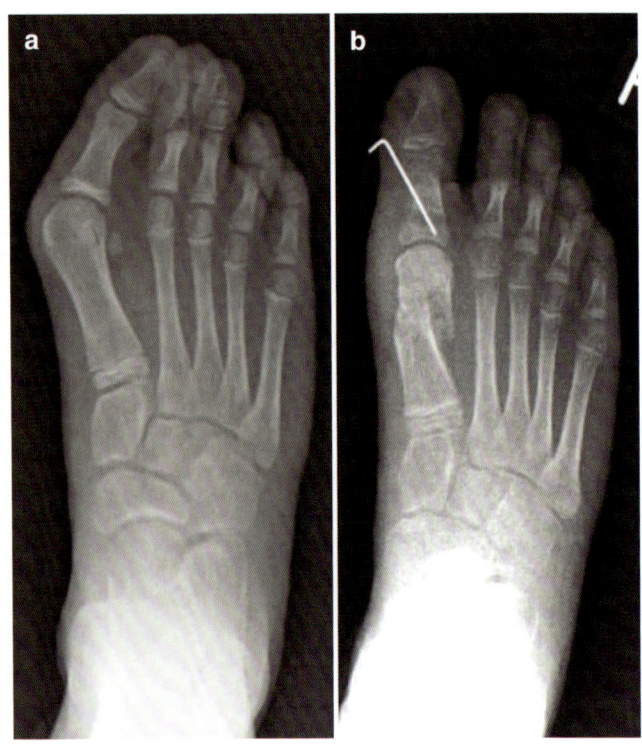

- 图 10.5 11 岁女生，拇外翻联合应用短距离 Scarf 截骨术、软组织松解和趾骨截骨术，术前（a）和术后（b）；注意 11 岁女孩的骨骺板，截骨用可吸收螺钉固定

10.6 所示，该方法长期随访有效，但其效果难以评估。另一方面，如果没有实现软组织平衡，术后通常会复发（图 10.7）。扁平足后足外翻畸形可增加拇外翻复发率，因此较严重的扁平足外翻畸形也应进行矫正（图 10.8）。存在明显的结缔组织病变情况下，例如，唐氏综合征患者，第一跖骨骨骺闭合后可进行跖楔关节融合术（图 10.9）。

与成人拇外翻患者相比，生长发育期的青少年拇

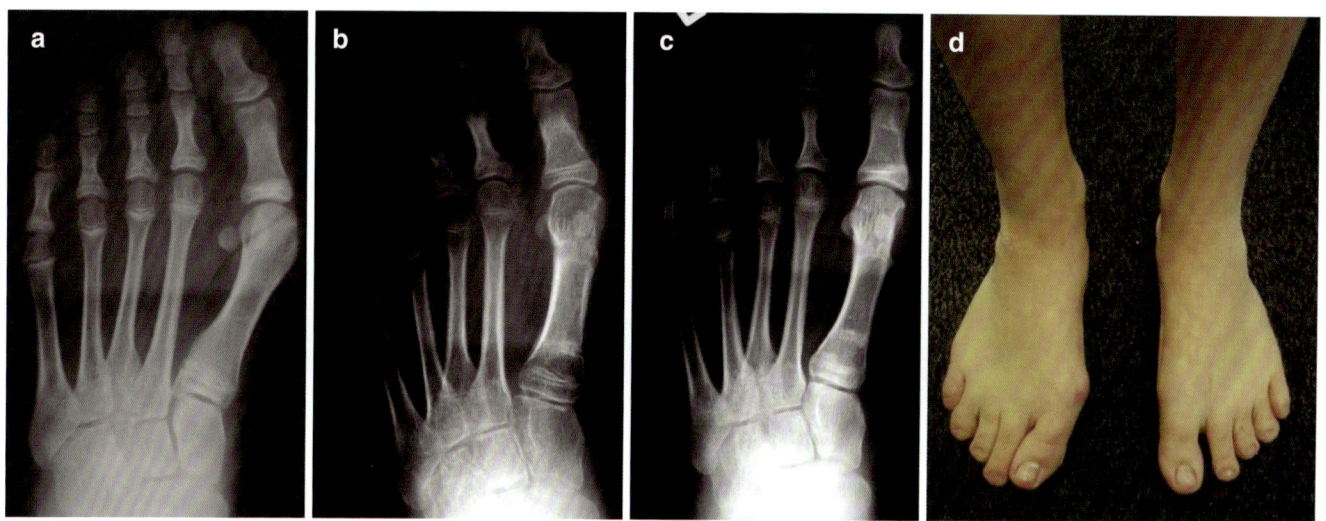

- 图 10.6 12 岁女性青少年拇外翻，行第一跖骨基底部截骨术和 McBride 术随访情况，术前（a）、术后 6 周（b）和术后 1 年（c）。可见肌腱转位效果明显，获得较满意的结果，没有出现过度矫正（d）

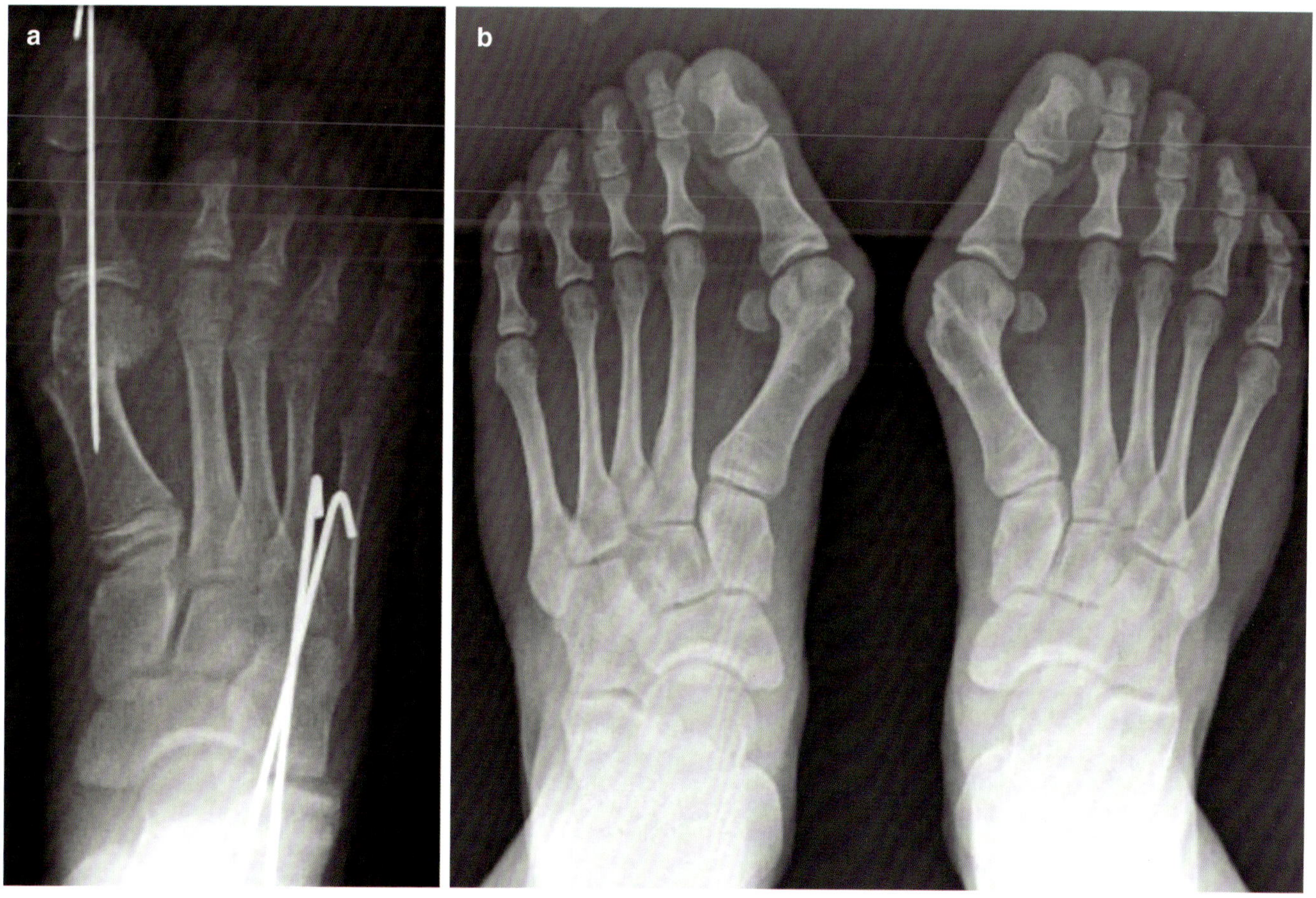

- 图 10.7 13 岁女性患者，同时进行拇外翻矫正和跟骨延长截骨术，克氏针固定（a）；5 年后双侧拇外翻复发（b），怀疑第一次手术软组织松解不够

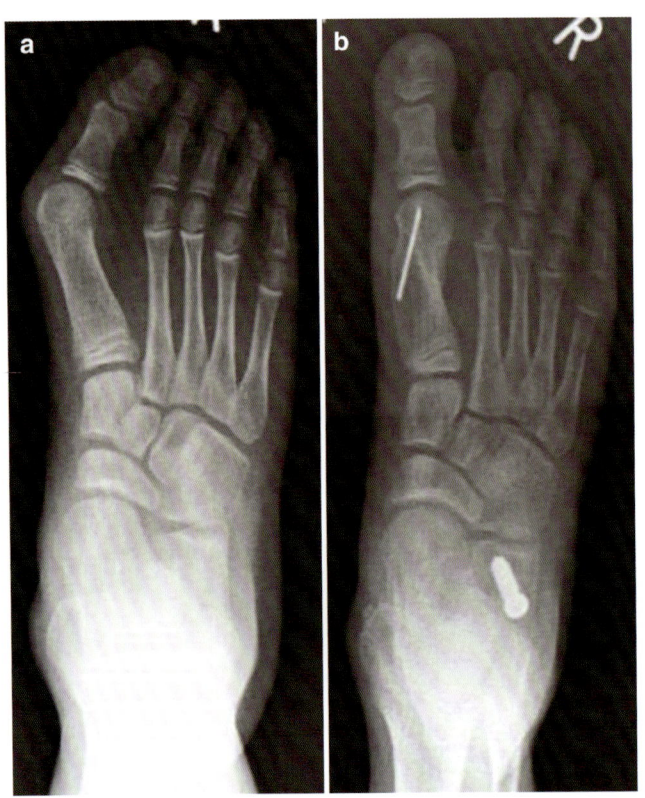

- 图 10.8 10 岁男性患者，拇外翻合并后足外翻畸形（a）；在这种情况下，行拇外翻骨性手术和软组织手术，同时需要行距下关节制动术（4.10.2 节），否则平足外翻畸形可能会促进拇外翻复发（b）

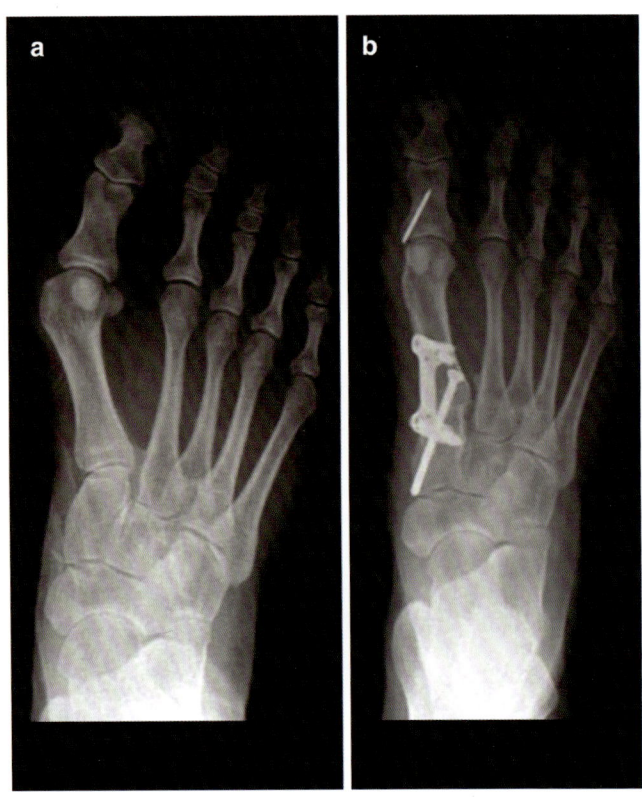

- 图 10.9 16 岁女性患者，唐氏综合征，拇外翻，跗骨联合，患者行跖楔关节融合术、跗骨联合切除和软组织松解、趾骨截骨术，术前（a）及术后（b）

外翻复发率和过度矫正率较高。Agrawal（2015）报道青少年拇外翻患者联合行 Scarf 和 Akin 截骨术后复发率为 29.8%。Coughlin（1995）报道 65 例青少年拇外翻手术案例，其中只有 7 例患者术中跖骨骨骺受影响。根据作者的经验，即使生长发育期，只要准确把握手术指征，通过外科手术进行矫正也是合理的。对 Davids 术式（固定骨骺板外侧来限制生长并逐渐减少跖间角），作者没有自己的经验，但是，这个方法并没有实现真正的矫正，不能排除矢状面上生长发育不良。根据 Schlickewei 等（2018）报道，平均随访 27 个月，跖骨间角平均改善 3.6°，拇外翻角改善 6.3°，但是，他们均联合采用了夜用拇外翻支具。

10.1.2 拇指趾间关节外翻

这通常是因为拇指近节趾骨对称性生长发育出现障碍所致，大部分在学龄早期表现明显，可能导致鞋子磨脚或慢性甲沟炎等症状。近节趾骨远端关节面的外翻常合并趾间关节屈曲挛缩畸形。由于远端趾骨没有骨骺板，因此对于存在明显畸形和（或）有局部主诉的患儿，在任何发病年龄都可进行矫正。

根据 CORA（成角旋转中心；Paley，2002）原则，近节趾骨远端截骨可以矫正外翻及旋转畸形，优于具有单纯角度矫正效应的闭合楔形截骨术。趾间关节屈曲挛缩畸形，也可以在矢状面进行矫正。

手术技术

从内侧切口，近节趾骨远端进行横向截骨完全分离，在截骨面近端作出一个凹槽（保留内侧皮质），远端骨块通过旋转和外移（图 10.10）推进凹槽，用 2 根克氏针进行固定。

10.1.3 拇内翻

拇内翻畸形学龄期较罕见，其病因不明，通常是跖趾关节周围的软组织不平衡引起。在大多数情况下，拇指之外的脚趾也存在不同程度的内翻畸形（图 2.8 和图 10.11）。蛇形足畸形必须要和拇内翻畸形以及趾长屈肌代偿性过度活动引起的畸形相区分，例如，马方综合征患者跖趾关节不稳定或腓肠肌无力（马蹄内翻足过度矫正所引起的）。轻度的拇内翻畸形不会影响功能，可以不处理。

除了拇外展肌的延长和内侧软组织松解，还可以进行韧带成形术，使用拇短伸肌腱止点加固跖趾关节

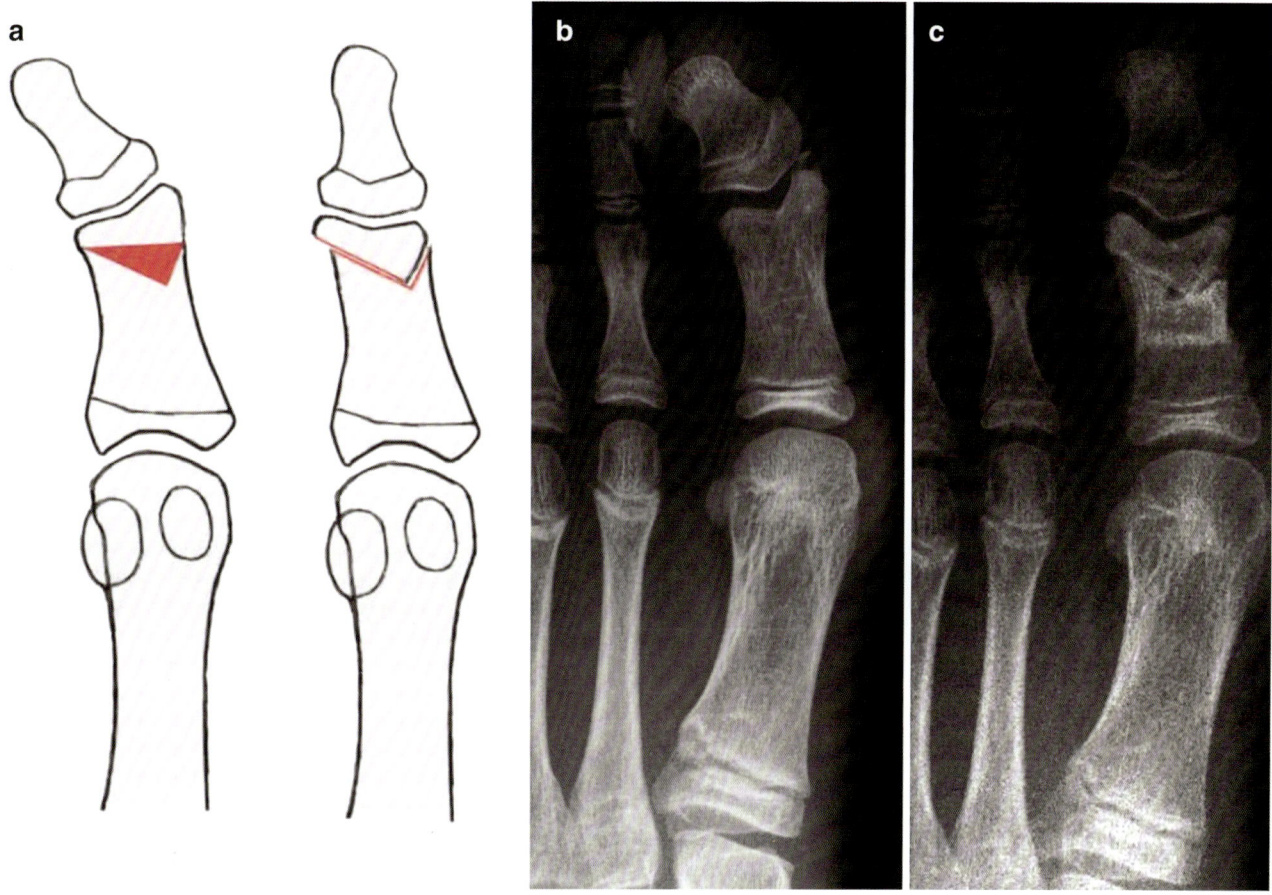

- 图 10.10　拇指趾间关节外翻，行近节趾骨远端截骨术（a）；截骨近端截出一个凹槽，用于远端截骨块复位矫正；右侧为 X 线片（b，c）

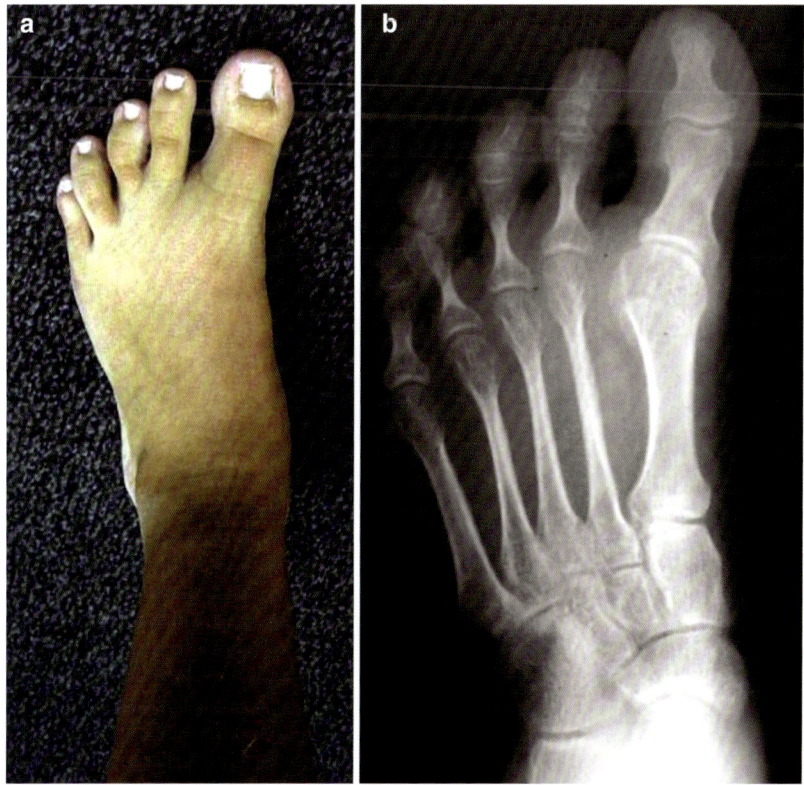

- 图 10.11　儿童拇内翻（a），X 线片（b）；注意同时伴有第二至第五趾不同程度的内翻

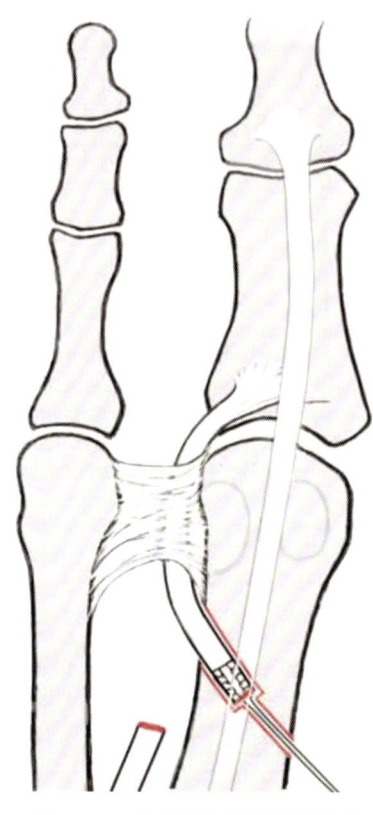

- 图 10.12　使用拇短伸肌腱进行跖趾关节外侧软组织成形术

外侧关节囊（图10.12）。骨性矫正手术和成人拇外翻过度矫正引起的拇内翻手术方式类似（反Chevron截骨术），也是重建手术的一部分。

手术技术

类似拇外翻过度矫正引起的获得性拇内翻畸形，除了采用推荐的关节囊成形和骨性矫正手术外，可以同时进行拇短伸肌腱转位。分离拇短伸肌腱，穿过跖骨间韧带下方并固定在第一跖骨干骺端的骨膜上（可以钻孔或使用锚钉），因为复发风险相当高，建议跖趾关节进行克氏针临时固定或绷带矫正固定。

10.1.4 先天性拇内翻

先天性拇内翻的表现特征是跖趾（或）趾间关节的内翻畸形。病理形态学表现各异，可以单独或同时出现多种病理形态，例如内侧挛缩纤维结构、短缩的拇外展肌，不同形式的多趾畸形、三角趾骨、第一跖骨纵向骨骺板等。这可能会引起第一跖骨异常变粗及短缩畸形（10.3.1节），通常生长板向内侧延伸（"纵向骨骺板"）（Bader et al., 1999; Shim et al., 2014; Mosca, 2014）。由于病情进展比较快，应在早期进行手术矫正，以避免跖骨纵向生长发育障碍，术中位于第一跖骨内侧的畸形骨骺板必须完全切除（图10.13

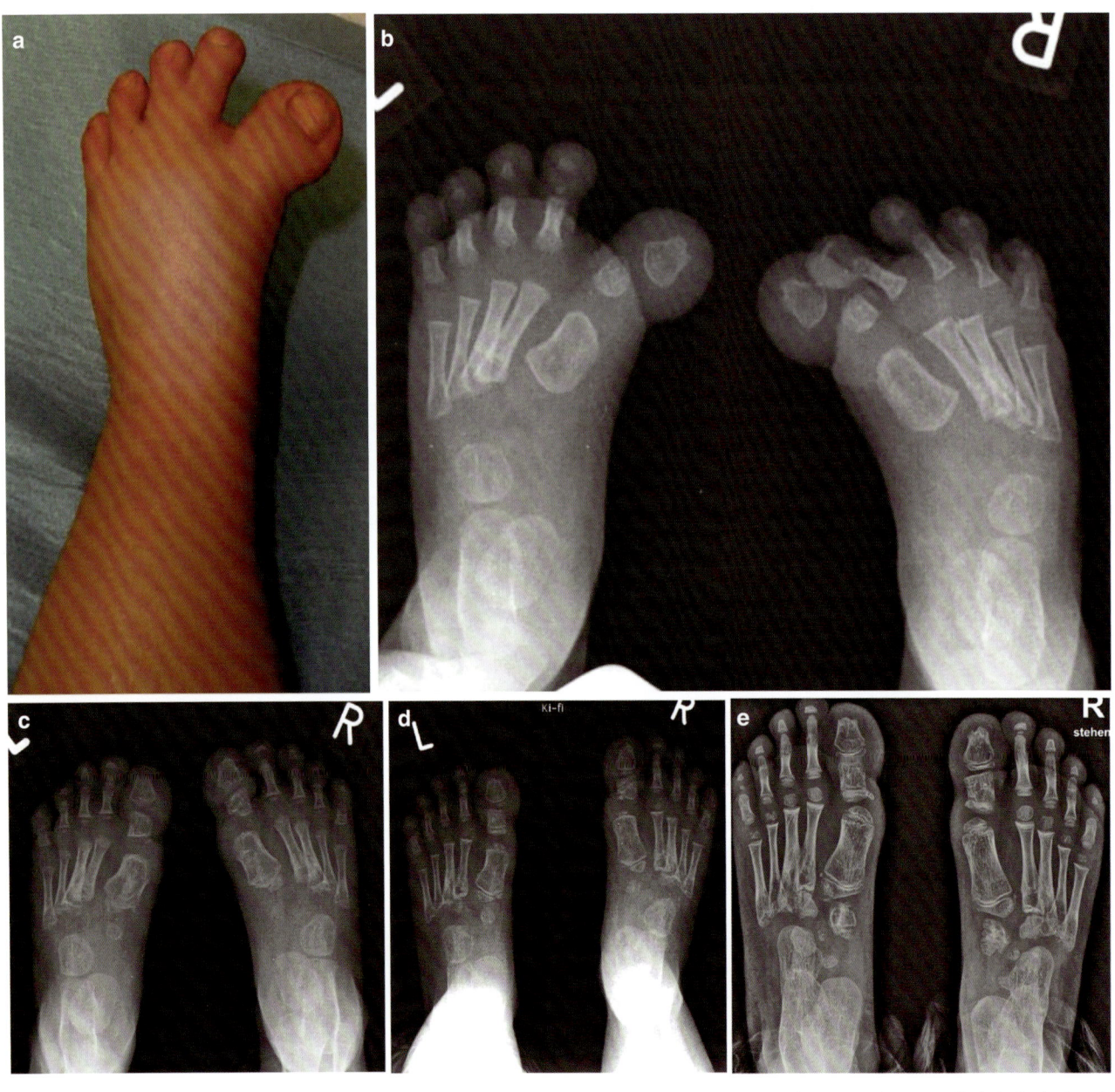

- **图10.13** 18月龄男童，先天性拇内翻，第一跖骨出现纵向骨骺板，近节趾骨D1处出现三角骨骨骺（**b**）。X线片术前（**b**）、术后3个月（**c**）、术后12个月（**d**）和术后36个月（**e**），切除非解剖性骨骺并对两侧第一跖骨和近节趾骨进行楔形截骨术，另外，该儿童合并有跟骰跗骨联合畸形

和图 10.14d）。

在没有纵向骨骺板或纵向骨骺板闭合后，可以通过第一跖骨截骨、植骨进行第一跖骨延长手术，可取得良好的结果（图 10.15），避免生长发育障碍。此外，跖趾关节成形、拇外展肌以及皮肤重建成形等软组织手术（图 10.14）也是必要的后续干预措施。

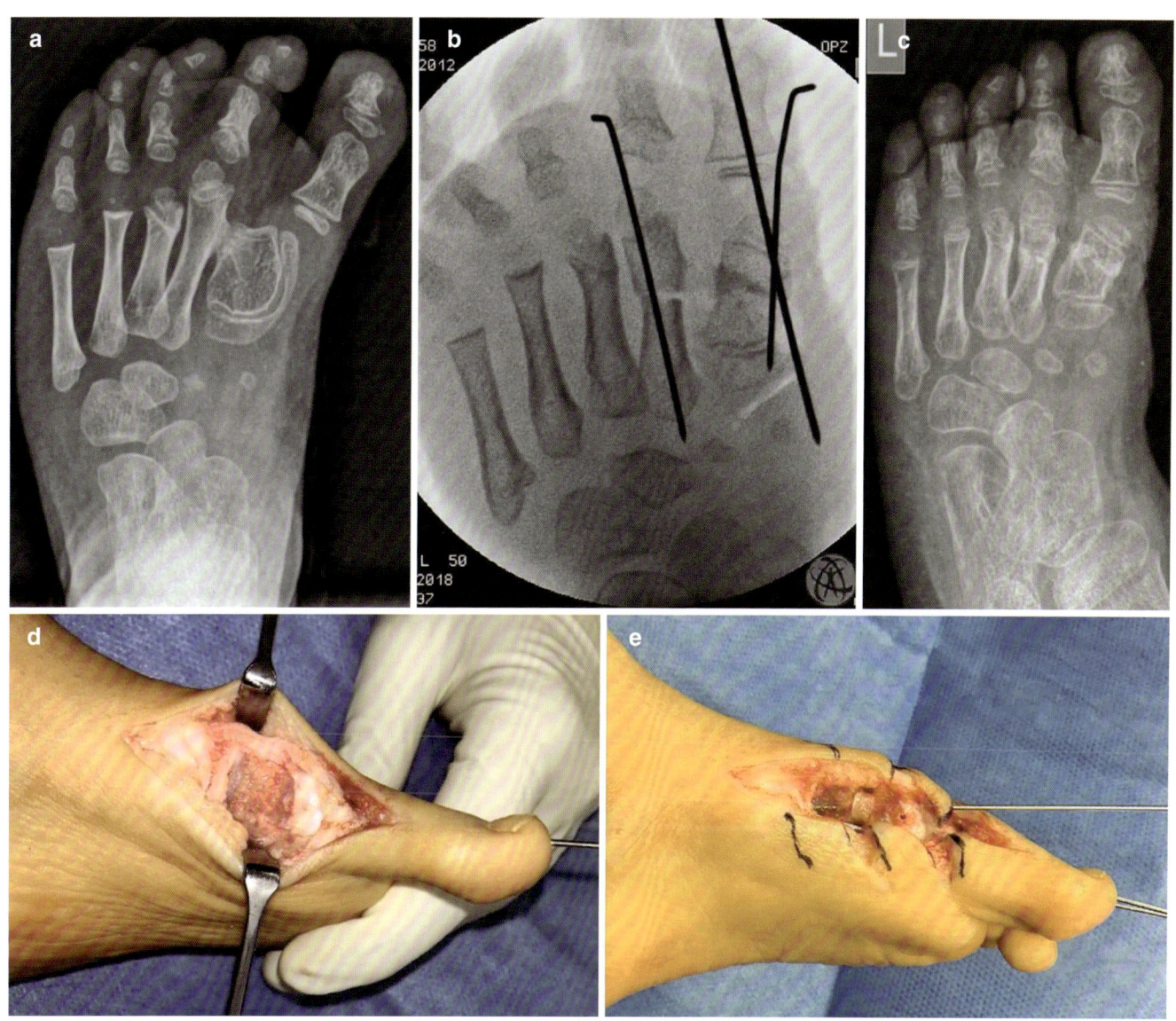

- 图 10.14　5 岁男童，先天性拇内翻合并纵向骨骺板、跖骨联合畸形、第二跖骨过长和跗骨联合（a）；切除纵向骨骺板（b、d），第一、二跖骨截骨术以及软组织松解术（皮肤 Z 形成形术）（e），跖骨矫正术后（c）；第一跖骨的内侧壁切除，不保留皮质（d）

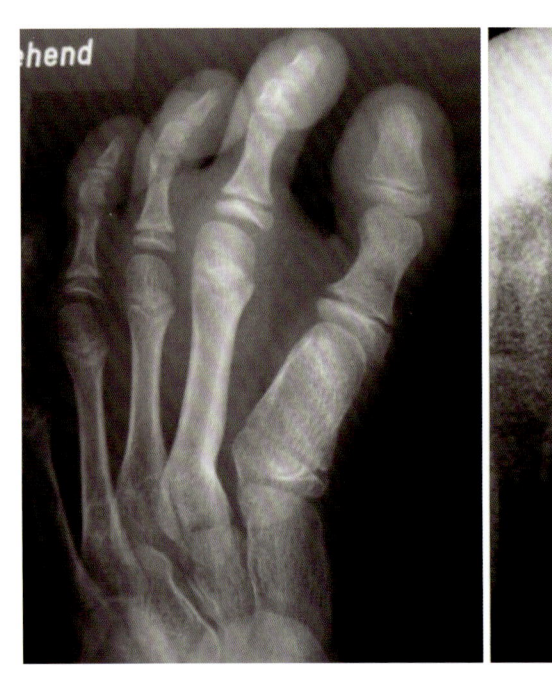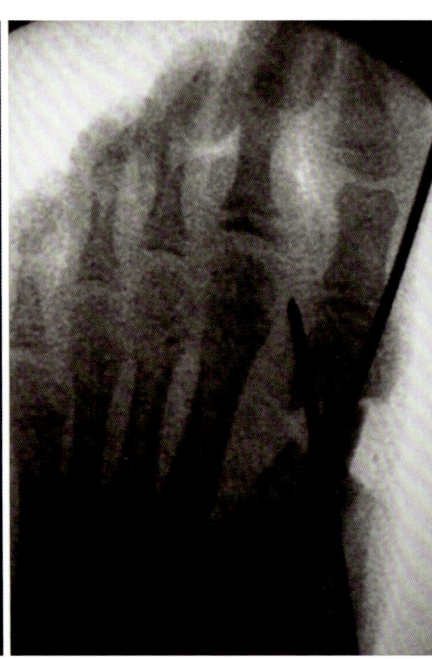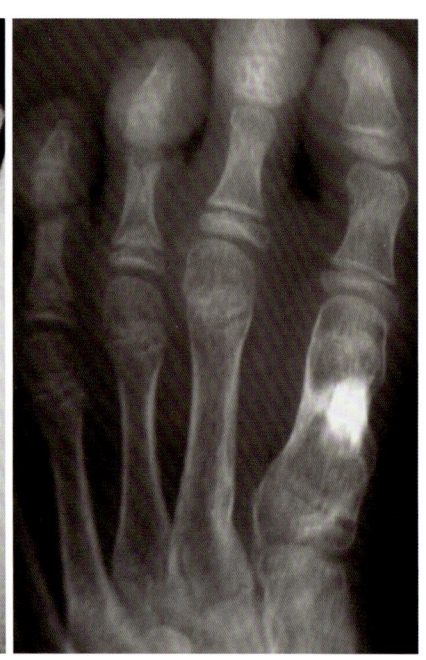

- 图 10.15　第一跖骨矫形术后（取腓骨植骨）（图像由 Winterthur 的 E. Lamprecht 博士提供）

10.2　第二至第五趾常见畸形

10.2.1　小趾屈曲挛缩："卷曲趾"

婴儿期就可以观察到屈曲挛缩，尤其是在第四跖列，经常伴有足趾的旋后畸形。Ricco 等（2014）推荐 6 岁左右进行手术治疗，使用锋利的手术刀或针头在跖趾关节水平经皮切断趾长屈肌腱可以进行矫正。同样的手术方法也可以用于治疗马蹄内翻足畸形患者的足趾屈肌腱挛缩（Mosca，2014）。

10.2.2　小趾滑囊炎（裁缝趾）

前足外侧部分变宽，4/5 跖间角增加和小趾的内翻畸形导致第五跖骨头外侧出现骨突、疼痛、鞋子磨脚，其类似于拇外翻综合征相对应的内侧突起。第五跖骨畸形的三种病理形态类型（Fallat 和 Buckholz，1980）包括：跖骨头变宽、跖间角变大和第五跖骨横向弯曲。手术指征：即使穿着足够宽敞的鞋，第五跖骨外侧也会出现磨脚疼痛。

与拇外翻综合征类似，跖骨截骨术取决于畸形类型及程度，跖骨骨干或靠近基底部进行截骨术，同时可以在跖趾关节周围进行软组织平衡手术（胫骨侧松解、腓骨侧关节囊收缩）。术中必须保护远端骨骺板，并且只有在骨骺闭合后才能通过开放手术或微创进行反 Chevron 或 Scarf 截骨术。

10.2.3　小趾重叠畸形

由于存在第五跖趾关节的过度内翻，无论是否存在小趾伸趾肌腱的挛缩畸形，通常在幼儿中可以观察到小趾内翻畸形相关因素。婴儿期小趾重叠畸形需要进行矫形治疗已达成共识。从远期来看，大部分小趾重叠畸形将会引起小趾趾间关节上的压疮；出现磨脚等不适时可进行手术干预。

手术方式取决于畸形的严重程度。轻度畸形，通过松解跖趾关节和延长伸肌腱就可以得到矫正。较严重的畸形，推荐使用 Lapidus 的术式（1942）（趾长伸肌腱转位，将其围绕近节趾骨从足底转移并固定在小趾外展肌上）。或者，建议使用 Butler 术式（Cocking，1968），保护神经血管，广泛松解分离软组织（图 10.16）。Butler 术式，可以将多余的足底皮肤用于背部皮肤成形。经验表明，临床上小趾重叠畸形经常被低估，所选择的手术方式不恰当，因此经常出现畸形矫正不充分或复发。

> **手术技术（Bulter 手术技术）**
>
> 第五跖趾关节背侧网球拍状切开，切口呈圆形，沿跖骨干纵向延伸（图 10.16a）。在谨慎保护神经血管的同时，广泛松解剥离伸肌腱和背侧关节囊（图 10.16b），矫正后多余的皮肤和软组织可以向背侧推移（图 10.16c），该术式存在术后足趾坏

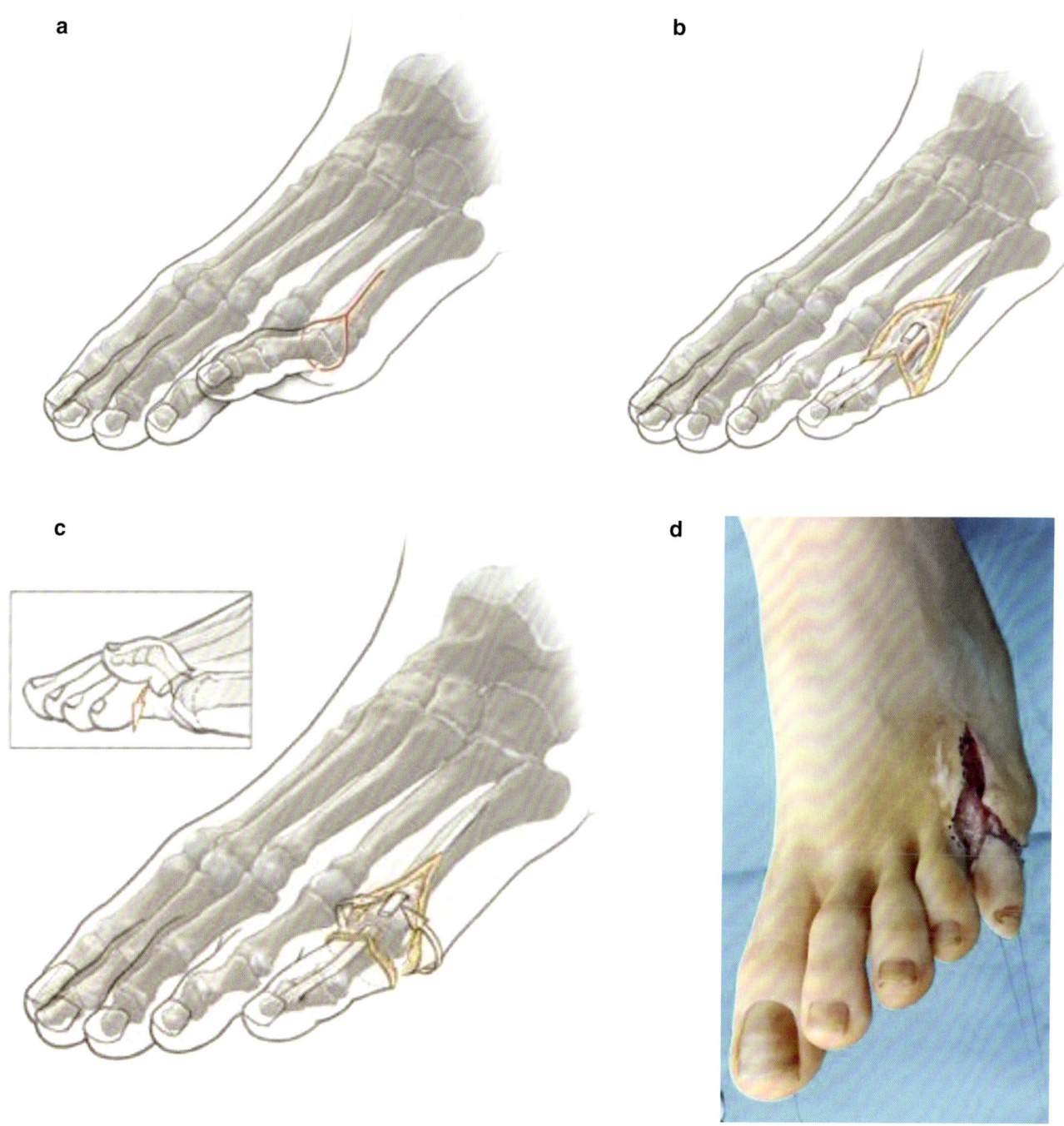

● 图 10.16 小趾重叠畸形 Butler 术式，第五跖趾关节背侧网球拍状切开（a），松解剥离包括伸肌腱在内的软组织，注意保护神经血管束（b），充分游离皮肤，以覆盖背侧（c），通过皮肤缝合成形固定足趾（d）

死可能。因此术前应精心设计手术切口及手术范围，防止并发症的发生。

10.2.4 Morbus Köhler Ⅱ

第二跖骨头坏死（Köhler Ⅱ病、Freiberg 病），女性多见，高发年龄为 13～15 岁，第二跖骨头坏死区经常会出现骨缺损，病灶通常位于背侧，严重的可侵犯跖侧。在急性期不适合紧急处理，建议等到明确评估骨坏死程度后再进行手术治疗。术中尽量保留正常骨组织，减少骨缺损范围。跖骨头行楔形截骨，病灶清除后跖骨头保留的正常软骨面通过旋转与趾骨关节面相匹配（图 10.17）。术中将跖骨头适当抬高，有利于症状缓解。另外，同时还可以在第二跖骨基底部进行截骨（图 10.18），大部分患者术后可以获得比较满意的效果。

- 图10.17 14岁女性患者，Köhler Ⅱ病，病灶楔形切除术前（a）和术后（b）

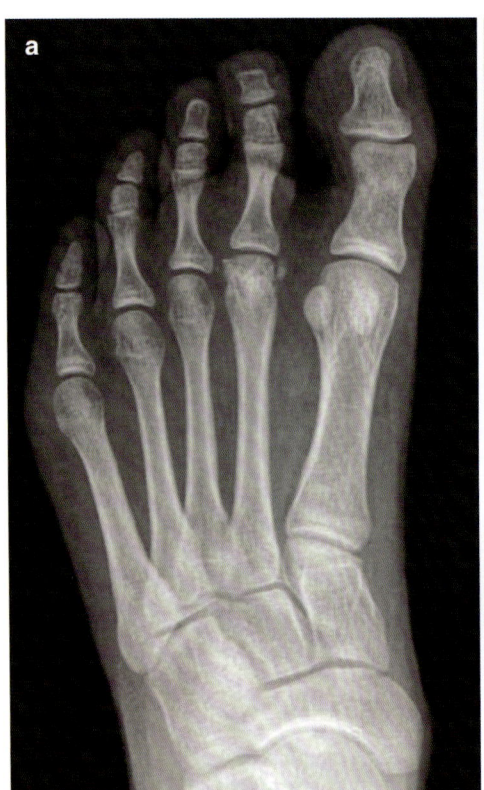
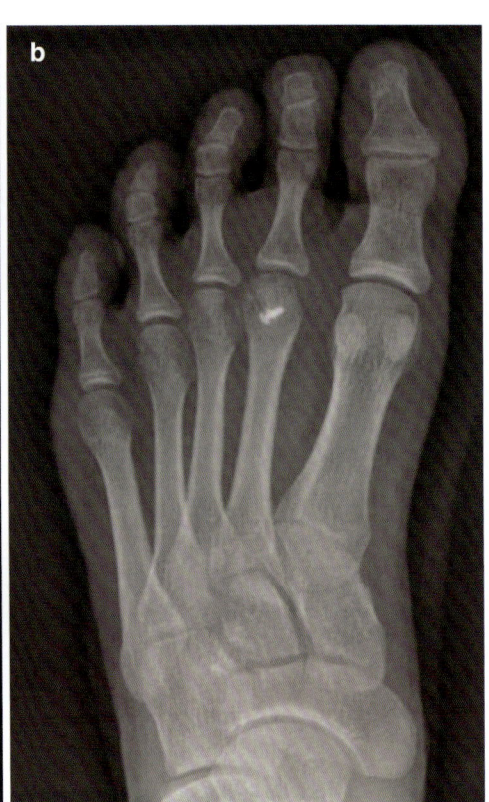

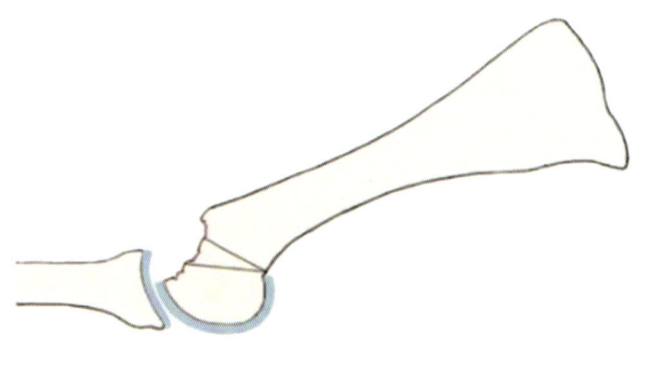
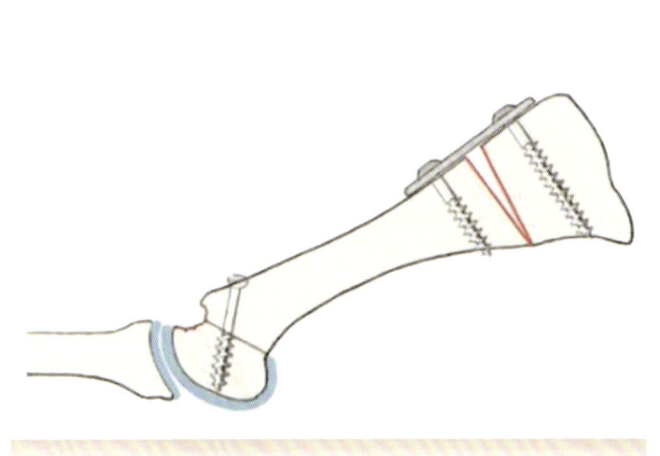

- 图10.18 Köhler Ⅱ病患者，跖骨头病灶楔形切除可减少骨缺损。术中，跖骨头的部分关节面抬高与趾骨关节面相匹配。如果跖骨头过度抬高，可以通过跖骨近端截骨术来纠正

10.3 儿童前足生长发育障碍

10.3.1 多趾症

多趾畸形表现形式很多（Bader et al., 1999），例如，前足内侧（图10.19和图10.20），中间、外侧畸形（最多见）（图10.21和图10.22），不同部位的畸形——足趾型、跖骨型（Venn-Watson, 1976; Blauth 和 Olason, 1988），以及并趾症（图10.23）。手术指征：前脚掌变宽、磨脚，伴有疼痛；部分患者要求美观，也可进行手术治疗。

比较常见的手术方式有：

- 切除发育不全的畸形脚趾（有时难以做出决定）。
- 保留第一和五足趾有更多好处。
- 特别注意跖趾关节（跖骨头切开术、肌腱转位、关

- 图 10.19 拇指多趾症（a），同时部分指甲切除，拇指变细（b）

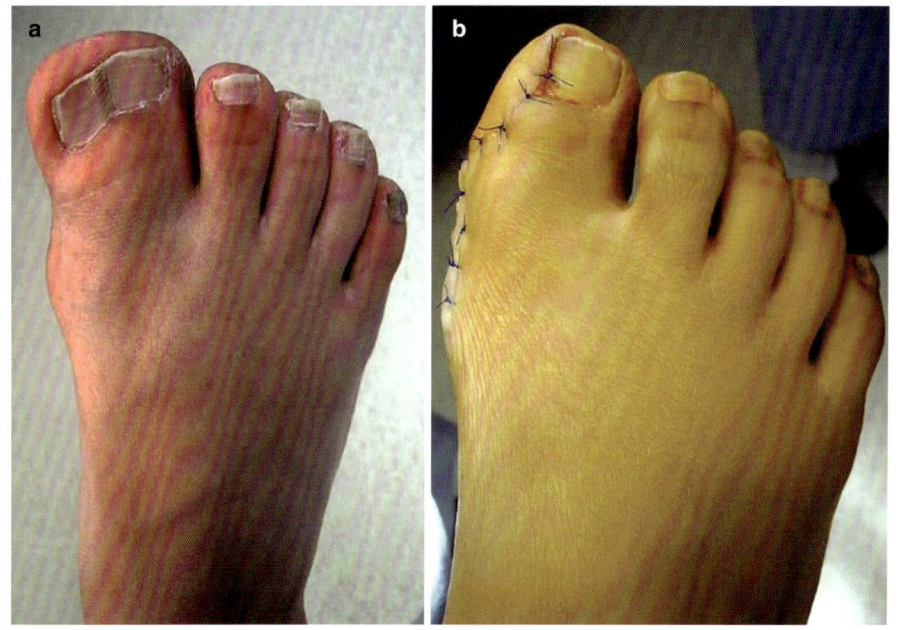

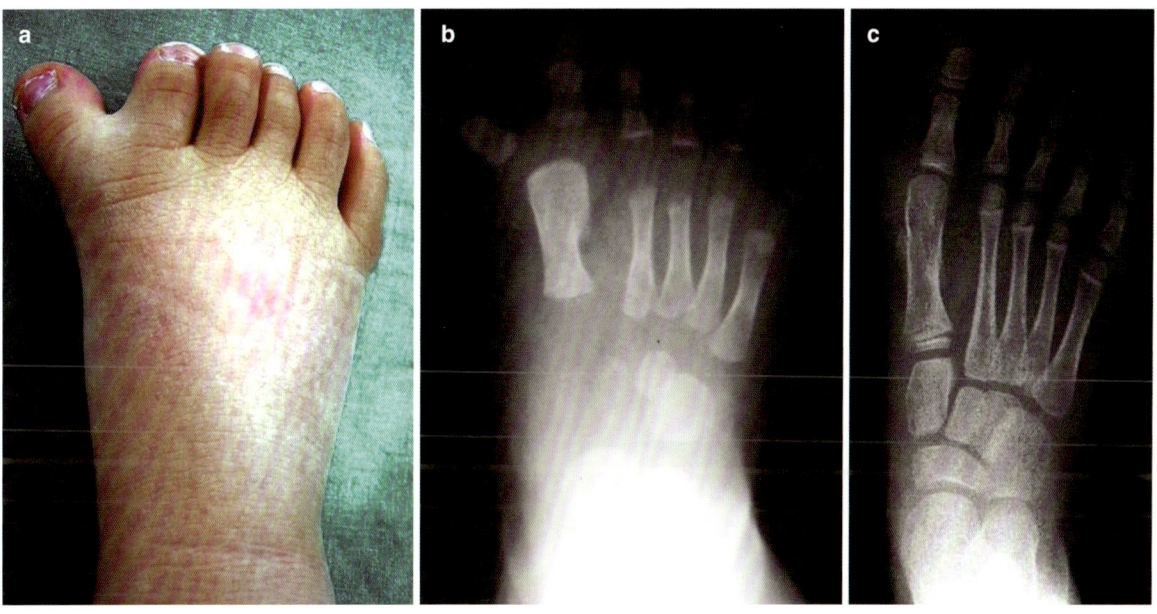

- 图 10.20 轴前型（内侧）多趾畸形（a，b）。在1岁时，行第一跖趾关节关节囊成形、拇外展肌肌腱转位术，术后6年的随访影像（c）

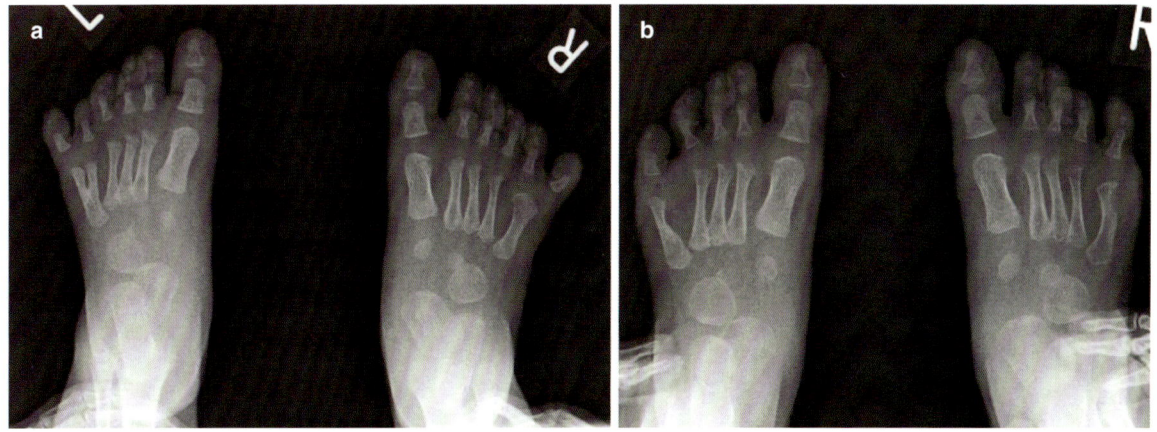

- 图 10.21 2.8岁幼儿，轴后型（外侧）多趾畸形（a），手术矫正后（b）；左足行第五多跖切除术，右足行第五趾骨外侧缘部分切除术

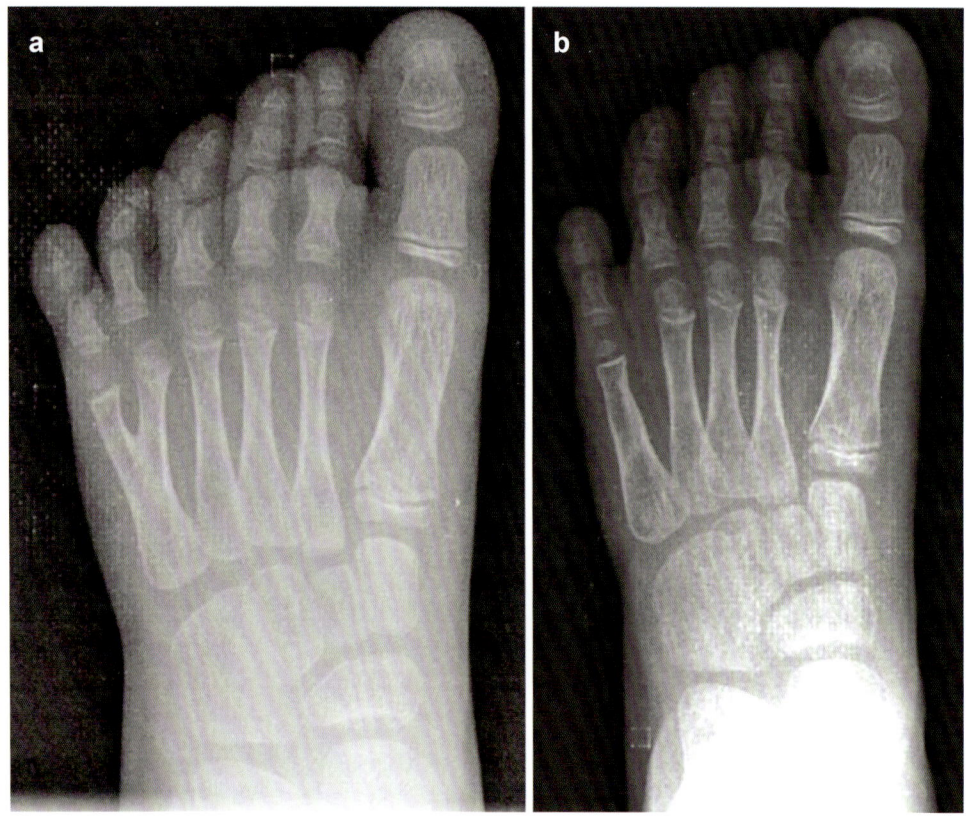

- 图 10.22 5岁儿童，第五趾轴后型多趾畸形（a），行内侧多趾切除、外侧跖骨截骨矫正、肌腱转位（稳定第四、五跖骨）（b）

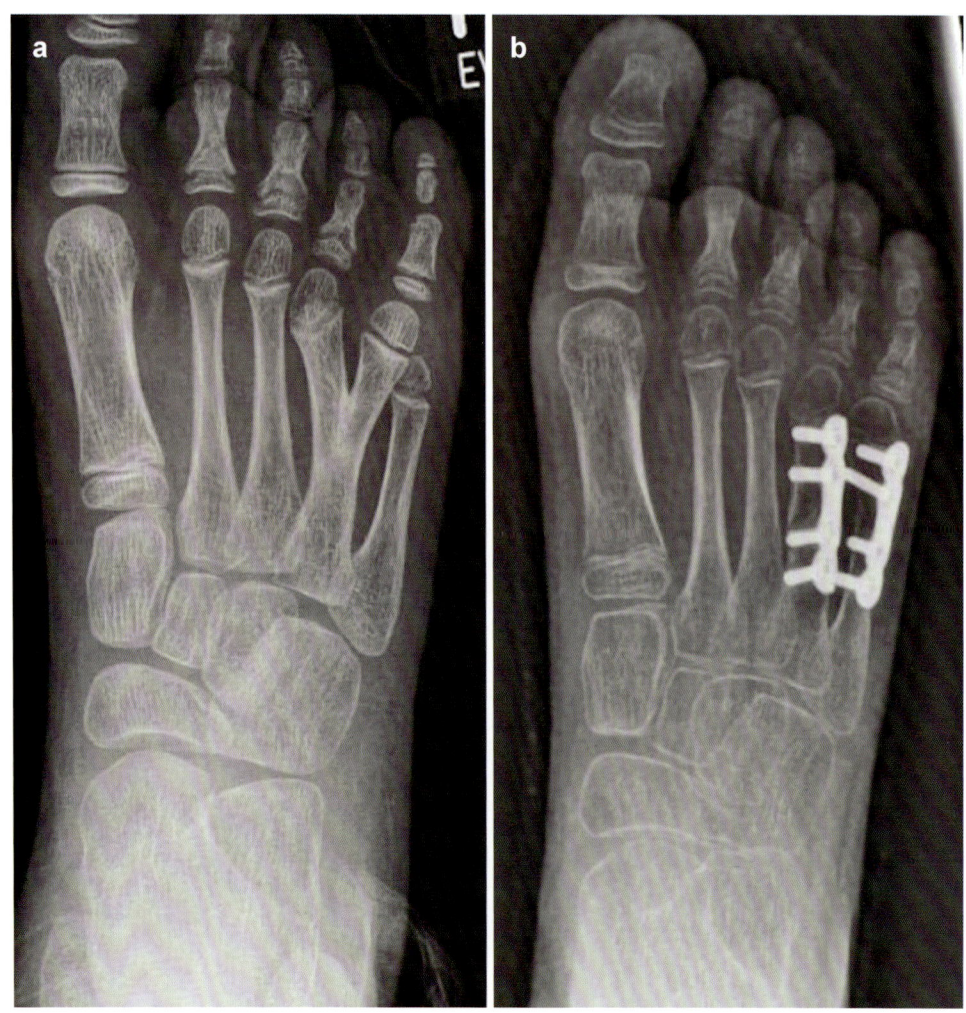

- 图 10.23 8岁女性患者，第四跖骨多趾畸形，第四、五跖骨联合畸形，行畸形跖骨切除、第五跖骨植骨延长、跖骨联合切除术（a）；术后，跖跗关节和跖趾关节功能以及跖列活动性保留（b），这对外侧柱灵活性非常重要

节囊成形术）。

- 保留跖列的活动性（图 10.23）（Sahin et al., 2013）。

该手术方式的主要目标是矫形重建足趾功能，并非单纯的"截趾"。为了更好地计划手术、确定手术切除范围，建议等到婴幼儿满 1 岁或足趾骨性组织完全骨化时进行手术治疗。近年来，MRI 检查也越来越多地用于评估病情（Choi，2018）。

10.3.2 巨趾症

单个脚趾或跖骨骨骼和软组织异常生长肥大（图 10.24），其发生经常与 superordinate 综合征有关，但也会单独发病。巨趾症的治疗，对足踝外科医生来说具有挑战性，通常需要多次手术治疗。手术适应证及

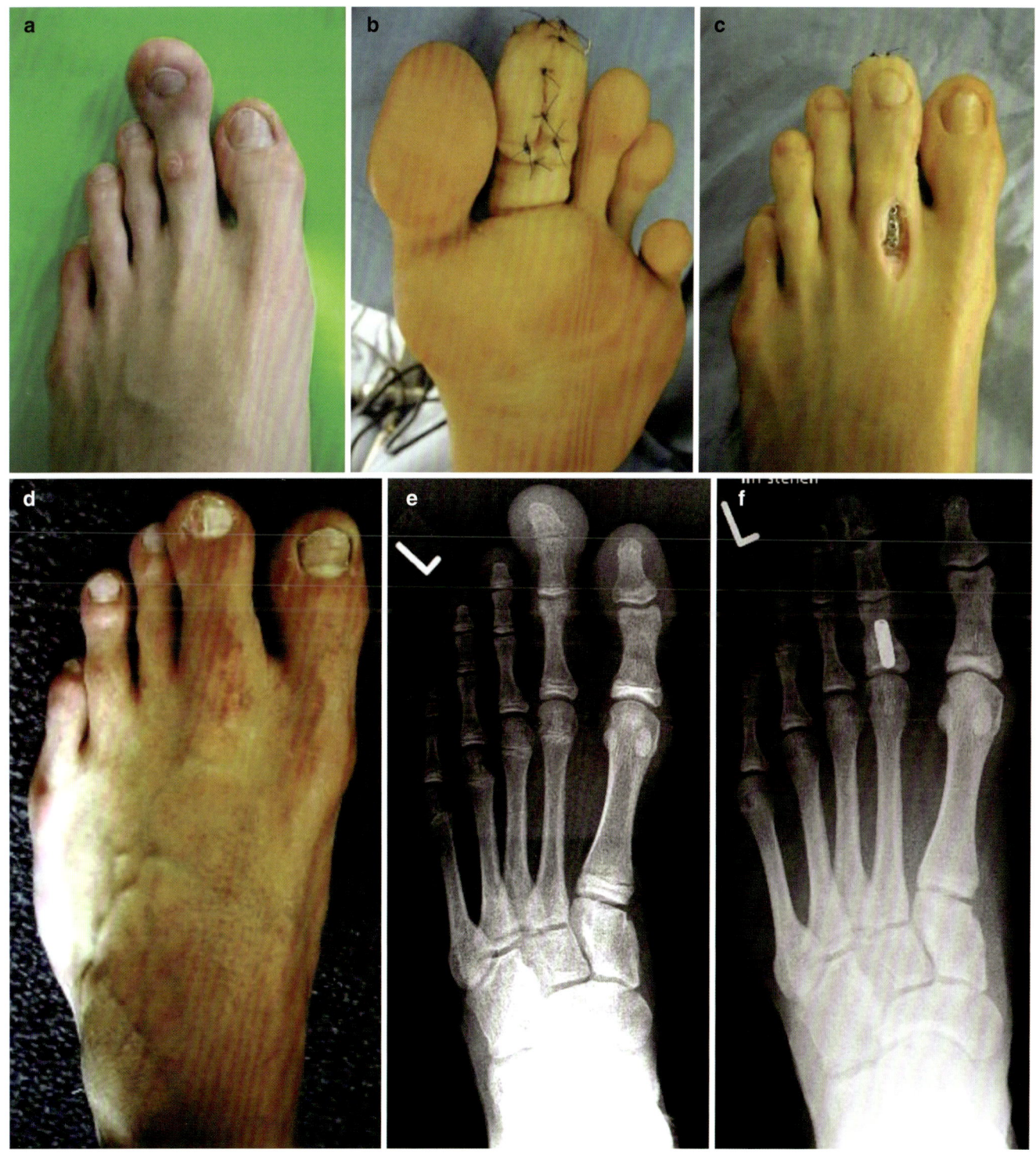

● 图 10.24　第二趾巨趾症（a、e），行软组织切除、趾骨短缩、趾骨骨骺固定术（b~d, f）；另外，也可考虑切除第二跖列

手术时机由巨趾症范围、部位以及预后等因素决定。常见的手术方式包括软组织成形术、骨干截骨短缩或骨骺固定术（图10.24）、部分截趾或巨趾切除术（图10.25和图10.26）。根据每个患者畸形特点选用不同的手术方式。根据Chang等（2002）报道，对于第二至第五趾的巨趾症患者，巨趾切除术明显占优势。如果累及拇指，则建议进行多次手术，特别考虑以下几点：

- 拇指畸形的软组织部分很容易被低估。
- 任何骨骼缩短的手术方式都会导致周长增加。
- 巨趾切除后三或四跖列足趾可改善外观，并且可获得令人满意的功能。

10.3.3　短跖畸形

单列跖骨的纵向生长发育障碍，特别是在第四跖列比较常见。通常伴有功能受限和相应脚趾的畸形，足趾过度背伸或"骑"在相邻跖骨上，容易引起穿鞋磨脚不适。另外，可伴有前足比较严重的功能障碍、单个跖列过度负重、长度过长等（图10.27）。

10.3.3.1　手术指征

临床上短跖畸形矫形比较困难，治疗周期长。尤其是跖骨延长术，其结果有时候并不理想。短跖畸形矫形术并发症经常影响美观，因此术前沟通非常重要，需充分告知患者及家属详细的手术方案及手术风险等。青春期，患者对"畸形"的敏感性特别强烈，但对长期治疗过程的心理承受能力较低，因此在没有功能障碍的情况下不建议手术治疗。但是，部分患者存在症状，例如单个跖列过度负重、足底局部压力过高，导致跖痛症（图10.27）。

10.3.3.2　手术原理

跖骨延长（Klauser和Mellerowicz 2009；Ruffer et al.，2006）、植骨术（图10.23）或用外固定支架持续牵引延长术都必须与软组织手术相结合应用。Jones等（2015）在一篇文献综述中描述，通过外固定支架持续牵引延长术在跖骨延长方面占优势，但其并发症发生率明显高于单次植骨延长术，主要是因为短跖相邻的足趾挤压占据短跖足趾的位置，这常常需

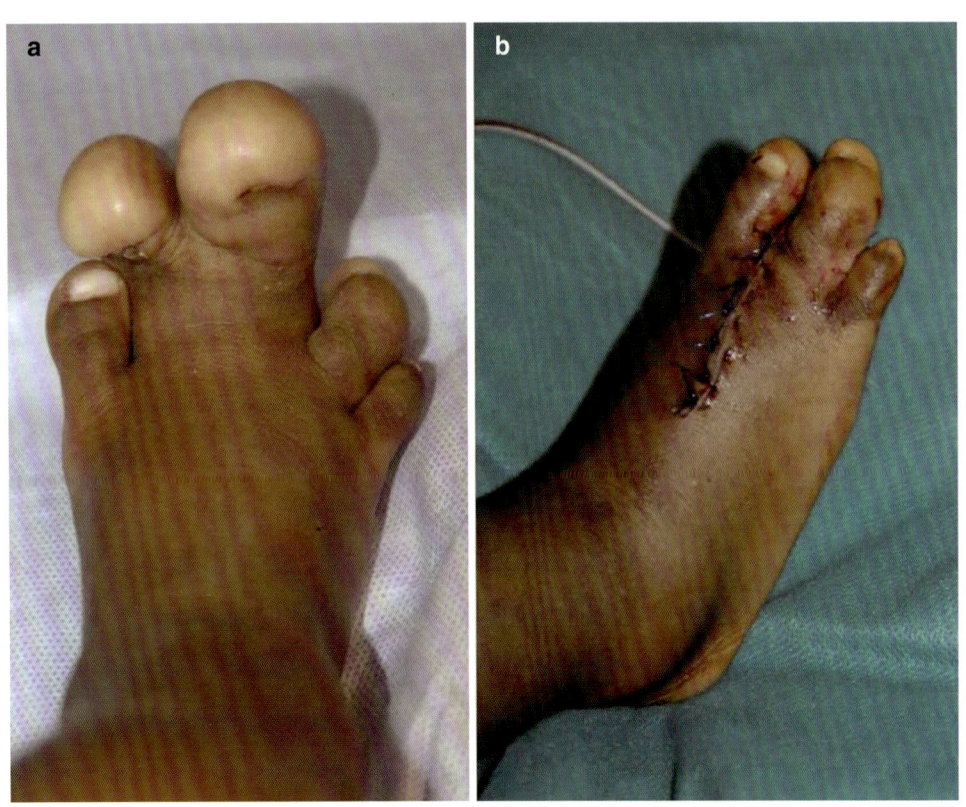

- 图10.25　前足中心部分的巨趾（a），第二至四跖列受累，为了避免前足变窄保留第四跖列，行第二、三跖列切除术（b）

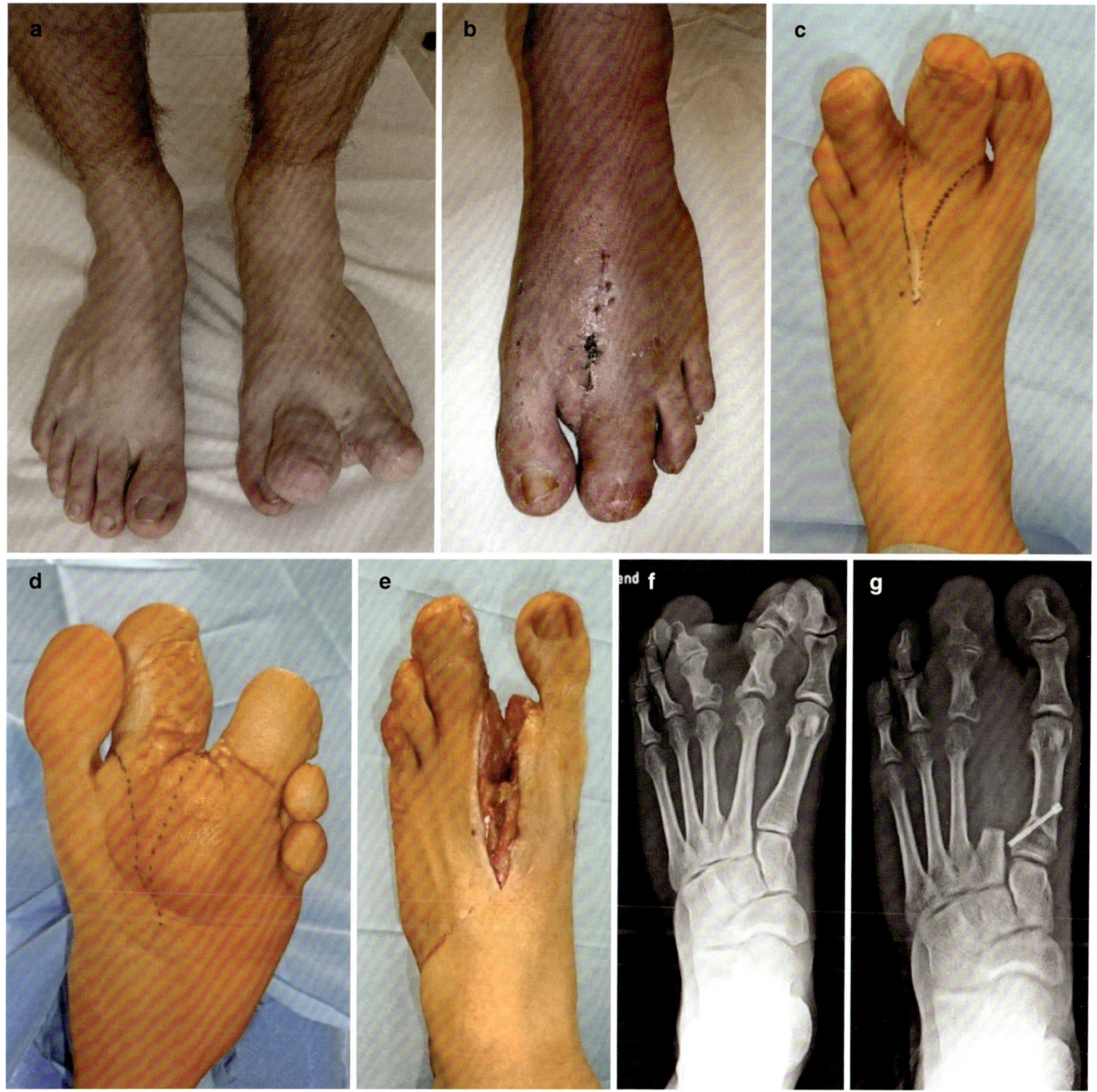

- 图 10.26　年轻患者第二、三趾巨趾畸形，之前行一次手术矫正后，此次术前状况（a，f）。此次行第二跖列切除、第三跖列部分软组织切除成形以及第一跖骨基底部截骨术，术后外观和功能上获得比较满意的结果（b，g）。图 c～e 显示部分皮肤软组织切除成形过程

要额外的一些处理措施，因此恢复短跖跖骨头的正常负重能力及活动度比较难以实现。

10.3.4　跗骨联合畸形

跗骨联合通常会导致前足畸形和前足负重异常。正常生理状态下，外侧柱活动度相对较大，因此外侧柱跗骨联合畸形的疼痛症状较明显（图 10.28 和图 10.29）。手术矫正时必须具体病例具体分析，准确评估手术指征，无论行截骨术或跗骨联合切除术需要考虑前足生理负重分布情况。

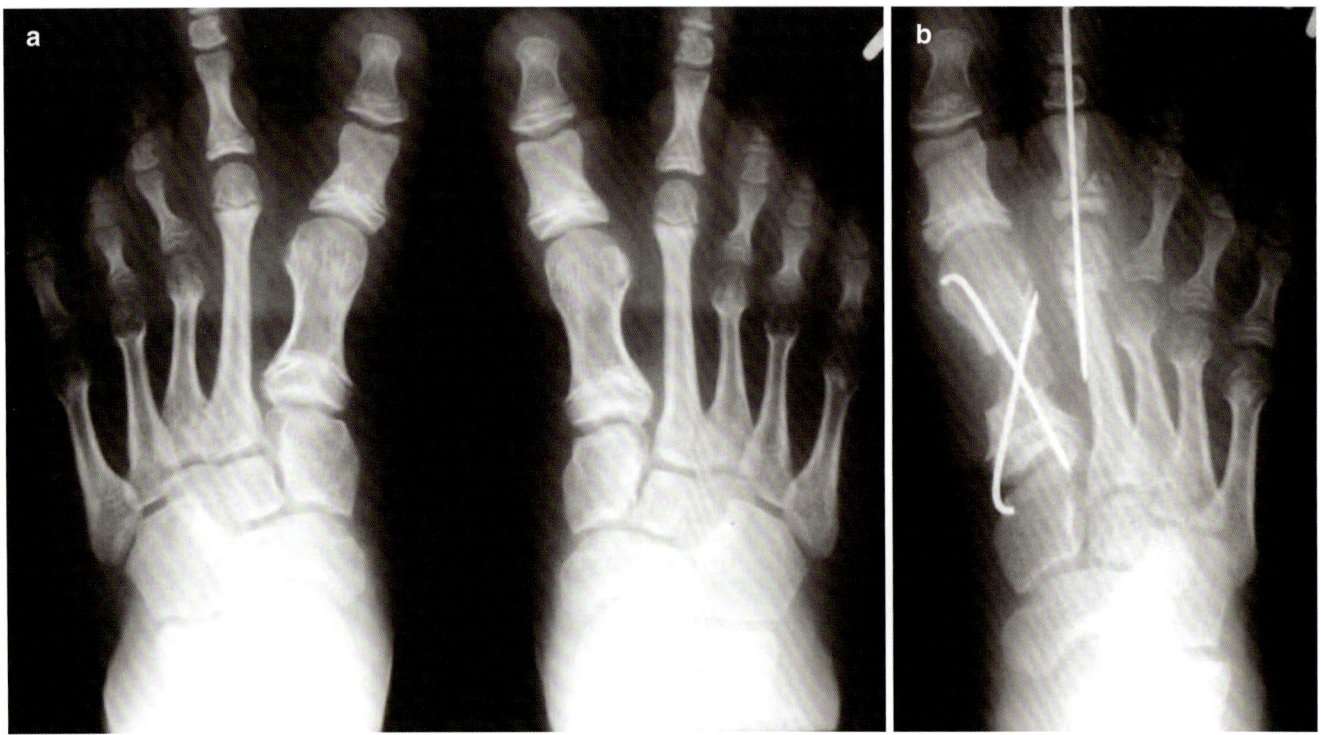

- 图 10.27　1 例多列跖骨短跖畸形病例（a），行单独第一跖骨截骨植骨延长、第二跖骨短缩术（b），第三至第五跖骨得以保留

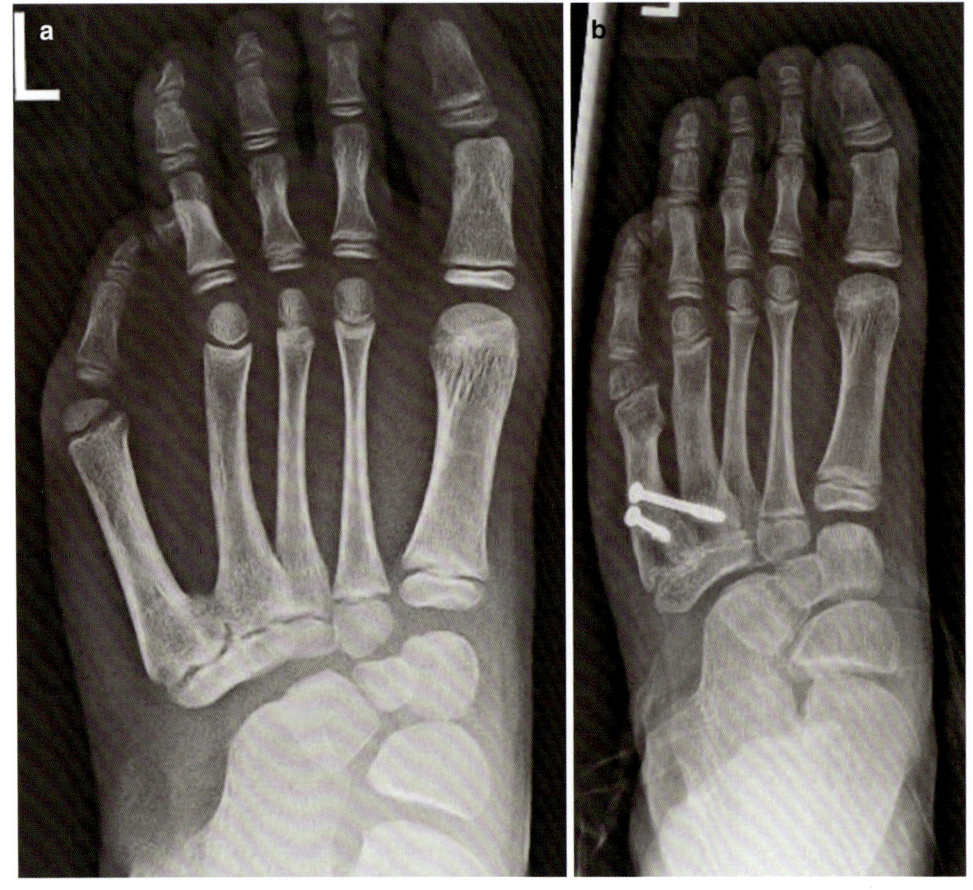

- 图 10.28　第四、五跖骨联合畸形，跖骨变宽，同时第五跖骨过度负重（a），通过截骨抬高第五跖列进行矫正（b），跖跗关节不受影响

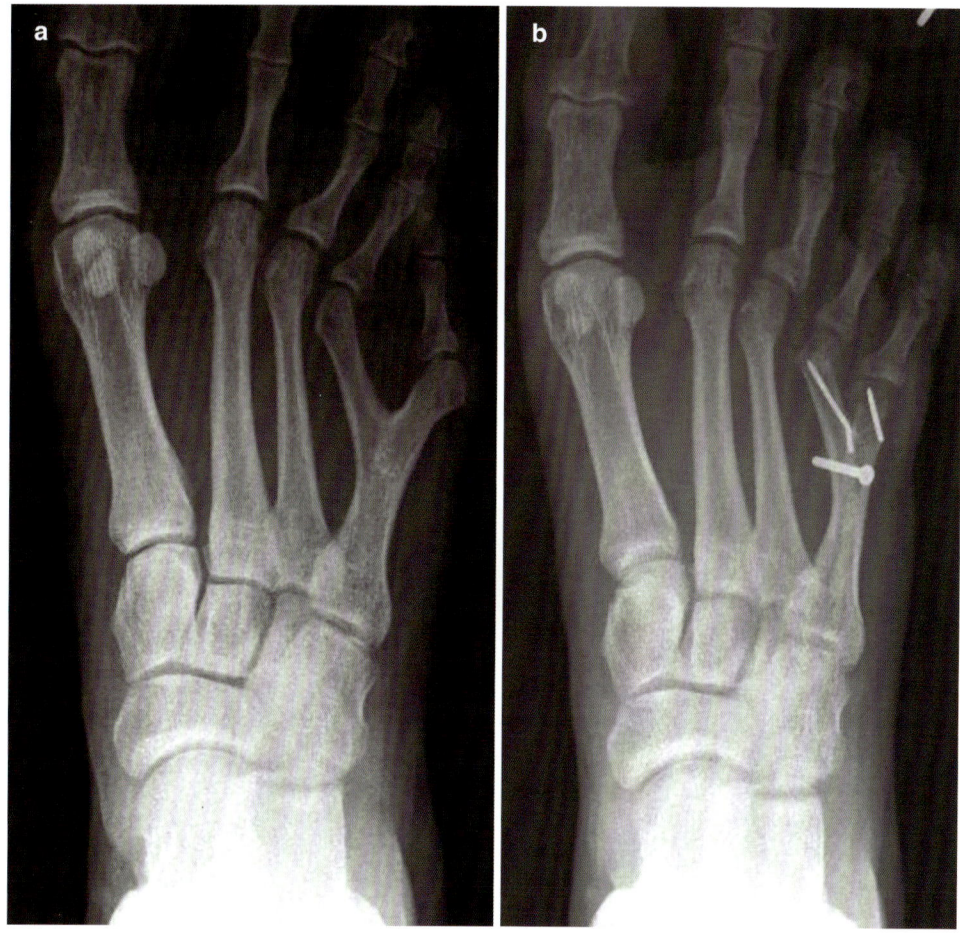

• 图10.29 18岁患者，第四、五跖骨联合畸形，伴足外侧上方疼痛（**a**），通过截骨将前足变窄，同时进行跖趾关节重建固定（**b**）

参考文献

Agrawal Y, Bajaj SK, Flowers MJ (2015) Scarf-Akin osteotomy for hallux valgus in juvenile and adolescent patients. J Pediatr Orthop 24-B:535–540

Bader B, Grill F, Lamprecht E (1999) Die Polydactylie des Fußes. Orthopade 28:125–132

Blauth W, Olason AT (1988) Classification of polydactyly of the hand and feet. Arch Orthop Trauma Surg 107:334–344

Chang CH, Kumar SJ, Riddle EC Glutting J (2002) Macrodactyly of the foot. J Bone Joint Surg 84-A: 1189–1195

Choi JU (2018) Analysis of congenital postaxial polydactyly of the foot using magnetic resonance imaging. Poster P033 EFAS-Congress 2018, Geneva

Cocking J (1968) Butler's operation for an overriding fifth toe. J Bone Joint Surg 50-B:78–81

Coughlin MJ (1995) Juvenile hallux valgus: Etiology and treatment. Foot Ankle Int 16:682–697

Davids JR, Mc Brayer D, Blackhurst DW (2007) Juvenile hallux valgus deformity: Surgical management by lateral hemiepiphysiodesis of the great toe metatarsal. J Pediatr Orthop 27:826–830

Fallat LM, Buckholz J (1980) An analysis of the tailors's bunion by radiographic and anatomical display. J Am Podiatr Assoc 70:591–603

Fuhrmann RA (2013) Therapie des kindlichen Hallux valgus. Orthopade 42:38–44

Jones MD, Pinegar DM, Rincker SA (2015) Callus distraction versus single-stage lengthening with bone graft for treatment of brachymetatarsia: a systematic review. J Foot Ankle Surg 54:927–931

Klauser H, Mellerowicz H (2009) Die Korrektur der Brachymetatarsie mittels Minifixateur interne—ein neues Therapiekonzept. FussSprungg 7:22–30

Lapidus PC (1942) Transplantation of the extensor tendon for correction of the overlapping fifth toe. J Bone Joint Surg 24:555

McBride ED (1967) The McBride bunion hallux valgus operation. J Bone Joint Surg 49-A:1675–1683

Mosca VS (2014) Principles and management of pediatric foot and ankle deformities and malformations. Wolters Kluwer, Philadelphia

Paley D (2002) Principles of deformity correction. Springer-Verlag, Berlin

Ricco AI, Richards BS, Herring JA (2014) Chapter 23: Disorders of the foot. In: Tachdjian's pediatric orthopaedics. Elsevier Saunders, Philadelphia

Ruffer M, Heijens E, Pfeil J (2006) Kalluxdistraktion mit intramedullärer Schienung zur Verlängerung des vierten Strahles bei Brachymetatarsie. FussSprungg 4:234–239

Sahin O, Kuru I, Akgun RC, Sahin BS, Canbeyli ID, Tuncay IC (2013) Metatarsal transfer for the treatment of postaxial metatarsal-type foot synpolydactyly. Bone Joint J 95-B:929–934

Schlickewei C, Ridderbusch K, Breyer S, Spiro A, Stücker R, Rupprecht M (2018) Temporary screw epiphysiodesis of the first metatarsal for correction of juvenile hallux valgus. J Child Orthop 12:375–382

Shim JS, Lim TK, Koh KH, Lee DK (2014) Surgical treatment of congenital hallux varus. Clin Orthop Surg 6:216–222

Venn-Watson E (1976) Problems in polydactyly of the foot. Orthop Clin North Am 7:909–927